DNAプローブの開発技術

Technologies Developed with DNA Probes

高橋　豊三　著

シーエムシー

普及版への序

DNAプロープは，従来から分子生物学や遺伝子工学の研究に欠くことのできない強力な武器として頻繁に利用されてきた。

しかし，海外で，このDNAプロープの利用において，一つの旋風が巻き起こった。いわゆる，DNAブロープの臨床診断への応用である。基礎研究に使われていたDNAプロープ技術を，感染症や遺伝性疾患，あるいは，がんなどの病気の診断に利用しようというのである。

国内では，1983年頃から本書著者である高橋豊三氏自ら，診断試薬としてのDNAプロープを提唱されてきたが，近年ようやく感染症珍断用のプロープが市場に見出されるようになり，また，新技術も内外を問わず，次々と登場するようになった。さらに，その応用範囲は，医学はもちろんのこと，法医学，農業，水産，食品，環境衛生，宇宙開発，考古学上の解析など，ますます広がり，研究開発の進展も日進月歩で，目ざましい限りである。

このような背景の中で，弊社は1988年に，日本初の成書として『DNAプロープ－技術と応用－』（普及版タイトル『DNAプロープの応用技術』）を刊行した。その後も，前述のような，著しい技術進歩のなかで，続編を望む声が多数寄せられ，ここに，最新の研究成果を中心に，『DNAブローブII－新技術と新展開－』を刊行する運びとなった。本書はその普及版である。

本書では，従来からの基本的な技術をコンパクトにまとめた上で，PCR法，DNAフィンガープリント法，溶液ハイブリダイゼーション法，各種非放射性標識法，新しいシグナル増強システムなど，最新の技術について詳説した。また，要望の多い感染症診断技術については，最新の動きを別にまとめた。

本書を，全てのバイオ関連の研究者や開発担当者に，広く，お勧めしたい。特に，診断薬や機器の開発を行っている研究者にお勧めする。さらに，病院の経営者や運営役員の方々にも，是非，読んでいただきたい。

この本によって，内外の科学技術がさらに進展し，多くの人達の理解が深まることを期待してやまない。また，それが人類の幸福への一助となれば，望外の喜びである。

なお，本書は1990年『DNAプローブII－新技術と新展開－』の内容に何ら手を加えていないことをご了解願いたい。

2000年5月

シーエムシー編集部

目　　次

【第Ｉ編　総　　論】

第Ｉ章　原理と古典的な方法

第２章　核酸ハイブリダイゼーション技術の応用

【第Ⅱ編　技術とその展開】

第3章　試料ＤＮＡの調製

第4章　プローブの作成と分離

第5章　プローブの標識

第6章 検 出 系

第7章　新しいハイブリダイゼーションのストラテジー

【第Ⅲ編　感染症診断の動向】

第８章　診断用ＤＮＡプローブと臨床微生物検査

第I編　総　　論

第１章　原理と古典的な方法

１　はじめに

核酸ハイブリダイゼーション技術は，特定の遺伝子や，その転写産物を，検出したり，定量したりする技術である。これは，相補的な核酸が互いに結合して二本鎖になる，という性質に基づいている。

この時に使用する検出用核酸を核酸プローブといい，その目的から，一般に標識して使用する。主としてＤＮＡ断片を使用するので，これをＤＮＡプローブという。

分子生物学にとって，ＤＮＡプローブは，アガロース電気泳動や制限酵素と並んで，きわめて有力な武器の一つである。

確かに，ＤＮＡプローブも，使われた当初は，他の核酸サンプル中に相同配列があるかないかを証明するための道具にすぎなかった。それも，現在のように，独特の分子種を表わすものではなく，また，人工的に標識したものでもなかった。つまり，電子顕微鏡によってハイブリダイゼーションの結果を観察し，検出していたのである。

ところが，GillespieやSpiegelman，そしてSouthernが報告して以来，無関係なＤＮＡがたくさん含まれているサンプルの中から，特異的にＤＮＡ断片を検出することが可能になり，ＤＮＡプローブによる解析法が，急速に，生物学のあらゆる分野へと広まっていった。すなわち，表現型を頼りに行っていた従来の古典的遺伝学が，遺伝子型を決定する遺伝学へと進展していった。そして，プローブの開発と塩基配列の決定によって，以前には，予想もされていなかった遺伝子の側面が表面化するようになったのである。

このように，従来より，この技術は，分子生物学や遺伝子工学の研究に無くてはならない技術として頻用されてきたが，近年，この技術を，さらに，病気の診断に応用しようという動きが強くなり，モノクローナル抗体と共に，革新的な診断技術として大きな注目と期待が寄せられている。

特に，遺伝病の診断やウイロイドの検出など，ＤＮＡプローブでなければできない分野も多い。また，一般動物や家畜の診断，植物ウイルスの検出，サルモネラ菌の検出など，農業，水産，食品産業などへの広がりも見られる。医学分野においても，単に遺伝病や感染症，がんの診断等にとどまることなく，親子鑑定等を含めた，個人の識別に関しても，この技術に期待が寄せられる段階になってきた。

前著[1)]でも述べたので，くり返しになるところもあると思うが，以下，本章では，核酸ハイブリダイゼーション技術の原理と古典的な方法について簡単に述べる。

2　核酸ハイブリダイゼーションの原理

デオキシリボ核酸（deoxyribonucleic acid），すなわちＤＮＡは，２本のポリヌクレオチド鎖が互いにらせん状に絡み合った，二重らせん構造の分子である。それぞれのポリヌクレオチド鎖は，糖（デオキシリボース）とリン酸から成るバックボーンに，ヌクレオチド塩基（アデニン，グアニン，チミン，およびシトシン）が結合したものである（図１・１）。

２本のポリヌクレオチド鎖は，それぞれ互いに相手のヌクレオチド塩基を認識することができ，

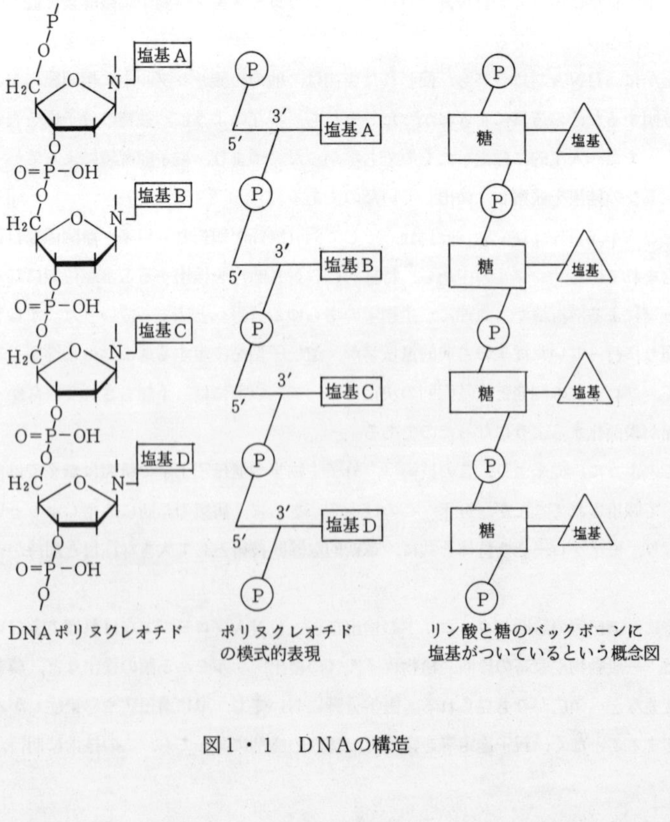

図１・１　ＤＮＡの構造

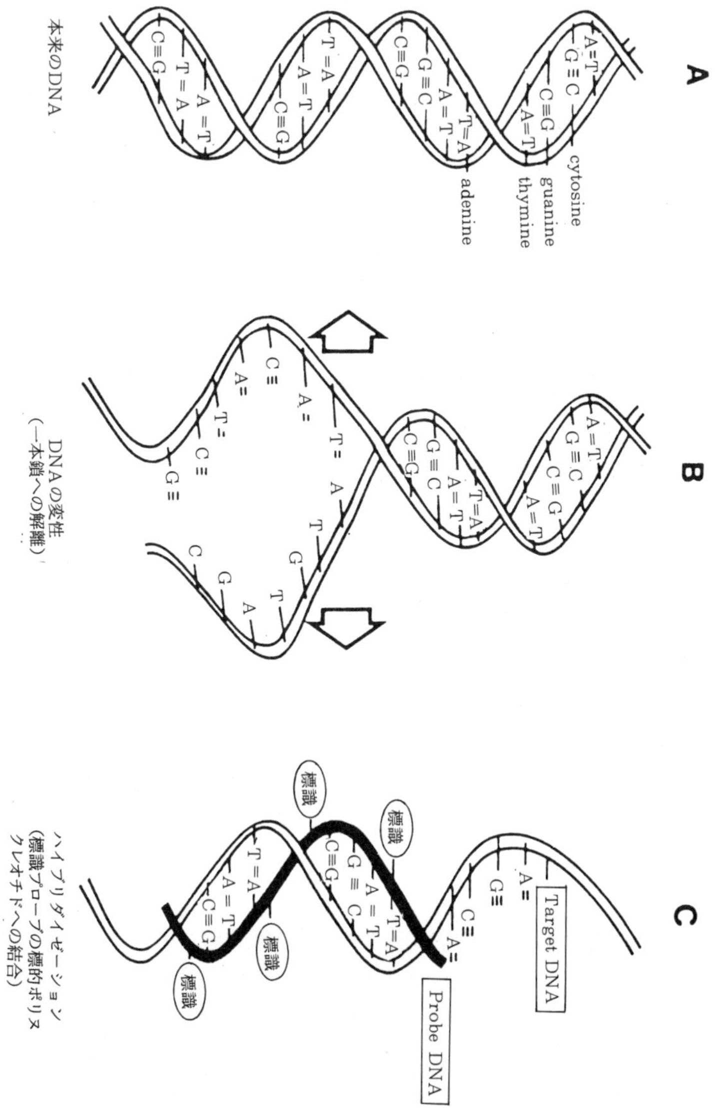

図1・2　DNAハイブリダイゼーションの原理

アデニンとチミン，そしてグアニンとシトシンが互いに水素結合で結合できる仕組みになっている。その結果，二重らせん構造を呈するのである。

この二重らせん構造は，加熱したり（熱変性），pHを上げたり（アルカリ変性），あるいは溶液中のイオン強度を下げたりすることによって，一本鎖に解離させることができる。二本鎖のＤＮＡが，それぞれ相補的な一本鎖のポリヌクレオチドに解離することを，ＤＮＡの変性（denaturation）と呼んでいる。

しかし，ＤＮＡは，本来の二本鎖の状態の時が最も安定であることから，この反応は可逆的で，変性させたＤＮＡ溶液を適当な（温度，イオン強度，pH）条件下に放置すると，それぞれのポリヌクレオチド鎖は，水素結合により結合して，再び，二本鎖（duplex）の“二重らせん構造”を形成する。これを，変性（denaturation）に対して，再結合（renaturation），あるいはアニーリング（annealing）という。

ここで大切なことは，この再結合反応は，かなり特異的で，それぞれのポリヌクレオチド鎖が互いに相補的な塩基配列からなる場合にのみ，再結合するということである。核酸ハイブリダイゼーションの基本は，このＤＮＡの相補的性質にある。

すなわち，変性させたＤＮＡ溶液に外来性のポリヌクレオチド鎖を導入した場合，これらの変性ＤＮＡ鎖中の相補的な配列部分にのみ，外来性のポリヌクレオチド鎖が結合して，安定な二本鎖ＤＮＡ複合体，すなわちハイブリッド（hybrid）を形成するのである（図１・２）。

この反応は，ＲＮＡでもＤＮＡでも原理的に同じで，相補性に対する要求性は，どちらの場合も絶対的なものではない。つまり，ある程度の違いがあっても，ハイブリダイズして二本鎖を形成するのである。ただし，生じたハイブリッドの安定性の程度は，ハイブリッドを形成した二本鎖内の核酸配列の相補性の程度によって異なる。

すなわち，低イオン強度のバッファー中で加熱したり，pHを高めたりすると，相互の配列が完全に一致していない場合は，比較的不安定で，容易に解離してしまう。したがって，この性質を利用することによって，厳密にマッチしたものと，非厳密的に二本鎖を形成したものとを識別することができる。

もちろん，ＲＮＡの場合も，相補的なＤＮＡ鎖やＲＮＡ鎖とハイブリッドを形成することができる。事実，ハイブリダイゼーションの条件を変えると，ＤＮＡ／ＤＮＡハイブリッドを形成させずにＲＮＡ／ＤＮＡハイブリッドを形成させることができる[2)]。

なお，核酸ハイブリダイゼーション法に関する詳細については，Meinkoth & Wahl[3)] の総説をすすめたい。

3　ＤＮＡプローブの優秀性

核酸プローブを使ったハイブリダイゼーション法は，感度や特異性の点でたいへん優れている。Southernハイブリダイゼーション[4)]の手技を利用すれば，20ヌクレオチド以下のプローブで，ヒトゲノムＤＮＡ中からシングルコピーの遺伝子を，すなわち全ＤＮＡサンプル中の10^{-8}以下の配列を検出することができる。

このような核酸ハイブリダイゼーション反応の診断技術としての優秀性の理論的基礎は，相補的なポリヌクレオチド鎖が互いに結合しようとする時の親和性と特異性が，他の生物学的な高分子間の結合のそれと比較して，きわめて高いことである。

まず，核酸ハイブリダイゼーション反応を用いる検出においては，感度に関連して，親和性が問題となる。つまり，フィルターを利用するハイブリダイゼーション反応では，反応中に，プローブが特異的な標的塩基配列とハイブリダイズするために，溶液中の未反応プローブの濃度が次第に低くなるが，それでも，一度結合したプローブは結合したままになっている必要がある。

しかるに，相補的なポリヌクレオチド鎖の親和性を解離定数で表わすとすると，それは，生物材料の中で知られている他のどんな非共有結合よりも，はるかに小さい。

ハイブリダイゼーション反応時の温度や溶媒組成の条件によって異なるので，一概には言えないが，ＤＮＡ鎖間での解離定数は，統計学的な物理学的理論から推定すると，典型的なＤＮＡプローブ分子，たとえば，ヒトβ－グロビンの遺伝子断片 272塩基対において，T_{m50}(50%の分子が解離する温度)より５℃低い温度では，著者の知る限りでは，10^{-23}M付近の値を示す。なお，理論上では，温度を下げるにつれて，解離定数は，きわめて迅速に下降し続け，温度１℃の下降に伴って，係数10^{-4}をかける必要がある。

これらの値は，典型的な抗原抗体反応の親和性の範囲（10^{-5}～10^{-9}M）をはるかに超えている。また，それは，特異的相互作用で知られているタンパク質の最も強い親和性をも凌いでいる。ちなみに，λO_Rオペレーター塩基配列に結合するリプレッサー二量体の解離定数は，3×10^{-9}Mである[5)]，トリプトファン合成酵素サブユニット間の結合力は，2.5×10^{-14}M，ビオチン－アビジンの結合力は10^{-15}M，トリプシンとトリプシン抑制因子との結合力は，10^{-9}Mである[6)]。

核酸プローブは，また，識別能力，すなわち特異性の点においても，著しく優れている。

β－グロビン断片に対する理論的な計算では，二本鎖の解離定数に対する平衡定数は，272 塩基対の塩基配列において，１塩基誤った塩基があると，１塩基ごとに約40倍，増加する。したがって，塩基配列中にわずか10塩基でも誤りがあると，T_{m50}より5℃低い温度で，解離定数が10^{-7}Mまで増加することが予想される。

このような場合，プローブと，フィルターに結合したサンプルＤＮＡ鎖との間には，検出しうるほどのハイブリダイゼーションは起こらないと考えられる。もしも，ゲノム中の塩基配列がランダムに並んでいるとするならば，同様の272 塩基対の塩基配列中に10塩基ものミスマッチを含むゲノムでは，ハイブリダイズが起こるチャンスは，きわめて少ないであろう。

特異性に関しては，理論値と実験値が非常によく一致し，極端な例では，Wallace[7]，Myers とManiatis[8]，そしてLerman[9] らの論文に示されているように，一塩基の置換ですらも正確に識別されている。

4　古典的なハイブリダイゼーション法

ここでは，従来，核酸プローブアッセイに使われてきた主なハイブリダイゼーション法を，いくつか簡単に紹介しておく。

これらのほとんどは，メンブランフィルターの上に変性させたＤＮＡを固定してハイブリダイゼーション反応を行う，フィルターハイブリダイゼーション法である。これは，次のような理由による。

ハイブリダイゼーション反応を行うにあたって，実際には，二つの拮抗的な反応が生じてしまう。つまり，プローブＤＮＡはサンプルＤＮＡと反応するが，サンプルＤＮＡ自身も，また，プローブ自身も，再結合する可能性がある。このような条件では，ハイブリダイゼーション反応の結果，プローブを検出目的とするＤＮＡとの間にハイブリダイズさせる効率がきわめて低くなることは明らかである。

そこで，メンブランフィルターの上に，変性させたＤＮＡを固定すると，サンプルＤＮＡの再結合が妨げられ，一方，プローブＤＮＡはフィルター上の露出した鎖と反応することができる。

4.1　Southern blot hybridization 法

サザーン（ブロット）ハイブリダイゼーション（Southern blot hybridization)法は，1975年，エジンバラ大学のSouthernによって初めて報告された[4] ブロッティングおよびハイブリダイゼーション技術で，発明者にちなんだ名が与えられている。

この方法の原理は，制限酵素で切断したＤＮＡ断片を，電気泳動で分子量に従って分画分離した後，そのゲルの上にフィルターを重ねて，毛細管現象と一本鎖ＤＮＡのフィルターへの親和性を利用して，分画パターンそのままの形でフィルターに吸着・固定（ブロッティング）し，さらに，このフィルター上で標識プローブとハイブリッドを形成させて，プローブに相補的な塩基配列をもつＤＮＡ断片を検出する，というものである。

この方法の概略を図１・３に示す。

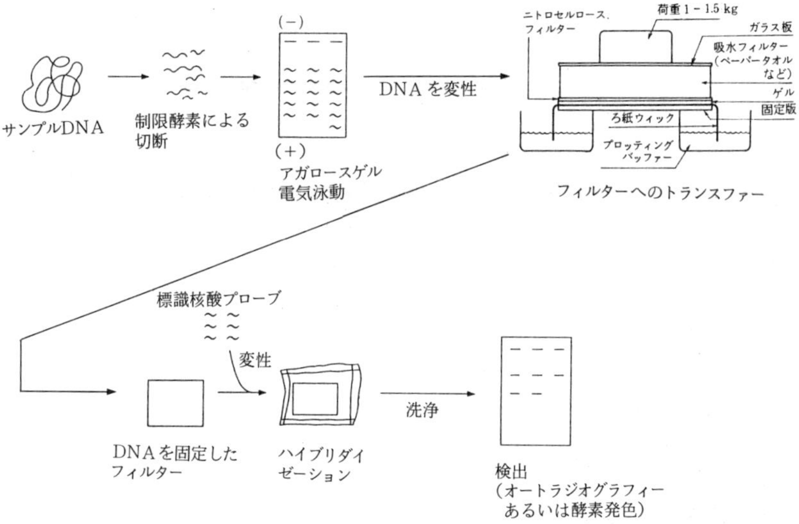

図1・3　サザーンブロットハイブリダイゼーション法の概略

まず，生物材料から抽出したＤＮＡを，適当な制限酵素によって切断（消化）し，電気泳動（一般にはアガロースゲル電気泳動）により分画分離する。次に，このゲルを取り出してアルカリ溶液に浸し，ゲル内でＤＮＡを変性させて一本鎖にする。その後，ゲルを中性に戻し，図に示すように，濾紙の上にゲルを載せ，その上にフィルター（ニトロセルロース，ナイロン，あるいはＤＢＭペーパー）を置き，さらに，その上に濾紙や乾いたペーパータオルなどを重ねる。下の濾紙を高濃度塩溶液に浸すことにより，毛細管現象を利用して，５時間から15時間かけて，ゲル内のＤＮＡを一本鎖のまま溶出させてフィルター上に吸着させる。このフィルターを室温で乾燥後，真空乾燥器にて80℃で約２時間処理することにより，ＤＮＡをフィルター上に固定する。

以上のブロッティング操作が終わったら，フィルターを軽く洗浄し，剪断・熱変性したサケ精子あるいは仔ウシ胸腺ＤＮＡを含む溶液中に入れて前処理し，フィルターへの非特異的なプローブの吸着を抑えておき，洗浄後，標識した核酸（ＤＮＡあるいはＲＮＡ）プローブを含むハイブリダイゼーション溶液を加え，適当な条件下で12～24時間，フィルター上のＤＮＡとハイブリダイズさせる。次に，ハイブリダイゼーション溶液を捨て，一定の条件下で，大過剰の溶液を使ってフィルターを洗浄し，ハイブリダイズしなかった標識プローブを除く。洗浄後，フィルターを取り出して風乾し，検出を行う。

この方法を使うことにより，数pgという微量のＤＮＡを検出でき，特定のＤＮＡ断片の検出・

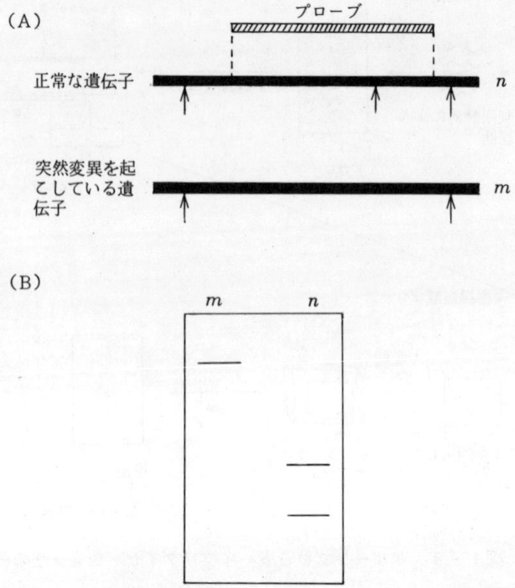

図１・４　サザーンブロットハイブリダイゼーションによる突然変異遺伝子の検出例

（制限酵素切断部位の欠失があった場合）

（Ａ）　正常遺伝子と突然変異を起こしている遺伝子とは，制限酵素切断部位（→）が１つだけ異なる。突然変異遺伝子には，制限部位が，プローブ領域の範囲にない。

（Ｂ）　サザーンハイブリダイゼーションの結果。正常なサンプル（*n*）は，ハイブリダイズした２つのバンドを生じるが，突然変異を起こしている遺伝子サンプルは，これらよりも大きな１つのバンドしか生じない。

同定はもちろん，ＤＮＡ塩基配列の位置を制限酵素切断部位についてマッピングすることもできる。適切なプローブを用いれば，全ヒトゲノムＤＮＡ中から単一コピー遺伝子を検出し，制限部位をきわめて詳細に描くこともできる[10]。

したがって，図１・４に示したように，遺伝病患者のゲノムＤＮＡの変化を調べることも可能である。これは，出生前診断とかキャリアー検出試験にも応用することができる。

また，遺伝的欠陥が正確に知られていない場合でも（たとえば嚢胞性繊維症），その欠陥と共に分離（segregate)し，その欠陥と非常に密接に連鎖した，多型(polymorphism)を示す塩基配列があれば，それが有効なマーカーとなり，サザーンハイブリダイゼーションにより，間接的な遺伝病診断が可能である[11),12]。このような塩基配列は，制限酵素切断断片鎖長多型(restriction fragment length polymorphism, ＲＦＬＰ）として知られている。

以上のように，この方法は，特別な装置を必要とせず，再現性と分析能力が優れていることから，遺伝子解析に有効な手段として，研究分野のみならず，遺伝病診断（第２章３節参照）などにも，広く利用されている。

4.2　Dot blot hybridization法（Slot blot hybridization 法）

サンプル中の特定のＤＮＡやＲＮＡの塩基配列の量を定量する場合には，ドット（ブロット）ハイブリダイゼーション（dot blot hybridization）法やスロット（ブロット）ハイブリダイゼーション(slot blot hybridization）法が役に立つ[13]。

ドットブロットハイブリダイゼーション法（スポットハイブリダイゼーション法ともいう）は，サンプルより抽出した核酸（抽出を行わず，細胞などの標本をそのまま用いることもある）を変性し，ニトロセルロースやナイロンなどのフィルター上にスポットして固定し，次に，特異的な核酸プローブとハイブリダイズさせ，ハイブリダイズしたプローブの量，すなわちシグナルの強さより，目的の塩基配列を定量するものである。スロットハイブリダイゼーション法は，サンプルを点（dot)ではなくslot（細長い溝状）の形でフィルターに固定する方法である。

ハイブリダイゼーションの条件は，サザーン法と同様である。また，現在では，フィルターへの固定操作に用いる専用の器具が開発されており（図１・５，図１・６），これらを活用すると便利である。

定量は，同じフィルター上に，目的ＤＮＡを系列希釈したものをスポットして比較する。また，バックグラウンドの測定のため，同じフィルター上に，positive controlとしてのベクターＤＮＡや，negative controlとしての反応しないＤＮＡもスポットしておく。

この方法は，定量に使えることはもちろん，制限酵素で消化したり，電気泳動してメンブランフィルターにトランスファーするステップを必要としないので，サザーン法よりも操作が簡単である。また，制限酵素で消化しないことから，使用するＤＮＡの質もさほど問題にならないという利点がある。さらに，一度にたくさんのサンプルの検出が行える，という利点もある。

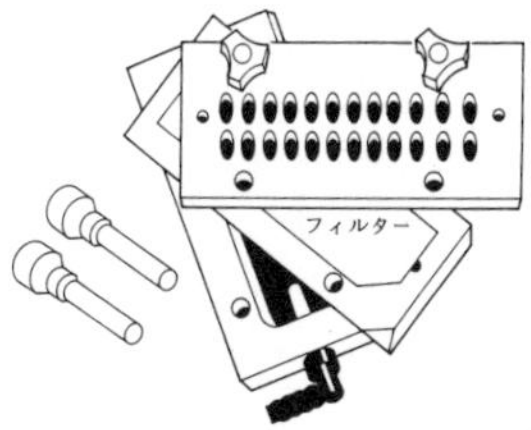

図１・５　スロットブロット用器具

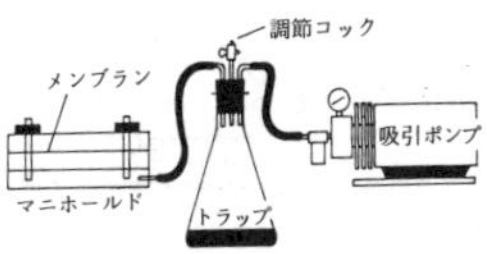

図１・６　ドットブロットマニホールド

以上のように，Southern法に比べて簡便なことから，感染症の診断などの微生物の検出は，ドットハイブリダイゼーション（あるいはスロットハイブリダイゼーション）法で行われるのが普通である。

欠点は，Southern法と違って，ＤＮＡのサイズが確認できないので，プローブが目的ＤＮＡ以外のＤＮＡとハイブリダイズしている（クロスハイブリダイゼーション）かもしれないという懸念があり，特異性に関する信頼性が低い点である。よって，使用するプローブの検討が重要である。

4.3 *In situ* hybridization 法

細胞や組織内の核酸塩基配列の局在決定を行う場合は，イン・サイチュ・ハイブリダイゼーション（*in situ* hybridization)法が用いられる。

原理は，Southern法やdot blot法と同様であるが，この方法の場合，上述のようなフィルターハイブリダイゼーション法と違って，細胞や組織自身がハイブリッドの支持体となる(図１・７）。

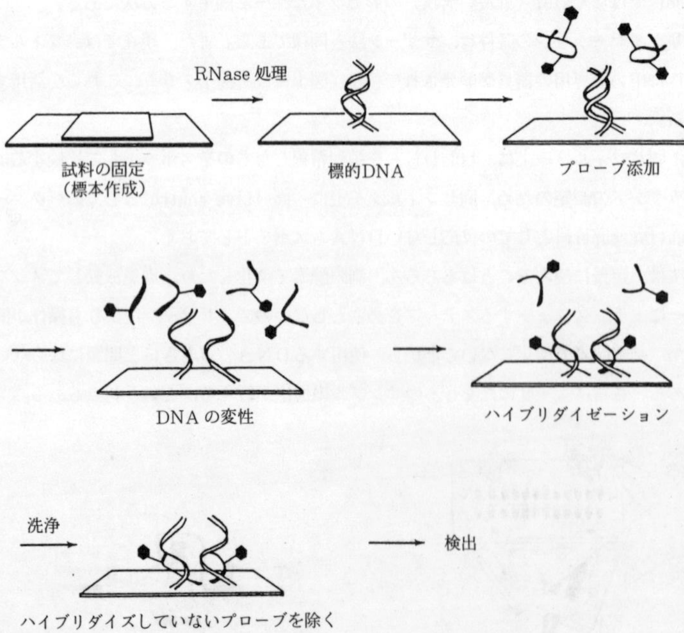

図１・７　*In situ* ハイブリダイゼーション法の原理

すなわち，この方法は，一般に，まず，生物組織を光学顕微鏡用のスライドグラスの上に固定して，次に，RNaseで処理して，非特異的ハイブリッド形成の原因となるRNAを除き，さらにDNAを変性（一本鎖にする）させた後，標識したDNAプローブを加えてハイブリダイズさせ，形成されたハイブリッドの存在をオートラジオグラフィーあるいは光顕観察によって検出する，というものである。

なお，試料標本の作製など，実験操作の詳細については，前著[1]でも述べたので，ここでは省略する。

この方法は，標的塩基配列の局在決定が可能であるため，主に，染色体上での遺伝子の位置を解析するのに用いられてきた。また，生物材料からDNAを抽出せずに，そのままの状態でハイブリダイゼーションするため，迅速性に優れており，感染症の迅速診断法への応用が期待されている。

この他に，がん遺伝子の研究や，組織病理学への応用も行われているが，著者は，臨床病理研究と同様に，日常臨床病理診断がより促進されることを願って，世界で初めて，*in situ* ハイブリダイゼーションのための全自動化装置の開発に着手し，これに成功している[14)~16)]。

この全自動化装置や，電子顕微鏡レベルでの検出法については，第７章で触れるので，そちらを参照されたい。また，*in situ* ハイブリダイゼーションに関する，詳しい理論，技術，応用等については，また次の機会にまとめる予定でいるので，ここでは，このくらいにとどめておきたい。

4.4　その他

(1)　Colony hybridization法

コロニーハイブリダイゼーション(colony hybridization)法は，細菌を栄養寒天平板培地上で増殖させ，コロニーを作らせて，生じた多数のコロニーの中から，目的とする遺伝子を含むものを選択同定する方法である。

実験操作の概略は，まず，コロニーが成育した平板培地上にメンブランフィルターを重ねてレプリカを作成し，次に，このフィルターをアルカリ処理（溶菌，DNA変性），中和処理，タンパク分解処理などをした後，さらに熱処理して，DNAをフィルターに固定し，最終的に標識プローブとハイブリダイズさせて，洗浄してから，検出を行う，というものである。

この方法は，遺伝子クローニングを行う際，遺伝子ライブラリー（ここでは，プラスミドをベクターとして細菌に導入したもの）のスクリーニングに用いるなど，研究分野での利用がほとんどで，操作も難しいことから，まだ，実際に診断に応用された例はない。

(2) Plaque hybridization法

プラーク・ハイブリダイゼーション(plaque hybridization)法は，上記コロニーハイブリダイゼーションの変法で，細菌コロニーではなく，ファージにより形成されたプラークをレプリカにする方法で，後の操作はコロニーハイブリダイゼーション法とほぼ同じである。

プラスミドではなく，ファージをベクターとして利用した遺伝子操作において，遺伝子クローニングの際の，ファージ粒子中に取り込まれた組換えＤＮＡのスクリーニングによく使われる。

(3) Northern blot hybridization 法

サザーンブロットハイブリダイゼーションと同様な原理で特定のＲＮＡを検出する方法を，ノーザン（ブロット）ハイブリダイゼーション（Northern blot hybridization)法という。

サザーン法との大きな違いは，電気泳動前に，ＲＮＡを，ホルムアミドなどの変性剤（グリオキサールや，水酸化メチル水銀も使われる）存在下で加熱処理することで，これは，ＲＮＡが，分子内で高次構造を作っており，そのまま電気泳動しても，鎖長（分子量）に応じた移動度を示さないので，この高次構造をほぐして一本鎖とするためである。また，電気泳動は，脱イオン化したホルムアルデヒドを含むアガロースゲル電気泳動によって行い，泳動後のゲルを改めて変性させる必要はない，などの違いもあるが，その他の操作は，細かい条件などの違いを除いては，ほぼサザーン法と同様である。

なお，前述のように，核酸ハイブリダイゼーション反応は，ＲＮＡでもＤＮＡでも原理的に同じなので，ドットハイブリダイゼーション法や*in situ* ハイブリダイゼーション法も，ＲＮＡを対象に行うことができる。

これらの方法によって，ＲＮＡの定性・定量分析や遺伝子の転写レベルでの発現量の測定が可能である。

5　課　　題

以上，核酸ハイブリダイゼーション技術の原理と古典的な方法について簡単に述べてきたが，これらを分析・診断技術として応用するためには，まだまだ課題は多い。

以下，現状での課題を列挙し，それらの解析を目指した新技術については，第Ⅱ編で解説する。

(1) 検体処理方法の開発

検体としては，たとえば，感染症診断の場合，喀痰，血液，尿，糞便，陰茎分泌物，膣塗抹標本，咽頭ぬぐい液等が用いられるが，これらの検体の処理過程を簡略化したり，操作を単純化することは，核酸プローブによる診断法の開発に向けて，きわめて重要な課題の一つである。

また，微量のサンプルでも検出が可能なように，標的ＤＮＡを簡単に増幅する方法なども，今後，さらに検討する必要があるだろう。

⑵　特異的核酸プローブの開発

核酸プローブによる感染の診断法に最も必要なことは，ある特定の細菌やウイルス株に特有なＤＮＡプローブの開発である。

これは，できるなら，それらの細菌やウイルス株の病原性と関連した物質をコードしている塩基配列が好ましい。たとえば，細菌なら，その菌に特異的な毒素を産生させる遺伝子とか，あるいは，ある特定の菌に特有な接着因子（線毛のサブユニットタンパクとしてのピリン）をコードしている遺伝子などを挙げることができる。また，ウイルスの場合には，ＨＡ（ヘマグルチニン；赤血球凝集素）産生遺伝子なども挙げることができる。

また，同じ種に属する細菌や，ウイルスのどの株にも共通してみられる核酸に対するプローブを開発することも，非常に大切である。

以上は感染症の場合であるが，遺伝病やがんの診断においても，これらに特有のＤＮＡプローブの開発がなによりも必要なことは，言うまでもない。

⑶　標識法の開発

現在，核酸プローブの標識には，主としてアイソトープ（^{32}Ｐ，^{35}Ｓ，^{125}Ｉなど）が用いられているが，核酸ハイブリダイゼーションの技術を用いて日常の診断を行うには，①安全性，②安定性，③廃棄性，④半減期（^{32}Ｐの場合，$t_{1/2}$＝14.3日)，⑤許容量，⑥特別な施設の必要性，⑦経済性，その他の点で，かなりの問題がある。そこで，どうしても，高感度な非放射性の核酸標識法を確立する必要がある。

現在，市販されている非放射性ＤＮＡ標識・検出法には，⑴ Bio-probe法（コスモ・バイオ㈱)，⑵ Photobiotin法（ダイアヤトロン／コスモ・バイオ㈱），⑶ Chemiprobe 法（宝酒造㈱），⑷ ＢluＧＥＮＥ法（コスモ・バイオ㈱)，⑸ Labezyme－ＰＯＤ法（和光純薬工業㈱），⑹増強化学発光法（ＥＣＬ法，アマシャム・ジャパン㈱）などがあるが，これらは，根本的な検出感度の点で，まだ検討の余地がある。

著者らが開発している非放射性ＤＮＡ標識法は，アイソトープ標識法に匹敵する非常に高感度な成績を得ることができ，今後，実用面で，さらに検討していくことが大切であると考えている。

⑷　ハイブリダイゼーション法の検討

ハイブリダイゼーション法についても，検討の余地が充分にある。基礎研究を充分に行って，ハイブリダイゼーション反応を促進する条件の改良を充分に検討すべきである。

著者は，常々，反応を促進する触媒，等の開発を行うべきと考えている。また，検体を迅速に可溶化する実験系や，フィルター固定検体の系でも，迅速かつ簡単に行うことのできる実験系を開発すべきと考えている。

前者の一つの候補として，マイクロタイターウェルを使用した，反応の自動化をあげることができる。この実験系がうまくいけば，データー解析の自動化，数値の定量化，プログラム化などが，比較的容易にできるようになることは間違いない。

また，サンドウィッチハイブリダイゼーションの系も，検討，改良の余地がある。

in situ ハイブリダイゼーションの系は，かなり将来性があると見込んでおり，著者は，この系の自動化を早く達成すべきと考えている。

ハイブリダイゼーション反応に限らず，ＤＮＡプローブによる検体プロセスを含めた全体的な自動化が，この技術の普及にとって大きな課題であろう。

その他，未反応のプローブを迅速に除去する方法等についても，検討する必要がある。

⑸　検出系の開発

現在，利用されている，非放射性標識法による検出系は，ストレプトアビジン－ビオチンのシステムか，修飾塩基を抗体で認識させるシステムかの，どちらかである。最終的な検出は，どちらも，酵素反応によって色素を発色させることによって行っていることが多い。これらの酵素－色素の反応系を検討することによっても，感度の点で向上を図れることが期待されるし，もちろん，新しい，より高感度な系の開発も望まれる。

文　　献

1）　高橋豊三：“ＤＮＡプローブ ― 技術と応用 ― ”，pp407，　シーエムシー（1988）
2）　J. C. Alwine, D. J. Kemp, G. R. Stark : *Proc. Natl. Acad. Sci. USA*, **74**, 5350-5354 (1977)
3）　J. Meinkoth, G. Wahl : *Anal. Biochem.*, **138**, 267-284 (1984)
4）　E. M. Southern : *J. Mol. Biol.*, **98**, 503-517 (1975)
5）　M. Ptashne : “A Genetic Switch”, Cell Press and Blackwell Scientific Publications, Cambridge and Palo Alto (1986)
6）　H. J. Hinz : *Ann. Rev. Biophys, Bioeng.*, **12**, 285-317 (1983)
7）　R. B. Wallace : *Curr. Commun. Molec. Biol.*, “DNA probes Applications in Genetics and Infectious Disease and Cancer”, (L. S. Lerman ed.), Cold Spring Harbor Laboratory, p. 127-131 (1986)
8）　R. M. Myers, T. Maniatis : *ibid.*, p. 133-136 (1986)
9）　L. S. Lerman, E. Grinfeld, K. Silverstein : *ibid.*, p. 153-156 (1986)
10）　T. Maniatis, E. Fritsch, J. Sambrook : “Molecular Cloning, A Laboratory Mannual”, Cold Spring Harbor Laboratory Press, Cold Spring Harbor, N. Y. (1982)
11）　D. Botstein, R. L. White, M. H. Scolnick, R. W. Davies : *Am. J. Hum. Genet.*, **32**, 314-331 (1980)

12）　D. Drayna, K. E. Davies, D. A. Hartley, J. -L. Mandel, G. Camerio, R. Wiliamson, R. White : *Proc. Natl. Acad. Sci. USA*, **81**, 2836-2839（1984）
13）　J. Brandsma, G. Miller : *Proc. Natl. Acad. Sci. USA.*, **77**, 6851-6855（1980）
14）　高橋豊三，佐藤大輔：「*in situ*　ハイブリダイゼーションのための全自動装置の開発」，臨床病理研究奨励会誌，印刷中（1990）
15）　T. Takahashi : An automatic machine for *in situ* hybridization, in preparation(1990)
16）　T. Takahashi : 6th International Congress on Rapid Methods and Automation in Microbiology and Immunology, Helsinki, Finland（1990）

第2章　核酸ハイブリダイゼーション技術の応用

1　はじめに

Southern が[1)], 1975年に，初めてDNAプローブを固相での遺伝子解析に使用できることを証明して以来，この技術は，非常に多くの分野で利用されるに至っている。

研究分野での活用はもちろんだが，最近では，医学や農学をはじめ，薬学や法医学等の分野で，日常検査レベルで応用されつつあり，強い影響を与えている[2)~4)]。

そこで，ここでは，DNAプローブアッセイの応用について，簡単に述べたいと思う。なお，表2・1に，核酸ハイブリダイゼーション技術の主な応用分野を示した。

表2・1　核酸ハイブリダイゼーション技術の応用分野

1.	研究領域（分子生物学，遺伝子工学，他）
2.	遺伝病の診断
3.	感染症の診断
4.	法医学検査（個人識別，親子鑑定，他）
5.	がんの研究・診断
6.	畜産（家畜病の診断，品種改良の検定，他）
7.	食品衛生検査
8.	作物栽培（植物病の診断，品質改良の検定，他）
9.	その他

2　研究分野への応用

DNAプローブは，遺伝子の解析や，mRNAの定量，細胞内の核酸塩基配列の局在決定（*in situ* ハイブリダイゼーション）などを含めて，様々な研究分野に応用されている。

それは，あまりにも多岐にわたるので，ここでは，それらについて詳しく述べることはできない。いくつかの代表的な例を文献的に参考にされるとよいと思う[5)~9)]。

DNAプローブは，今後とも，さらに各方面の研究分野に応用されると思う。そして，それらの研究分野の発展に大いなる貢献をすると言っても過言ではないだろう。

3　遺伝病診断への応用

ＤＮＡプローブは，遺伝病（遺伝性疾患）の診断に応用することができ，一部は実際に利用されている。

すなわち，ＤＮＡプローブを使って，遺伝病の原因となっている，あるいは，それに関与している特定の遺伝子の変化（欠陥遺伝子）を直接検定したり，その欠陥遺伝子に染色体上で近い位置にある塩基配列をマーカーにして間接的に検出したり（ＲＦＬＰ法）することができる。

なお，遺伝病のＤＮＡプローブによる診断については，前著[10]でも詳しく述べたし，総説[11]や特集[12]もいくつか出ているので，遺伝病の定義・特徴・臨床・従来の診断法との比較，各遺伝病診断の実際については，これらを参考にしていただくことにして，ここでは簡単に概説するにとどめたい。

3.1　ＤＮＡプローブを用いた遺伝病診断法

ＤＮＡプローブを用いた主な遺伝病診断法を表２・２に示した。

表２・２　ＤＮＡプローブによる遺伝性疾患の診断

Ⅰ．直接検定法
1.　クローン化ＤＮＡをプローブとした直接検定法
ａ．大きなＤＮＡ領域の挿入または欠失の検出
ｂ．制限酵素の認識部位に起こった変異の検出
2.　合成オリゴヌクレオチドをプローブとした直接検定法
Ⅱ．間接検定法
3.　制限酵素切断断片鎖長多型（ＲＦＬＰ）による間接検定法
ａ．病因遺伝子内にＲＦＬＰがある場合
ｂ．病因遺伝子内にＲＦＬＰがない場合

第１章でも述べたように，ほとんどの方法が，サザーンブロットハイブリダイゼーション法の原理を利用している。ただし，合成オリゴヌクレオチドプローブ法では，ドットブロットハイブリダイゼーション法も広く利用されつつある。

(1)　クローン化ＤＮＡプローブを用いた直接検定法

遺伝病の原因遺伝子が判明している場合には，目的遺伝子の全体または一部の塩基配列に相補的なＤＮＡプローブを用いて直接検定を行うことができる。

まず，クローニングされたＤＮＡ（ｃＤＮＡまたはゲノムＤＮＡ断片）をプローブとして，サザーンハイブリダイゼーション法で検出を行い，バンドパターンを健常者のそれと比較して，その異同に基づいて診断を行う方法が開発された（第１章　図１・４参照）。

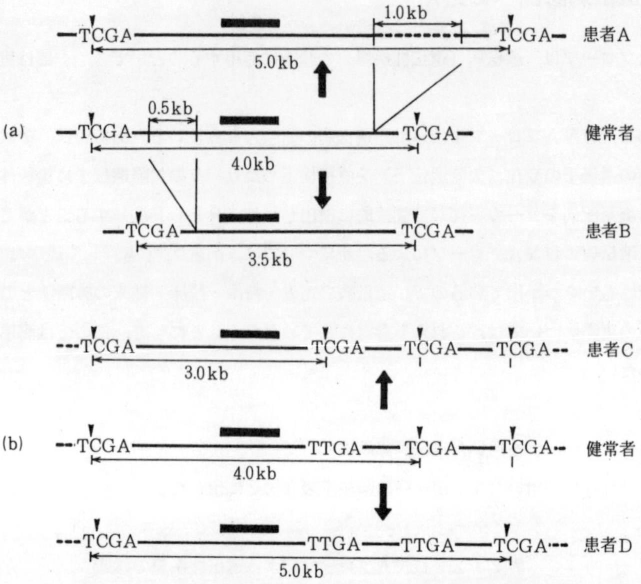

図２・１　ＤＮＡプローブを用いた遺伝子の変異の直接検出例

▬ ＤＮＡプローブ　　▼制限酵素切断部位

(a)　大きなＤＮＡ領域の挿入または欠失があった場合
制限酵素*Taq* ＩはＴＣＧＡという塩基配列を認識して，ＴとＣの間でその鎖を切断する。したがって，健常者の場合，ＤＮＡプローブで検出した断片は，4.0 kbの大きさを示す。ところが，この２カ所の切断部位の間で，１ kbのＤＮＡ断片の挿入（患者Ａ）や0.5 kbの部分的欠失（患者Ｂ）が起こっていると，検出された断片は，それぞれ5.0 kb，3.5 kbの大きさを示すことになる。

(b)　制限酵素の認識部位に変異が起こった場合
健常者の場合，２つのＴＣＧＡ配列の間に，ＴＴＧＡという塩基配列があるが，制限酵素*Taq* ＩはＴＴＧＡという配列は認識しないので，当然，ここで切断が起こることはない。ところが，患者Ｃのように，この配列に変異が起こってＴＣＧＡになっていると，新たな切断部位となって，検出された断片は3.0 kbの大きさを示す。また，右側のＴＣＧＡ配列に変異が起こると，そこは，もはや認識されないので，さらに右側にある次の認識部位で切断され，検出される断片は5.0 kbを示すことになる。

図２・１に，その原理を示した。図２・１の(a)の方法は，現在のところ 100塩基以上の変化が必要で，適用例が限られるが，図２・１の(b)の方法は，点突然変異であっても，その変異が制限酵素の認識部位内に生じていれば，適切な制限酵素を用いることにより検出できる。他に，ＤＮＡの再編成により制限部位の変化が起きた場合も，検出できる。

この技術は，疾患や代謝異常と関連している特定の遺伝子の位置とか塩基配列とかがわかっている場合に，応用することができる。制限酵素の認識部位内に点突然変異が生じた場合に，もっとも感度のよい，特異的な方法である。

この技術は，出生前の鎌状赤血球貧血[13]の診断に応用されて，成功している。同様な応用技術の開発が，β－サラセミア，家族性アミロイドニューロパチー，などの診断で報告されている。

この技術によって，たくさんの遺伝疾患が，すぐに検出されるようになるかどうかはわからないが，少なくとも，欠陥遺伝子の配置について正確な知識が得られるようになったことは間違いない。

(2)　合成オリゴヌクレオチドプローブを用いた直接検定法

上記の方法の欠点は，その適用がごく限られていることである。図２・１の(a)のように，大きな領域が挿入されたり欠失していたりする疾患は極めて少ないし，図２・１の(b)のように，変異の位置が制限酵素の認識部位と一致することも多くはない。後者の場合は，新しい認識部位を持った制限酵素の発見により，適用例が増える可能性もあるが，それにも限界がある。

そこで，考えられたのが，特に，遺伝病の原因遺伝子の塩基配列がわかっている場合に，標的塩基配列と完全に相補的な，短鎖の合成ＤＮＡプローブ（20塩基程度）を使って変異を検出する方法である。

この方法は，図２・２に原理を示したように，ハイブリダイズした２本のヌクレオチド鎖の間で，塩基配列に少しでもミスマッチがあると，完全な相補性がある場合に比べて，安定性が小さくなる（たとえば，熱安定性が低くなり，低い温度で解離が起こる）ことを利用したもので[14]，適当なハイブリダイゼーション条件を選択することにより，一塩基の変異（点突然変異）でも検出が可能である。

この方法は，難点として，実際の操作上，プローブの非特異的な結合が起こり，判別がかなり困難である，という問題があり，どのような変異にも対応できるにもかかわらず，その利用は必ずしも多くなかったが，最近開発されたＰＣＲ法（第３章に後述）を利用することによって，標的ＤＮＡを増幅させることができるようになったため，今後の発展が期待される。

この方法によって，フェニルケトン尿症[15]，β－サラセミア，α_1－アンチトリプシン欠損症における点突然変異の検出に成功している。

なお，同様にハイブリッドの安定性の差を利用する一塩基変異の検出法として，正常型ＤＮＡをプローブとしてハイブリダイゼーションを行った試料を，尿素やホルムアミドなどの変性剤で濃度勾配をつけたゲルを支持体に電気泳動することによって，変異の起こったＤＮＡ配列（早く変成する）を検出する方法[16],[17]（変性濃度勾配ゲル電気泳動法あるいは二本鎖ＤＮＡ融解法と呼ばれる）がある（図２・３）。

この他にも，ＲNase 切断法など，オリゴヌクレオチドプローブを利用した変異検出法がいくつか開発されているが，それらについては，第７章で触れる。

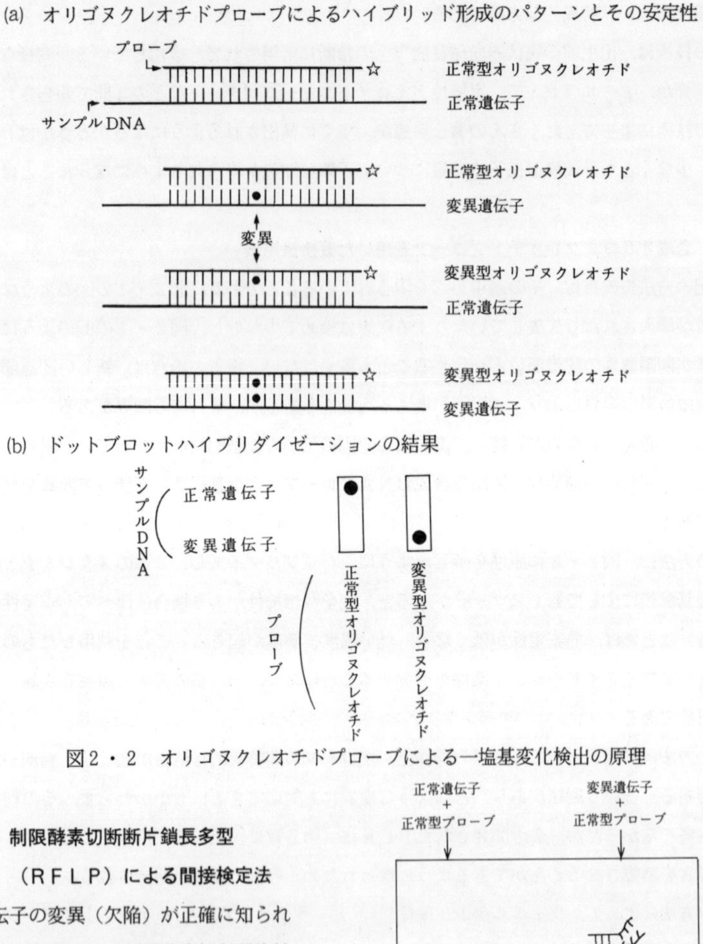

図２・２　オリゴヌクレオチドプローブによる一塩基変化検出の原理

(3) 制限酵素切断断片鎖長多型（ＲＦＬＰ）による間接検定法

遺伝子の変異（欠陥）が正確に知られていない場合でも，制限酵素切断断片鎖長多型（restriction fragment length polymorphysms, ＲＦＬＰｓ）解析法を用いることにより，間接的な遺伝病診断が可能である。

ポリモルフィズム（polymorphism）とは，各個人の遺伝子内にみられる正常なバリエーション（数百塩基ごとに１個ぐ

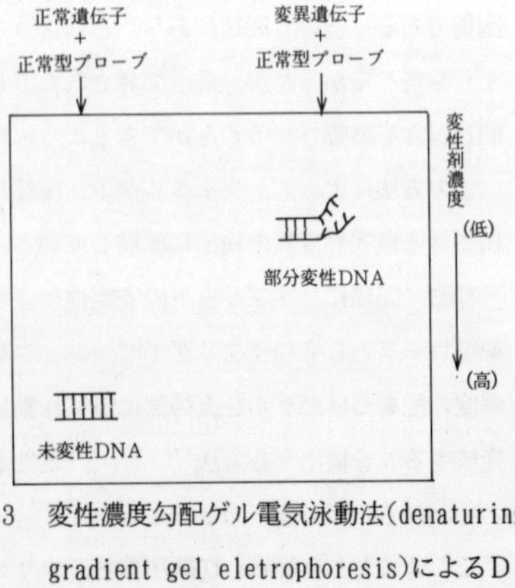

図２・３　変性濃度勾配ゲル電気泳動法(denaturing gradient gel eletrophoresis)によるＤＮＡ鎖の変異検出

表2・3　DNAプローブを用いた直接検出が可能な遺伝性疾患

軟骨形成不全症（achondroplasia）
アデノシンデアミナーゼ欠損症(adenosine deaminase deficiency)
副腎皮質過形成症(adrenal hyperplasia)
家族性アミロイドーシス(amyloidotic polyneuropathy)
アンチトロンビンⅢ欠損症(antithrombin Ⅲ deficiency)
α_1－アンチトリプシン欠損症（α_1－antitrypsin deficiency）
アテローム動脈硬化症(atherosclerosis)
絨毛性乳腺刺激ホルモン欠損症(chorionic somatomammotropin deficiency)
糖尿病(diabetes mellitus〔maturity-onset diabetes of the young〕)
デュシェンヌ型筋ジストロフィー(Duchenne muscular dystrophy)
Ehlers-Danlos 症候群(Ehlers-Danlos syndrome)
血液凝固第X因子欠乏症(factor X deficiency)
成長ホルモン欠乏症(growth hormone deficiency type A)
血友病A(hemophilia A)
血友病B(hemophilia B)
遺伝性高胎児ヘモグロビン血症(hereditary persistence of fetal hemoglobin)
高コレステロール血症(hypercholesterolemia)
ＨＰＲＴ欠損症(hypoxanthine-guanine phosphoribosyltransferase (HPRT) deficiency, Lesch-Nyhan 症候群)
ＩｇＧκ 欠損症(immunoglobulin κ－chain deficiency)
白血病，リンパ腫(leukaemia, lymphoma)
Marfan症候群(Marfan syndrome)
遺伝性メトヘモグロビン血症(hereditary methemoglobinemia)
オルニチントランスカルバミラーゼ欠損症(ornithine transcarbamylase deficiency)
骨形成不全症(osteogenesis imperfecta type Ⅱ)
フェニルケトン尿症(phenylketonuria)
鎌状赤血球貧血(sickle cell anaemia)
地中海性貧血(thalassemia, サラセミア)

らいの頻度で存在するといわれる）であって，実質的には点突然変異のようなものである。

これらの変化がＤＮＡに生じても，一般に，生物学的機能には支障をきたさない（疾患と直接の関連はない）が，マーカーとして使用することはできる。すなわち，結果として，制限酵素による切断部位を変化させるから，制限酵素で消化した時に，得られるＤＮＡフラグメントのサイズが変わること（これをＲＦＬＰという）を利用して，サザーン・ブロット・ハイブリダイゼーションの手法により，解析を行うことができる。図２・４に，この方法の原理を示す。

つまり，特定の遺伝子領域に欠陥があって，それが発病の原因になっていたとすると，数多くの制限酵素を使ってＤＮＡを切断し，特定のプローブを用いてサザーンハイブリダイゼーションを行えば，いくつかのＲＦＬＰが見出される。それら（発病に直接的関係がなくても，病因である変異と同じ染色体上の近いところに位置していればよい）を組み合わせることにより，親から子へ染色体のどの部分が受け渡されたかを追跡することができ，家系を数代にわたって解析することにより，発病と関係の深いタイプを特定することができ，以後，その家系内での，発病の危険性を指摘することができる（図２・５）。また，染色体地図上で位置のわかっているプローブを使って，うまく遺伝病との連関を検出できれば，遺伝病の病因遺伝子の染色体上のだいたいの位置を同定することができる[18), 19)]。

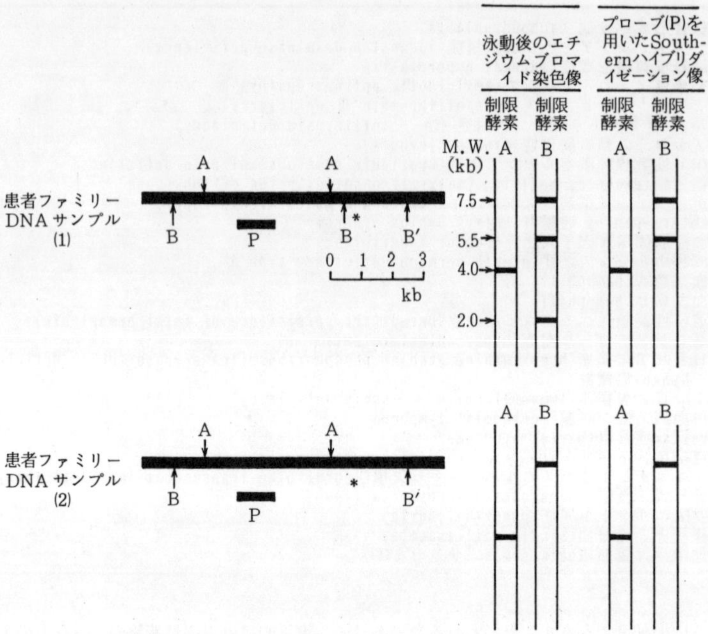

図2・4　ＲＦＬＰ解析の模式図

Ａ，Ｂは制限酵素。矢印は，制限酵素Ａ，Ｂの切断部位。Ｐはプローブ。＊印は，制限酵素Ｂの認識部位に多型性（変異）があることを示す。
右図は，制限酵素Ａ，Ｂで分解後，電気泳動で分離したもの。
プローブ（Ｐ）を使用してハイブリダイゼーションを行うと，酵素Ａで分解したＤＮＡでは，患者ファミリーＤＮＡサンプル(1)と(2)で違いがなく，どちらも１本（4.0 kb）だが，制限酵素Ｂで解析した場合は，(1)と(2)とで違いがあり，(1)のサンプルでは7.5 kbと5.5 kbのバンド２本，サンプル(2)では，多型性により，酵素で分解されない部位があり，7.5 kbのバンド１本しか生じない。

この方法は，本態が不明の遺伝疾患と関連した遺伝子や，正確な塩基配列がわかっていない遺伝子を検出するのに有用である。

表２・４に，マーカーとしてのＲＦＬＰが報告されている遺伝性疾患を示した。

ＲＦＬＰの解析によって，これらの疾患が全て診断できるというわけではなく，現段階では，適用は少数の疾患に限られているが，ハンチントン舞踏病，フェニルケトン尿症，デュシェンヌ型やベッカー型の筋ジストロフィー，多嚢胞腎疾患，嚢胞性線維症などで，診断の実績がある。

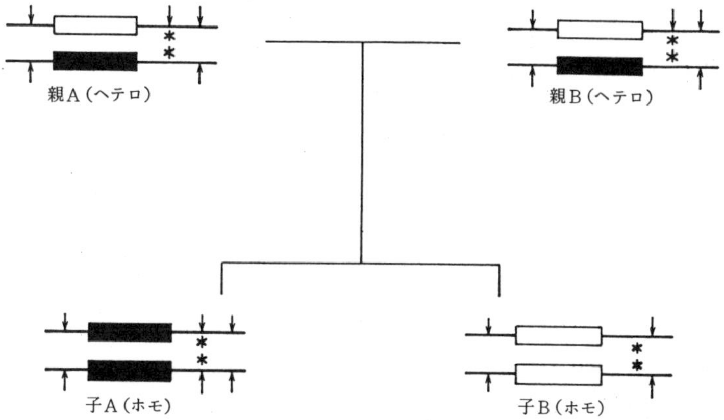

図2・5　ＲＦＬＰ解析にもとづく遺伝病家系の解析

□：健常遺伝子　■：変異遺伝子

→：制限酵素の切断部位　＊：遺伝的多型性がある

この図に示したように，この方法は，両親の少なくとも一方はヘテロ接合体，患者はホモ接合体でないと，適用できない。また，診断の確実性を上げるためには，ＲＦＬＰの種類を増やせばよいが，計算上 100％の確率で診断することはできない。

表2・4　マーカーとしてのＲＦＬＰが報告されている疾患

疾　　患	RFLP*
無カタラーゼ症(acatalasia)	A
急性間欠性ポリフィリン症(acute intermittent porphyria)	A
アデノシンデアミナーゼ欠損症(adenosine deaminase deficiency, 免疫不全症)	A
アデニンホスホリボシルトランスフェラーゼ(APRT)欠損症 (adenine phosphoribosyltransferase deficiency)	A
副腎皮質過形成症Ⅲ型(adrenal hyperplasiaⅢ，21－水酸化酵素欠損症)	A
副腎皮質刺激ホルモン(ACTH)欠損症(adrenocorticotrophic hormone deficiency)	A
副腎白質変性症(adrenoleukodystrophy)	B
無フィブリノーゲン血症(afibrinogenemia)	A
白化症(albinism)	A
アルデヒド脱水素酵素(ALDH)欠損症(aldehyde dehydrogenase 2 deficiency)	A
Alport症候群様遺伝性腎炎(Alport syndrome－like hereditary nephritis)	B
Alzheimer 病(Alzheimer's disease)	B
α_1－アンチトリプシン欠損症（α_1－antitrypsin deficiency)	A
アポリポプロテインA_1(APOA1)欠損症(apolipoprotein A－I deficiency)	A
アルギニン血症(argininemia)	A
無アルブミン血症(analbuminemia)	A
無トランスフェリン血症(atransferrinemia)	A
聴神経線維腫症(bilateral acoustic neurofibromatosis)	B

（つづく）

疾　　　患	RFLP*
Charcot－Marie－ToothⅡ型筋萎縮症(Charcot－Marie－Tooth disease typeⅡ)	B
脈絡膜欠損症(choroideremia)	B
シトルリン血症(citrullinemia, アルギニノコハク酸合成酵素欠損症)	A
口蓋裂(cleft palate)	B
血液凝固第Ⅹ因子欠損症(coagulation factor Ⅹ deficiency)	A
〃　第Ⅺ因子欠損症(　〃　Ⅺ　〃　)	A
〃　第ⅩⅢ因子欠損症(　〃　ⅩⅢ　〃　)	A
補体第一成分(CIr) 欠損症(complement component 1r deficiency)	A
補体第三成分(C3)　欠損症(　〃　3　〃　)	A
補体第四成分(C4)　欠損症(　〃　4　〃　)	A
先天性リパーゼ欠損症(congenital lipase deficiency)	A
Coppock 様白内障(Coppock－like cataract, γ_1－クリスタリン欠損症)	A
第二色盲(deutan colourblindness, 緑色盲)	A
先天性角化異常症(dyskeratosis congenita)	B
嚢胞性線維症(cystic fibrosis)	B
Ehlers－Danlos症候群(Ehlers－Danlos syndrome)	A
楕円赤血球症(elliptocytosis)	A
Emery－Dreifuss型筋ジストロフィー(Emery－Dreifuss muscular dystrophy)	B
家族性アミロイドニューロパチー(familial amyloid polyneuropathy)	A
家族性上皮小体機能減退症(familial hypoparathyroidism, 副甲状腺ホルモン欠損症)	A
家族性大腸腺腫症(familial polyposis coli)	B
家族性好血栓症(familial thrombophilia, 家族性栓友病)	A
Ｘ染色体脆弱症候群(fragile X syndrome, 精神発達遅延症)	B
Friedreich運動失調症(Friedreich's ataxia)	B
フコシドーシス(fucosidosis, α－フコシダーゼ欠損症)	A
Gaucher 病(Gaucher's disease, 家族性脾性貧血)	A
グルコース－6－リン酸デヒドロゲナーゼ欠損症(glucose－6－phosphate dehydrogenase deficiency, 溶血性貧血)	A
グルココルチコイドレセプター異常症(glucocorticoid receptor deficiency)	A
糖原病Ｖ型(glycogen storage disease Ｖ, グリコーゲン蓄積病)	A
〃　Ⅵ　(　〃　Ⅵ,　〃　)	A
血友病Ａ (hemophilia A, 血液凝固第Ⅷc 因子欠損症)	A
血友病Ｂ (hemophilia B,　〃　第Ⅸ因子欠損症)	A
遺伝性好血栓症(hereditary thrombophilia, アンチトロンビンⅢ欠損症)	A
Huntington舞踏病(Huntington's chorea)	B
高アンモニア血症Ⅰ型(hyperammonemia Ⅰ, オルニチンカルバモイルトランスフェラーゼ欠損症)	A
高アンモニア血症Ⅱ型(hyperammonemia Ⅱ, カルバモイルリン酸合成酵素Ⅰ欠損症)	A
高リポタンパク血症ⅠＡ型 (hyperlipoproteinemia ⅠＡ, リポプロテインリパーゼ欠損症)	A
高リポタンパク血症ⅠＢ型 (hyperlipoproteinemia ⅠＢ, アポリポプロテインＣ－Ⅱ欠損症)	A
高リポタンパク血症ⅡＡ型 (hyperlipoproteinemia ⅡＡ, ＬＤＬレセプター欠損症)	A
高リポタンパク血症Ⅲ型 (hyperlipoproteinemia Ⅲ, アポリポプロテインＥ欠損症)	A
無汗腺型外胚葉異形成症 (hypohidrotic ectodermal dysplasia)	B
低リポタンパク血症(hypolipoproteinemia, アポリポプロテインＢ欠損症)	A
低リン酸酵素症(hypophosphatasia, アルカリフォスファターゼ欠損症)	A
インシュリンレセプター異常症(insulin receptor deficiency)	A
インターフェロンα欠損症(interferon α deficiency)	A
Kniest異形成症(Kniest dysplasia, コラーゲンⅢ欠損症)	A
クールー(Kuru)	A
Langer－Saldino 軟骨無形成症 (Langer－Saldino achondrogenesis)	A
Lesch－Nyhan症候群(Lesch－Nyhan syndrome, HPPT欠損症)	A
Lowe症候群(Lowe syndrome)	B
α_2－マクログロブリン欠損症(α_2－macroglobulin deficiency)	A
躁うつ病(manic depression)	B

（つづく）

疾　　　　患	RFLP*
巨大赤芽球性貧血(megaloblastic anemia,ジヒドロ葉酸レダクターゼ欠損症)	A
多発性内分泌腺腫瘍症Ⅰ型（multiple endocrine neoplasia　Ⅰ）	B
〃　　　　　　Ⅱ型（　　　　　〃　　　　　Ⅱ）	B
筋緊張性ジストロフィー(myotonic dystrophy,萎縮性筋硬直症)	B
腎性尿崩症(nephrogenic diabetes inspidus)	B
Norrie病(Norrie's disease)	B
非甲状腺腫性甲状腺機能減退症(nongoitrous hypothyroidism,先天性甲状腺刺激ホルモン単独欠損症)	A
眼白化症(ocular albinism)	B
骨形成不全症(osteogenesis imperfecta)	A
Pelizaeus－Merzbacher病（Pelizaeus－Merzbacher disease，家族性脳中葉硬化症）	A
フェニルケトン尿症(phenylketonuria，フェニルアラニン水酸化酵素欠損症)	A
〃　　　　Ⅱ型(phenylketonuriaⅡ，ジヒドロプテリジンレダクターゼ欠損症)	A
ホスホグリセリン酸キナーゼⅠ欠損症(phosphoglycerate kinaseⅠ deficiency,溶血性貧血)	A
脳下垂体性小人症Ⅰ型(pituitary dwarfism Ⅰ，成長ホルモン欠損症)	A
成人型多囊胞腎(polycystic kidney disease)	B
プロゲステロンレセプター異常症(progesterone receptor deficiency)	A
進行性筋ジストロフィー(progressive muscular dystropy，Duchenne型およびBecker型筋ジストロフィー)	A
プロピオン酸尿症(propionic aciduria，プロピオニルCoA カルボキシラーゼ欠損症)	A
第二色盲（protan colourblindness，赤色盲）	A
プリンヌクレオシドホスホリラーゼ欠損症(purine nucleoside phosphorylase deficiency，免疫不全症)	A
腎細管性アシドーシス(renal tubular acidosis,炭酸脱水酵素Ⅱ欠損症)	A
Sandhoff病(Sandhoff disease，G_{M2}－ガングリオシド蓄積症)	A
精神分裂病(schizophrenia)	B
鎌状赤血球貧血(sickle cell anemia)	A
Stickler症候群(Stickler syndrome)	A
Tay－Sachs 病(Tay－Sachs disease，G_{M2}－ガングリオシド蓄積症)	A
α－サラセミア（α－thalassemia）	A
β－サラセミア（β－　　〃　　）	A
結節性硬化症(tuberous sclerosis)	B
チロシン血症Ⅱ型(tyrosinemia Ⅱ，Richner－Hanhart 症候群)	A
von Hippel－Lindau病(von Hippel's disease，網膜小脳血管腫症)	B
von Recklinghausen病(von Recklinghausen's disease，多発性神経線維腫)	B
von Willebrand　病(von Willebrand disease)	A
Wilson病(Wilson's disease,汎発性剝脱性皮膚病)	B
Wiskott－Aldrich症候群(Wiskott－Aldrich syndrome，免疫不全症)	B
X連関無γ－グロブリン血症(X－linked agammaglobulinemia,免疫不全症)	B
X連関優性低リン酸血症（X－linked dominant hypophosphatemia）	B
X連関神経症（X－linked neuropathy）	B
X連関色素性網膜炎（X－linked retinitis pigmentosa）	B
X連関網膜分離症（X－linked retinoschisis）	B
X連関痙性対麻痺（X－linked spastic paraplegia）	B

＊　A；病因遺伝子内にRFLPがあるもの，B；病因遺伝子内にRFLPがないもの
（がん，リンパ系腫瘍は除いた）

3.2　DNAプローブによる遺伝病診断技術の利用

以上のような遺伝病診断技術は，キャリアー（保因者）の検出や，遺伝病に関するカウンセリングに利用することができる。

また，出生前診断に利用することもでき，その場合，羊水穿刺（amniocentesis，図2・6)か，絨毛膜絨毛のバイオプシー(chorionic villus biopsy，図2・7）を行うことによって，胎児細

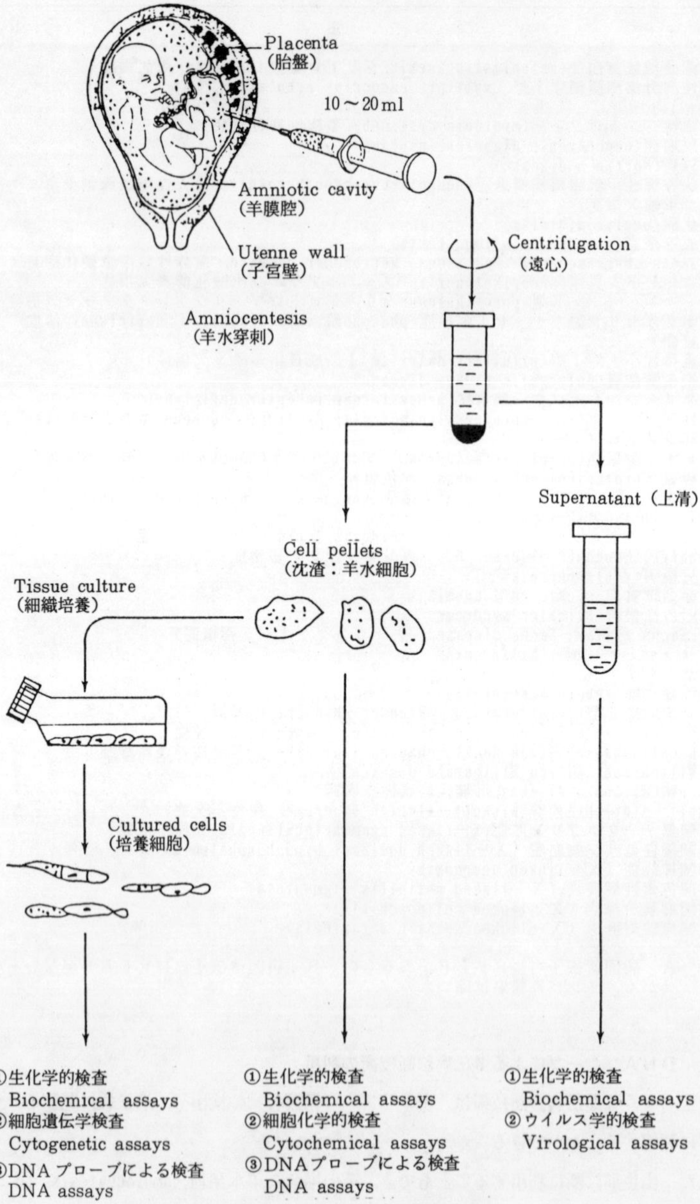

図2・6　羊水穿刺による出生前診断

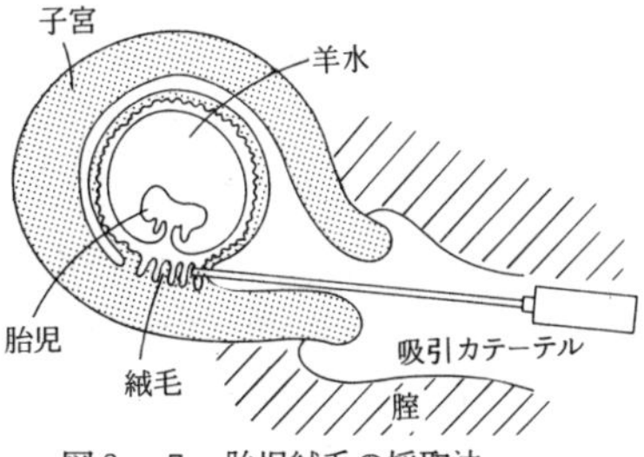

図2・7　胎児絨毛の採取法

超音波でモニターしながら経膣的に吸引カテーテルを挿入し，胎児絨毛を採取する。

表2・5　DNAプローブにより出生前診断の可能な遺伝性疾患

サラセミア
鎌状赤血球症
血友病A
血友病B
アンチトロンビン欠損症
α_1－アンチトリプシン欠損症
von Willebrand病
21－ハイドロキシラーゼ欠損症
アポリポタンパク欠損症
フェニルケトン尿症
オルニチントランスカルバミラーゼ（OTC）欠損症
シトルリン血症
アデノシンデアミナーゼ欠損症
伴性無ガンマグロブリン血症
Duchenne型筋ジストロフィー
嚢胞性線維症
骨形成不全症
Ehler－Danlos症候群

胞を採取し，そのDNAの解析を行う。表2・5に，DNAプローブにより出生前診断の可能な主な遺伝病を示す。

以上のように，DNAプローブは，遺伝病診断に有用であるが，遺伝病は，判明しても，適切な治療法がないものも多く，心理的な負担や倫理面での問題から，商業化の面では問題も多い。

出生前診断を例に，従来法との比較をしておく。

⑴　DNAプローブ法の利点

羊水穿刺法は，妊娠12～16週の期間にのみ行うことができる。この場合，羊水から羊水細胞を回収しても，検査する前に充分な細胞数が得られるように，少なくとも3週間は培養して増殖させなければならない。染色体分析をする場合は，結果を得るまでに，さらに3週間を必要とする（たとえば核型を得るのに）。

つまり，妊婦は，自分の胎児にどんな異常があるのかということを知るために，少なくとも妊娠18週まで待たなければならないのである。どんなに重大な決断であっても，18週までは待たなければならない。いうまでもなく，その間の妊婦の精神的負担は，はかり知れないものがある。

一方，DNAプローブを使用する場合は，羊水から回収した羊水細胞を，すぐに検査に使うことができる。さらに，細胞数を増やすために培養する必要もなく，1日足らずで結果を得ることができる。つまり，妊婦は，妊娠13週の時点で，その胎児の様子を知ることができ，従来の方法よりも5週間ほど早く結果が得られることになる。

また，妊娠8週の時点で，生検により絨毛膜絨毛組織を回収することができるから，これを使ってＤＮＡプローブで検査すれば，羊水穿刺の場合よりも，さらに早く結果を知ることができる。

この方法は，羊水穿刺よりも，標本回収を早い時期に行うことができ，危険性も少なく，時間獲得もずっと大きい。検査の結果は，妊娠８週の時点で得ることができ，従来の方法よりも約10週ほど早い。

経済的に比較するのは，まだＤＮＡプローブが市販されていないので，現時点では難しいが，ＤＮＡプローブを利用する方法は，全く単的で，検査に数時間しか必要としないことを考えると，同じ遺伝病の検査を行うのに，ＤＮＡプローブ法の方が，従来の検査法よりも，ずっと安いような気がする。たとえば，ダウン症候群の診断は，従来，核型を調べるのに８万〜10万はかかっているが，ＤＮＡプローブを使って同じ診断を行った場合，１万円程度の費用でできると見積もることができる。

⑵　ＤＮＡプローブ法の欠点

ＤＮＡプローブ法は，モノクロナール抗体を使って免疫学的検査を行うのと同様，個々の病気に対して特異的で，その特異性はきわめて高い。言い換えれば，ＤＮＡプローブ法は，ある一つの検査結果から，多くのものを重複して解析することができない，という欠点がある。

これに対して，従来の核型検査は，ある一つの検査結果から，たくさんの病気を同定することが可能である。

これは，特に，染色体異常を原因とする病気を検出しようとする場合，きわめて重要である。つまり，ＤＮＡプローブ法には，染色体レベルのような，全体的なものを見わたす結果は得にくい，という欠点があるのである。

4　感染症診断への応用

病原微生物の検出に利用できる，特異的なＤＮＡプローブのクローニングや合成が，医学や獣医学，あるいは食品衛生や環境科学の分野で盛んに行われている。特に，医学分野，すなわち感染症診断用のＤＮＡプローブの開発はたいへん盛んで，ＤＮＡプローブの実用化，商業化の最も進んでいる分野である。表２・６に，ＤＮＡプローブによって検出された主な病原微生物を示した。

なお，このような病原体を検出する場合，ハイブリダイゼーションの手法としては，必ずしもサザーン法が必要とされるわけではない。ふつうは，ドットブロッティング法で充分である。もちろん，*in situ* ハイブリダイゼーション法の実用化も期待される。

核酸プローブとして，塩基配列を注意深く選択して使用すれば，特殊なアプリケーションにも応えることが可能である。たとえば，細菌細胞内に豊富に存在するリボゾームＲＮＡを標的塩基

表2・6　DNAプローブによって検出された病原微生物

細　　菌	マイコプラズマ	ウイルス
グラム陽性菌：	*Mycoplasma pneumoniae*	Herpes simplex virus
Staphylococcus aureus	*Mycoplasma hyorhinis*	(type I & II)
Mycobacterium leprae	*Mycoplasma* spp.	Epstein-Barr virus
Mycobacterium tuberculosis	*Spiroplasma citri*	Cytomegalovirus
Mycobacterium avium		Varicella-zoster virus
Mycobacterium intracellulare	寄生虫	Marek's disease virus
Clostridium botulinum		Adenovirus
	Trypanosoma	Papilloma virus
グラム陰性菌：	*Plasmodium falciparum*	Parvovirus
	Schistosoma	Coxsackie virus
Enterotoxigenic *E.coli*	*Leishmania mexicana*	Enterovirus
Enteropathogenic *E.coli*	*Leishmania braziliensis*	Dengue virus
Enterohemorrhagic *E.coli*	*Brugia malayi*	Rabies virus
Enteroinvasive *E.coli*		Rotavirus type A
Salmonella spp.	クラミジア	Hepatitis A virus
Shigella spp.		Hepatitis B virus
Salmonella typhi	*Chlamydia trachomatis*	Human T cell leukemia
Campylobacter jejuni		virus
Yersinia enterocolitica	真　　菌	Blue tongue virus
Legionella pneumophila		JC virus
Mobiluncus mulieris	*Candida albicans*	BK virus
Aeromonas hydrophila		Human immunodeficiency
Listeria monocytogenes	ウイロイド	virus
Vibrio cholerae		Measles virus
V. parahaemolyticus	Potato spindle tuber viroid	Rubella virus
V. vulnificus	Avocado sunblotch viroid	Rhinovirus

配列とするＤＮＡプローブを選択すれば，きわめて迅速に行うことができる検査法を考案することができる[20]。また，ユニークな塩基配列をプローブとして選択することによって，Herpes simplex virus の１型と２型のように，きわめてよく似ている微生物を識別することも可能である[21]。さらに，薬剤（抗生物質）感受性の検査に利用できるプローブもある。

このように，核酸プローブを用いた迅速診断テストは，感染症の診断にきわめて有用である。すなわち，この方法は，従来から使われている分離培養や生化学的／血清学的検査に基づいた検査同定法に代わりうるものといえよう。

なお，感染症診断に関しては，著者の専門分野でもあり，第Ⅲ編を別に設けて，市販キットや市場動向も含めて詳しく述べたので，ここでは，以上にとどめる。また，前著[22]でも，かなり紙面を割いて解説したので，そちらも参考にされたい。

5　法医学分野への応用

法医学の重要な仕事の一つに，対象となる個人（生体あるいは死体）が誰であるか，あるいは生体に由来する物（体の一部，体液成分，排泄物など）が誰のものであるかを識別すること，すなわち個人識別（personal identification)がある。

個人識別の目的としては，死体や生体（犯罪者，記憶喪失者，乳幼児，中国残留孤児など）の身元の確認，加害者や凶器などの同定，さらに，親子鑑定，双生児の卵性診断（一卵性か二卵性か）などがある。

個人識別は，従来，様々な方法で行われてきたが，人間は，本来，一人一人が異なった遺伝子型をもっている（一卵性双生児は除く）ことから，ＤＮＡプローブを用いて遺伝子を調べることにより，より正確な識別が可能なはずである。

実際，以前から，特定のプローブを用いて，性別判定（Ｙ染色体特異的プローブ），人獣鑑別（ヒト特異的ＤＮＡプローブ），血液型判定（Ｈｐ型），などが行われてきたが，最近，文字通り，指紋にも匹敵するほどの識別能をもつ“ＤＮＡフィンガープリント（DNA fingerprinting)法”が開発され，個人識別の有力な手段として注目されている。

ＤＮＡフィンガープリント法（ＤＮＡ指紋法）は，1985年，イギリスのJeffreysら[23]によって初めて報告されたもので，原理は，サザーンブロットハイブリダイゼーションそのものである。違うのは，プローブとして，ヒトゲノムのミニサテライト塩基配列（すなわち超可変領域，hyper-variable regions）を用いるところだけである。

高等生物のゲノムＤＮＡは，そのほとんどが，形質発現に関与しないＤＮＡ（非遺伝子ＤＮＡ）であるが，この種の領域で起こる変異は，生命維持に直接影響を与えないことから，遺伝的に受け継がれ，蓄積されて，結果として，こういった領域は，高度な多型性を示すことになる。なかでも，ゲノムの約10％を占める縦列型反復配列（サテライト配列）は，その反復性に起因して高頻度の組み換え変異が起こっている。そのうち，特に，10～200 回，多いものでは1,000 回も反復している数十個ほどの短い塩基配列をミニサテライト塩基配列という。

ミニサテライト塩基配列は，多くの染色体上に散在しており，対立遺伝子の数が多いことから，これをプローブとしてサザーンブロ

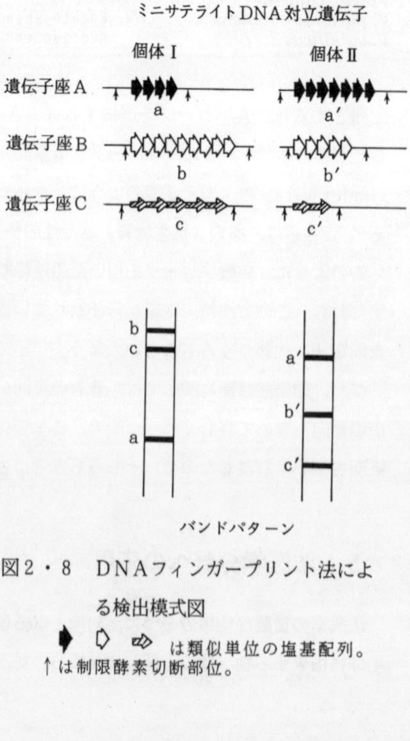

図２・８　ＤＮＡフィンガープリント法による検出模式図

は類似単位の塩基配列。

↑は制限酵素切断部位。

ットハイブリダイゼーションを行えば，検出されるバンドパターン(可視化されたＲＦＬＰｓ）は無限に近く存在し，全ての人間を識別できると考えられる（図２・８）。

すなわち，個人特異的なパターンを指紋のように用いることができ（異なる人間の遺伝子パターンが偶然に一致する確率は 9,600万分の一），犯罪・事故現場に残っている試料（遺留品）と被疑者または被害者それぞれのＤＮＡフィンガープリント（バンドパターン）を比較することにより，加害者や凶器などの同定が非常に正確に行える[4)]。もちろん，一個人については，いずれの体細胞（組織）から抽出したＤＮＡを使っても，同一のバンドパターンが得られるので，バラバラ死体が同一人のものかどうかの判定も可能である。

さらに，ミニサテライト配列は，メンデルの法則に従って遺伝していることから，ＤＮＡフィンガープリントのバンドは，必ず，両親のいずれかから受け継がれたものであり，親子鑑定にも使用することができる[24)]。たとえば，子に認められ母親に認められないバンドは，必ず父親由来のものと考えられ，父親のバンドパターンと比較すれば，父子鑑定が可能となる。父親の試料が得られない場合でも，兄弟のパターンを活用すれば，ある程度の鑑定が可能である。

最近では，幼女連続誘拐殺人事件の野本綾子ちゃんの身元確認にこの方法が利用され，話題をよんだ。死後約５日経過しており，ＤＮＡの分解が進んでいたため，通常のフィンガープリントによる親子鑑定の方法は使えず，ＰＣＲ法で増やしたＤＮＡを使って，ＨＬＡ抗原と，母性遺伝するミトコンドリアＤＮＡの多型について分析し，鑑定が行われた。

なお，ＤＮＡフィンガープリント法は，法医学分野以外にも，多くの応用分野が考えられ（表２・７），今後の発展が期待されている[24),25)]。

現在のＤＮＡフィンガープリント法の問題点としては[24)]，①ミニサテライトＤＮＡプローブの種類が限られている，②わずかな実験条件の違いでバンドパターンが異なり，再現性に問題がある，③放射性物質を扱う，④分析に要する時間が長い（ふつう１週間から10日），⑤検出バンドの遺伝子座への帰属が困難，といった点があげられるが，最初に報告された“Myo”プローブ（ヒトミオグロビン遺伝子の第１イントロンに存在する33塩基の単位塩基配列を15回反復させたもの）以外のプローブの開発も進みつつあり，また，前述したように，ＰＣＲ法の応用により，微量試料からの検出も可能になるなど，改良が進んでいる。

表２・７　ＤＮＡフィンガープリント法の主な応用分野

Ⅰ	法医学分野
1.	個人識別
2.	親子鑑定
Ⅱ	その他の医学分野
3.	双生児の卵生診断
4.	腫瘍の研究
5.	遺伝病の診断
Ⅲ	その他
6.	遺伝学の研究
7.	生物育種への利用
8.	遺伝子資源（ゲノム）の管理

6　がん研究・診断への応用

レトロウイルスの一種，Rous肉腫ウイルス(Rous sarcoma virus，RSV）のトランスフォーメーション（細胞がん化）に関する温度感受性株が1969年に単離されて，がん遺伝子（oncogene，オンコジーン）の存在が明らかにされて以来，がん遺伝子の研究は，分子生物学の進歩と相まって，ヒトのがんとの関係など，急速に進歩してきた。そして，正常ヒト細胞中には，増殖制御，分化，信号伝達などに重要な役割を果たしていると思われるプロトオンコジーン（proto-oncogene，がん原遺伝子）が多数あり，そのどれかに変化が起こると，異常な働きをして，細胞をがん化へと導くがん遺伝子へと活性化されることがわかってきた。

このように，がんの遺伝子的基礎が明らかにされてきたことから，ＤＮＡプローブは，がんの研究，さらには診断に有効な手段として注目されるようになった。

この問題に関しては，Weiss and Marshall[26] が詳しく検討している。また，前著[27] でも少し触れたので，それらも参照にされたい。

6.1　がん研究への応用

(1)　プロトオンコジーンの検出

1970年代の後半に，動物のレトロウイルスがもっているがん遺伝子（ウイルス・オンコジーン，v-*onc*)が，もともと宿主細胞のゲノムに存在しているプロトオンコジーンに由来することがわかったので，すでに解析が進んでいたv-*onc* をプローブとして，ヒトをはじめとした各種高等動物のプロトオンコジーンの検出・分離が行われた。

表２・８　ヒトのがんから検出されたがん遺伝子

がん遺伝子	検出されたがん
v-*onc* と似たもの	
c-H-*ras*	膀胱がん，肺がん，黒色腫
c-K-*ras*	肺がん，大腸がん，膵がん
c-N-*ras*	神経芽細胞腫，白血病，大腸がん
c-*raf*	胃がん，神経こう芽腫，大腸がん
c-*erb*B2(*neu*)	乳がん
c-*ros*-1	乳がん細胞ＭＣＦ－７
v-*onc* と似ていないもの	
B-*lym*	バーキットリンパ腫
dbl	びまん性Ｂ細胞性リンパ腫
hst	胃がん，肝がん
mel	黒色腫
mel	ＭＮＮＧ／ＨＯＳ（試験管内でがん化した細胞）
trk	大腸がん
lca	肝がん
mas	類上皮がん
ret	Ｔ細胞性リンパ腫

この方法は，プロトオンコジーンを検出することはできるが，それが本当に腫瘍と関係するのかどうかははっきりしない。もちろん，ウイルス・オンコジーンと対応しない未知のがん遺伝子は，検出することができない。

一方，同時期に，Weinbergらによって[28]，ＤＮＡ・リン酸カルシウム共沈殿法を用いて，がん細胞中の高分子ＤＮＡを正常マウス細胞に導入して，細胞をがん化させる活性を示す遺伝子（がん遺伝子）を検定する方法（ＤＮＡトランスフェクション法）が開発された。

そこで，両方の方法を組み合わせることにより，ヒトのがんから，*ras* 遺伝子を初めとするいくつかのがん遺伝子が検定された（表２・８）。ただし，ウイルス・オンコジーンのいずれとも違う，新しい遺伝子も，数種報告されている。

(2)　がんとがん遺伝子の関係の研究

上述のプロトオンコジーン検出の過程で，特定の腫瘍において，プロトオンコジーンの構造やコピー数の異常を示すものが発見され，プロトオンコジーンの活性化とがん化（腫瘍化）との関係が明らかになってきた。

このプロトオンコジーンの活性化の機構としては，点突然変異，遺伝子の再編成，増幅などが知られている（表２・９）。

表２・９　がん原遺伝子（プロトオンコジーン）の活性化機構

①	点突然変異
②	再編成
③	遺伝子増幅
④	プロモーター／エンハンサー挿入による発現亢進
⑤	インデューサーによる発現亢進
⑥	レトロウイルスへの組込み
⑦	がん抑制遺伝子の不活化

注）　④以下の機構は，ヒト腫瘍においては確認されていない。

そこで，これらの遺伝子の変化をＤＮＡプローブで調べれば，がん遺伝子の活性化を検出することができ，がん遺伝子の同定や，がん遺伝子と腫瘍化との関係の研究に寄与することができる。

まず，点突然変異は，遺伝病診断の場合と同様に，制限酵素認識配列における変異を，サザーンブロットハイブリダイゼーション法で検出するか，合成オリゴヌクレオチドをプローブとした直接検出法により検出することができる。このような活性化は，*ras* 遺伝子などで検出されている。

また，がん遺伝子の再編成は，切断部位が，目的遺伝子の中，あるいは，そのかなり近くにあれば，サザーンブロットハイブリダイゼーション法で検出することができる。

表2・10　ヒトのがん遺伝子とその活性化機構

遺伝子	ヒト染色体上の位置	遺伝子産物	活性化機構*	関連腫瘍**
増殖因子遺伝子群				
c-*sis*	$22q^{12-13}$	PDGF-B	exp	脳腫瘍，肉腫
TGF-A	$2p^{13}$	TGF-α	exp	乳がん
hst-1	$11q^{13.3}$		amp. exp	食道がん，乳がん
FGF-5	$4q^{21}$	} FGF 群	exp	肝がん，膀胱がん
FGF-6				
int-2	$11q^{13.3}$		amp	乳がん
受容体型チロシンキナーゼ（TPK）遺伝子群				
c-*erb*B-1	$7p^{11-13}$	TPK，EGF受容体	amp	上皮がん
neu(*erb*B-2)	$17q^{21}$	〃	(mut)amp	乳がん等
c-*ros*	$6q^{22}$	〃	exp	脳腫瘍
c-*trk*(*onc*D)	$1q^{25-31}$	〃	TL	大腸がん
c-*met*	$7q^{21-31}$	〃	(amp)	
c-*fms*	$5q^{33-34}$	TPK, CSF-1 受容体	exp	AML
c-*kit*	$4q^{11-13}$	〃	exp	脳腫瘍
c-*ret*		〃	exp	（神経芽腫）
c-*eph*	7	〃	exp	大腸がん，肺がん等
非受容体型チロシンキナーゼ（TPK）遺伝子群				
c-*src*	$20q^{12-13}$	TPK	exp	大腸がん
c-*yes*	$18q^{21.3}$	〃	amp	胃がん
c-*fgr*	$1q^{34-36}$	〃	exp	（リンパ腫）
c-*tco*		〃		（甲状腺がん）
c-*abl*	$9q^{34}$	〃	TL	CML，ALL
セリン・スレオニンキナーゼ(S/T・PK）遺伝子群				
c-*raf*-1	$3p^{24-25}$	S/T・PK	exp	腎がん（肝がん）
A-*raf*	$Xp^{21}-q^{11}$	〃	exp	（肝がん）
B-*raf*		〃		
c-*mos*	$8q^{11\ (22)}$	〃	（TL …マウス）	（骨髄腫）
*ras*遺伝子群				
c-H-*ras*	$11p^{15.5}$	GTPase	mut. amp	膀胱がん等
c-K-*ras*	$12p^{12.1}$	〃	mut. amp	膵がん，大腸がん等
c-N-*ras*	$1p^{22\ (11-13)}$	〃	mut. amp	AMLなど
*myc*遺伝子群				
c-*myc*	$8q^{24}$	DNA 結合タンパク	TL. amp	Bリンパ腫など
N-*myc*	$2p^{23-24}$	〃	amp	神経芽腫など
L-*myc*	$1p^{32}$	〃	amp	肺小細胞がん
その他・不明				
c-*myb*	$6q^{22}$	DNA 結合タンパク	amp	AML
c-*ets*-1	$11q^{23-24}$		TL. amp	AMLなど
c-*ets*-2	$21q^{22.3}$			
c-*fos*	$14q^{21-24}$		exp	多種
TP53	$17p^{13}$		exp.〔TL〕	多種〔骨肉腫〕
c-*dbl*		細胞骨格関連物質		（Bリンパ腫）
c-*lca*	$2q^{14}$			肝がん
bcl-1	$11q^{13.3}$		TL	Bリンパ腫
bcl-2	$18q^{21.3}$		TL	濾胞性リンパ腫
mcf-2	X			
mas-1		ロドプシン様膜タンパク		
*onc*F				

*　活性化機構　exp:発現亢進，amp:遺伝子増幅，TL: 染色体転座や再配列，mut:点突然変異
**　活性化のみられたヒト腫瘍の例。
（　）内に示したものは未確認またはヒト以外の動物で知られた例を示す。

遺伝子再編成による活性化は，*raf*，*trk*などのように5′側欠失によるものもあるが，リンパ系腫瘍に関与しているといわれる，c-*myc*,c-*abl*，免疫グロブリン遺伝子(IgH，Igκ，Igλ)，T細胞レセプター遺伝子（ＴＣＲα，β，γ，δ）などのように，染色体転座によるとされるものが多い。特に，免疫グロブリン（Ig）遺伝子およびT細胞受容体（ＴＣＲ）遺伝子は，リンパ球分化にともなって再編成を起こし，これが，抗原の多様性に対応する免疫反応の根幹をなすことがわかってきており，再編成の検出は，免疫学や分化の研究の面からも重要である。

次に，がん遺伝子の増幅は，ドットハイブリダイゼーション法やサザーンハイブリダイゼーション法により検出することができる。また，遺伝子レベルでの増幅は，転写産物であるｍＲＮＡの増加にも継がるので，転写レベルでの発現亢進と同様に，ノーザンハイブリダイゼーションによる検出も考えられる。さらに，増幅した遺伝子が本来の遺伝子座から離れて核内に存在するような場合には，*in situ* ハイブリダイゼーションの利用も考えられる。

このような増幅は，*myc* 遺伝子などでみられる。

ヒトのがん遺伝子とその活性化の機構をまとめて，表2・10に示した。

(3)　その他

その他，*in situ* ハイブリダイゼーション法を用いれば，がん遺伝子の細胞レベルでの局在や，がん遺伝子の遺伝子座決定が行えるなど，ＤＮＡプローブは，がん研究において大きな役割を果たしている。

しかし，がん遺伝子とがんとの関係については，基本的なところで，まだわかっていないことが多い。

まず，ヒトでは，ふつう，単一のがん遺伝子の活性化のみでは，細胞はがん化しない。がん抑制遺伝子の不活化，initiation→promotion →progression という，がん化の各段階にかかわる複数種の遺伝子の変化が考えられるが，それらの相互作用はまだよくわかっていない。

もちろん，がん遺伝子の活性化と腫瘍化の直接的な関係についても，レトロウイルスのがん遺伝子のように，かなり確立されたものもあるが，その遺伝子産物の正体も含め，まだわかっていないことは多い。プロトオンコジーンの活性化のメカニズムについても，レトロウイルスによる場合を除いて，ＤＮＡウイルスのトランスフェクションや化学的な突然変異による場合などでは，まだまだわかっていないことだらけである。

さらに，がん遺伝子に関する研究の最終的な目的の一つは，特異的ながん遺伝子が特異的な腫瘍と関連しているかどうかを決定することであるが，いくつかのレトロウイルスやＤＮＡウイルスのがん遺伝子に関しては，その関係が確認されているものの，これらの関係は様々なタイプのがんにオーバーラップしていることも事実であり，今のところ，特異性は確認されていない。

すなわち，がん遺伝子の存在とその活性化，そして腫瘍化との間の直接的な結びつきは，まだ確立されていない。さらに，どの部分のがん遺伝子が作用するか，また実際に作用するにしても，良性腫瘍や悪性腫瘍に発展するメカニズムや過程に関しては，全くわかっていないのである。

このように，まだ課題は多く残っており，ＤＮＡプローブは，がん遺伝子の同定とか，様々なタイプのがんとの関係を検出する目的で，今後とも広く使われるものと思われる。

6.2　がん診断への応用

(1)　がん遺伝子検出によるがん診断

前述のように，ＤＮＡプローブは，がん遺伝子の検出によく用いられているが，がんを検出するための直接的な診断試薬として，ＤＮＡプローブを日常的に使用するには，今のところ，限界がある。

しかし，推定組織において，がん遺伝子の存在を確認する場合には，使える可能性がある。既に，研究室レベルでは，正常な真核細胞のプロトオンコジーンの検出や，既知のがん化した組織で，がん遺伝子が活性化されているかどうかをスクリーニングする際に，頻繁にＤＮＡプローブが使われている。ただし，従来の方法はあまりにも複雑で，熟練を要し，さらに，日常臨床検査に使用するには感度も充分ではない。

がん遺伝子の直接検出ではないが，別な方法として考えられるのは，ＤＮＡプローブを使って，がん遺伝子の転写産物であるｍＲＮＡを検出することである。特に，ｍＲＮＡは実質的にＤＮＡより細胞内濃度が高いので，この方法はかなりの有効性を有しており，米国Oncor 社のように，開発に乗り出しているところもある。この方法により，遺伝子の発現程度などを調べ，腫瘍の分類に使うことも考えられる。

しかし，いずれにせよ，前述のように，がんとがん遺伝子の関係については，まだよくわかっていないことが多く，ＤＮＡプローブがかん診断薬として登場するには，時間がかかりそうである。

(2)　遺伝子再編成の検出によるがん診断

前にもふれたように，最近の研究で，免疫グロブリン（Ig）遺伝子やＴ細胞受容体（ＴＣＲ）遺伝子の再編成がリンパ系腫瘍に関わっていることがわかってきた。直接的な対応が明らかにされているものは多くないが，すでに一部では，ＤＮＡプローブが，臨床分野で，リンパ系腫瘍の解析，同定に応用されている。

すなわち，ＤＮＡプローブを用いたこれらの遺伝子再編成の検索により，増殖細胞が腫瘍性か反応性かという鑑別，腫瘍細胞がＢ細胞由来のものかＴ細胞由来のものかといった系統帰属，単クローン性増殖かどうかというclonality の決定，分化段階の決定，などを行うことができる。

このように，ＤＮＡプローブは，リンパ系腫瘍が悪性か良性かという初期診断，腫瘍の分類，病態解明などに使えて，治療方針の決定に有用であり，すでに，米国Oncor 社のリンパ腫診断薬Ｂ／Ｔ Gene Rearrangement Testは，ＦＤＡから販売許可を得ている。

7　家畜診断薬への応用

ＤＮＡプローブにより病原微生物の検出が行える以上，当然，家畜の感染症診断薬への応用が考えられるが，この分野の研究開発は，あまり進んでいないようである。

むしろ，育種などへの利用が考えられており，すでに，米国のGranada Geneticsのように，Ｙ染色体特異的ＤＮＡプローブを使ったサザーンハイブリダイゼーションでのウシ胚の性別診断を事業化しているところもある。同社では，非放射性プローブを利用した診断キット化も進めている。

他にも，牛，馬などの主要組織適合抗原（ＭＨＣ）遺伝子，牛のκ－カゼイン遺伝子，山羊のβ－グロビン遺伝子などのＲＦＬＰ分析が報告されており，これらは，優良形質のスクリーニングを行う際の指標となる（胎児あるいは小さいうちに淘汰すれば，育種の期間とコストを節約できる）だけでなく，トランスジェニック動物作成の際の優良遺伝子の解析，などに応用することも考えられる。

8　食品衛生検査への利用

ＤＮＡプローブは，すでに述べたように，病原微生物の検出に利用することができるので，当然，食品衛生分野への応用が期待される。

既に，米国では，Integrated Genetics社が，Amoco社と共同で Gene-Track Systems 社を設立し，食中毒菌として知られるサルモネラ(*Salmonella*) 菌の食品検査用ＤＮＡプローブキットを開発し，“ＧＥＮＥ－ＴＲＡＫ™” システムとして市販している[29),30)]。

これは，食品サンプルを培地に接種して培養してから，放射性（^{32}Ｐ）標識したサルモネラ菌特異的ＤＮＡプローブを用いたドットハイブリダイゼーションによって検出する方法で，従来の微生物学的検査法と比べて，ずっと短い時間で検出が可能である（表２・11）。

なお，このキットに関しては，前著で詳しく述べたので[57)]，そちらを参照されたい。

現在，米国などでは，この他にも，食品細菌検査用のＤＮＡプローブが開発中である。表２・12に，それらのプローブを示した。

米国には，肉類の食品検査を義務づける法律があるため，食品メーカーの品質管理は厳しく，たとえば，サルモネラ菌に関しては，年間，少なくとも 500万件のテスト件数があると推定され

表２・11　食品中のサルモネラ菌検出に関する微生物学的検出法とＤＮＡハイブリダイゼーション法の違い

微生物学的検出法		DNA ハイブリダイゼーション法	
① 前　培　養	(24時間)	① 前　培　養	(24時間)
② 増 菌 培 養	(24時間)	② a) 増 菌 培 養	(６～24時間)
③ 選 択 培 養	(24～48時間)	b) ハイブリダイゼーション検定	(４時間)
④ 生化学的性状検査	(24～48時間)		
⑤ 血清学的検査	(24～48時間)		

表２・12　食品細菌に対するＤＮＡプローブ[a]

細　菌	遺伝子／ビルレンス決定因子	文　献
Aeromonas hydrophila	サイトトニック毒素[b]	31)
Campylobacter jejuni	種特異的	32), 33)
Clostridium botulinum	神経毒Ａ[b)c)]	34)
	神経毒Ｂ[b)c)]と神経毒Ｅ[b),c)]	35), 36)
Escherichia coli	易熱性エンテロトキシン（LT_h[b]，LT_p[b]）	37), 38)
	耐熱性エンテロトキシン（ＳＴ－Ｈ[b]，ＳＴ－Ｐ[b]）	38), 39), 40)
	“侵襲性”（赤痢菌も）	41)
	赤痢様（Vero）毒素	42), 43)
Salmonella spp.	属特異的	29), 30)
Shigella	“侵襲性”（大腸菌も）	44)
Staphylococcus aureus	エンテロトキシンＡ	45)
	エンテロトキシンＢ[b)c)]とC_1[b)c)]	46), 47)
Vibrio cholerae	Ｏ１と非Ｏ１エンテロトキシン	48), 49), 50)
	細胞毒ヘモリジン	51)
V.parahaemolyticus	耐熱性ヘモリジン[b]	52), 53), 54)
V.vulnificus	細胞毒ヘモリジン	55)
Yersinia enterocolitica	“侵襲性”	56)
Listeria monocytogenes	β－ヘモリジン	56)

a)　合成プローブの使用に関する報告がない場合は，塩基配列のデータに基づいて引用した。
b)　作製された合成プローブ，あるいは開発中の合成プローブ
c)　遺伝子産物のアミノ酸配列に基づいて合成したオリゴヌクレオチドプローブ

ているが，日本では，今のところ，こういった食品検査の義務づけがないため，食品検査薬の市場もほとんどなく，開発も進んでいない。

しかし，将来，食品検査が義務づけられるようになると，大きな市場が期待され，開発も進むことと思われる。

また，地球規模での環境問題が世界的な関心事となってきた今日，食品に限らず，水など，環境検査の分野へのＤＮＡプローブの応用への期待が，今後非常に高くなっていくものと思われる。

9　植物病（感染症）診断への応用

植物ウイルスやウイロイドが原因で，農業的に重要な作物を大量に損失することがたくさんある。野菜で繁殖するウイロイドは，最近，特に問題になっている。

適切なＤＮＡプローブを使って，種苗や種イモをスクリーニングすることは，栽培計画において非常に重要である。つまり，保存株の段階で，ＤＮＡプローブでスクリーニングすれば，作物の損失を大幅に防ぐことができるのである。

従来，植物病原体の同定といえば，植物体上の病徴観察や，罹病組織の顕微鏡観察などによるしかなかったが，最近では，モノクローナル抗体を用いた免疫学的検査なども登場してきている。

しかし，ウイロイドのように，タンパク質成分をもっていない病原体では，核酸ハイブリダイゼーション技術による診断が最も有効であると考えられる。

すでに，ジャガイモやせいも病（potato spidle tuber disease)の原因ウイロイドであるＰＳＴＶ（potato spidle tuber viroid）の検出用キットが開発され[58]，ベーリンガーマンハイムから市販されている。

これは，ジャガイモの葉あるいは塊茎からサンプルＲＮＡを抽出し，非放射性（ハプテン）標識したＤＮＡプローブとドットハイブリダイゼーションを行い，β－ガラクトシダーゼ標識抗ハプテン抗体，さらに発色試薬（ＣＰＲＧ）を加えて，発色反応により，検出するものである（図２・９）。

このキットおよびウイロイドについては，前著[59]でも触れたので，参考にしていただきたい。

他にも，たとえば，最近，有機合成薬品工業が，ＤＮＡプローブを用いたホップ矮化ウイロイド（hop stund viroid）の分別検出法の特許を申請している（特開平１－40000)。

植物検査薬は，今のところ市場も小さく，これからの応用分野といえる。

10　その他

最近，宮崎大学農学部のグループは，^{32}Ｐあるいはビオチン等で標識したＤＮＡプローブを用いたコロニーハイブリダイゼーションによって，魚類病原菌 *Vibrio anguillarum* あるいは *Pasteurella piscicida* を，それぞれ迅速かつ簡易に同定することに成功しており[60),61]，ＤＮＡプローブの利用は，水産分野にも広がりつつある。

その他，Ｙ染色体に特異的なＤＮＡプローブによるヒトの出生前性別判定や，ヒトの主要組織適合複合体（ＭＨＣ）であるＨＬＡ抗原（human leukocyte－associate antigen)遺伝子のＲＦＬＰによる解析（ＤＮＡタイピング）に基づいた移植ドナーの決定，などへの利用が考えられる。

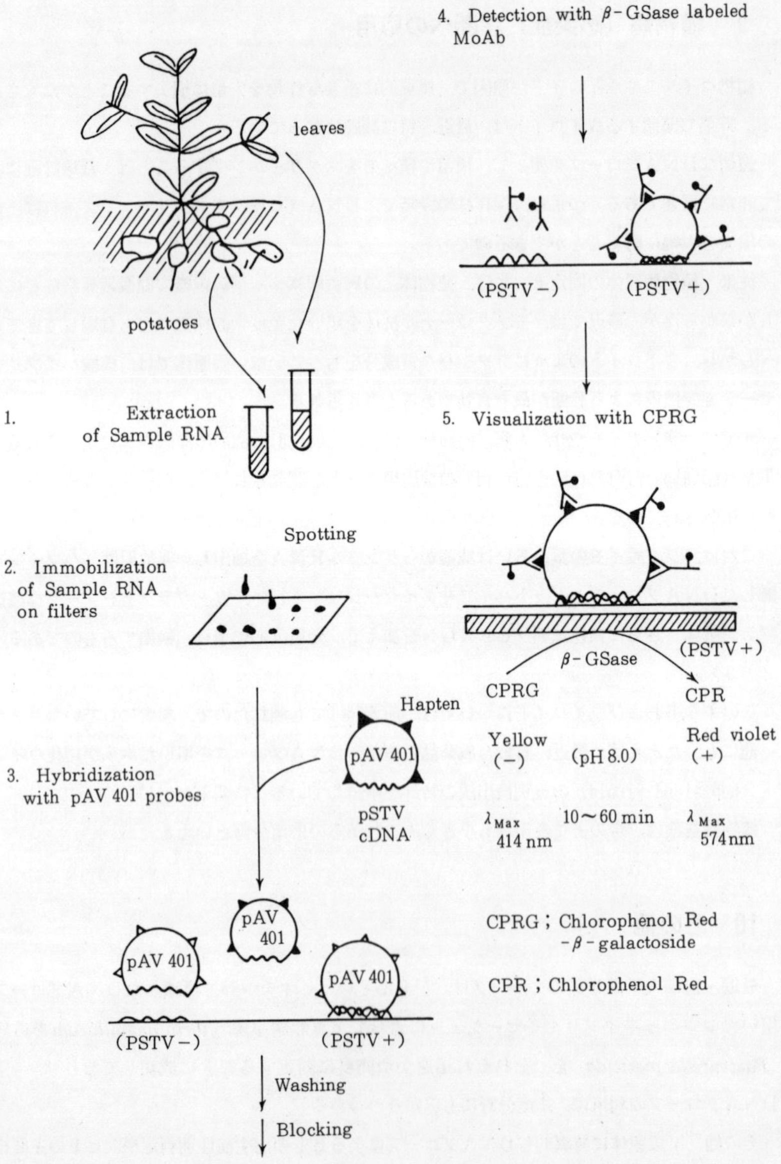

図２・９　ＤＮＡプローブによるＰＳＴＶの測定原理の検出方法

文　献

1） E.M.Southern : *J.Mol.Biol.,* **98**, 503-517 (1975)

2） H.R.Dorkins, K.E.Davies : *Trends Biotechnol.,* **3**, 195-199 (1985)

3） U.Pettersson, T.Hyypia : *Immunol.Today,* **6**, 268-272 (1985)

4） P.Gill, A.J.Jeffreys, D.J.Werrett : *Nature,* **318**, 577-579 (1985)

5） A.J.Jeffreys : *Cell,* **18**, 1-10 (1979)

6） P.J.Mason, J.G.Williams : "Nucleic Acid Hybridization", (B.D.Hames, S.J.Higgins eds.) IRL Press, Oxford, p.113-138 (1985)

7） W.F.Thompson, M.Everett, N.O.Polans, R.A.Jorgensen, J.D.Palmer : *Planta,* **158**, 487-500 (1983)

8） C.P.Crum, N.Nagai, R.U.R.Levine, S.Silverstein : *Amer.J.Pathol.,* **119**, 361-366 (1986)

9） W.Boll, J.-I.Fujisawa, J.Niemi, C.Weissmann : *Gene,* **50**, 41-53 (1986)

10） 高橋豊三：“ＤＮＡプローブ — 技術と応用 — ”，シーエムシー，p.202-231 (1988)

11） 高橋豊三：BIO INDUSTRY, **5**, 130-136, 215-220, 282-289 (1988)

12） 日本臨牀, **47**, No.589, 「ＤＮＡ診断－分子生物学の臨床応用－」(1989)

13） R.F.Geever, L.B.Wilson, F.S.Nallaseth, P.F.Milner, M.Bittner, J.T.Wilson : *Proc.Natl.Acad.Sci.USA,* **78**, 5081-5085 (1981)

14） S.L.Thein, R.B.Wallace : "Human Genetic Disease", (K.E.Davies ed.), IRL Press, Oxford, p.33-50 (1986)

15） A.G.DiLella, W.-M.Huang, S.L.C.Woo : *Lancet,* i, 497-499 (1988)

16） R.M.Myers, N.Lumelsky, L.S.Lerman, T.Maniatis : *Nature,* **313**, 495-498 (1985)

17） 高橋豊三："DNAプローブ — 技術と応用 — ", シーエムシー, p.308-312 (1988)

18） D.Botstein, R.L.White, M.H.Scolnick, R.W.Davies : *Am.J.Hum.Genet.,* **32**, 314-331 (1980)

19） D.Drayna, K.E.Davies, D.A.Hartley, J.-L.Mandel, G.Camerio, R.Wiliamson, R.White : *Proc.Natl.Acad.Sci.USA,* **81**, 2836-2839 (1984)

20） P.H.Edelstein : *J.Clin.Microbiol.,* **23**, 481-484 (1986)

21） E.M.Peterson, S.L.Aarnaes, R.N.Bryan, J.L.Ruth, L.M.dela Maza : *J.Infect.Dis.,* **153**, 757-761 (1986)

22） 高橋豊三：“ＤＮＡプローブ — 技術と応用 — ”，シーエムシー，p.15-199 (1988)

23） A.J.Jeffreys, V.Wilson, S.L.Thein : *Nature,* **314**, 67-73 (1985)

24） 吉井富夫，石山昱夫：BIO INDUSTRY, **6**, 692-699 (1989)

25） 木南凌：実験医学, **5**, 1041-1046 (1987)

26） R.A.Weiss, C.J.Marshall : *Lancet,* **2**, 1138-1142 (1984)

27） 高橋豊三：“ＤＮＡプローブ — 技術と応用 — ”，シーエムシー，p.232-266 (1988)

28） C.Shih B.-Z.Shilo, M.P.Goldfarb, A.Dannenberg, R.A.Weinberg : *Proc.Natl.Acad.Sci.USA,* **76**, 5714-5718 (1979)

29） R.Fitts, M.Diamond, C.Hamilton, M.Neri : *Appl.Env.Microbiol.,* **46**, 1146-1151 (1983)

30) R. Fitts : *Food Technol.*, **39**, 95-102 (1985)

31) A. J. Schultz, W. E. Hill, B. A. McCardell : Abst. Annu. Meet. Am. Soc. Microbiol., America Society for Microbiology, Washington, D. C., p. 64 (1986)

32) A. Rashtchian, M. Abbott : Abstr. Ann. Meet. Am. Soc. Microbiol., American Society for Microbiology, Washington, D. C., p. 356 (1985)

33) A. Rashtchian, M. Abbott, D. H. Lovern, G. A. Mock, M. M. Shaffer : Abstr. Annu. Meet. Am. Soc. Microbiol., American Society for Microbiology, Waghington, D. C., p. 343 (1986)

34) J. J. Schmidt, V. Sathyamoorthy, B. R. DasGupta : *Biochem. Biophys. Res. Commun.*, **119**, 900-904 (1984)

35) V. Sathyamoorthy, B. R. DasGupta :*Biochem. Biophys. Res. Commun.*, **127**, 768-772 (1985)

36) J. J. Schmidt, V. Sathyamoorthy, B. R. DasGupta : *Arch. Biochem. Biophys.*, **238**, 544-548 (1985)

37) W. E. Hill, J. M. Madden, B. A. McCardell, D. B. Shah, J. A. Jagow, W. L. Payne, B. K. Boutin : *Appl. Environ. Microbiol.*, **45**, 1324-1330 (1983)

38) R. D. Smith, C. M. Trepod, E. Tu. : *Fed. Proc.*, **44**, 527 (1985)

39) W. E. Hill, W. L. Payne, G. Zon, S. L. Moseley : *Appl. Environ. Microbiol.*, **50**, 1187-1191 (1985)

40) S. L. Moseley, J. W. Hardy, M. I. Huq, P. Echeverria, S. Falkow : *Infect. Immun.*, **39**, 1167-1174 (1983)

41) C. R. Boileau, H. M. d'Hauteville, P. J. Sansonetti : *J. Clin. Microbiol.*, **20**, 959-961 (1984)

42) G. A. Willshaw, H. R. Smith, S. M. Scotland, B. Rowe : *J. Gen. Microbiol.*, **131**, 3047-3053 (1985)

43) J. W. Newland, N. A. Strockbine, S. F. Miller, A. D. O'Brien, R. K. Holmes : *Science*, **230**, 179-181 (1985)

44) A. T. Maurelli, B. Baudry, H. d'Hauteville, T. L. Hale, P. J. Sansonetti : *Infect. Immun.*, **49**, 164-171 (1985)

45) M. J. Betley, J. J. Mekalanos : Abstr. Annu. Meet. Am. Soc. Microbiol., American Society for Microbiology, Washington, D. C., p. 57 (1985)

46) I. Y. Huang, M. S. Bergdoll : *J. Biol. Chem.*, **245**, 3518-3525 (1970)

47) J. J. Schmidt, L. Spero : *J. Biol. Chem.*, **258**, 6300-6306 (1983)

48) J. J. Mekalanos, D. J. Swartz, G. D. N. Pearson, N. Harford, F. Groyne, M. de Wilde : *Nature*, **306**, 551-557 (1983)

49) E. K. Spicer, W. M. Kavanaugh, W. S. Dallas, S. Falkow, W. H. Konigsberg, D. E. Schafer : *Proc. Natl. Acad. Sci. USA*, **78**, 50-54 (1981)

50) S. Hanchalay, J. Seriwatana, P. Echeverria, J. Holmgren, C. Tirapat, S. L. Moseley, D. N. Taylor : *J. Clin. Microbiol.*, **21**, 288-289 (1985)

51) S. L. Goldberg, J. R. Murphy : *J. Bacteriol.*, **160**, 239-244 (1984)

52) J. B. Kaper, R. K. Campen, R. J. Seidler, M. M. Baldini, S. Falkow : *Infect. Immun.*, **45**, 290-292 (1984)

(1985)

53) M. Nishibuchi, J. B. Kaper : *J. Bacteriol.*, **162**, 558-564 (1985)

54) M. Nishibuchi, W. E. Hill, G. Zon, W. L. Payne, J. B. Kaper : *J. Clin. Microbiol.*, **23**, 1091-1095 (1986)

55) A. C. Wright, J. G. Morris, Jr., D. R. Maneval, Jr., K. Richardson, J. B. Kaper : *Infect. Immun.*, **50**, 922-924 (1985)

56) A. R. Datta, B. A. Wentz, W. E. Hill : *Appl. Environ. Microbiol.*, **53**, 2256-2259 (1987)

57) 高橋豊三："ＤＮＡプローブ ― 技術と応用 ― " シーエムシー, p. 76-85 (1988)

58) R. T. Owens, T. O. Diner : *Science*, **213**, 670-672 (1981)

59) 高橋豊三："ＤＮＡプローブ ― 技術と応用 ― ", シーエムシー, p. 177-183 (1988)

60) 青木宙, 広野育生, 北尾忠利：日本細菌学雑誌, **43**, 300 (1988)

61) 北尾忠利, 青木宙：遺伝, **42**(7), 41-45 (1988)

第Ⅱ編　技術とその展開

第３章　試料ＤＮＡの調製

1　はじめに

検体の処理過程を簡略化したり，操作を単純化することは，核酸プローブによる診断法の開発に向けて，きわめて重要な課題の一つである。

ここでは，これらの技術について述べることにする。

2　サンプルＤＮＡの質

核酸ハイブリダイゼーションアッセイを行う場合に，最初に必要なことは，サンプルＤＮＡの精製である。

特に，Southernブロッティングによって制限部位を解析する場合には，比較的純粋なＤＮＡサンプルを調製する必要がある。制限酵素で消化した場合に，完全によく消化され，再現性が得られなければならないからである。

これらの酵素は，ＤＮＡサンプルが充分に精製されていないと，容易に阻害されてしまう。また，ＤＮＡ自身にタンパク質のようなものが結合していれば，当然，酵素はその部分の塩基配列を認識することができず，再現性のある結果が得られない。ＤＮＡ自身に結合していないにしても，サンプル中に，特に炭水化物が含まれていると，消化が充分に行われず，確実な結果を得ることができない。

この問題は，一部では，スペルミジン(spermidine)[1]のような安定剤を加えることによって解決することもできるが，根本的には，ＤＮＡサンプルの質が，きわめて重要である。一方，定量検査の場合のように，抽出したＤＮＡを制限酵素で消化する必要がない場合は，それほどサンプルＤＮＡの質は，問題にはならない。このような場合は，ＤＮＡが充分に精製されていなくても，ハイブリダイゼーションの効率には，一般的にあまり影響がない。

しかし，バックグラウンド（非特異的結合）に関しては，増大する傾向がある。たとえば，標本中に細菌（特に大腸菌）がコンタミしていると，クローン化したプローブが，この細菌のプラスミドに結合して，偽陽性（false-positive）の結果を生じることがある[2]。

また，非放射性標識法によるプローブの検出などの場合には，しばしばサンプルがコンタミしていると，抗体やストレプトアビジンのような検出試薬が，コンタミしている成分に非特異的に結合してしまうという，問題がある[3]。

この問題は，直接的な標識技術（たとえば，酵素を直接，ＤＮＡに結合させる）では，あまり問題にはならないが，間接的な標識技術を使用した場合には，大いに問題となる。

3　精製ＤＮＡの調製

3.1　原理と基本的な方法

精製したＤＮＡを調製するうえで，大切なステップは，以下の通りである。

⑴　細胞の溶解

⑵　除タンパクと脱炭水化物

⑶　濃縮

これらの方法は，標本の数や，出発材料の種類によって異なる。日常検査のように，たくさんの標本を扱う場合は，特に簡単な方法が要求される。

一般に，細胞の溶解は，ライソザイム（lysozyme）やアルカリ，あるいは，界面活性剤等を，単独もしくは，組み合わせて行う。引き続いて，タンパク質や，他の不必要成分を除く操作に入るが，これは，タンパク分解酵素とともにインキュベートしたり，フェノールやクロロホルムで抽出したりして行う[4),5]。最後に，不要物を取り除いたサンプルに，酢酸アンモニウムもしくは酢酸ナトリウムを加えて，エタノールで沈殿させ，ＤＮＡサンプルを濃縮する。

普通，サンプル中のＲＮＡは，ハイブリダイゼーションアッセイには問題にならないが，必要な場合は，DNase-freeのRNase を加えて消化することによって，取り除くことができる[6]。

この操作方法の，あるステップは，たくさんのサンプルを扱う場合には面倒であるが，このアプローチは，一般的に応用することができる。

たとえば，Gillら[7]は，ヒトの様々な組織から，次のような一連のステップをふんで，ＤＮＡを抽出精製している。

①　ＳＤＳによる溶解

②　ＤＴＴの存在下でproteinase Kによる消化

③　Phenol/chloroform による抽出

④　エタノール沈殿

組織材料としては，血液，精液，尿道分泌物，および毛根などが含まれており，その中には，数カ月間，乾燥されていたものもある。

3.2　具体的な抽出・精製法

以上，方法の基本については述べたが，実際には，それぞれの組織や細胞など出発材料の種類によって，具体的な操作は異なってくる。

もちろん，先に述べたように，真核生物由来のＤＮＡは，組織サンプルをＳＤＳとＥＤＴＡの存在下で，proteinase Kで処理し[8]，次に，フェノールとクロロホルムで何回も繰り返して抽出し，エタノールで沈殿させて調製するのが一般的[8)~10)]であるが，いくつかの改良法も考案されている。

以下に，具体的な方法や改良法をいくつか，簡単に紹介したい。

3.2.1　臨床スワブからＤＮＡを調製する方法

ここに述べる方法は，生殖器領域由来のサンプルを得るために考案されたものであるが，綿棒等で穏やかにぬぐうことによって，容易に細胞を回収できる場合なら，どんな場合でも適用することができる。また，組織培養細胞からＤＮＡを調製する場合にも適用することができる。

まず，子宮頸部や外陰部，あるいは陰茎部からのサンプルは，予め生理食塩液で湿らせておいた綿棒でこするか，あるいはサイトブラシ(Cytobrush)を使って採取することができる。次に，この標本を，10～15ml容のコニカルチューブに入れる。このチューブには，予めＰＢＳで２倍濃度に調整しておいたFungi-Bact(Irvine-Scientific) を２ml入れておく。

このサンプルは，24時間以内に処理することができるなら，室温に放置しておいてもかまわないが，長期間放置しておく場合は，４℃に冷却しておいた方がよい。

卓上型の遠心機で，５分間，遠心し(2,000～3,000rpm),細胞をペレットにする。上清は，アスピレーターで注意深く吸引して，捨てる。

血液が混じってる場合は，この細胞ペレットを，１mlのＴＥバッファー(10mM　Tris－HCl,１mM ＥＤＴＡ，pH 7.5もしくはpH 8.0) に再浮遊し，1.5ml 容のミクロフュージに移して，10秒間遠心し，インタクトな細胞をペレットにする。細胞の種類によっては，赤血球とともに，細胞が破壊されて，核のみがペレットとして得られる場合もある。

上清には，溶血によって生じた赤血球成分が浮遊しているので，これをアスピレーターで注意深く吸引して捨てる。必要な場合は，ペレットがきれいになるまで，リンス洗浄を繰り返す。

こうして得た細胞のペレットを，50～300 μl のＫバッファー（表３・１）に再浮遊する。加えるＫバッファーの量は，最初の細胞ペレットの量によって調整する。多くても，最初の細胞ペレット容量の４倍量を入れれば充分である。目安としては，浮遊液１μlあたり，細胞数が約100～1,000 個になるように調整するとよい。

表３・１　Ｋバッファーの組成

50mM KCl
10～20mM Tris-HCl(pH8.3)
2.5mM $MgCl_2$
１％　Laureth 12　または
0.5 ％ Tween 20
(100μg/ml)Proteinase K

この細胞浮遊液を 1.5ml容のミクロフュージチューブに移して，55℃で１時間，インキュベートする。さらに，プロテアーゼを不活性化するために，95℃で10分間，加熱する。

サンプルは，－20℃に保存しておくことができる。使用時に融解して，ボルテックスにかけ，使用する。

主に，ＰＣＲ法[11]（後述）で増幅して使用することが多い。ＰＣＲ法では，100μl の反応系に，このサンプルを５～10μl 使用すればよい。

3.2.2　バイオプシーサンプルからのＤＮＡとＲＮＡの抽出・精製

ヒトの固型組織からＤＮＡやＲＮＡを効率よく抽出することは，ヒトの疾患に関する多くの問題を解析する場合に，きわめて大切である。

しかし，一般に，診断目的で採取されるバイオプシーサンプルは，きわめて少量で，思うように繰り返し検査を行うことは不可能である。

培養細胞や固型組織から，ＤＮＡやＲＮＡを抽出する方法は，いくつか報告されているが[3),9),12)~18)]少量の固型組織（バイオプシーサンプル)から，ＤＮＡやＲＮＡを同時に抽出する方法に関しては，あまり注目されていないので，それらについて紹介する。

ここでは，まず，Macnabら[19] が報告している方法を紹介する。

まず，バイオプシーで得られた組織を，すぐに液体窒素に浸して，その後，氷上で迅速に組織を破砕する。次に，破砕した組織を抽出液（表３・２）に浸して，室温で１～10時間，振盪しながらトータル核酸を抽出する。

このサンプルを，さらに，フェノール（１容量，２回）とクロロホルム（１容量，１回）で抽出して，エタノールで沈殿させ，精製する。

得られた核酸は，その後，制限酵素で消化して，0.8％のアガロースゲル(Sigma) で電気泳動を行う。泳動バッファーには，ホウ酸バッファー（表３・３）を使用する。

30ボルト，４時間の泳動で，ＤＮＡとＲＮＡがはっきりと分離するので，ゲルをカットしてＤＮＡとＲＮＡを分ける。

なお，ＤＮＡ部分は，脱プリン(0.2 M HCl，30分）して，変性させ（0.4M NaOH，0.6M NaCl，30分)，フィルター(Genescreen plus menbrane，ＮＥＮ)にアルカリトランスファー(0.4M NaOH，0.6M NaCl，４～20時間）する[20),21)]。ＲＮＡ部分は，ＲＮＡ変性液（表３・４）に45分間，振盪しながら浸してから，アルカリ処理(50mM

表３・２　抽出液の組成

50mM	Tris
10mM	EDTA
100mM	NaCl
0.4％	SDS
200μg/ml	Proteinase K (Boehringer)

表３・３　泳動バッファーの組成

0.089M	Tris-borate
0.089M	Boric acid
2mM	EDTA
	(pH 7.8)

EtBR を 0.5μg/ml加える

表３・４　ＲＮＡ変性液

50％	Formamide
17.5％	Formaldehyde
0.02M	MOPS buffer*
	(pH 7.0)

＊ MOPS=morphinopropanesulfonic acid

NaOH, 10mM　NaCl, 45分間）し[20]，Hybond™(Amersham International)にトランスファーする[21), 22)]（以下，検出系等は略）。

一方, Chanら[23]も，バイオプシーサンプルを含めて，哺乳類の固型組織から，高分子量のＤＮＡやＲＮＡを同時に，効率よく抽出する方法について述べている。

方法は，まず，組織を破壊して，これに凍結させたフェノールと核酸抽出バッファーを加えて，凍結している組織を融解させる点が，前述の方法とは異なる。こうすると，組織の破壊と，核酸分解酵素の不活化を同時に行うことができる。

収率は，１ｇの組織あたり，トータルＲＮＡが約 0.5～8.1mg，ＤＮＡは約 0.7～5.8mg である。この方法によって得られる核酸の収率は，当然，組織によって異なるが，他の抽出法と比べて高いことが証明されている。

なお，彼らは，得られたＲＮＡを，変性ゲル電気泳動で，また，得られたＤＮＡやpoly(A)$^+$ＲＮＡを，さらにSouthernハイブリダイゼーションやNorthernハイブリダイゼーションで，^{32}Ｐ標識プローブやビオチン化プローブを使って検定して，その結果，ｃ－Ｈ－*ras* 遺伝子や，その転写産物が，分解されずに得られることを実証している。

3.2.3　血液サンプルからＤＮＡを精製する方法

末梢血は，臨床検査材料としても広く用いられており，ヒトの研究を行う場合のＤＮＡ源として非常に優れている。感染症の分野でも，敗血症や菌血症の検査に必須であり，また，リンパ球に感染するＥＢウイルス(Epstein-Barr virus)や，ＨＩＶ-1ウイルス(Human immuno-deficiency virus-1）などのチェックにも重要なサンプルである。さらに，血液バンクでの，血液管理の上からも重要なサンプルである。

しかし，前述の基本的なＤＮＡ精製法は，通常，３日間を要し，日常検査に応用するには，あまりにも時間がかかりすぎる。また，経済的にも，多額の経費を必要とする。特に，たくさんのヒトの組織や血液からＤＮＡを調製する場合などは，大変である。

そこで，血液中の有核細胞から，迅速に，しかも廉価にＤＮＡを精製する方法[24]が開発された。

この方法は，まず全血から核を調製し，この核のペレットをグアニジンイソチオシアネート液に分散させて，ＤＮＡをイソプロパノールで沈殿させる，というもので，Kunkelら[25]の変法に基づいている。

まず，ヘパリン採血した血液 5mlを，45mlのTriton Ｘ－100 溶解液（表３・５）に混和して，全細胞を溶解させる。次に，遠心して(1,000×g，10分間)，細胞の核をペレットにする。

表３・５　Triton X-100　溶解液の組成

0.32M	Sucrose
10mM	Tris-HCl(pH 7.5)
5mM	$MgCl_2$
1%	Triton X-100

表３・６　グアニジンチオシアネート液の組成

4 M	Guanidine isothiocyanate
25mM	Sodium acetate
0.84％	β-Mercaptoethanol

上清を，アスピレーションによって吸引除去し，ペレットに５mlのグアニジンチオシアネート液（表３・６）を加えて，穏やかに20分間振盪する。

次に，isopropanol を等量（５ml）加えて，室温でゆっくりとＤＮＡを析出させる。生じたＤＮＡは，ガラス棒を穏やかにかき回して巻き取るか，あるいは遠心して(1,000× *g*，25分間）ペレットにする。

このペレットは，β－mercaptoethanol の臭いがしなくなるまで，70％エタノールで数回，洗浄する必要がある。洗浄後，ペレットを簡単に乾燥させる。乾燥させたペレットに，200μl のＴＥバッファー(10mM　Tris－HCl，1mM　ＥＤＴＡ，pH 8.0)を加え，室温でロッキングすることによって溶解させる。

図３・１に，この方法の操作手順を示す。

この方法は，信頼性があり，廉価である。数十本のサンプルでも，２時間以内に処理して，制限酵素で分解しうる，高分子量のＤＮＡを調製することができる。危険性があるフェノールを使わない点でも優れている。そして，なんといっても，この方法で最も優れている点は，得られたＤＮＡが，制限酵素でよく分解され，ブロットもきれいに行えることである。

3.3　濃縮・精製の効率化

3.3.1　モノクローナル抗体の利用

生物材料からＤＮＡを抽出するためには，しばしば，遠心操作によってウイルス粒子や細胞を濃縮する必要がある。この遠心操作は，数本のサンプルの場合には，簡単にできるが，たくさんの標本を扱う場合には，きわめて時間がかかり，厄介な操作である。

したがって，ＨＢＶその他のウイルスからのＤＮＡ抽出について，遠心操作を避けることができるばかりか，精製の点に関しても優れている方法が，報告されている[26]。

この方法は，サンプルを適当なモノクローナル抗体とインキュベートし，対象とするウイルス粒子を抗体と結合させて溶液から取り除き，次にウイルスＤＮＡを溶液中に遊離させて，ハイブリダイゼーション用に使用することができる比較的純粋なＤＮＡを得るのである。

ただし，病原性微生物の診断に，この方法を使うには，二つの相補的なチェックが必要である。すなわち，抗原的チェックと遺伝子的チェックである

この方法の原理は，ウイルス以外でも，いろいろなシステムに応用することができる。

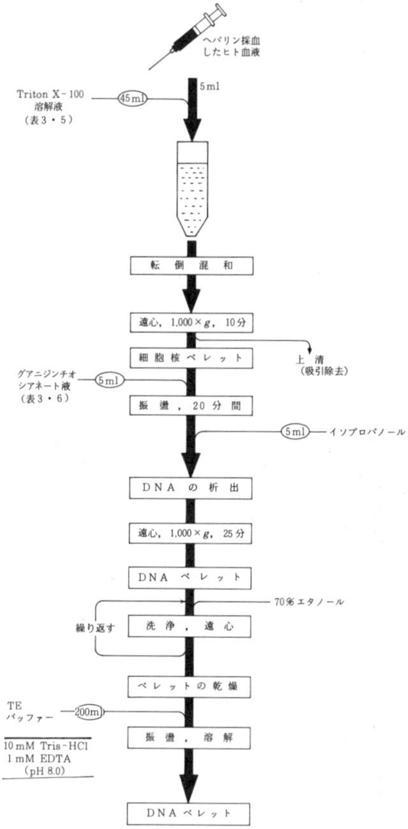

図3・1　血液サンプルからＤＮＡを調整する方法

3.3.2　核酸抽出用カラムシステム[27)～31)]

最近，ＭＢＩ社（Molecular Biosystems Inc.,San Diego,Calif.）が新しく開発した核酸抽出用カラムを使えれば，核酸を，わずか30分間で抽出分離することができる。

この抽出カラムＥＸＴＲＡＣＴＯＲ™は，生物材料から，核酸（ＤＮＡ／ＲＮＡ）を迅速に分離するために考察されたもので，簡単にできるようにシステム化されている。この抽出カラムの，もう一つの特徴は，どのような注射器でもしっかりと接続することができる，オプショナルな円筒状のチップにある。これをカラムの上部に接続して使うと，カラム内にバッファーや試薬を注入する場合に，ピペットを使って行うよりも，迅速に，しかも簡単に行うことができる。

この抽出システムは，従来，一般的な方法として知られている，フェノール／クロロホルム法と比較すると，きわめて簡単で，経費も安く，時間も大いに節約することができる。

⑴　操作法

操作法の概要は，①サンプルの溶解，②カラムへのloading，　③洗浄，④溶出の４ステップである（図３・２）。

①サンプルの溶解

溶解用試薬を加えて標本を溶解し，次にproteinase Kを加え，30分間インキュベートする。

②カラムへのloading

抽出カラムに，ステップ１で溶解したサンプルをloading する。

③洗浄

抽出カラムに洗浄試薬を加えて，必要としないタンパク質等の物質を洗い流す。

④溶出

溶出用試薬を使って，ＤＮＡ／ＲＮＡをカラムから溶出する。

なお，抽出カラムと試薬は，室温（20～26℃）で保管することができる。細菌による汚染を避け，指示通りに保管すれば，標示した日付まで安定である。

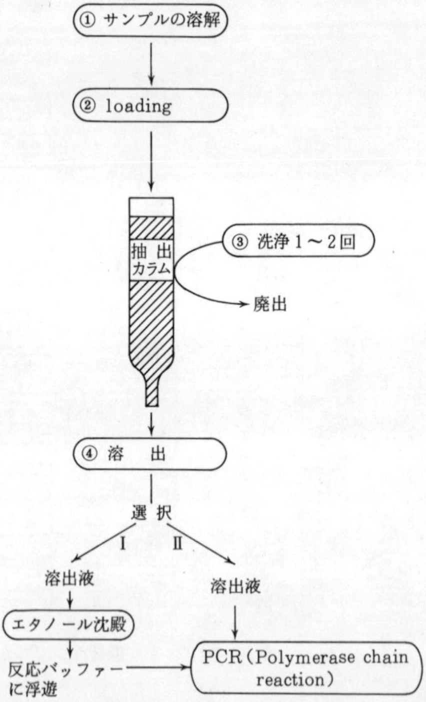

図３・２　核酸抽出用カラムの操作法の概略

⑵　原　　理

まず，生物標本（細胞や組織）に溶解用試薬を加え，またガラスビーズや振盪などによって物理的に破壊することによって，これらの生物標本を溶解する。

タンパク質は，界面活性剤によって変性し，水溶化し，proteinase Kによって消化される。脂質は，サポニンによって水溶化する。

次に，溶解液を抽出カラムにloading すると，アプライされた核酸（ＤＮＡ／ＲＮＡ）は，抽出カラム内のイオン交換マトリックスに結合するが，ムコ多糖体やタンパク質，色素などは，洗い流されてしまう。

その後，高イオン強度の緩衝化塩溶液を使用することによって，イオン交換マトリックスに結合した核酸（ＤＮＡ／ＲＮＡ）を，カラムから溶出させることができる。

(3) このシステムの利点

このシステムの利点としては，次のような点が挙げられる。

①従来のフェノール／クロロホルム抽出法だと24時間かかるのに対して，このシステムでは，60分間という速さで核酸を抽出分離することができる。

②有機溶媒の使用や，その保管や廃棄に関する問題を排除することができる。

③先にも述べたように，簡単な４つのステップで核酸を抽出分離することができる。

④広範囲のサンプルに適用することができる。

⑤抽出カラムと試薬によるシステムアプローチである。

⑥より経費のかかるクロロホルム／フェノール法と同等に核酸を抽出することができる。

(4) 適用の範囲

このシステムに適用できる生物材料の範囲は，非常に広い。主な適用範囲を表３・７に示した。

表３・７　適用できる主な生物材料

培養菌液	(Bacterial cultures)
ウイルス感染細胞	(Virus infected cells)
哺乳類の細胞	(Mammalian cells)
リンパ球	(Lymphocytes)
尿中の細菌	(Bacteria in urine)
尿や糞便中のウイルス	(Virus in urine and stool)
血液	(Blood)

(5) 利用性

この抽出カラムシステムは，標識プローブや，ハイブリダイゼーション反応を行うための標的核酸（ＤＮＡ／ＲＮＡ）を，抽出分離するのに使用することができる。また，放射性標識あるいはビオチン標識したプローブを精製する場合にも使用することができる。

さらに，ＰＣＲ法（後述）の前段階で使えば，時間や経費の節約になる。ＤＮＡの質，精製度，収率は，ＤＮＡポリメラーゼによる増幅実験に使用しても充分に満足のいくものである（表３・８，表３・９）。

表３・８　抽出カラムシステムで得た核酸の精製度

生物材料	精製度（$A_{260/280}$）	
	抽出カラム	クロロホルム／フェノール
細菌細胞	2.00±0.09	1.97±0.28
哺乳類の細胞	1.94±0.06	2.05±0.15

もちろん，このカラムを使って得られた核酸は，ハイブリダイゼーション実験だけでなく，それ以外の様々な分子生物学的研究にも使用することができる。

表３・９　抽出カラムシステムにおける核酸の回収率

生物材料	回収率（％放射能活性）	
	結合した核酸	回収された核酸
プラスミド（ 5ng）	95	85
大腸菌（250ng）	100	87
細菌由来の核酸（ 25ng）	100	97

(6) 種　　類

このカラムシステムには，次のような種類がある。

①ＥＸＴＲＡＣＴＯＲ™－10（Cat# 00－05018）

このシステムは，遺伝子増幅，プラスミドの精製，ＤＮＡハイブリダイゼーションおよび制限酵素による消化などに適用することができる。

カラム10本を１組として市販されていて，トータル 270μg の核酸を分離することができる。

②ＥＸＴＲＡＣＴＯＲ™－15（Cat# 00－05016 ； Cat# 00－05019）

生物材料から核酸を抽出する場合には，このＥＸＴＲＡＣＴＯＲ™－15システムを選択するとよい。

10本のカラムを１組として（Cat# 00－05019)入手することもできるが，これと試薬を合わせたセットとしても(Cat# 00－05016)市販されている。トータル 340μg の核酸を分離することができる。

③ＥＸＴＲＡＣＴＯＲ™－50（発売予定）

生物材料から多量の核酸やプラスミドを精製する場合に適している。

カラムのみ入手することができる。トータル 1.3mgの核酸を分離することができる。

(7) 具体例

次に，全血やリンパ球，白血球，細菌，哺乳類の培養細胞から，具体的にこのシステムで迅速にＤＮＡを精製する方法について述べる。

①全血から核酸を調製する場合

①　２mlのバイアルに全血を 1.0ml，５％サポニンを500μl，20mg/ml proteinase Ｋを 100μl，0.1mmφガラスビーズを0.5g加える。その後ＴＥＳ溶解液（１％ Triton Ｘ－100，0.5％ＳＤＳ，50mM　ＥＤＴＡ）を等量加え，全量を２mlにする。

②　バイアルのキャップを締めて，"Mini－Bead Beater"(Biospec Products,Bartlesville,ＯＫ)

あるいはボルテックスで，３分間，激しく振盪する。その後，バイアルを，37℃で15分間，インキュベートする。

③　バイアル中の溶解液をＥＸＴＲＡＣＴＯＲ™－15カラムにアプライする。注射器をしっかりとLuer lock に接続して，穏やかに圧を加え，あとは重力によってサンプルをカラム内に通過させる。

④　次の順にカラムを洗浄する。

まず，25mlのＴＳＥ－200 洗浄液(20mM Tris，200mM NaCl，40％ ethanol，pH7.5)で洗浄し，次に，15mlのＴＳ－250 洗浄液（20mM Tris，250mM NaCl ，pH7.5)で洗浄する。

⑤　５mlのＴＳ－500 溶出液（20mM Tris，500mM NaCl，pH 7.5)を使って，核酸を溶出する。溶出した核酸は，直接，ＰＣＲに使用することもできるが，２倍量の絶体アルコールを加えて，一度エタノール沈殿を行ってから使用してもよい。

②リンパ球や白血球から核酸を調製する場合

①　0.1mmφのガラスビーズ1.0gと，100μl のproteinase Kを入れた２mlのバイアルに，10^6 ～ 10^7個の細胞を加え，ＴＥＳ溶解液（１％ Triton Ｘ－100，0.5％ＳＤＳ，50mM　ＥＤＴＡ）を加えて２mlにする。

②　バイアルのキャップを締めて，“Mini－Bead Beater”あるいはボルテックスで，３分間，激しく振盪する。その後，バイアルを，37℃で15分間，インキュベートする。

③　バイアル中の溶解液をＥＸＴＲＡＣＴＯＲ™－15カラムにアプライする。注射器をLuer lockにしっかりと接続して，穏やかに加圧する。後は，重力の力を借りて，溶液をカラム内に通過させる。

④　次の順でカラムを洗浄する。

まず，３mlのＴＳＥ－200 洗浄液(20mM Tris，200mM NaCl，40％ ethanol，pH 7.5）で洗浄し，次に，３mlのＴＳ－250 洗浄液(20mM Tris，250mM NaCl，pH 7.5）で洗浄する。

⑤　３mlのＴＳ－500 溶出液(20mM Tris，500mM NaCl，pH 7.5）で，核酸をカラムから溶出する。

溶出した核酸は，直接，ＰＣＲに使うこともできるが，２倍量の絶体アルコールを加えて，エタノール沈殿を行ってから使用することもできる。

③培養菌液から核酸を調製する場合

(a) グラム陰性菌

次の操作手順は，特にグラム陰性菌から核酸を分離して，ＰＣＲによるＤＮＡの増幅反応に利用するためのものである。

①　細菌細胞を希釈して（≦10^{10}細胞)，５mlのＴＢＥバッファー(50mM Tris-Borate-ＥＤＴＡ，pH 8.0）に浮遊させ，これに 300μl のlysozyme溶液（10mg/ml)を加える。その後，室温で10

分間，インキュベートする。

② バイアルを氷中に入れて，これに20％ＳＤＳを 125μl 加える。10分間放置して，溶菌させる。

③ 溶菌液をＥＸＴＲＡＣＴＯＲ™－10にアプライする。溶菌液は，重力によってカラム内を通過するが，わずかに加圧すると，サンプルのカラム内通過を促進することができる。

④ 次の順でカラムを洗浄する。

まず，３mlのＴＳＥ－200 洗浄液(20mM Tris，200mM NaCl，40％ ethanol，pH 7.5）で洗浄し，次に，３mlのＴＳ－250 洗浄液(20mM Tris，250mM NaCl，pH 7.5）で洗浄する。

⑤ ２mlのＴＳ－500 溶出液(20mM Tris，500mM NaCl，pH 7.5）で核酸を溶出する。

溶出した核酸は，直接，ＰＣＲに使用することができる。また，２倍量の絶体アルコールを加えて，エタノール沈殿を行ってから使用することもできる。

(b) グラム陽性菌

次の操作手順は，グラム陽性菌であるブドウ球菌から核酸を分離するためのものである。他のグラム陽性菌からＤＮＡを抽出する場合は，lysostaphin を，その菌種の細胞壁を特異的に消化する酵素と置き換える必要がある。

① 細菌細胞を希釈して（$\leq 10^{10}$細胞)，５mlのＴＢＥバッファー(50mM Tris-Borate-ＥＤＴＡ，pH 8.0）に浮遊させる。次に，この細菌細胞浮遊液にlysostaphin 溶液（１mg/ml)を 300μl 加える。その後，室温で70分間，インキュベートする。

② 氷中にバイアルを入れて，これに20％ＳＤＳを125μl 加える。10分間放置して，溶菌させる。

③ 溶菌液をＥＸＴＲＡＣＴＯＲ™－10にアプライする。溶菌液は重力によってカラム内を通過するが，わずかに加圧すると，サンプルのカラム内通過を促進することができる。

④ 次の順でカラムを洗浄する。

まず，３mlのＴＳＥ－200 洗浄液(20mM Tris，200mM NaCl，40％ ethanol，pH 7.5）で洗浄し，次に３mlのＴＳ－250 洗浄液(20mM Tris，250mM NaCl，pH 7.5）で洗浄する。

⑤ ３mlのＴＳ－500 溶出液(20mM Tris，500mM NaCl，pH 7.5）で核酸をカラムから溶出する。

溶出した核酸は，直接，ＰＣＲに使うこともできるが，２倍量の絶体アルコールを加えて，エタノール沈殿を行ってから使用することもできる。

④哺乳類の培養細胞から核酸を抽出する場合

次の応用例は，10^6～10^7個の哺乳類の細胞から，迅速にＤＮＡ／ＲＮＡを精製する場合に至適化されたものである。

① １mlあたり１mgの割合でproteinase Kを含む溶液２mlに細胞を浮遊させ，よく混和させる。次に，60℃で30分間，インキュベートする。

② 溶解した細胞液をＥＸＴＲＡＣＴＯＲ™－15もしくはＥＸＴＲＡＣＴＯＲ™－10カラムにアプライする。必要な場合は，わずかに加圧して，重力によるサンプルのカラム通過を補助する。

③ 次の順にカラムを洗浄する。

まず，25mlのＴＳＥ－200 洗浄液(20mM Tris，200mM NaCl，40% ethanol，pH 7.5）で洗浄し，次に，15mlのＴＳ－250 洗浄液（20mM Tris，250mM NaCl，pH 7.5)で洗浄する。

④ 5mlのＴＳ－500 溶出液(20mM Tris，500mM NaCl，pH 7.5）を使って，核酸を溶出する。

溶出した核酸は，直接，ＰＣＲに使用することもできるが，２倍量の絶体アルコールを加えて，一度エタノール沈殿を行ってから使用してもよい。

組織サンプルも，上述の方法で行えるが，ＥＸＴＲＡＣＴＯＲ™カラムにloading する前に，サンプルを遠心したり，ペレットにしたりする必要がある。

4　迅速法（濃縮・精製を行わない方法）

たくさんの標本を取り扱う臨床検査では，より簡単で，ＤＮＡの精製に，あまり手をかけない方法が望まれる。すなわち，ＤＮＡの濃縮・精製操作を行わずにハイブリダイゼーションを行う方法が考えられた。

4.1　コロニーハイブリダイゼーション法

このような方法で，最初に考案された技術の一つは，第１章でもふれたが，Grunstein と Hogness[32]による，コロニーハイブリダイゼーションの方法である。

この技術は，適当なフィルター上の菌体を，*in situ* で溶解させて行う。すなわち，寒天平板培地の上に，ニトロセルロースフィルターを置いて菌を培養すると，菌は発育してフィルター上にコロニーを形成するので，その後，フィルターを培地表面からはがして，アルカリで処理し，菌体を溶解させ，*in situ* でＤＮＡを変性させてハイブリダイゼーションを行うのである。

この方法に関しては，たくさんの変法が報告されている。たとえば，Whatman 541 濾紙の上にトランスファーさせたコロニーをオートクレーブでスチーミングすることによって，ＤＮＡを変性させてハイブリダイゼーションを行う方法がある。

この方法は，臨床材料や，畜産関係，食品等の中から病原体を検出する場合に，応用の可能性を有している。

同様に，この方法は，ウイルス標本でも利用できる。ウイルスは，アルカリで簡単に溶解されるので，その溶液をフィルターにスポットするか，もしくは適当な固相支持体にスポットして，ハイブリダイゼーションを行うのである。

ただし，細菌の場合，一度，寒天培地に成育させてからフィルターに移しとるとか，寒天平板培地上に置いたフィルターの上に細菌を成育させるというやり方では，迅速性に欠ける。検査する側でも，一度，菌を成育させるならば，従来の検査方法でやった方が，手技的にも熟達しているし，設備も整っているということに落ち着いてしまうと思われる。

なお，この方法には，最近では，ビオチン標識プローブも使用されている[33]。

4.2　カオトロープ剤の使用

ＲＮＡやＤＮＡの抽出には，しばしばグアニジウムチオシアネート（guanidium thiocyanate）のようなカオトロープ剤(chaotropic agents）が使われる。

カオトロープ剤には，まず，検体中の（主として，細胞溶解物に由来する）ヌクレアーゼを不活化する効果がある。界面活性剤も，ある種のヌクレアーゼに対して阻害効果を発揮するが，カオトロープ剤による阻害効果の方が優れている。

また，これらのカオトロープ剤は，核タンパク質を破壊する能力がある。本来，核タンパク質の近傍においては，水が規則正しく水素結合を形成しているが，これらのカオトロープ剤は，この水素結合の構造に混乱を起こさせ，タンパク質自体に対して，立体的構造変化をもたらし，その結果，本来の天然の型よりも，加水分解に対して熱安定性の低い立体構造を取らせるように思われる。

これらのカオトロープ剤は，特に，組織細胞からＲＮＡを抽出する場合に，好んで使用されている[34)~36)]。

これらの試薬は，二本鎖を破壊する傾向があるので，ハイブリダイゼーションには，なじまないと思われるが，条件さえ注意深く設定すれば，これらの試薬を含んだ粗成細胞溶解物を使って，直接，ハイブリダイゼーションを行うことができる[37),38)]。

実際に，グアニジウムイソチオシアネートを含む溶解バッファー中で，粘菌の一種，*Physarum polycephalum* のｒＲＮＡとｒＤＮＡに関して，ハイブリダイゼーションが行えるという，シンプルな検定法が報告されている。

この方法は，たくさんの標本を迅速に処理できるという点で，有用と思われる。

5　特異的な塩基配列の濃縮法

特異的に特定のＤＮＡ塩基配列を濃縮する方法も，いろいろある。いくつかの物理的な方法（たとえば，サイズによる分画化）も応用することができるが，多くのサンプルを取り扱う場合には，おそらくあまり役に立たないと思われる。

特異的な塩基配列の濃縮法で興味深いのは，濃縮に核酸ハイブリダイゼーションを利用する方法である。

すなわち，特定の核酸塩基配列に相補的なＤＮＡ／ＲＮＡをサンプルに加え，サンプル中の核酸とハイブリダイゼーションを行って，ハイブリッドを回収するか，あるいは，逆にハイブリッドを形成しなかったサンプル中の核酸を回収して，濃縮を行うのである。

後者の方法は，減法交雑法(subtractive hybridization，減法濃縮法）と呼ばれ，古くから方法としては確立していたが，1984年に，スタンフォード大学のMark Davisら[39]が，Ｔ細胞の抗原特異的レセプターのｃＤＮＡをクローニングするのに利用して一躍有名になった方法である。

彼らは，細胞融合によって作成した抗原特異的マウスヘルパーＴ細胞のｍＲＮＡを鋳型にして，ｃＤＮＡライブラリーを作成し，これをＢ細胞から抽出精製したpoly(A)$^{+}$ ＲＮＡとハイブリダイズさせることによって吸収消去(subtract)し，最終的に，Ｔ細胞のｃＤＮＡライブラリーにあって，Ｂ細胞のpoly(A)$^{+}$ＲＮＡの中には存在しないｃＤＮＡクローンを拾いあげた。

最近，ビオチン化プローブを溶液中でサンプルＤＮＡにハイブリダイズさせる例が，報告されている[40]。

まず，ビオチン化ＤＮＡもしくはＲＮＡをハイブリダイゼーションプローブとして，溶液中でサンプルＤＮＡにハイブリダイズさせる。次に，アビジンを加えて，ハイブリッド分子および反応しなかったプローブのビオチン残基と反応させる。

そして，このハイブリダイゼーション混液を，cupric－iminodiacetic acid／アガロースビーズのカラムを通してクロマトグラフィーを行う。この金属キレートクロマトグラフィーは[41]，重金属に対して異なる親和性を示す陽性荷電タンパク質を分画する際に使われているものである。

その結果，アビジンが結合した，プローブおよびハイブリッド分子は，選択的にカラムに結合する一方，アビジンが結合しなかった塩基配列は，すべて，カラムを通過してしまう。カラム上に保持された塩基配列は，ＥＤＴＡを含むバッファーを加えることによって，高収率で回収することができる。

この方法は，特定のＤＮＡやＲＮＡ，あるいはｃＤＮＡ塩基配列でも，特異的に濃縮することができる，迅速で効率のよい方法である。また，この方法は，このように，積極的に特異的な塩基配列を選択する場合にも使えるし，逆に，減法交雑（濃縮）法（上述）にも利用することができる。

Welcher ら[40]は，この分画法の利用性をテストするために，減法交雑法で，淋菌(*Neisseria gonorrhoeae*)の塩基配列を特異的に選択濃縮している。

6　特異的な塩基配列の増幅（ＰＣＲ法）

たくさんのサンプルを扱う場合に，それぞれのサンプルに対して，大量のＤＮＡを得ることは困難である。したがって，目的とするＤＮＡ塩基配列を特異的に増幅させせることができれば，それは，核酸ハイブリダイゼーション法による臨床診断に非常に有用である。

1985年，Saiki ら[42]は，polymerase chain reaction(ＰＣＲ)法を開発し，同法によってグロビン遺伝子を増幅させ，少量のＤＮＡサンプルからsickle cell anemia（鎌状赤血球貧血）の診断ができることを報告し，注目された。

6.1　原理と基本的な方法

Polymerase chain reaction(ＰＣＲ）法とは，ゲノムＤＮＡ上の特定の領域を酵素によって特異的に増幅する方法である。図３・３に，その原理を示した。

まず，増幅したい領域の3′端20塩基程度に相補的なオリゴヌクレオチドプライマー（センスおよびアンチセンス鎖の5′端配列をもつ２種類）を合成する。そして，ゲノムＤＮＡを変性後，このプライマーを過剰量加えてアニーリングさせ，これにＤＮＡポリメラーゼを働かせて，相補的なＤＮＡ鎖を延長し，その領域のコピーを作る。このサイクルを繰り返せば，目的領域のコピーを指数的に増やすことができる。

たとえば，このサイクルを20回繰り返して，βグロビン遺伝子内の110bpの領域を増幅した場合，22万個ものコピーが得られる。さらに，この技術は，たとえば，ホルマリンで固定されたパラフィン包埋組織から抽出したＤＮＡにまで適用することができる[43]。

さらに，最近，ＤＮＡポリメラーゼとして，従来のＤＮＡポリメラーゼＩのKlenowフラグメント（*E. coli* 由来）に代わって，耐熱性菌*Thermus aquatics*由来のＤＮＡポリメラーゼ(*Taq*ポリメラーゼ）が用いられるようになり，感度が10～100倍高くなって，さらに優れた方法となった[46]。図３・４に，この酵素を用いた典型的なＰＣＲ法のプロトコールを示した。

*Taq*ポリメラーゼを使う利点としては，次の点があげられる。

①Klenowフラグメントの場合，変性のステップで失活するため，各サイクルごとに新たな酵素を加える必要があったが，*Taq*ポリメラーゼは耐熱性のため，熱変性ステップで95℃にさらされても酵素活性を失わず，最初に加えるだけで，追加の必要がない。

②ＤＮＡ合成を高温下（72℃ぐらい）で行えるため，プライマーがアニーリングする際の特異性が増し，バックグラウンドが減少する。

③増幅可能な領域の長さが，10倍以上長くなり，５kbもの領域の増幅が可能である。

④反応の頭打ちが遅く，一桁高い増幅が期待できる。

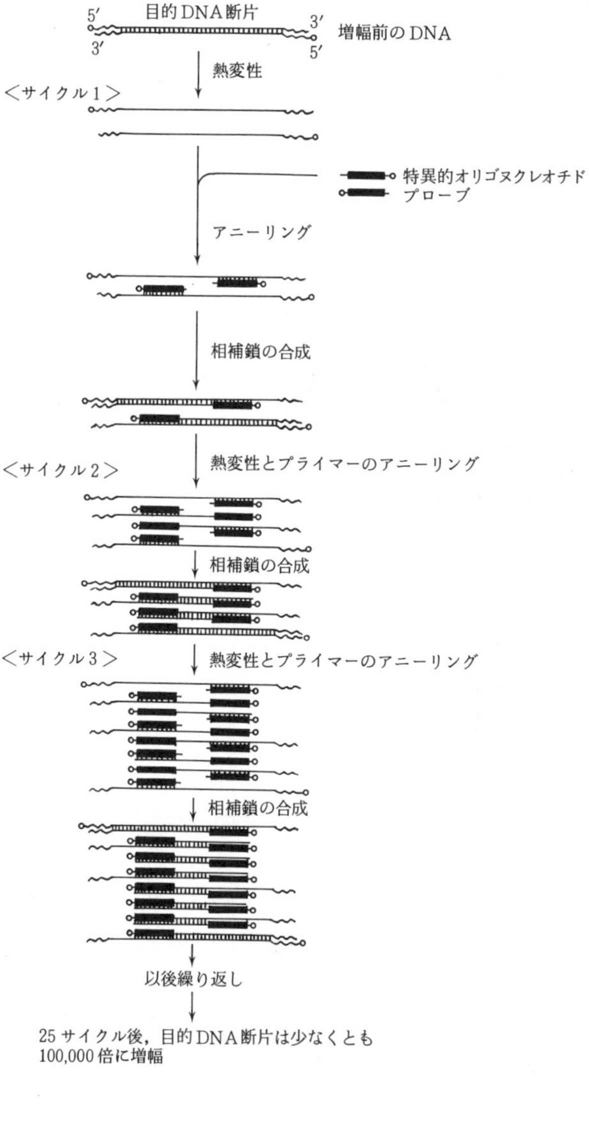

目的DNA断片
5′
3′
3′
5′
増幅前のDNA
熱変性
＜サイクル1＞
特異的オリゴヌクレオチド
プローブ
アニーリング
相補鎖の合成
＜サイクル2＞
熱変性とプライマーのアニーリング
相補鎖の合成
＜サイクル3＞
熱変性とプライマーのアニーリング
相補鎖の合成
以後繰り返し
25サイクル後，目的DNA断片は少なくとも
100,000倍に増幅

図3・3　ＰＣＲ法の原理

特に，①の点から，自動化が容易になり，最近では，それぞれのステップに合わせて自動的に温度を周期変化させる（図３・４参照）自動ＤＮＡ増幅装置も市販されている[44]（表３・10）。

*Taq*ポリメラーゼとの組み合わせで，この装置を利用すると，目的とするＤＮＡは，２～４時間後には，自動的に10^5～10^6倍に増幅される。

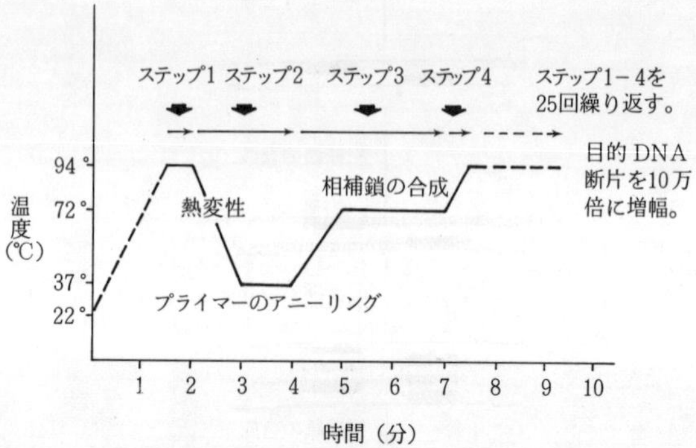

図３・４　ＰＣＲ法における各ステップの反応温度と時間

6.2　ＰＣＲ法の応用例

微量のＤＮＡを特異的に増幅できるＰＣＲ法は，核酸ハイブリダイゼーションによる診断にたいへん有用である。

以下に，核酸ハイブリダイゼーションによる診断に，実際にＰＣＲ法による特異的塩基配列増幅を応用した実例をいくつか紹介したい。

ここでは主に感染症の診断の例をあげたが，もちろん，遺伝病の診断，法医学分野などでもよく用いられており，これらの分野での遺伝子診断の応用性を広げるものと期待されている。

さらに，ＰＣＲ法では，大量の特異的ＤＮＡサンプルが得られるため，プローブを用いなくても，遺伝子診断が可能な場合もある。たとえば，制限酵素切断断片をゲル電気泳動してエチジウムブロマイドなどで染色するだけで，切断パターンの変化から変異を検出できる場合もある。

6.2.1　ヒト生殖器パピローマウイルスの検出と型別

(1)　臨床的意義

ヒトパピローマウイルス(Human papillomavirus, ＨＰＶ）は，パポーバウイルス科(Papovaviridae)に属し，小さな（直径約 55nm)，正二十面体のエンベロープをもたないウイルスで，二本鎖の環状ＤＮＡを含んでいる。核酸のみで感染性を有し，エピゾームの形で細胞内に存続することができるが，子宮頸がん組織から分離されたウイルスの例では，同組織中の細胞ＤＮＡに組み込まれている場合の方が多い。

ヒトの生殖器に検出されるパピローマウイルス(genital human papillomavirus)は，ウイルス粒子の抗原性の違いや，ウイルスＤＮＡの相補性の差異によって，20種類以上のウイルスに型別され,多くの疾患やがんと関係がある[47),48)]。生殖器以外に検出されるパピローマウイルスとも合わせると，50種類以上のタイプが分離されている。

表３・10　ＰＣＲ法の自動化機器

販売社	製造社	商品名	備考
宝酒造㈱	Perkin Elmer Cetus社	ＤＮＡ Thermal Cycler ＰＪ1000	専用試薬キット(Gene Amp ™ DNA amplification reagent kit)と共にDNA amplification Systemを構成
コスモバイオ㈱	㈱理工化学研究所	プログラマブル・インキュベータ ＰＲＩ－8000	ヒートブロックによる乾式温調
日本インターメッド㈱	Techne社	Techne BiGene ＰＨＣ－1	処理本数　54本
ライフテック㈱	㈱ジャパンラムダ	マイクロジーンリアクター ＭＧＲ－1	
日本フリーザ㈱	日本フリーザ㈱	BIO PROGRAMMER 酵素サイクリング自動反応装置 ＢＮ－80	液体媒体方式
ビーエム機器㈱		Quick Thermo System ＱＴＳ－10M	液体媒体方式
岩城硝子㈱	岩城硝子㈱	サーマルシークエンサー ＴＳＲ－300	処理本数48本 三浴槽交互浸漬方式
──	Coy laboratory products 社 (22, Metty Drive Aun Arbor, Michigan, 48103 USA)	Temp Cycler	ヒートブロック方式
ファルマシア㈱	LEP Scientific社 (Sunrise Parkway, Linford Wood, Milton Keynes, MK14 6QF)	Programmable Temperature Cycling(PREMⅢ)	ヒートブロック方式 マイクロタイタープレート他もインキュベーション可
──	Violet社 (Roma, Italy)	Biostar Automatic thermal cycler	
──	Grant Instruments 社 (Cambridge, U, K)	Temperature Cycling Waterbath	液体媒体方式 マイクロタイタープレートのインキュベーション可
アステック㈱ サイメディア㈱	Astec 社	Program Temp. Control System PC-700	処理本数30本 ヒートブロック乾式温調 電子冷却システム

感染ウイルスの型によって，臨床症状が異なることも知られている。たとえば，16型や18型のウイルスは，しばしば子宮頸部形成異常(cervical displasia)や悪性腫瘍(carcinoma）に検出されるが，６型や11型のウイルスは良性のコンジローム(benign condylomas）と関係がある。

生殖器以外の組織から分離されるヒトパピローマウイルスも含めて，表３・11に，ヒトの疾患と分離されるＨＰＶの型を一覧した。表３・12および表３・13には，見やすいようにウイルスの型別による関連疾患と文献を記載した。

正常組織や患者の組織サンプルから，ヒト生殖器パピローマウイルス（genital human papillomavirus, ＧＨＰＶ）を検出して，型別することは，これらのウイルスが，がんやその他の疾患に果たしている役割を研究するうえで，きわめて重要である。

ここで紹介するＰＣＲ法に基づいた技術は，感度がよく，広域スペクトラムのＧＨＰＶをきわめて正確に検出し，型別することができる特徴を有している。

表3・11　ヒトの疾患と分離されるＨＰＶの型

疾　患　名	分離されるウイルスの型
尖圭コンジローム**(Condyloma acuminatum)	6，11
子宮頸部扁平コンジローム (Cervical flat condyloma) 子宮頸がん (Cervical carcinoma)	16，18， 31，33，35
足底疣贅** (Plantar wart)	1，4
尋常性疣贅**(Common wart)	2，7
扁平疣贅** (Flat wart)	3*，10*，28
疣贅状表皮発育異常症**[49)~51)] (Epidermodysplasia verruciformis, EV)	3，5，8，9，10，12，14，15，17，19，20，21，22，23，24，25，36，40
皮膚がん(Bowen's carcinoma)	5，8，17，20

＊　EVとも関係がある。

＊＊用語

尖圭コンジローム；外性器あるいは肛門に生じる突出性のいぼ状増殖。肥厚した上皮に被われた線維性増殖物からなる。悪性変化も報告されているが，通常は良性。

足底疣贅（ゆうぜい）；足底にできるいぼ状の突出物

尋常性疣贅；（＝verruca vulgaris)，普通にみられるいぼ

扁平疣贅；（＝verruca plana)，扁平いぼ

疣贅状表皮発育異常症；無数の扁平ないぼが，ときに家族性に手足に生じるもので，病変部からは，感染性のいぼウイルスに一致する核内ウィルス粒子が証明されている。発症後，20～30年の潜伏期を経て，30～50％の患者の顔面など，主として太陽露光部に皮膚がんが発生する。皮膚がんの組織中には，５型，８型，17型，20型のいずれかのウイルスＤＮＡが，主としてプラスミドの状態で存在している。

表３・12　良性疾患と関係があり，めったに悪性腫瘍には検出されないヒトパピローマウイルス

HPVの型	疾患名		文献
1	Plantar warts	(足底疣贅)	52)
2	Common warts	(尋常性疣贅)	53)
3 *	Flat warts	(扁平疣贅)	54)
4	Plantar/common warts	(足底疣贅／扁平疣贅)	55)
6	Condylomata acuminata	(尖圭コンジローム)	56)
7	Common warts	(尋常性疣贅)	57)
9 *	Macular lesions	(斑状疣贅)	58)
10*	Flat/intermediate warts	(扁平疣贅／中間疣贅)	58)
11	Condylomata acuminata	(尖圭コンジローム)	59)
12*	Macular lesions	(斑状病巣)	58)
13	Focal epithelial hyperplasia	(病巣性上皮過形成)	60)
14*	Macular lesions	(斑状病巣)	61)
15*, 17*	Macular lesions	(〃)	62)
19*－24*	Macular lesions	(〃)	62)
25*	Macular lesions	(〃)	63)
26	Intermediate warts	(中間疣贅)	64)
27	Flat warts	(扁平疣贅)	65)
28*	Intermediate warts	(中間疣贅)	66)
29	Common warts	(尋常性疣贅)	67)
31	Dysplasia	(異形成)	68)
32	Focal epithelial hyperplasia	(病巣性上皮過形成)	69)
34	Bowenoid papulosis	(Bowen 様丘疹症)	70)
35	CIN	(子宮頸部上皮内新生物)	71)
36*	Actinic keratosis	(光線性角化症)	72)
37	Keratoacanthoma	(角化棘細胞腫)	73)
39	Bowenoid papulosis	(Bowen 様丘疹症)	74)
41	Condyloma/flat warts	(コンジローム／扁平疣贅)	75)
42	Bowenoid papulosis	(Bowen 様丘疹症)	74)
43	Dysplasia	(異形成)	76)
44	Condyloma/dysplasia	(コンジローム／異形成)	76)
45	Condyloma	(コンジローム)	77)
46	Macular lesions	(斑状病巣)	78)
47*			79)
49	Intermediate warts	(中間疣贅)	67)
50*	Actinic keratosis	(光線性角化症)	67)
51	Condyloma	(コンジローム)	80)
53	?	?	81)
55	Condyloma	(コンジローム)	67)

＊；疣贅状表皮発育異常症と関係がある。

表３・13　前悪性腫瘍および悪性腫瘍と関係があるヒトパピローマウイルス

HPVの型	疾患名		文献
5 *	Macular lesions/carcinoma	(斑状病巣／悪性腫瘍)	58)
8 *	Macular lesions/carcinoma	(斑状病巣／悪性腫瘍)	58)
16	Dysplasia/carcinoma	(異形成／悪性腫瘍)	82)
18	Dysplasia/carcinoma	(〃 ／ 〃)	83)
30	Condyloma/carcinoma	(コンジローム／悪性腫瘍)	84)
33	CIN/carcinoma	(子宮頸部上皮内新生物／悪性腫瘍)	85)
38	Malignant melanoma	(悪性黒色腫)	73)
40	Layngeal carcinoma	(喉頭がん)	84)
48	Skin carcinoma	(皮膚がん)	81)
52b	Cervical carcinoma	(子宮がん)	86)
54	Buschke-Lowenstein tumor	(Buschke-Lowenstein腫瘍)	87)

＊；疣贅状表皮発育異常症と関係がある。
ＣＩＮ；cervical intraepithelial neoplasia（子宮頸部上皮内新生物）

(2) プライマーとプローブ

現在，20種類以上のＧＨＰＶが同定されているが，完全にＤＮＡ塩基配列が決定されているのは，わずか５種類（６型[88)]，11型[89)]，16型[90)]，18型[91)]，および33型[92)]）である。

ＧＨＰＶのゲノムは，それぞれのタイプのウイルスにより特徴的であるが，それらのゲノム塩基配列間の介在配列，特にopen reading frame（ＯＲＦ）のＥ１とＬ１の間の介在配列には，それぞれホモロジーがある（図３・５）。

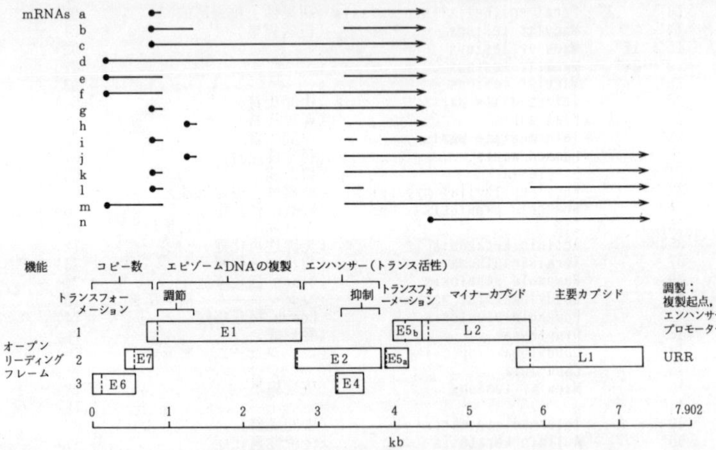

図３・５　尖圭コンジロームと関係があるＨＰＶ６型および11型のゲノム構成とＲＮＡ発現[93)]

Ting and Manosら[94)]は，これらのウイルスのＤＮＡ塩基配列を比較して，ホモロジーがある20～25bpの長さの領域を同定した。そして，そのような領域から，25種類以上のＧＨＰＶを識別して増幅させることができる，数セットの“コンセンサス”ＰＣＲプライマーを考案した。

ここでは，ＧＨＰＶのＤＮＡ塩基配列を増幅するために彼らが考案した，“Ｌ１コンセンサスプライマーセット”について述べたいと思う。

このアプローチは，Manosら[94)]によって初めて報告されたもので，表３・14と表3 ・15に，この技術に必要なオリゴヌクレオチドプライマーとプローブの塩基配列を示した。

表３・14　Ｌ１コンセンサスプライマーセット

（＋）鎖プライマー	
MY11	GCMCAGGGWCATAAYAATGG
最初の塩基の位置	
HPV06	6722
HPV11	6707
HPV16	6584
HPV18	6558
HPV33	6539
（－）鎖プライマー	
MY09	CGTCCMARRGGAWACTGATC
最初の塩基の位置	
HPV06	7170
HPV11	7155
HPV16	7035
HPV18	7012
HPV33	6987
L1ＰＣＲ産物の推定サイズ	
HPV06	448bp
HPV11	448bp
HPV16	451bp
HPV18	454bp
HPV33	448bp

Ｍ＝Ａ＋Ｃ
Ｒ＝Ａ＋Ｇ
Ｗ＝Ａ＋Ｔ
Ｙ＝Ｃ＋Ｔ

表３・15　L1ＰＣＲ産物のためのプローブ

"Generic"プローブミックス	
GP1	CTGTTGTTGATACTACACGCAGTAC
GP2	CTGTGGTAGATACCACWCGCAGTAC
最初の塩基の位置	
HPV6	6771
HPV11	6756
HPV16	6631
HPV18	6607
HPV33	6588
型特異的プローブ	

プローブ	特異性	塩基配列	ゲノムの位置
MY12	HPV6	CATCCGTAACTACATCTTCCA	6813-6833
MY13	HPV11	TCTGTGTCTAAATCTGCTACA	6800-6820
MY14	HPV16	CATACACCTCCAGCACCTAA	6926-6945
WD74	HPV18	GGATGCTGCACCGGCTGA	6905-6922
MY16	HPV33	CACACAAGTAACTAGTGACAG	6628-6648

Ｈ＝Ａ＋Ｃ＋Ｔ
Ｒ＝Ａ＋Ｇ
Ｗ＝Ａ＋Ｔ
Ｙ＝Ｃ＋Ｔ

①プライマー

コンセンサスプライマーセットは，表３・14に示したように，（＋）鎖に対するＭＹ11プライマーの場合も，（－）鎖に対するＭＹ09プライマーの場合も，合成時に，一つ以上のヌクレオチドが，それらのオリゴマー塩基配列上の数箇所の部位に挿入される結果，既に塩基配列が決定されている５種類のＧＨＰＶのそれぞれに，ほとんど完全に相補的なプライマーの混合物ができあがる。

Ｌ１のコンセンサスプライマーとして，ＭＹ11とＭＹ09を使用すると，少なくとも25種類のＧＨＰＶを増幅することができる。正確に言うと，これらのウイルスゲノムの一部，すなわち約450bp の領域を増幅することができるということになる。

②プローブ

コンセンサスプライマー領域間は，約 450bpであるが，この領域には，さらに保存されている領域がもう一つある。この領域を，コンセンサス，すなわち“ジェネリック(generic)”プローブミックスとして使用する。

この“generic”プローブミックスは，ＭＹ11とＭＹ09を使って合成した，ＨＰＶ Ｌ1のＰＣＲ増殖産物を検出するためのプローブとして使用することができる。オリゴヌクレオチドＭＹ12，ＭＹ13，ＭＹ14，ＷＤ74，およびＭＹ16は，それぞれＨＰＶ６型，11型，16型，18型，および33型のＨＰＶのＬ1 ＰＣＲ産物に対する型特異的プローブとして使用することができる。

これらの型特異的プローブは，相当するそれぞれのウイルスの特徴的な領域に相当し，他の型のウイルスゲノムとは，たとえ，それがＰＣＲで増幅したものであっても，ハイブリダイズしない。

ただし，ここで紹介するＬ1“generic”プローブミックスは，多くのＨＰＶ－ＤＮＡとハイブリダイズするものの，必ずしも全てのＨＰＶとハイブリダイズするわけではない。Ting and Manos[95]は，最近，この“generic”プローブミックスを改良して，より多くのＬ1 ＰＣＲ産物にハイブリダイズするように工夫を加えている。

ここでは，ＨＰＶの６型，11型，16型，18型，および33型に対して型特異的に反応するプローブを紹介するが，さらに別の型の塩基配列も利用することができるようになれば，それらに相当するプローブもデザインすることが可能になると思う。

(3)　ＰＣＲ増殖産物の検出・解析法

ＭＹ11とＭＹ09を使って増幅したＰＣＲ産物を，同定したり，解析したりする場合には，いくつかのアプローチがある。

アクリルアミドゲルとか，アガロースゲルを使って，増幅反応を行った分画を電気泳動し，エチジウムブロマイドで染色する方法は，少なくとも 200コピーのＨＰＶを含んでいるサンプルからＰＣＲで得た増幅産物なら，可視化することができる。

“generic”プローブや，型特異的なプローブを使って，ハイブリダイゼーションの解析を行う場合は，Southernブロットハイブリダイゼーション技術や，ドットブロットハイブリダイゼーション技術を応用することができる。

増幅反応の結果として，比較的純粋なＨＰＶ-ＰＣＲ産物が得られる場合は，ＰＣＲ産物の一部をとって，それぞれ異なる制限酵素で消化し，Southernブロットハイブリダイゼーションを行えば，それぞれのウイルスのＰＣＲ産物に特異的な，ユニークな消化パターンを得ることができる。

このシステムの場合は，少なくともサンプル中に10コピーのＨＰＶが含まれていれば，ＨＰＶを検出することができる。

このシステムによる型同定法は正確で，このシステムによって得られた結果は，*in situ* ハイブリダイゼーション法や，Southernブロットハイブリダイゼーションのような，その他の方法で決定した結果と一致することが確認されている。

(4)　実験操作

ここでは，精製したＤＮＡサンプル（たとえば，ＨＰＶプラスミドとか，継代培養細胞や臨床材料から調製したＤＮＡ）の中に存在するＨＰＶ-ＤＮＡの増幅法を概説する。

①パラフィン包埋組織切片からのＤＮＡ抽出

臨床材料からのサンプル調製法に関しては，いろいろなところで述べてあるので，ここでは，パラフィン包埋組織からサンプルを調製する方法について述べたいと思う。

(a) 材料と試薬

・組織切片

・オクタン，またはキシレン

・100 %エタノール

・高速液体クロマトグラフィー用アセトン(optional)

・proteinase K(20mg/ml保存液)

・タンパク質消化用バッファー（表3・16）

表3・16　タンパク質消化用バッファーの組成

50mM	Tris-HCl(pH 8.5)
1mM	EDTA
1%	Laureth 12(Mazer Chemicals,Gurnee,IL) もしくは 0.5% Tween 20

(b) 組織切片の調製（図3・6参照）

固定して（バッファーに溶解したホルマリンで固定するのが好ましい）包埋した組織のブロックから，5～10μm の厚さの切片を作成する。可能な場合は，薄切する前に，ブロックから過剰のパラフィンをトリミングする。

次に，ブロックを薄切し，ミクロトームから切片を取って乾燥させる（切片の湿度が高いと，脱パラフィンの効率が悪い）。そして，汚染の危険性がない，充分に清拭したピンセットか，あるいはツマヨウジを使って，切片を 1.5ml容のミクロフュージチューブに入れる（１本のミクロフュージチューブに１つの切片の割合で入れる）。著者は，ツマヨウジを使用することを勧める。

サンプル間のコンタミネーションを防ぐために，ミクロトームの刃や，ピンセット，そのほかサンプルが触れた薄切部位周辺は，全て，それぞれブロック間ごとに，注意深く，キシレンで清拭する必要がある。

キャップの上にサンプル名を記入する。チューブは，溶媒を使うので，マジックインキは好ましくない。いろいろなカラーの丸型シールを利用して，色で類別し，鉛筆でサンプル名を記入するのが好ましい。

(c) 切片の脱パラフィン処理（図３・６参照）

オクタンまたはキシレンで，それぞれの切片を２回抽出して，パラフィンを取り除く。その後，100％のエタノールで２回洗浄して，有機溶媒を除去する。

エタノールは，サンプルを減圧下で乾燥させるか，あるいはアセトンでサンプルをリンスすることによって除去する。

① 約１mlのオクタンを，それぞれのチューブに加える。キャップをして，室温で約30分間，混合する。

② ミクロフュージを３～５分間，フル回転で遠心し，組織および残っているパラフィンをペレットにする。

③ パスツールピペットで，それぞれのサンプルからオクタンを取り除く。

きわめて古い組織とか，こわれやすい組織は，パラフィンを除くと，しばしば断片化するので，このステップでは，組織がなくなってしまわないように注意深く行うことが大切である。

④ ①，②，③のステップを繰り返す。

⑤ それぞれのチューブに 100％エタノールを約 0.5ml加えて，キャップをしてから転倒混和する。

⑥ ステップ②と同様に，ペレットを得る。

⑦ オクタンを使って，ステップ③で行ったように，エタノールを取り除く。

⑧ ステップ⑤，⑥，⑦を繰り返す。ピペットで，できる限り，たくさんのエタノールを取り除く。

⑨ エタノールが完全に蒸散するまで，減圧下でサンプルを乾燥する。

サンプルを乾燥する前に，チューブの先端をパラフィルムで被って，それにいくつかの穴を開ける。こうすると，サンプル間のコンタミや，減圧ボトルに由来するコンタミネーションを防ぐことができる。

サンプルの乾燥は，それぞれのチューブにアセトンを２～３滴加えて行ってもよい。

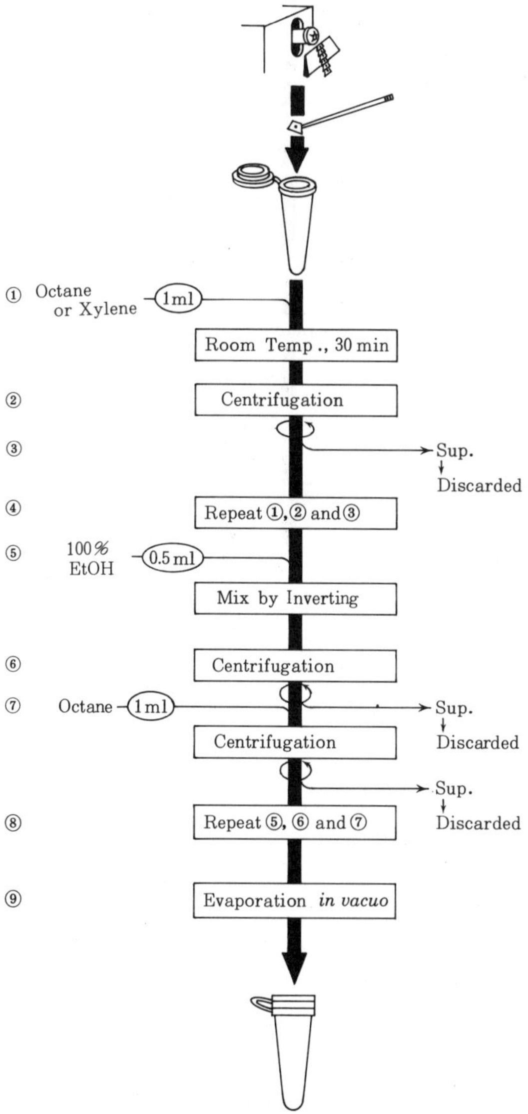

つづく

図３・６　パラフィン包埋組織切片からのＤＮＡ抽出法

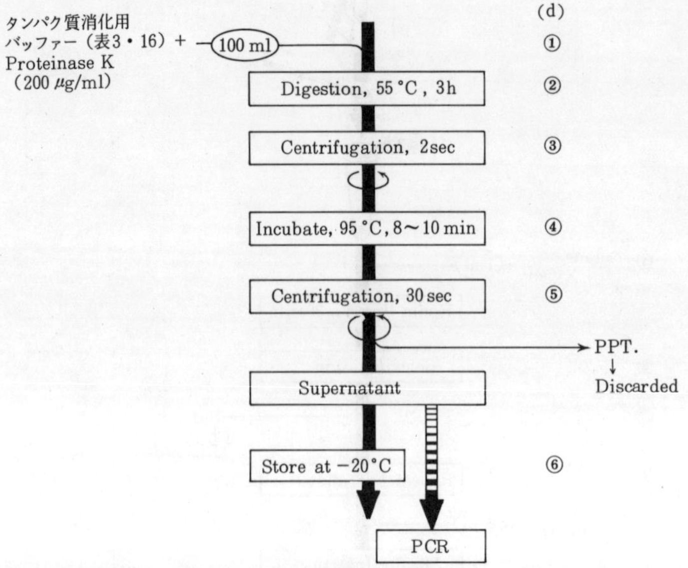

図３・６（つづき）

この場合は，チューブのフタを開け放しにして，注意深く37℃〜50℃のサーモブロック内に放置して，アセトンを蒸散させる。サーモブロックの代わりにwater bathを使用してもよい。著者は，サーモブロック内での乾燥を勧める。

たくさんのサンプルを扱う場合は，サーモブロックをフード内に設置して行うことが大切である。もちろん，一本だけのサンプルでも，フード内で行った方が好ましい。

<u>(d) proteinase　Kによる消化（図３・６参照）</u>

① 抽出して乾燥させたサンプルに，200 μg/mlの割合で，proteinase Kを含む消化バッファー（表３・16）を 100 μl加える。組織サンプルの量がかさむ場合は，proteinase Kを含む消化バッファーを，さらに 100 μl 加えて，トータル 200 μl で行うとよい。

② 55℃で３時間インキュベートする（37℃で一晩インキュベートしてもよい）。

③ キャップに付着した水滴を取り除くために，簡単にチューブを遠心する。

④ 95℃で８〜10分間，インキュベートして，proteaseを不活化する。10分間以上，加熱してはならない。

⑤ ＰＣＲに使用するために，約30秒間，遠心して，残っているパラフィンと組織をペレットにする。

上清の一部を使用して，増幅反応を行う。一般には，１～10μl の上清を使用する。

⑥　調製したサンプルは，－20℃で保存する。

②ＰＣＲ

増幅反応に使用する上清の量は，たくさんの因子によって決定される。おそらく，至適な量は，各サンプルに特異的なので，それぞれのサンプルに関して，いくつかの濃度で増幅反応をテストしてみるのがよい。

たとえば，100μl のＰＣＲに，１μlの上清を使用したものと，10μl の上清を使用したもので，結果を比較してみるとよい。組織がたくさん含まれている切片から抽出して，サンプルを調製した場合は，上述の量よりも少量の上清を使用する必要がある（たとえば，0.1μl)。

サンプルに固定剤が残っていたり，組織残渣が異常に多かったりした場合には，ＰＣＲを行っても，良い結果が得られない場合がある。一般に，パラフィン包埋組織からサンプルを調製して増幅反応を行う場合は，既に精製されたＤＮＡや新鮮な臨床材料から調製したサンプルを使って増幅反応を行う場合よりも，効率が悪い。

この効率の悪さは，サーモサイクルのサイクル数を増やしたり，サイクル内の各温度での反応時間を長くしたりすることによって，ある程度，解消することができる。既に精製されたＤＮＡや，新鮮な臨床材料から調製したサンプルを使ってＨＰＶのＬ１領域を増幅させる場合と，パラフィン包埋組織切片から調製したサンプルを使って増幅させる場合の，サーモサイクリングの条件の比較を表３・17に示した。

表３・17　精製ＤＮＡとパラフィンサンプルでの
ＨＰＶサーモサイクリングの条件の比較

各ステップ	温度条件	精製ＤＮＡ	パラフィンサンプル
変性反応	95℃	30秒	１分
アニーリング	55℃	30秒	１分
延長反応	72℃	１分	２分
サイクル数	—	30サイクル	40サイクル
最終延長反応	72℃	３～５分	３～５分

(a)　ＰＣＲに必要な試薬と材料

・100μM のＭＹ11（表３・14参照）保存液

・100μM のＭＹ09（表３・14参照）保存液

・10×ＰＣＲバッファー（表３・18）

・10mM　ｄＮＴＰ保存液（表３・19）

・*Taq* polymerase（５units/μl）

表３・18　10×ＰＣＲバッファー

500mM	KCl
40mM	$MgCl_2$
100mM	Tris-HCl(pH8.5)

・滅菌精製水

・ミネラルオイル

(b) ＰＣＲ反応液の条件

ＰＣＲを行うにあたっての反応液の条件を表３・20に一覧した。

表３・19　10mM　ｄＮＴＰ保存液

10mM　ｄＡＴＰ
10mM　ｄＣＴＰ
10mM　ｄＧＴＰ
10mM　ｄＴＴＰ

表３・20　ＰＣＲ反応液の条件

組　成　液	実際量	最終濃度
サンプルＤＮＡ（粗製または精製）もしくはコントロールＤＮＡ	1～10μl	－
100μM　ＭＹ11保存液	0.5μl	500nM
100μM　ＭＹ09保存液	0.5μl	500nM
10mM　ｄＮＴＰｓ	2μl	200μM
5units/μl　Taq polymerase	0.5μl	2.5units
10×ＰＣＲバッファー	10μl	1×ＰＣＲバッファー
精製水	upto 100 μl	－

(c) 操作

① 何本，反応を行うか，決定する。少なくとも，ＤＮＡを入れていない反応系（サンプルの代わりに精製水を入れる）を，一本は用意する。

② 決定した本数分だけ，ＰＣＲ用の反応カクテル（表３・20）を調製する。サンプルＤＮＡを除いて，反応試薬を全て入れたカクテルを調製する。

このカクテルの全体量は，サンプルの代わりに精製水を入れる反応分も含まれている。

③ それぞれのチューブに，ミネラルオイルを80～100μl加える。

④ それぞれのＰＣＲ用のチューブに，反応カクテルを90μl ずつ（あるいは，そのほかの計算量）分注する。

⑤ サンプルＤＮＡを10μl(もしくは，そのほかの計算量）加える。１本は，サンプルＤＮＡの代わりに，精製水を10μl 加える。

⑥ それぞれのチューブにサンプル名を記入し，注意深くキャップをしめる。

⑦ チューブをミクロフュージで10秒間，遠心して，重層した全ての反応成分をミネラルオイルの下に集める。

⑧ それぞれのチューブをサーモサイクラーにセットする。サーモサイクリングの条件は，表３・17に示した。

(d) コントロール

それぞれの実験には，ＨＰＶ陽性のコントロールとＨＰＶ陰性のコントロールをおくべきである。

ＨＰＶを挿入したプラスミド（反応あたり 100pg），あるいはＨＰＶを含んでいる継代細胞（たとえば，SiHa細胞やHeLa細胞）から抽出したＤＮＡ（反応あたり15ng）を，陽性のコントロールとして使用することができる。一方，Ｋ562 細胞のように，ＨＰＶをもっていないヒトの継代細胞から抽出したＤＮＡは，陰性のコントロールとして使用することができる。

なお，ＨＰＶ組換えプラスミドは，直接ＰＣＲに使用すると，上手にＬ１領域（ＭＹ11とＭＹ09領域の間）を増幅できないことが多いので，このような場合には，プラスミドからウイルスＤＮＡを切り取って，ライゲーションによって，再びそれを環状化し，増幅させる必要がある。

特に，ＨＰＶの存在がわかっていないサンプルを解析する場合は，サンプル中に確実にＨＰＶが存在しているシングルコピーのヒトの遺伝子を，ＰＣＲ用のプライマーセットのコントロールとして使用することが大切である。

コントロールのプライマーセットで増幅に成功した場合，サンプルは“増幅可能”で，ＤＮＡは充分にインタクトで，インヒビターは何も存在していないことになる。したがって，適当なＨＰＶが充分なコピー数で存在していれば，増幅されるはずである。

これは，ＨＰＶの増幅産物が得られなかったサンプルに関して，結果を吟味し，解釈する場合に，とても大切である。

なお，コントロールのプライマーセットによるＰＣＲ産物は，Ｌ１－ＨＰＶ産物のそれとは，全くサイズが異なる。

③ＰＣＲによる増幅産物の検出

(a) 材料と試薬

・ハイブリダイゼーションバッファー（表３・21）
・^{32}P-5′末端標識ＧＰ１ ｝Ｌ１コンセンサスプローブミックス
・^{32}P-5′末端標識ＧＰ２ ｝Ｌ１コンセンサスプローブミックス
・^{32}P-5′末端標識オリゴヌクレオチドＭＹ12，ＭＹ13，ＭＹ14，ＷＤ74，ＷＤ16
・ブロット洗浄液（表３・22）

表３・21　ハイブリダイゼーションバッファー

6×ＳＳＣ
5×Denhardt溶液
0.1％ＳＤＳ
100μg/ml剪断化一本鎖サケ精子ＤＮＡ

表３・22　ブロット洗浄液

2×ＳＳＣ
0.1％ＳＤＳ

(b) 電気泳動と可視化

ＰＣＲ増幅産物の１／10〜１／20量をとって，ゲル電気泳動で分離し，エチジウムブロマイドで染色する。

ＨＰＶ増幅産物は，約450bp の長さで，５〜７％のポリアクリルアミドゲル，もしくは 1.5％のアガロースゲルで，よく解析することができる。ポリアクリルアミドゲルは，分析能および感度の点で，アガロースゲルよりも優れている。

それぞれ型が異なるＧＨＰＶの増幅産物は，ほとんどサイズが同じであるが，いくつかはアクリルアミドゲル上での移動度が異なる。たとえば，ＨＰＶ33の増幅産物は，その実際の長さから予想される移動度よりも，はるかに遅い。

サンプルの中には，一種類以上の型のＨＰＶを含んでいるものもあり，それらの増幅産物を泳動した場合には，ゲル上で別々のバンドが見られることがある。

(c) サザーンブロットハイブリダイゼーション

電気泳動が終ったら，“generic” プローブ，もしくは型特異的プローブを使って，Southernブロットハイブリダイゼーションを行う。反応条件等は，ドットブロットハイブリダイゼーションの結果から示唆された条件を応用することができる。

ドットブロットハイブリダイゼーションと違って，Southernブロットハイブリダイゼーション解析は，ＰＣＲにおけるどのＤＮＡ（すなわち，どんなサイズのＤＮＡフラグメント）が，プローブとハイブリダイズしたかを，ある程度正確に知ることができる。

特に，Southernブロットハイブリダイゼーション解析は，パラフィン包埋組織サンプルを使用してＰＣＲを行った場合の，増幅産物の解析に有用である。ハイブリダイゼーションを行うことによって，確実に増幅産物を確認同定することができる。

(d) ドットブロットハイブリダイゼーション

ＰＣＲによる増幅産物の一部（１／20〜１／50量）を変性させ，一般的な方法で，メンブランにドットブロットする。陽性コントロールと，陰性コントロールによる反応産物も，同様に実験に組み入れる必要がある。

このようにして，何枚かドットブロットしたメンブランを作成し，それらを，それぞれ，検出目的とする型特異プローブ，および“generic” プローブミックスで検索することができる。

オリゴヌクレオチドプローブは，一般的なプロトコールにしたがって，〔^{32}Ｐ〕ＡＴＰでキナーゼを使って標識する。約10^7 cpm/pmol の比活性が得られる。

① ハイブリダイゼーションバッファー１mlあたり，２〜5×10^6cpmのプローブを入れて，この液にメンブランを浸してハイブリダイズさせる。

“generic” プローブミックスを使用する場合とか，型特異的なプローブを組み合わせて使用する場合は，標識プローブを，それぞれ，ハイブリダイゼーションバッファー1mlあたり，2～5×10^6cpmになるように加えて行う。

ハイブリダイゼーションは，55℃で穏やかに振盪しながら2～3時間，インキュベートして行う。

② 30～50℃に保温した洗浄液（材料と試薬の項で述べた）で，メンブランを迅速にリンスして，過剰のプローブを洗い流す。

③ "generic" プローブの場合は，55℃に保温した洗浄液で10分間，振盪しながら洗浄する。

MY12，MY13，およびMY16のプローブを使用して，ハイブリダイゼーションを行った場合は，56～57℃に保温した洗浄液で10分間，振盪しながら洗浄し，その後，洗浄液を入れかえて，繰り返して洗浄する。

MY14およびWD74のプローブを使用してハイブリダイゼーションを行った場合は，58～59℃に保温した洗浄液で10分間，振盪しながら洗浄し，その後，洗浄液を入れかえて，繰り返し洗浄する。

④ オートラジオグラフィーでシグナルを検出する。

④結果の解析と解釈

(a) 型別の解析

この解析を行うには，ＰＣＲで増幅した産物が，目的とするＨＰＶ-ＤＮＡだけである必要がある。あるいは，そうでないにしても，ＨＰＶ-ＤＮＡが，トータルの増幅産物の中でも優勢で，それらが，だいたい 100bp以上でなければ，解析することができない。

ＰＣＲ産物をいろいろな制限酵素で消化すると，それぞれのウイルスの型に特徴的な消化パターンが得られる。

この消化パターンによる解析は，少数のサンプルをタイピングする場合に，利用することができる。

6型，11型，16型，18型および33型のウイルスに関しては，ＤＮＡ塩基配列が決定されているので，それらからＬ１－ＰＣＲ産物の消化パターンを推定することができる。

未知のサンプルから得られた消化パターンは，既に塩基配列が分かっているウイルスの推定消化パターンと比較することができる。

2つのパターンを比較して，わずかな相違しか認められない場合は（たとえば，ある一つの酵素に対する消化部位が，1つだけ獲得されていたり，消失したりしている場合），別々のウイルスの型と判断するよりも，むしろ一つのウイルスの型の突然変異体を反映するものとして解釈すべきだと思う。

あるいは，まだ未同定の型のウイルスであっても，実験的に消化パターンを決定し，それと未知のサンプルから得られた消化パターンを比較することもできる。これは，新しい型かもしれないウイルスを分類する場合に，特に有用である。

そう言う意味では，それぞれのウイルスの型に関して，できるだけたくさんの消化パターンのリストを手元にもっておくことが大切である。

なお，ＰＣＲ産物は，ゲル上で充分に可視化できる量を使って消化する必要があるが，サンプルの中には，この種の解析に充分な量のＰＣＲ産物を生じないものもある。

Ｌ１産物の解析に関しては，*Rsa* Ⅰ，*Dde* Ⅰ，*Hae* Ⅲ，*Hinf* Ⅰ，*Pst* Ⅰおよび *Sau* 3ａの各制限酵素を利用するが，これらの酵素を使用してＬ１産物を消化する場合は，どれも同じバッファー（表3・23）を使用することができるので，あらかじめＰＣＲ産物とバッファーを混和して，カクテルを作っておき，次にそのカクテルを分注して，それぞれの制限酵素による消化のサンプルとして使用すればよい。

表３・23　Ｌ１産物解析のための制限酵素のバッファー組成

100mM	NaCl
10mM	$MgCl_2$
10mM	Tris-HCl（pH 7.5）
10mM	β－Mercaptoethanol

ＰＣＲ産物は，必ずしも精製する必要はない。増幅反応液は，総消化液量の半分まで入れることが可能である。

(b) 結果の解釈

表３・24に，結果を解釈するためのガイドを示した。

既に述べたが，コントロールプライマーセットは，結果を解釈するうえで非常に重要なので，もう一度，ここでそれを強調しておきたい。

表３・24　ＰＣＲの結果を解析判断するためのガイド

結　果	結　論
ゲル上で，あるいはハイブリダイゼーションによって，ＰＣＲ産物が検出されない。	①ＨＰＶが存在しない。 ②ＨＰＶは存在するが，検出限界以下である。 ③Ｌ１プライマーによっては，検出することができないウイルスが存在する。
ＰＣＲ産物が検出され，型特異的プローブおよび“generic”プローブとハイブリダイズした。	・６型，11型，16型，18型および33型のウイルスが少なくとも１種類以上存在する。
ＰＣＲ産物が検出され，“generic”プローブとハイブリダイズしたが，型特異的プローブとは，何もハイブリダイズしなかった。	・他の既知のウイルス，もしくは新しい型のウイルスが存在する。
ＰＣＲ産物はゲル上で検出されたが，“generic”プローブとは，ハイブリダイズしなかった。	・“generic”プローブでは検出することができない，他の既知のウィルスか，あるいは新しい型のウイルスが存在する。

6.2.2　エンテロウイルスの検出

(1)　臨床的意義

ヒトのエンテロウイルス(ＥＶｓ)は，ピコルナウイルス科(Picornaviridae)に所属するＲＮＡウイルスで，60種類以上の血清型のウイルスから構成されている。

これらのウイルスの中には，ポリオウイルスや，コクサッキーウイルスＡ群およびＢ群，エコーウイルスが含まれる。従来，Ａ型肝炎ウイルスと呼ばれていたＨＡＶも，エンテロウイルス72型として，この中に含まれる。

ポリオウイルスは，ワクチンの出現とともに先進国では，あまり臨床的に重要ではなくなっているが，発展途上国では，1,000人の子供に対して4人の割合で小児麻痺が生じ続けている。また，米国では，ポリオウイルス以外のエンテロウイルスによる感染が，年間に1,000万～3,000万件ある。

これらの感染は，ほとんどが小児に対する感染で，エンテロウイルスによる感染は，小児領域における最も重要なウイルス感染になっている。

これらのウイルスによる疾患は，発熱症から髄膜炎，心筋炎，新生児敗血症に至るまで，いろいろである。

(2)　診断法

エンテロウイルスに対する伝統的な診断アプローチは，組織培養によるものであるが，この方法は，細胞病変効果(cytopathic effect，ＣＰＥ）を検出するのに，１週間以上の培養を必要とし，一般継代細胞においては，65～75％の血清型のウイルスしか成育することができないことから，あまり有用とは言えない。乳呑みマウスに接種する方法の場合は，その他多くの血清型のウイルスを増殖させることができるが，時間がかかり，厄介であることから，必ずしも広く利用されていないのが実情である。

免疫学的検定法や，血清学的技術も，血清型間に抗原的多様性があることから，充分なものとは言えない。

それぞれの血清型のウイルスに非常によく保存されている塩基配列をプローブとして使用し，核酸ハイブリダイゼーションを行うアプローチは，１つのプローブでも，あるいは２つのプローブの組み合わせで行っても，たくさんの異なった血清型のエンテロウイルスを識別することができるので，きわめて将来性がある[96)～99)]。しかし，ある種の体液，特に脳脊髄液には，きわめて低い濃度のエンテロウイルスしか存在していないので，臨床的応用に十分な感度が得られず，限界がある[100),101)]。

そこで，Rotbart らのグループは，エンテロウイルスの多くの血清型間でゲノム的に保存されている領域の知識を基にして，一対のプライマーとオリゴヌクレオチドプローブを使い，ＰＣＲ

法で，多くのエンテロウイルス（おそらく全て）を診断することができる方法を開発しているので，ここでは，それを紹介したいと思う。

(3) プライマーとプローブ

図３・７は,Rotbartら[98),99),101)]が使用しているプライマーのセットとプローブについて，そのゲノム上の位置と特異的塩基配列を図示したものである。

今日までに，６種類の血清型のエンテロウイルス（ポリオウイルス１，２，３型，コクサッキーウイルスＢ１，Ｂ２，Ｂ４型)の塩基配列が完全に決定されているが[102)~105)]，これら６種類のウイルスの塩基配列の中で100％保存されているゲノム領域を，プライマーおよびプローブとして使用している。

プライマー１とプローブは，ゲノムＲＮＡに対してアンチセンスであり，プライマー２はセンスである。

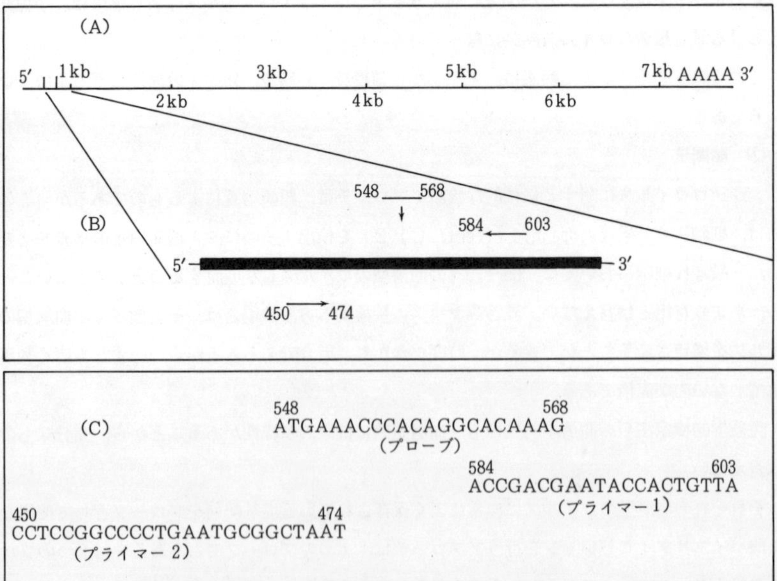

図３・７　エンテロウイルスのゲノムＲＮＡとプライマー，プローブ

(A)　エンテロウイルスの一本鎖ゲノムＲＮＡ(7.5kb）の模式図
　　５′末端から最初の 740ヌクレオチドは，noncoding 領域
(B)　５′noncoding 領域を拡大して，二つのプライマー
　　（プライマー１は584-603,プライマー２は450-474 に相当する）と
　　プローブ(548-568に相当する）の位置を示したもの
(C)　プライマーおよびプローブの塩基配列

⑷　実験操作

①サンプルの調製

当然のことだが，臨床サンプルは，氷冷して，迅速に検査室に輸送することが大切である。

サンプルは，小分けにして，使用時まで－70℃で保存するとよい。エンテロウイルスは比較的，凍結融解に強いが，凍結融解を繰り返すことは，できる限り避けて，最少限にとどめた方がよい。

組織や体液は，RNase で非常に汚染されているので，エンテロウイルスのＲＮＡを精製する場合には，常に，かなりの危険を伴う[106]。抽出操作を始める前に，まず，サンプル 100μl ごとに40ユニットのRNasin(Promega社,Madison, WI）を加えることが大切である。

②ＲＮＡの抽出

ウイルスＲＮＡは，サンプルに，ドデシル硫酸ナトリウム(sodium dodecylsulfate, ＳＤＳ）を最終濃度が 0.5%になるように加え，その後，フェノール：クロロホルム（１：１）の混液を等量加えることによって抽出する。

手で穏やかに転倒混和した後，卓上型のエッペンドルフ遠心機で５分間，15,000×*g*で遠心する。水相をチューブに取って，残りの有機相には，さらにＴＮＥバッファー(10mM Tris-HCl, pH 7.5, 100mM NaCl, 1mM　ＥＤＴＡ，および 0.5%ＳＤＳ）を等量加えて，再び，上述のように遠心し，得られた水相は，前にチューブに取った溶液と一緒にする。

回収した溶液に，酢酸アンモニウムを最終濃度が２Ｍになるように加え，さらに 100%の冷却アルコールを 2.5倍量加える。その後，チューブを－20℃に２時間以上放置し，上述のように，卓上型のエッペンドルフ遠心機で30分間，15,000×*g*で遠心する。

遠心後，上清を捨てて，沈渣を逆転写用のサンプルとして使用する。

以上の操作過程を図３・８に図示した。

③逆転写反応

上述の抽出操作過程を経て得られたペレットに，逆転写反応液〔40ユニットのRNasin, 2μlの５×逆転写バッファー（250mM Tris-HCl, pH 8.3, 15mM $MgCl_2$, 350mM KCl, 50mM ＤＴＴ），１μl のそれぞれ10mM　４ＮＴＰｓ，２μl のジエチルピロカーボネート処理精製水〕を加える。

この混液によくペレットを溶解した後，溶解液を，シリコン処理したチューブに移し替える。

次に，移した混液に，１μl の下流プライマー（プライマー１)(10pmol／μl)と，１μl のトリ骨髄芽球症ウイルス逆転写酵素（avian myeloblastosis virus reverse transcriptase, Life Sciences, Inc., St. Petersburg, Florida)(5units/μl)を加える。最後に，この混液に，ミネラルオイルを 100μl 重層して，37℃で90分間インキュベートする（図３・９）。

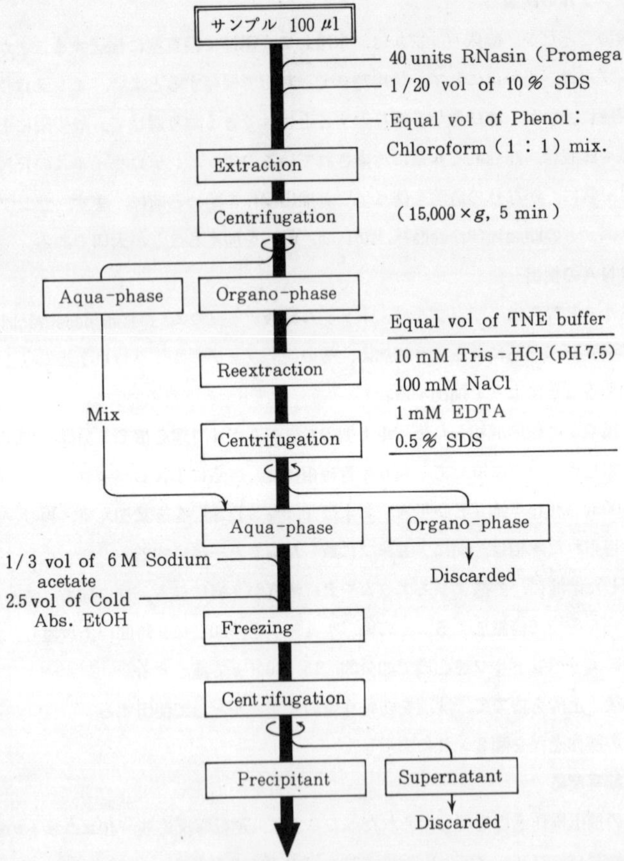
サンプル 100 μl
40 units RNasin (Promega)
1/20 vol of 10％ SDS
Equal vol of Phenol：
Chloroform (1：1) mix.
Extraction
Centrifugation
(15,000×g, 5 min)
Aqua-phase
Organo-phase
Equal vol of TNE buffer
10 mM Tris-HCl (pH 7.5)
100 mM NaCl
1 mM EDTA
0.5％ SDS
Reextraction
Mix
Centrifugation
Aqua-phase
Organo-phase
Discarded
1/3 vol of 6 M Sodium
acetate
2.5 vol of Cold
Abs. EtOH
Freezing
Centrifugation
Precipitant
Supernatant
Discarded

図３・８　ＲＮＡの抽出過程

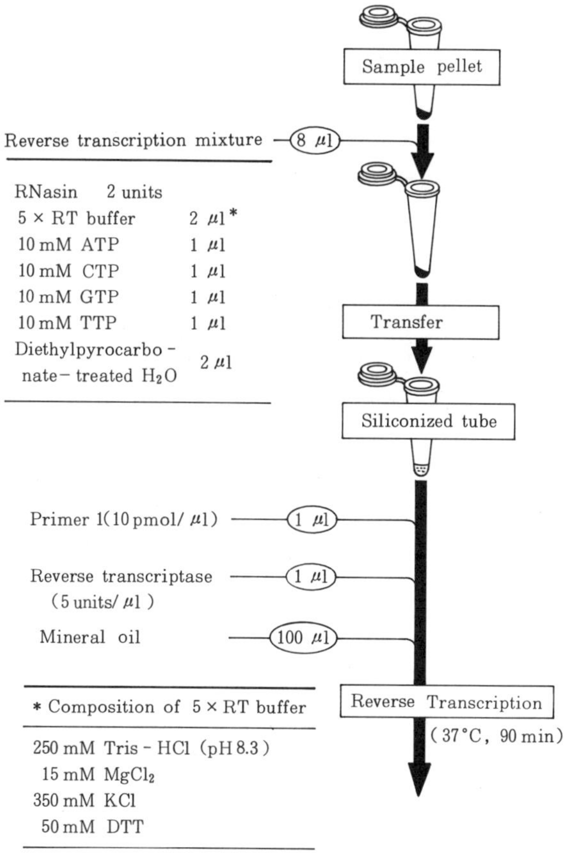

6 特異的な塩基配列の増幅（PCR法）

Reverse transcription mixture ─⟨8 μl⟩─ → Sample pellet

RNasin　　2 units
5 × RT buffer　　2 μl*
10 mM ATP　　1 μl
10 mM CTP　　1 μl
10 mM GTP　　1 μl
10 mM TTP　　1 μl
Diethylpyrocarbo-
nate-treated H_2O　　2 μl

Transfer

Siliconized tube

Primer 1(10 pmol/ μl) ─⟨1 μl⟩─
Reverse transcriptase ─⟨1 μl⟩─
(5 units/ μl)
Mineral oil ─⟨100 μl⟩─

Reverse Transcription
(37°C, 90 min)

＊Composition of 5 × RT buffer

図３・９　逆転写反応の操作過程

④ＰＣＲ

逆転写反応を行った，それぞれの混液に，直接，次の試薬を加え，ＰＣＲ増幅反応を行う。ＰＣＲ用の反応液の組成を表３・25に示した。

陽性コントロールには，キット（Perkin−Elmer Cetus)に含まれているλファージの鋳型を使用する。

ＰＣＲの反応サイクルは，表３・26に示したように設定する。この条件で反応させた後，１μl をとって，10μl の精製水を加え，上述のＰＣＲのための試薬をそれぞれ新たに加えて，第２回目の反応をＰＣＲで25サイクル繰り返せば，テストの感度を上げることができる。

表３・25　ＰＣＲ用反応液

Reverse transcription mixture	10 μl
Double-distilled sterile H_2O	10 μl
10×PCR buffer*	4 μl
Diluted Mix of 4NTPs**	6.5 μl
Primer 1(10pmol/μl)	4 μl
Primer 2(10pmol/μl)	4 μl
Taq polymerase(5units/μl) (AmpliTaq, Perkin-Elmer Cetus)	0.5 μl
total	39 μl

*;10×ＰＣＲの組成

560mM	KCl
100mM	Tris-HCl(pH 8.3)
15mM	$MgCl_2$
1%(w/v)	Gelatin

**;ヌクレオチド希釈混液の組成

10mM	dATP	125 μl
10mM	dCTP	125 μl
10mM	dGTP	125 μl
10mM	TTP	125 μl
DW_2		500 μl

表３・26　ＰＣＲの反応温度と時間の設定条件

Denaturation step	: 95℃, 5min	
Annealing step	: 50℃, 2min	25cycles
Primer extension step	: 72℃, 2min	25cycles
Denaturation step	: 95℃, 2min	25cycles
Final primer extension step	: 72℃, 9min	

⑤結果の解析

結果の判定は，５μl のＰＣＲ反応産物を使って，ミニゲル電気泳動で行う。

ミニゲルには，３%NuSieve アガロース（ＦＭＣ Corp.，Rockland, Maine)と，0.5% Ultrapure electrophoresis grade のアガロース(Bethesda Research Laboratories Inc., Gaithersburg, Maryland）を組み合わせて使用するとよい。この組み合わせでアガロースを使うと，必要なサイズ範囲の増幅産物を上手に解析することができる。

コントロールのサイズマーカーとして，既知のフラグメント鎖長の“ladder ＤＮＡ”を,一緒に,それぞれのミニゲルで泳動する。

154bp の長さのバンド(109塩基の介在配列と，それぞれ取り込まれた25mer のプライマー２と,20mer のプライマー１分子；109 ＋25＋20＝154)が，エンテロウイルスＲＮＡの陽性のバンドである。

確認のために，^{32}Ｐで標識したオリゴマーのプローブ（図３・７）を使って，ハイブリダイゼーションを行う。ハイブリダイゼーション反応の反応条件は，Rotbartらの方法[99]にしたがって設定する。

6.2.3　Ｂ型肝炎ウイルスの検出

(1)　臨床的意義

Ｂ型肝炎ウイルス(Hepatitis B virus，ＨＢＶ）の臨床的意義については，前著[107]を参照していただきたい。

(2)　診断法

Ｂ型肝炎ウイルス（ＨＢＶ）による感染は，血清中にＨＢｓ抗原（ＨＢｓＡｇ）や抗ＨＢｓＡｇ，抗ＨＢｃＡｇが存在するかどうかを，ラジオイムノアッセイ(radioimmunoassay,ＲＩＡ)とかＥＬＩＳＡ（enzyme－linked immunosorbentassay)などの免疫診断技術によって検査することによって，診断することができる。

また，ＨＢＶのＤＮＡ塩基配列は，単核球に見出されていることから，放射性標識あるいはビオチン標識したプローブを使って，血清サンプルとドット（スロット）ブロットハイブリダイゼーションを行うことによって,0.1pg 以下のＨＢＶ-ＤＮＡを検出することができる[107]。

しかし，抗ＨＢｓ陽性の慢性肝炎の場合，一般に,肝のみにＨＢＶ-ＤＮＡが検出される。慢性肝炎患者の血清中に，内因性のＤＮＡポリメラーゼ活性が検出されたり,ＨＢＶ-ＤＮＡが検出されるのは，ウイルスが活発に増殖しているときに限られる

したがって，慢性肝炎（抗ＨＢｓ陽性）の症例の中には，おそらく，ウイルス量が少ないために，通常のＤＮＡプローブ診断では,血清中にＨＢＶ-ＤＮＡを検出することができない場合があると考えられる。

そこで，ＰＣＲ法の利用が考えられた。

ＰＣＲ法による解析は，きわめて感度が高いことから，慢性肝炎の診断にも，ほとんどの場合,有効であると思われる。

たとえば，血清中のＨＢＶ-ＤＮＡを直接,スロットブロットハイブリダイゼーションで検出するよりも，ＰＣＲ反応で増幅してからSouthernブロットハイブリダイゼーションで解析した方が,10倍感度が高い[108]。

(3) プライマーとプローブ

ＰＣＲ法で使用するプライマーとプローブの組み合わせに関して，詳しい情報を得るために，一連の研究が行われている[109)~113)]。

Mack and Sninsky[108)]は，ヘパドナウイルス科(Hepadnaviridae)の様々なウイルスに保存されている*pol* 遺伝子の一領域を同定し，ＰＣＲ法によって110bp のフラグメントを増幅することに成功した。２つのオリゴヌクレオチド塩基配列は，特異的なプライマーとして，ＭＤ06およびＭＤ03と命名されている。

これらのプライマーは，それぞれウイルスの（＋）鎖と（－）鎖に相補的である。また，ＭＤ09は，これらのプライマーではさまれたウイルスゲノム上の塩基配列を検出するためのハイブリダイゼーションプローブである（表３・27）。

以下，患者血清や単核球，肝組織からＤＮＡを抽出し，ＰＣＲ法によって増幅した塩基配列を，アガロース電気泳動法やSouthernハイブリダイゼーション法によって解析する方法について述べる。

なお，ヘパドナウイルスのゲノムの検出に使われている他のオリゴヌクレオチドを，表３・28および表３・29に一覧した。また，これらのオリゴヌクレオチドのウイルスゲノム上の位置を図３・10に示した。

表３・27　ＭＤ06／ＭＤ03およびＭＤ09の塩基配列

Primer	MD06	:（5′)-CTTGGATCCTATGGGAGTGG-
Primer	MD03	:（5′)-CTCAAGCTTCATCATCCATATA-
Probe	MD09	:（5′)-GGCCTCAGTCCGTTTCTCTTGGCT CAGTTTACTAGTGCCATTTGTTC-

表３・28　ＨＢＶの特異的プライマー

プライマー（＋／－）	領　域	位　置（adw2）
MD12/MD93	pol/sur	130-152
MD14/MD94	pol/sur	426-448
MD06/MD109	pol/sur	636-648
MD09/MD30	pol/sur プローブ	658-694
MD110/MD15	pol/sur	669-689
MD111/MD03	pol/sur	735-746
MD112/MD13	pol/sur	831-851
MD24/MD113	"X"	1389-1420
MD114/MD26	"X"	1606-1630
MD27/MD115	pre-core	1858-1876
MD118/119	pre-core	1873-1890
MD28	pre-coreプローブ	1890-1920
MD116/MD25	core	1957-1975
MD75/MD76	core	2374-2397
MD79	coreプローブ	2398-2425
MD77/MD78	core	2374-2397
MD80/MD81	pre-S1	2823-2841
MD84	pre-S1プローブ	2908-2951
MD83/MD82	pre-S2	3177-3199

表3・29　合成オリゴヌクレオチドの塩基配列

プライマー	塩基配列　（５′－３′）
MD03	CTCAAGCTTCATCATCCATATA
MD06	CTTGGATCCTATGGGAGTGG
MD09	GGCCTCAGTCCGTTTCTCTTGGCTCAGTTTACTAGTGCCATTTGTTC
MD12	GCGGGATCCGGACTGGGGACCCTGTGACGAAC
MD13	GCGAAGCTTGTTAGGGTTTAAATGTATACCC
MD14	GCGGGATCCCATCTTCTTATTGGTTCTTCTGG
MD15	GCGAAGCTTAATGGCACTAGTAAACTGAGCC
MD24	TGCCAACTGGATCCTTCGCGGGACGTCCTT
MD25	GCGAAGCTTAAGGAAAGAAGTCMGAAGG
MD26	GCGAAGCTTGTTCACGGTGGWCTCCATG
MD27	GCGGGATCCACTGTTCAAGCCTCCAAGCT
MD28	GCTTGGGTGGCTTTGGGGCATGGACATTGACCCTTATAA
MD30	CGGAGTCAGGCAAAGAGAACCCAGTCAAATGATCACGGTAAACAAG
MD75	AGAAGAAGAACTCCCTGCCCTCGG
MD76	CGGAGGCGAGGGAGTTCTTCTTCT
MD77	GAAGATCTCAATCTCGGGAATCTC
MD78	GAGATTCCCGAGATTGAGATCTTC
MD79	AGACGCAGATCTCCATCGCCGCGTCGCA
MD80	ACCATATTCTTGGGAACA
MD81	TGTTCCCAAGAATATGGT
MD82	CTCCACCTCTAAGAGACAGTCA
MD83	TGACTGTCTCTTAGAGGTGGAG
MD84	CAATCCTCTGGGATTCTTTCCCGATCATCAGTTGGACCCTGCA
MD93	GTTCGTCACAGGGTCCCCAGTCC
MD94	CCAGAAGAACCAATAAGAAGATE
MD109	CTCAAGCTTCCACTCCCATAGG
MD110	CTCGGATCCGGCTCAGTTTACTAGTGCCATTT
MD111	CTCGGATCCTATATGGATGAT
MD112	CTCGGATCCGGGTATACATTTAAACCCTAA
MD113	AAGGACGTCCCGCGAAGGATCCAGTTGGCA
MD114	CTCGGATCCATGGAGACCACCGTGAAC
MD115	CTCAAGCTTAGCTTGGAGGCTTGAACAGT
MD116	CTCGGATCCTTGTGACTTCTTTCCTT
MD118	GCGGGATCCGCTGTGCCTTGGRTGG
MD119	GCGAAGCTTCCAYCCAAGGCACAGC

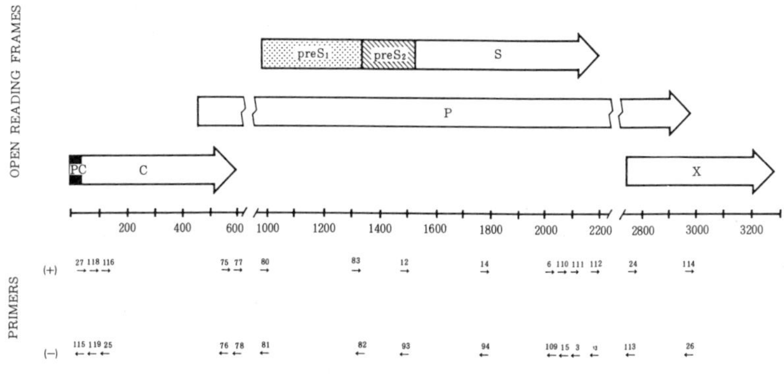

図3・10　ＨＢＶゲノム上のオリゴヌクレオチドの位置

上部の大きな矢印はopen reading frame

(4) 実験操作

①試　　薬

・ＴＥＮバッファー（表３・30）
・10×ＴＡＱバッファー（表３・31）
・40mM　ｄＮＴＰｓ混液（表３・32）
・proteinase Ｋ溶液（表３・33）

②ＤＮＡの調製

(a) 血清からのＤＮＡ抽出法

この方法は，血清から，有機溶媒を使わずに，ＤＮＡを迅速に調製する方法で，フェノール／クロロホルムによる抽出過程を削除している点に，利点がある。

① 血清20μlに，proteinase Ｋ溶液（Ｋバッファー）を25μl 加える。
② ２時間，56℃でインキュベートする。
③ 95℃で10分間加熱して，proteinase Ｋを不活化する。
④ １×ＴＡＱバッファーにTween 20とＮＰ40をそれぞれ0.5％の割合で加え，その混液を上述の溶液に加えて，450μlにする。
⑤ 上述の溶液の50μl をＰＣＲアッセイに使用する。
⑥ ４℃に保存する。

以上の操作過程を図３・11に簡単に示した。

表３・30　ＴＥＮバッファー

10mM	Tris－HCl(pH 8.0)
1mM	ＥＤＴＡ
10mM	NaCl

表３・31　10×ＴＡＱバッファー

500mM	KCl
100mM	Tris－HCl(pH 8.4)
25mM	$MgCl_2$
0.1％ (w/v)	gelatin

表３・32　40mM dNTPs混液

10mM	dATP
10mM	dCTP
10mM	dGTP
10mM	dTTP

表３・33　proteinase K 溶液

10mM	Tris-HCl(pH 8.0)
5mM	EDTA
0.25 ％	SDS
(250μg/ml)*	proteinase K

＊ 上述の液に対して 250μg/ml の割合で加える。分注して凍結保存しておく。

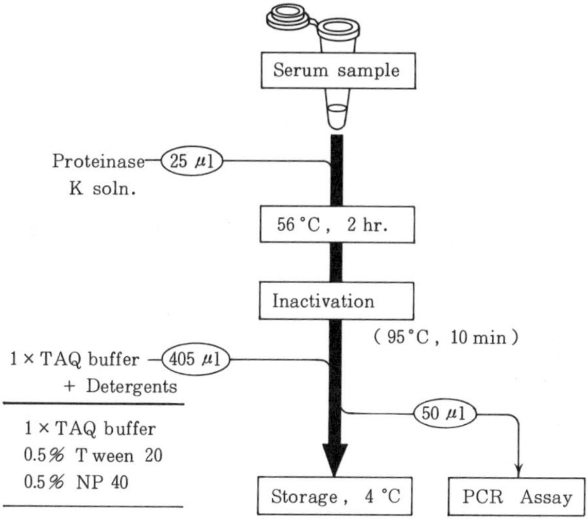

図３・11　血清からのＤＮＡの抽出

(b) 末梢血の単核球（peripheral blood mononuclear cells, ＰＢＭＣ）からＤＮＡを抽出する方法

① まず,Ficoll－Hypaque™のような高比重溶液に，末梢血を１～２ml重層して，密度勾配遠心法によって，単核球を分離する。

② 単核球の分画に，10mlのＰＢＳを加え，遠心によって細胞を洗浄する。この操作を２回繰り返す。

③ 血球計算板，もしくは，その他の測定器を使用して，細胞の数を測定し，約5,000個／μlになるようにＫバッファーで希釈する。100μlのＫバッファー細胞浮遊液を調製する。

④ 56℃で45分間，インキュベートし，細胞を消化する。

⑤ 次に，95℃で10分間加熱して，プロテアーゼを不活化する。

⑥ 10μlを100μl のＰＣＲに使用する。

以上の操作過程を図３・12に示した。

(c) 肺バイオプシーサンプルからＤＮＡを抽出する方法

① 液体窒素の中でバイオプシー標本を破砕する。

② 209μl のproteinase K溶液〔ＴＥＮバッファー0.2ml, proteinase K(10mg / ml) 4μl, 20%ＳＤＳ 5μl〕を1.5ml容のミクロセントリフュージチューブに入れ，これに，破砕したバイオプシー標本を加える。

③ 穏やかに混合する。

④ 55℃で４時間インキュベートする。あるいは，ゆっくり攪拌しながら，37℃で一晩インキュベートしてもよい。

⑤ 次のように，除タンパク操作を行う。

まず，ＤＮＡに等量のフェノール／クロロホルム（１：１）を加え，キャップをして，10分間振盪して混和させる。次に，室温で10分間，遠心(1,000×g）し，下層のフェノール・クロロホルム層を取り除き，捨てる。

⑥ 水相がきれいになるまで，ステップ⑤を繰り返す。

⑦ ３Ｍの酢酸ナトリウム液を1/10量加えて，さらに２倍量の絶体アルコールを加える。

⑧ −20℃に一晩放置してから，遠心して沈渣を得る。

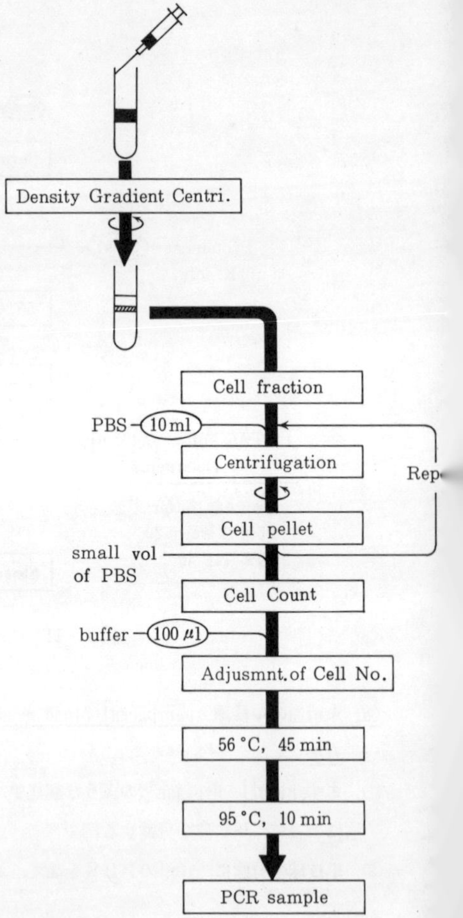

図３・12　ＰＢＭＣからのＤＮＡの抽出

③ＤＮＡの増幅

ＭＤ03とＭＤ06のプライマーセットを使った場合の至適条件を以下に示す。それぞれの増幅反応は，100μlで行う。

① 0.5ml容のミクロセントリフュージチューブに，50μlの反応混液（表３・34）を入れる。

なお，10×ＴＡＱバッファー中の$MgCl_2$ の量は，使用するＤＮＡサンプル液に含まれている$MgCl_2$ の量によって調整する必要がある。

② 各々のチューブに50 μl の血清ＤＮＡを加える。ＰＢＭＣや肝バイオプシーから抽出したトータルＤＮＡを使用する場合は，１ μg 相当のＤＮＡを加える。

③ キャップをして，数秒間，ボルテックスで攪拌し，混合する。

④ ミクロセントリフュージで数秒間，遠心する。

⑤ 注意してチューブのフタを開け，ミネラルオイルを50 μl 加える。

表３・34　反応混液の組成

MD03 primer	100pmoles
MD06 primer	100pmoles
10× TAQ buffer	5 μl
Taq polymerase	2units
Each dNTP	200 μM
DW_2	upto 50 μl

⑥ サンプルをサーマルサイクラーにセットして，表３・35に示した条件で，ＰＣＲを30サイクル繰り返す。

⑦ 使用する時まで，４℃にサンプルを保存する。

表３・35　サーマルサイクラーの反応条件

Denaturing step	: 95℃, 30sec	30 cycles
Annealing step	: 55℃, 30sec	
Primer extension step	: 72℃, 1 min	

④結果の解析

増幅したＤＮＡは，アガロースゲル電気泳動で検定する。

泳動後，エチジウムブロマイドで染色して，ＵＶ照射下でバンドのサイズを検定する。そして，Southernハイブリダイゼーションによって，そのバンドが確かにＨＢＶ－ＤＮＡに由来するバンドであるかどうかを確認同定する。

(a) アガロースゲル電気泳動

ＭＤ03とＭＤ06のプライマーで増幅されるＤＮＡのサイズは，理論的には 110bpである。この種のサイズのフラグメントを解析するには，NuSieve アガロースゲルが適している。

① ＴＢＥバッファーで３％NuSieve アガロース／１％ Seakem アガロースゲルを調製する。NuSieve アガロースを３％，Seakemアガロースを１％の割合でＴＢＥバッファーに混合溶解して，作製する。

　作製したゲルは，使用する前に，少なくとも30分間は，４℃に放置した方がよい。

② 100 μlのクロロホルムを使用して，サンプルからミネラルオイルを抽出する。

③ ＰＣＲ反応混液15 μlに，ブロモフェノールブルー／キシレンシアノール混合色素液を２ μl 加える。

④ サンプルをローディングし，１×ＴＢＥバッファーで電気泳動を行う。

泳動バッファーには，0.075 μg/mlの割合でエチジウムブロマイドを加え，ブロモフェノールブルーの色素がゲルの底に到達するまで，100 Ｖの電圧で泳動を行う。

⑤ 長波長の紫外線を照射して，ＤＮＡフラグメントのバンドのサイズや濃さを調べる。

(b) Southernブロットハイブリダイゼーションによる同定

① ゲルを，10分間ずつ２回，0.5N NaOH，1.5M NaClに浸す。浸している間は，軽く振盪する。

② 20×ＳＳＰＥ（表３・36）を使用して，一晩かけて，ナイロンメンブランにＤＮＡをトランスファーする。

③ 紫外線照射により，ナイロンメンブランにＤＮＡを固定する。

④ プレハイブリダイゼーション混液（表３・37)に，30分から１時間，42℃でメンブランを浸してから，同混液に0.5 pmole の^{32}Ｐ末端標識したプローブを入れたハイブリダイゼーション溶液を入れ，42℃で３～５時間，ハイブリダイゼーションを行う。

これらのハイブリダイゼーション条件は，ポリヌクレオチドキナーゼで比活性が 1.5～３ μCi/pmoleになるように^{32}Ｐ-ＡＴＰ(6000Ci/mmole) で末端標識した44mer のＭＤ09オリゴヌクレオチドプローブに対して至適化してある。

表３・36　20×ＳＳＰＥ

NaCl	174　g
$NaH_2PO_4 \cdot H_2O$	27.6 g
ＥＤＴＡ	7.4 g
H_2O	upto　1 ℓ

初め，試薬を約 800mlの精製水に溶解し，10N NaOH（約 6.5ml)でpHを7.4に調整してから，全体の容量を１ ℓにする。少量ずつ分注して，オートクレーブで滅菌し，保存しておく。

表３・37　プレハイブリダイゼーション混液の組成

３×ＳＳＰＥ
５×Denhardt's　solution*
0.5％ ＳＤＳ
30％ Formamide

＊；50×Denhardt's　solution

Ficoll	5 g
Polyvinylpyrolidon	5 g
ＢＳＡ（Pentax Fraction Ｖ）	5 g
Ｈ₂Ｏ	upto　500ml

滅菌したNalgene ™フィルターを通して濾過滅菌する。25mlずつ分注して，－20℃に保存しておく。

末端標識したプローブは，G-50 Sephadexを使って，スピンカラム透析を行うことによって，取り込まれなかったＡＴＰと分けることができる。

⑤ 室温で，メンブランを洗浄液Ｉ（２×ＳＳＰＥ，0.1 ％ＳＤＳ）で10分間ずつ２回洗浄し，その後，さらに洗浄液Ⅱ(0.2×ＳＳＰＥ，0.1％ ＳＤＳ)で１回洗浄して，非特異的に結合したプローブを洗い流す。

⑥ メンブランを風乾し，サランラップ™でくるんで，数時間から一晩，－70℃でオートラジオグラフィーを行う。増感紙を使って，ＸＡＲ-50フィルムに感光する。

⑦ Ｘ線フィルムを現像する。

6.2.4　ヒトサイトメガロウイルスの検出

(1)　臨床的意義

サイトメガロウイルス(Cytomegalovirus, ＣＭＶ）は，ヘルペス群に属すウイルスである。

本ウイルスは，先天性感染を起こし，巨細胞封入体症(cytomegalic inclusion disease, ＣＩＤ）と呼ばれる疾患を引き起こす。この疾患は，子宮内感染や，生後間もない時の感染が原因となる。

わが国やアジア諸国では，生後１～２年で，70～90％が初感染を経験するが，欧米では，成人になっても未感染者が大多数である。

ＡＩＤＳをはじめ，免疫不全症の患者にとっては，重要な病原ウイルスである。

(2)　診断法

最近の診断法および通常のＤＮＡプローブアッセイについては，前著[114)]で述べたので，そちらを参照していただきたい。

(3)　プライマーとプローブ

ＣＭＶのウイルスゲノムは，240kb で，直鎖状の２本鎖ＤＮＡから成る。ゲノムの一部は，選択されて，塩基配列が決定されているので，ＰＣＲ用のプライマーや，プローブとして利用することができる。

制限フラグメント鎖長ポリモルフィズム(restriction fragmert length polymorphisms, ＲＦＬＰｓ）は認められているが，ＣＭＶゲノムの多様性に関しては，まだわかっていない。

表３・38に示すプライマーのセットは，１つのセットでは，全野性型のサイトメガロウイルスの“90％以上”を増幅することができるとしか言えないが，それぞれ異なる二種類のプライマーセットを使用して，ＰＣＲを行えば，ほとんど全てのＣＭＶ分離株を検出することができると言われている[115)]。

表３・38　ＣＭＶのプライマーセット

ＣＭＶ　immediate early gene[116)] (159 bp ＰＣＲ産物)		
ＩＥ１	CCACCCGTGGTGCCAGCTCC	上流プライマー
ＩＥ２	CCCGCTCCTCCTGAGCACCC	下流プライマー
ＩＥ３	CTGGTGTCACCCCCAGAGTCCCCTGTACCCGCGACTATCC	ハイブリダイゼーションプローブ
ＣＭＶ　late antigen *gp*64[117),118)] (139bp ＰＣＲ産物)		
ＬＡ１	CCGCAACCTGGTGCCCATGG	上流プライマー
ＬＡ２	CGTTTGGGTTGCGCAGCGGG	下流プライマー
ＬＡ３	TTCTTCTGGGACGCCAACGACATCTACCGCATCTTCGCCG	ハイブリダイゼーションプローブ

(4) 実験操作

①試　薬

・5units/μl *Taq* DNA polymerase (Perkin－Elmer Cetus)

・10×反応バッファー（表３・39）

・10×ｄＮＴＰｓ（2.0mM of each of ４ｄＮＴＰｓ）

・primers (100pmol/μl)

表３・39　10×反応バッファー

100mM	Tris-HCl(pH 8.4)
500mM	KCl
25mM	$MgCl_2$
2mg/ml of Gelatin	

反応混液（100μl の反応用）を表３・40に示した。

表３・40　反応混液（100μl の反応用）

10×反応バッファー	10μl
10×dNTPs	10μl
Taq polymerase	0.4μl(2 units)
Primers	0.5μl each (50pmol/reaction)
サンプル	x μl
精製水	78.6～x μl
ミネラルオイル	１～２滴重層

一般には，１つの反応に２種類のプライマーセットを使用する。一つはＣＭＶ塩基配列に対するもので，もう一つはゲノム塩基配列に対するものである。

②サンプルの調製

血液や組織からのＤＮＡの分離は，一般的な方法にしたがって行う。固定した組織からＤＮＡを抽出する場合には，Wright and Manos[119]の方法で行うとよい。

臨床検査室では，しばしば，組織を凍結包埋剤ＯＣＴに浸して，－20～－70℃で凍結保存しておくことがあるが，これらの組織は，次の方法にしたがって処理すれば，すぐにＰＣＲ用のサンプルとして使用することができる。

①　ＯＣＴで凍結させた組織をクリオスタットにセットして，５～10μm の厚さに薄切し，1.5ml 容のエッペンドルフチューブに入れる。

②　上述のチューブに，10％ホルマリン－バッファー液を加えて，10分間放置する。

③　ミクロフュージで１～２分間遠心して，傾斜法でホルマリン液を捨て，エタノールで２回洗浄する。

④　チューブをデシケーターに入れて，減圧して（一般に10～60分間），エタノールを気化させる。

⑤　50～100μlの抽出液（100mM Tris－HCl，４mM ＥＤＴＡ，pH8.0，400μg/ml proteinase K）を組織沈渣に加えて，ピペットの先で組織ペレットを破壊する（ホルマリン固定したパラフィン包埋組織も，切片化して脱パラフィン操作を行い，上記と同様に有機溶媒を揮発させれば，

使用することができる）。

⑥　37℃で一晩，インキュベートする。

⑦　７分間，煮沸して，proteinase Kを不活化する。組織の残渣は，まだ存在している可能性がある。

⑧　遠心し，上清（１〜10μl)をＰＣＲの基質として使用する。

抽出した液は,0.6%アガロースゲル上でエチジウムブロマイドで染色し，可視化することによってモニターすることができる。ＤＮＡは，一般に，分解されてサイズが小さくなっている。

なお，尿中のＣＭＶ-ＤＮＡも,一般的な方法で尿から精製することができる。尿サンプルを直接，使用することもできる[120]。

③ＰＣＲ

まず最初に，反応混液を入れたエッペンドルフチューブを，94℃で７分間，加熱する。

次に，95℃で25秒，42℃で15秒，72℃で60秒のサイクル条件を設定する。一般に，50回サイクルを繰り返す（表３・41）。

表３・41　ＰＣＲの反応条件

Primary reaction	: 94℃	7 min	
Denaturation step	: 95℃	25 sec	50 cycles
Annealing step	: 42℃	15 sec	
Primer extension step	: 72℃	60 sec	

④ハイブリダイゼーションと検出

プレハイブリダイゼーション溶液の組成は，３×ＳＳＰＥ，５×Denhardt's，0.5%　ＳＤＳ，および25%ホルムアミドで行うとよい。プレハイブリダイゼーションは，42℃で30〜60分間行う。

その後，標識したプローブを加え（10cpm/μg，２ng/ml)，30〜60分間ハイブリダイゼーションを行う。

ハイブリダイゼーション後，0.1%の割合でＳＤＳを加えた0.2×ＳＳＰＥ液で，５分間ずつ，室温で３回フィルターを洗浄し，さらに60℃で１回，10分間洗浄する。最後に，１回だけ，室温で５分間，洗浄してから，フィルターを風乾し，オートラジオグラフィーでシグナルを検出する。

一連の操作を，図３・13に示す。

至適な感度を得るために，反応条件をいろいろと変えることができる。

(5)　留意点

臨床サンプルは，それぞれ増幅効果に多様性があり，グロビンのようなゲノム塩基配列を共に増幅するような場合は，疑陰性(false negative)を防ぐ必要がある（つまり，ＣＭＶが存在していたとしても，ＣＭＶ-ＤＮＡは増幅効率が悪いために，ゲノム塩基配列のようには,増幅されないからである）。

なお，ＣＭＶ感染は，潜伏感染が特徴的で，大多数の成人が感染しているので，たとえＰＣＲ法でＣＭＶ-ＤＮＡが検出されたとしても,その診断的解釈は，なかなか難しい。しかし，免疫不

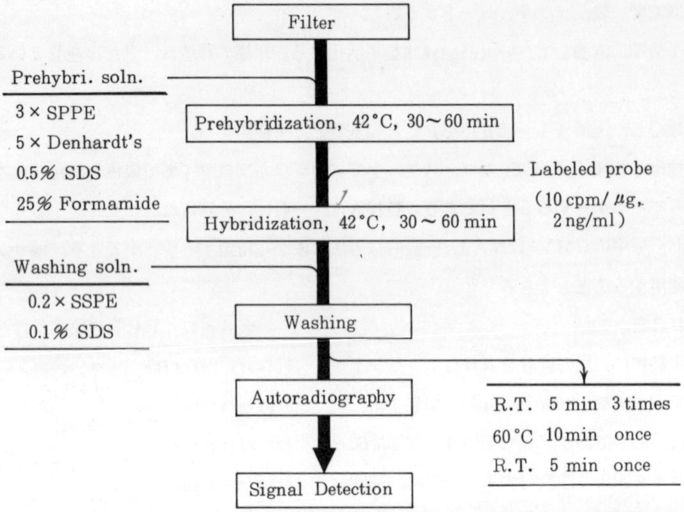

図３・13　ＣＭＶ－ＤＮＡ検出のための一連の操作

全の患者の血液や組織からは，より容易にＣＭＶ-ＤＮＡを検出することができる。

ＰＣＲでも，手の込んだやり方を行えば，正常人に潜伏しているＣＭＶの検出を行うことができるし，逆に，ＣＭＶ血症が証明されている免疫不全の患者からは，ＰＣＲ法によって，ほとんど全ての組織からＣＭＶ－ＤＮＡを検出することができる[121]。

6.2.5　ライノウイルスの検出

(1)　臨床的意義

ヒトのライノウイルス(Human rhinovirus, ＨＲＶ）は，気道粘膜に表在感染を起こし，かぜの主要な原因となる重要な病原ウイルスである。

血清学的には 100種類以上の型があり，年間数回にわたって，成人に鼻(rhino）かぜを起こす。

(2)　ＰＣＲ法による検出

多くのＨＲＶは，発育性が乏しく，なかなか研究するのが難しい。また，ＨＲＶは，ゲノムがＲＮＡで，変異しやすく，継代培養している間にも変異してしまう可能性がある。

ＰＣＲ法は，臨床材料中に微量しか存在しないウイルスでも，本質的に核酸を直接解析することができるほどの量まで増幅させることができるので，これらの問題を解決することができる[46]。

その場合，まず，ＰＣＲ法を行う前に，ＨＲＶのＲＮＡゲノムを逆転写させて，ｃＤＮＡを得る必要がある。

しかし，その際，臨床サンプルそのものの性質や，ヌクレアーゼの存在とか，比較的ウイルス材料が少ないこと，などが，ＲＮＡの単離や，その後の酵素処理などの妨げになっている。

Gamaら[122]は，臨床材料からＨＲＶの核酸を抽出し，さらに研究を行うために，ＰＣＲ法によって充分な量のＤＮＡに増幅する方法を開発しているので，ここでは，その方法を紹介する。

(3)　実験操作

まず，ＨＲＶ-２に感染した患者から，鼻咽腔ぬぐい液を採取する。

$10^{5.5}$ＴＣＩD_{50}/ml（ＴＣＩD_{50}；50% tissue culture infectious dose）に調整したぬぐい液100μl を分取して，これに，キャリアーとして tＲＮＡ(0.5μg)と，さらにRNaseインヒビターとしてvanadyl ribonucleoside complex（ＶＲＣ，10mM）を加える。

サンプルは，フェノール／水(100μl)で抽出し，遠心後，フェノール層と中間層を水(100μl)で再抽出する。水層をプールして，フェノール／水で４回，再抽出し，さらにクロロホルムで２回，抽出操作を繰り返す。

その後，エタノール沈殿法によってＲＮＡを回収し，逆転写反応液（40μl,表３・42）で１時間，37℃で逆転写反応を行う。

反応後，産物の一部（５μl)を分取して，ＰＣＲ溶液（表３・43)100μl 中で，ＰＣＲ(polymerase chain reaction）を20サイクル繰り返す（95℃　１分間，55℃　２分間，70℃　４分間)。10サイクル繰り返した後に，さらにポリメラーゼを加える。

増幅したＤＮＡは，ゲル電気泳動によって確認する（約 380ヌクレオチドの長さのＤＮＡがバンドとして確認できる）。このサイズのバンドは，163－178(－ｖｅ，ＯＬ26）と531－546(＋ｖｅ，ＯＬ27）の位置にそれぞれ結合した，ＨＲＶ-２に相補的なプライマー間隔の距離に相当する[123]。

表３・42　逆転写反応液

50mM	Tris－HCl(pH 8.3)
75mM	KCl
10mM	ＤＴＴ
3mM	$MgCl_2$
0.5mM	dNTPs
40Ｕ	RNase Guard
0.1nmole	Primer ＯＬ27
200Ｕ	ＭＭＬＶ reverse transcriptase

表３・43　ＰＣＲ溶液

10mM	Tris－HCl(pH 8.3)
50mM	KCl
2.5mM	$MgCl_2$
0.2mM	dNTPs
0.1nmole	Primer ＯＬ26
0.1nmole	Primer ＯＬ27
2.5Ｕ	*Taq* polymerase（Anglia Biotech)

(4)　利用性

この方法は，数株のＨＲＶで繰り返され，再現性が認められている。

特に重要なポイントは，tＲＮＡとＶＲＣを加えてＲＮＡを抽出することである。

検査室で，この種の操作を全てやるには困難な点もあるが，臨床材料からＨＲＶ核酸を増幅することは，将来，病原性がわかっているウイルス株を詳細に解析したり，ウイルスを診断したりする場合に，重要な意味をもっている。

6.3　展　望

ＰＣＲ法は，いくつかの問題点はあるものの，遺伝子診断の利用性を大きく拡大する重要な技術である。遺伝子診断以外にも，クローニング，部位特異的変異導入など，広い応用分野が考えられ，今後の発展が期待される。

最後に，ここで，ＰＣＲを応用した新しい方法を紹介しておく。

Jeffrey Chamberlain（Baylor College of Medicine,Houston,TX）は，多重ＰＣＲ解析法で，Duchenne型筋ジストロフィー（ＤＭＤ）に伴うＤＮＡ欠失の検出に成功したことを報告した。0.5 μg の患者ＤＮＡをスタートとして，これに18種類のプライマーを使用し，23サイクルのＰＣＲを行えば，３％アガロースゲル上で，わずか５時間で，患者の遺伝子に全部または一部の欠失があるかどうかを確認することができると言う。

彼は，蛍光色素で標識したプライマーを使ってＰＣＲを行い，反応産物を自動シークエンサー(Applid Biosystems社，370 型，Foster City，CA)にかけて，蛍光発色量によって定量的に遺伝子を検出することに成功している。

将来は，この多重解析法により，多くの遺伝子座における変異を検出することができるようになると思われる。

Chamberlain はまた，不対塩基対を化学的に切断する方法を使って，点突然変異のスクリーニングも行っている。

まず，既知量の標識ＰＣＲ産物を，対照としての野生型ＤＮＡとハイブリダイズさせ，四酸化オスミウムとヒドロキシルアミンを反応させる。これらの試薬は，ハイブリッドＤＮＡに不対塩基対があった場合に，一塩基対のレベルでそれを認識することができ，ピペリジンの存在下でハイブリッドを切断することができる。切断後，電気泳動で反応産物を分離することによって，点突然変異を検出するのである。

点突然変異を検出するためのもう一つの方法として，競合的オリゴＰＣＲプライミング法がある。この方法の場合は，ポリモルフィックな塩基の部位でプライマーが作用することができるかどうかによって，ＤＮＡの増幅が行われるかどうかが決まる。

7　ＤＮＡの定量

少量の生物材料から，タンパク質や核酸を精製することは，現代科学できわめて重要なことである。核酸やタンパク質を定量的に測定するには，いくつかの一般的な技術を利用することができる。

核酸に関しては，それらは，ほとんどの場合，スペクトロフォトメーター，もしくは蛍光強度計によるものである。

スペクトロフォトメーターを使って核酸を測定するためには，キュベットを満たすために一定の容量を必要とし，吸光度値を正確に得るために，キュベットを洗ったり，あるいは値を読みとるなどの煩雑な操作が必要である。また，一般に１～80μg 量の核酸を必要とする。

蛍光強度計を用いるスペクトロフルオロメトリーによって核酸を測定する方法は，最近，劇的に感度が増加しているが[124),125)]，操作がさらに複雑で，また装置が高価である。また，ＲＮＡに関しては，蛍光色素との反応が弱いために感度が低い，などの難点がある[125)]。

Zhu ら[126)]は，核酸やタンパク質をngの単位で測定できる，簡単な方法を報告している。

この方法は，わずか５～10μl のサンプル溶液をＨＰＬＣのカラムにインジェクトして測定するもので，迅速性に優れている。サンプルは，核酸に関しては 260nmで，また，タンパク質に関しては 280nmで，ダイオード検出器を使って検知する。シグナルは，すぐにコンピューターで解析し，標準曲線と比較されて解析される。

解析スピードは，１分あたり，２つのサンプルで，核酸に関しては，３ngから80μg の範囲で解析できる。タンパク質の場合は，10ng～80μg の範囲で解析することができる。解析能力は，サンプル容量とは関係がない。

この方法は，精製したＤＮＡやＲＮＡ，あるいはタンパク質サンプルを少量で，高感度に測定することができ，さらに，迅速かつ正確に測定することができる点が優れている。ただし，ＨＰＬＣ（High performance liquid chromatography）と検出器を必要とする点では，どこの実験室でも手軽に行えないという難点がある。

文　　献

1) R.H.Pritchard, I.B.Holland : "Basic Cloning Techniques", Blackwell, Oxford,. p.99 (1985)

2) P.Zwady, R.C.Cooksey, C.Thornsberry : *Current Microbiol.*, **14**, 95-100 (1986)

3) M.D.Howell, N.O.Kaplan : *Anal.Biochem.*, **161**, 311-315 (1987)

4) M.Gross-Bellard, P.Oudet, P.Chambon : *Eur.J.Biochem.*, **36**, 32-38 (1973)

5) S.Cory, S.Gerondakis, J.M.Adams : *EMBO J.*, **2**, 697-703 (1983)

6) T.Maniatis, E.F.Fritsch, J.Sambrook : "Molecular Cloning;A Laboratory Manual", Cold Spring Harbor Laboratory, N.Y., p.213-215 (1982)

7) P.Gill, A.J.Jeffreys, D.J.Werreff : *Nature*, **318**, 577-579 (1985)

8) L.G.David, M.D.Dibner, J.F.Baffey : "Basic Methods in Molecular Biology", Elsevier, New York, p.42-50 (1986)

9) N.Blin, D.W.Stafford : *Nucleic Acids Res.*, **3**, 2303-2308 (1976)

10) T.Maniatis, E.F.Fritsh, J.Sambrook : "Molecular Cloning;A Laboratory Manual", Cold Spring Harbor Laboratory, Cold Spring Harbor, N.Y., p.280-281 (1982)

11) 高橋豊三："ＤＮＡプローブ ― 技術と応用 ― ", シーエムシー, p.291-299 (1988)

12) V.Glisin, R.Crkvenjakov, C.Byus : *Biochemistry*, **13**: 2633-2637 (1974)

13) P.Chomczynski, N.Sacchi : *Anal. Biochem.*, **162**, 156-159 (1987)

14) A.Ullrich, J.Shine, J.Chirgwin, R.Pictet, E.Tischer, W.J.Rutter, H.M.Goodman : *Science*, **196**, 1313-1319 (1977)

15) D.E.Graham : *Anal.Biochem.*, **85**, 609-613 (1978)

16) J.M.Chirgwin, A.E.Przybyla, R.J.MacDonald, W.J.Rutter : *Biochemistry*, **18**, 5294-5299 (1979)

17) J.Favoloro, R.Freisman, R.Kamen, :"Methods in Enzymology", (L.Grossman, K.Moldave, eds.), Vol.65, p.718-749, Academic Press, New York. (1980)

18) J.R.Feramisco, J.E.Smart, K.Burridge, D.M.Helfman, G.P.Thomas : *J.Biol.Chem.*, **257**, 11024-11031 (1982)

19) J.C.M.Macnab, E.A.Offord, L.Neilson, R.E.Leake, H.C.Kitchener : *Nucleic Acids Res.*, **16**, 11371 (1988)

20) T.Maniatis, E.F.Fritsh, J.Sambrook : "Molecular Cloning ; A Laboratory Manual", Cold Spring Harbor Laboratory, New York, p.201-203, p.382-386 (1982)

21) P.H.Chomczynski, P.K.Qasba : *Biochem.Biophys.Res.Commn.*, **122**, 340 (1984)

22) E.W.Khandjian, C.Meric : *Anal.Biochem.*, **159**, 227 (1986)

23) V.T-W.Chan, K.A.Fleming, J.O'D.McGee : *Anal.Biochem.*, **168**, 16-24 (1988)

24) T.A.Ciulla, R.M.Sklar, S.L.Hauser : *Anal.Biochem.*, **174**, 485-488 (1988)

25) I.M.Kunkel, K.D.Smith, S.H.Boyer, D.S.Borganokar, S.S.Wachtel, O.J.Miller, W.R.Breg, H.W.Jones Jr., J.M.Rary : *Proc.Natl.Acad.Sci.USA*, **74**, 1245-1249 (1977)

26) P.Karayiannis, J.P.P.V.Monjardino, H.C.Thomas : European Patent 0145356 (1985)

27) J.Guatelli, K.Blumeyer, N.Riggs, D.Richman, T.Gingeras : A quantitative assay for HIV-1 RNA based on the polymerase chain reaction, The Third San Diego Conference

of AACC, poster (1988)
28) D.M.Olive : *J.Clin. Microbiol.*, **27**, 261-265(1989)
29) D.M.Olive, S.K.Sethi : *J.Clin.Microbiol.*, **27**, 53-57 (1989)
30) S.M.Freier, D.B.Roszak, E.J.Shrawder, D.A.Driver, C.L.Bridge, D.J.Cerny, L.M.Schmidt : *Clin. Chem.*, **34**, 1176 (1988)
31) W.F.Lima, D.B.Roszak, D.A.Driver, D.B.Seligson, E.J.Shrawder : *American Biotech. Lab.*, **6**, 20 (1988)
32) M.Grunstein, D.S.Hogness : *Proc.Natl.Acad.Sci.USA*, **72**, 3961-3965 (1975)
33) M.J.Haase, D.J.Fleming : *Anal.Biochem.*, **168**, 239-246 (1988)
34) R.A.Cox : *Methods in Enzymology*, **12B**, 120-129 (1968)
35) J.D.Harding, W.J.Rutters : *J.Biol.Chem.*, **253**, 8736-8740 (1978)
36) T.Maniatis, E.F.Fritsch, J.Sambrook : "Molecular Cloning;A Laboratory Mannual", Cold Spring Harbor Laboratory, Cold Spring Harbor, N.Y., p.189-190 (1982)
37) R.A.Cox, N.J.Smulian : U.K.Patent 2139 349 (1984)
38) J.Thompson, D.Gillespie : *Anal.Biochem.*, **163**, 281-291 (1987)
39) M.M.Davis, D.I.Cohen, E.A.Nielsen, M.Steinmetz, W.E.Paul, L.Hood : *Proc.Natl. Acad. Sci. USA*, **81**, 2194-2198(1984)
40) A.A.Welcher, A.R.Torres, D.C.Ward: *Nucleic Acids Res.*, **14**, 10027-10043 (1986)
41) J.Porath, J.Carlsson, I.Olsson, G.Belfrage : *Nature*, **228**, 598-599 (1975)
42) R.K.Saiki, S.Scharf, F.Faloona, K.S.Mullis, G.T.Horn, H.A.Erlich, N.Arnheim : *Science*, **230**, 1350-1354 (1985)
43) C.C.Impraim, R.K.Saiki, H.A.Erlich, R.L.Teplitz : *Biochem.Biophys.Res Commun.*, **142**, 710-716 (1986)
44) D.K.Shibata, N.Arnheim, W.J.Martin : *J.Exp.Med.*, **167**, 225-230 (1988)
45) H.A.Erlich, D.H.Gelfand, R.A.Saiki : *Nature*, **331**, 461-462 (1988)
46) R.K.Saiki, D.H.Gelfand, S.Stoffel, S.J.Scharf, R.G.Higuchi, G.T.Horn, K.B.Mullis, H.A.Erhich : *Science*, **239**, 487-491 (1988)
47) H.Pfister : *Adv.Cancer Res.*, **48**, 113-147 (1987)
48) H.zur Hausen, A.Schneider : "The papovaviridae:the papillomavirus", (N.P.Salzman, P.M.Howley eds.), p.245., Plenum Publishing Corp., New York (1987)
49) S.Jablonska, J.Dabrowski, K.Jakubowicz: *Cancer Res.*,**32**, 583-589 (1972)
50) M.A.Lutzner : *Bull.Cancer*, **65**, 169-182(1978)
51) H.Kirhner: *Prog.Med.Virol.*, **33**, 1-41(1986)
52) M.Favre, G.Orth, O.Croissant, M.Yaniv : *Proc.Natl.Acad.Sci, USA*, **72**, 4810-4814 (1975)
53) G.Orth, M.Favre, O.Croissant : *J.Virol.*, **24**, 108-120 (1977)
54) G.Orth, F.Breitburd, M.Favre : *Virology*, **91**, 243-255 (1978)
55) L.Gissmann, H.Pfister, H.zur Hausen : *Virology*, **76**, 569-580 (1977)
56) L.Gissmann, H.zur Hausen : Int. *J.Cancer*, **25**, 605-609 (1980)
57) G.Orth, S.Jablonska, M.Favre, O.Croissant, M.Obalek, M.Jarzabek-Chorzelska, N.Jibard : *J.Invest.Dermatol.*, **76**, 97-102 (1981)

58) G. Orth, M. Favre, F. Breitburd, O. Croissant, S. Jablonska, S. Obalek, M. Jarzabek-Chorzelska, G. Rzesa : *Cold Spring Harbor Conf. Cell Prolif.*, **7**, 259-282 (1980)

59) L. Gissmann, V. Diehl, H. J. Schultz-Coulon, H. zur Hausen : *J.Virol.*, **44**, 393-400 (1982)

60) H. Pfister, I. Hettich, U. Runne, L. Gissmann, G. N. Chilf : *J.Virol.*, **47**, 363-366 (1983)

61) T. Tsumori, M. Yutsudo, Y. Nakano, T. Tanigaki, H. Kitamura, A. Hakura : *J.Gen.Virol.*, **64**, 967-969(1983)

62) D. Kremsdorf, M. Favre, S. Jablonska, S. Obalek, A. L. Rueda, M. A. Lutzner, C. Blanchet-Bardon, P. C. Van Voorst Vader, G. Orth : *J.Virol.*, **52**, 1013-1018 (1984)

63) A. Gassenmaier, M. Lammel, H. Pfister : *J.Virol.*, **52**, 1019-1023 (1984)

64) R. S. Ostrow, K. R. Zachow, O. Thompson, A. J. Faras : *J.Invest.Dermatol.*, **82**, 362-366 (1984)

65) R. S. Ostrow, K. Zachow, D. Weber, T. Okagaki, M. Fukushima, B. A. Clark, L. B. Twiggs, A. J. Faras : *UCLA Symp.Mol.Cell.Biol.*, **32**, 101-124 (1986)

66) G. Orth, M. Favre : *Clin.Dermatol.*, **3**, 27-42 (1985)

67) M. Favre, G. Orth : personal communication

68) A. T. Lorincz, W. D. Lancaster, G. F. Temple : *J.Virol.*, **58**, 225-229 (1986)

69) S. Beaudenon, F. Praetorius, D. Kremsdorf, M. Lutzner, N. Worsaae, G. Pehau-Arnaudet, G. Orth : *J.Invest.Dermatol.*, **88**, 130-135 (1987)

70) M. Kawashima, S. Jablonska, M. Favre, S. Obalek, O. Croissant, G. Orth : *J.Virol.*, **57**, 688-692 (1986)

71) A. T. Lorincz, W. D. Lancaster, R. J. Kurman, A. B. Jenson, G. F. Temple : *Banbury Rep.*, **21**, 225-236 (1986)

72) M. Kawashima, M. Favre, S. Jablonska, S. Obalek, G. Orth : *Virology*, **154**, 389-394 (1986)

73) W. Schleuren, L. Gissmann, G. Gross, H. zur Hausen : *Int.J.Cancer*, **37**, 505-510 (1986)

74) S. Beaudenon, D. Kremsdorf, S. Obalek, S. Jablonska, G. Pehau-Arnaudet, O. Croissant, G. Orth : *Virology*, **161**, 374-384 (1987)

75) M. Grimmel, E-M. De Villiers, C. H. Neumann, M. Pawlita, H. zur Hausen : *Int.J.Cancer*, **41**, 5-9 (1988)

76) A. T. Lorincz, A. P. Quinn, M. D. Goldsborough, B. J. Schmidt, G. F. Temple : *J.Virol.*, **63**, 2829-2834 (1989)

77) Z. S. Naghashtar, N. B. Rosenshein, A. T. Lorincz, J. Buscema, K. Shah : *J.Gen.Virol.*, **68**, 3073-3079 (1987)

78) G. Gross, K. Ellinger, A. Roussaki, P. G. Fuchs, H. H. Peter, H. Pfister : *J.Invest. Dermatol.*, **91**, 43-48 (1988)

79) A. Adachi, H. Yasue, M. Ohashi, M. Ishibashi: *Gann*, **77**, 978-984(1986)

80) G. J. Nuovo, C. P. Crumb, E. M. De Villiers, R. U. Levine, S. J. Silverstein : *J.Virol.*, **62**, 1452-1455 (1988)

81) D. Gallahan, M. Muller, C. Kelly, M. Hotz, A. Schneider, L. Gissmann : Int. Papillomavirus Workshop, 7th. Abstr. (1988)

82) M. Durst, L. Gissmann, H. Ikenberg, H. zur Hausen : *Proc.Natl. Acad.Sci. USA*, **80**, 3812-3815 (1983)

83) M. Boshart, L. Gissmann, H. Ikenberg, A. Kleinheinz, W. Schleuren, H. zur Hausen : *EMBO J.*, **3**, 1151-1157 (1984)
84) T. Kahn, E. Schwartz, H. zur Hausen: *Int.J.Cancer*, **37**, 61-65 (1986)
85) S. Beaudenon, D. Kremsdorf, O. Croissant, S. Jablonska, S. Wain-Hobson, G. Orth : *Nature*, **321**, 246-249 (1986)
86) K. Shimoda, A. T. Lorincz, G. F. Temple, W. D. Lancaster : *J.Gen.Virol.*, **69**, 2925-2928 (1988)
87) D. Kremsdorf, G. Orth : personal communication
88) E. Schwarz, M. Dürst, C. Demankowski, O. Lattermann, R. Zech, E. Wolfsperger, S. Suhai, H. zur Hausen : *EMBO J.*, **2**, 2341-2348 (1983)
89) K. Dartmann, E. Schwarz, L. Gissmann, H. zur Hausen : *Virology*, **151**, 124-130 (1986)
90) K. Seedorf, G. Krammer, M. Durst, S. Suhai, W. G. Rowekamp : *Virology*, **145**, 181-185 (1985)
91) S. T. Cole, O. Danos : *J.Mol.Biol.*, **193**, 599-608 (1987)
92) S. T. Cole, R. E. Streeck : *J.Virol.*, **58**, 991-995 (1986)
93) L. T. Chow, M. Nasseri, S. M. Wolinsky, T. R. Broker : *J.Virol.*, **61**, 2581-2588 (1987)
94) M. M. Manos, Y. Ting, D. K. Wright, A. J. Lewis, T. R. Broker, S. M. Wolinsky : *Cancer Cells*, **7**, 209-214 (1989)
95) Yi Ting, M. M. Manos : "PCR Protocols;A Guide to Methods and Applications", (M. A. Innis, D. H. Gelfand, J. J. Sninsky, T. J. White eds.), Academic Press, p. 356-367 (1990)
96) H. A. Rotbart, M. J. Levin, L. P. Villarreal : *J.Clin.Microbiol.*, **20**, 1105-1108 (1984)
97) H. A. Rotbart, M. J. Levin, L. P. Villarreal, S. M. Tracy, B. L. Semler, E. Wimmer : *J.Clin. Microbiol.*, **22**, 220-224 (1985)
98) H. A. Rotbart, M. J. Abzug, M. J. Levin : *Mol.Cell. Probes*, **2**, 65-73 (1988)
99) H. A. Rotbart, P. S. Eastman, J. L. Ruth, K. K. Hirata, M. J. Levin : *J.Clin.Microbiol.*, **26**, 2669-2671 (1988)
100) C. M. Wilfert, J. Zeller : "Medical Virology IV;Proceedings of the 1984 International Symposium on Medical Virology," (L. de la Maza, E. M. Peterson eds.), Lewrence Erlbaum Associates, London, England, p. 85-107 (1985)
101) H. A. Rotbart : "Molecular aspects of Picornavirus infection and detection," (B. Semler, E. Ehrenfeld eds.), American Society of Microbiology, Washington D.C., p. 243-264 (1989)
102) H. Toyoda, M. Kohara, Y. Kataoka, T. Suganuma, T. Omata, N. Imura, A. Nomoto : *J.Mol.Biol.*, **174**, 561-585 (1984)
103) N. Iizuka, S. Kuge, A. Nomoto : *Virology*, **156**, 64-73(1987)
104) A. M. Lindberg, P. O. K. Stalhandske, U. Pettersson : *Virology*, **156**, 50-63(1987)
105) O. Jenkins, J. D. Booth, P. D. Minor, J. W. Almond : *J.Gen.Virol.*, **68**, 1835-1838 (1987)
106) H. A. Rotbart, M. J. Levin, N. L. Murphy, M. J. Abzug : *Mol.Cell.Probes*, **1**, 347-358(1987)
107) 高橋豊三："ＤＮＡプローブ－技術と応用－"，シーエムシー，p. 133-144 (1988)
108) D. H. Mack, J. J. Sninsky : *Proc.Nat.Acad.Sci.USA*, **85**, 6977-6981 (1988)
109) S. Kaneko, R. H. Miller, S. M. Feinstone, M. Unoura, K. Kobayashi, N. Hattori,

R.H.Purcell : *Proc.Natl.Acad.Sci.USA,* **86**, 312-316 (1989)

110) D.Larzul, F.Guigue, J.J.Sninsky, D.H.Mack, C.Brechot, J.L.Guesdon : *J. Vir. Meth.*, **20**, 227-237 (1988)

111) C-F.Sun, C.C.Pao, S-Y.Wu, Y-F.Liaw : *J.Clin.Microbiol.*, **28**, 1848-1852 (1988)

112) V.Theirs, D.Kremsdorf, H.Schellekens, A.Goudeau, J.Sninsky, E.Nakajima, D.Mack, F.Driss, J.Wands, P.Tiollais, C.Brechot : *Lancet*, 1273-1276(1988)

113) P.P.Ulrich, R.A.Bhat, B.Seto, D.Mack, J.Sninsky, G.N.Vyas: *J.Infect. Dis.*, **160**, 37-43 (1989)

114) 高橋豊三："ＤＮＡプローブ－技術と応用－", シーエムシー, p.148-155 (1988)

115) D.Shibata, W.J.Martin, M.D.Appleman, D.M.Causey, J.M.Leedom, N.Arnheim : *J.Infect. Dis.*, **158**, 1185-1192 (1988)

116) R.M.Stenberg, D.R.Thomsen, M.F.Stinski: *J.Virol.*, **49**, 190-199 (1984)

117) H.Pande, S.W.Baak, A.D.Riggs, B.R.Clark, J.E.Shively, J.A.Zaia: *Proc.Natl.Acad. Sci.USA,* **81**, 4965-4969 (1984)

118) B.Rüger, S.Klages, B.Walla, J.Albrecht, B.Fleckenstein, P.Tomlinson, B.Barrell : *J.Virol.*, **61**, 446-453 (1987)

119) D.K.Wright, M.M.Manos:"PCR Protocols;A Guide to Methods and Applications", Academic Press, p.153-158 (1990)

120) G.J.Demmler, G.J.Buffone, C.M.Schimbor, R.A.May : *J.Infect. Dis.*, **158**, 1177-1184 (1988)

121) D.Shibata, E.C.Klatt : *Arch.Pathol.Lab.Med.*, in press.

122) R.E.Gama, P.J.Hughes, C.B.Bruce, G.Stanway : *Nucleic Acids Res.*, **16**, 9346(1988)

123) T.Skern, W.Sommergruber, D.Blaas, P.Gruendler, F.Fraundorfer, C.Pieler, I.Fogy, E.Kuechler : *Nucleic Acids Res.*, **13**, 2111-2126(1985)

124) W.Sterzel, P.Bedford, G.Eisenbrand : *Anal.Biochem.*, **147**, 462-467(1985)

125) M.G.Murray, H.E.Paaren : *Anal.Biochem.*, **154**, 638-642(1986)

126) J.Zhu, A.Rashidbaigi, S.Pestka : *Anal.Biochem.*, **169**, 138-141(1688)

第4章　プローブの作成と分離

1　概　　要

核酸プローブの作成は，普通，きわめて時間がかかり，面倒な過程で，各実験室で，それぞれの研究者によって様々なやり方で行われているため，一般的な方法について，詳しく説明することはできないが，概略，次のような手順で行われている（図4・1）。

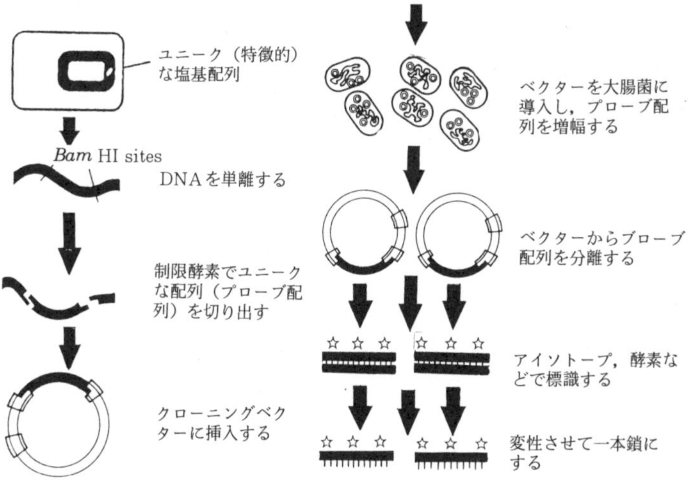

図4・1　プローブの作成と分離の手順

(1)標的に特異的な塩基配列（プローブ配列）を同定し，分離する。

(2)その塩基配列をクローニングし，宿主内に導入して増幅させ，回収する。

(3)プローブ塩基配列を切り出し，アイソトープ，あるいは非放射性の化合物などで標識する。

(4)標識した塩基配列を，未標識配列等から分離し，プローブとする。

以下，それぞれの過程について，簡単に述べる。なお，(3)の標識については，次章で詳しく述べるので，省略する。

2　特異的（プローブ）塩基配列の開発

プローブを開発するにあたって，まず最初に必要なことは，その病原微生物あるいは疾患に特異的な（ユニークな）核酸塩基配列を同定し，分離することである。

これは，できるなら，それらの病原性・病因に関連した物質をコードしている塩基配列であることが好ましい。たとえば，細菌の特異的毒素産生遺伝子（ビルレンス遺伝子）とか，ある菌に特有な定着因子（線毛のサブユニットタンパクとしてのピリン）をコードしている遺伝子とか，ウイルスのヘマグルチニン（血球凝集素，ＨＡ）などの表面抗原，あるいは，遺伝病の原因遺伝子（突然変異部位など），活性化オンコジーン，などである。

しかし，たとえ，そのＤＮＡ塩基配列のコードする機能が知られていなくても，その微生物あるいは疾患に特異的な塩基配列であれば，プローブとして使用することができる。

以下，感染症診断用プローブを例に，どのような塩基配列をプローブとして用いるか，という核酸プローブ開発の方法を，いくつか具体的に紹介したい。遺伝病，がん，法医学など他分野のプローブ開発については，具体的に述べないが，第２章を参考にして頂きたい。

表４・１に，感染症診断用プローブとして用いうる主な核酸塩基配列を例示した。

表4・1　感染病原体のためのＤＮＡプローブ作製法

タイプ	例	文献
クローン化ビルレンス決定因子	ＥＴＥＣ	１），２）
ランダムにクローン化したフラグメント	*Salmonella*	３），４）
全染色体ＤＮＡ	*Campylobacter*	５）
リボゾームＲＮＡ	*Legionella*	６）
ウイルスゲノム	Enteroviruses	７）
真核生物の繰り返しＤＮＡ配列	*Brugia* spp.	８），９）
オリゴヌクレオチド	Herpes virus	10）

2.1　ビルレンス決定因子に対する特異的なプローブ

病原微生物に対するプローブを開発する場合，まず最初に考えるべきことは，その微生物に特有で，しかも組み換えＤＮＡ技術を使ってクローン化することができる，ビルレンス(virulence, 病原性）決定因子を選択することである。

親株からひとたび遺伝子を分離し，クローニングベクターに挿入すれば，そのクローン化された遺伝子のヌクレオチド塩基配列の一部を，プローブとして使用することができる。

一般に，目的とするＤＮＡフラグメントをキメラプラスミドから分離する場合には，制限酵素で切断して行う。クローン化したビルレンス決定因子の遺伝子に関する制限地図を作成しておいて，これに基づいて，どの領域をプローブとして利用するかを決定する。既に，プローブとして利用したい領域の塩基配列の解析が行われていれば，その決定された塩基配列に基づいてプローブを合成することもできる。

選択されたプローブ塩基配列は，もちろん，標識され，ハイブリダイゼーション反応に使われる。つまり，標識したプローブを，患者標本から分離抽出したＤＮＡに反応させることによって，その標本中に存在すると思われる病原体の存在を決定する。もう少し正確に言うと，病原体のＤＮＡに介在するビルレンス遺伝子の存在を決定することができるというわけだが，そもそも，このビルレンス遺伝子は，その病原体に特有のビルレンス決定因子の遺伝子であるから，この存在が標本中に決定されたということは，その病原体が，標本中に存在していたということを意味するのである。

(1)　利点と欠点

このアプローチには，いくつかの利点がある。

まず第１に，この場合，病原微生物を分離して，純粋培養を行う必要がない。第２に，ビルレンス決定因子を失って，もはや病原性を発揮せず，臨床的に問題にならない微生物は検出されない（たとえば，プラスミドにコードされている毒素遺伝子をもつenterotoxigenic *Escherichia coli*）[11]。第３に，病気に関与しているビルレンス遺伝子が，接合(conjugation）とか形質導入(transduction)，あるいはトランスポジション(transposition）というような遺伝的現象によって，他の微生物に伝播された場合，伝播された新しい病原体を，このプローブによって認識することができる。

このアプローチの主要な欠点は，プローブを組み立てる前に，問題とするビルレンス決定因子の遺伝子をクローン化して，その性状を詳しく調べなければならないことである。これには，かなりの時間と労力を必要とする。

(2)　プローブ選択の条件

クローン化した遺伝子は，少なくとも次の３つの性状に関して決定する必要がある。

①クローン化したフラグメント中の一連の制限酵素の切断部位の決定。

②クローン化したフラグメント上でビルレンス遺伝子の領域をコードしている始めと終わりの位置を決定。

③クローニングベクターから容易に分離することができるような，クローン化遺伝子内の制限フラグメントの同定。

プローブは，遺伝子のオープンリーディングフレーム（open reading frame）内から選択されるべきで，フランキング塩基配列を含んでいないことが，きわめて大切である。言い換えれば，ビルレンス決定因子の遺伝子を探し出す場合に使用するＤＮＡ断片は，その遺伝子の開始コドンと終止コドンの間の塩基配列に由来すべきであり，その遺伝子の両側の塩基配列（その遺伝子の上流の塩基配列や下流の塩基配列）に由来するものであってはならない。

多くの微生物の場合，フランキング塩基配列がたまたま存在する可能性があり，このような場合には，そのＤＮＡプローブの特異性が低下する。実際，何人かの研究者は，完全なキメラプラスミド，すなわち，クローニングベクターとクローン化ＤＮＡを切断分離せずに標識して，プローブとして使用すると，偽陽性（false positive）の結果が生じることに注目している[12),13)]。つまり，プローブ解析しようとする臨床材料中の細菌が，クローニングベクターと交差反応を起こしてしまうのである。

(3)　実際例 ―― 大腸菌エンテロトキシンに対するプローブ ――

ビルレンス遺伝子に特異的なプローブの良い例として，大腸菌のエンテロトキシンに対して開発されたプローブをあげることができる。

エンテロトキシン産生性大腸菌（Enterotoxigenic *E.coli* ）は，毒素原性大腸菌とも呼ばれる腸炎起病性大腸菌で，その多くは，易熱性のタンパク毒素（thermolabile toxin，ＬＴ）と耐熱性の毒素(thermostable toxin, ＳＴ）の両者を産生する（ＬＴもしくはＳＴの単独産生株も知られている）。毒素原性大腸菌は，通常，腸管上皮細胞に侵入することはなく，毒素を産生し，それが上皮細胞を刺激することによって，下痢を起こさせる。

これらの毒素のうち，ＬＴは，２種類知られており，どちらもコレラ菌の産生するエンテロトキシンに似た作用機構を示すことから，コレラ様毒素(cholera－like toxin）といわれている。ＳＴの方は，３種類知られており，ヒトの感染で初めて見出されたＳTaH／ST_{1b}と，豚で見出されたＳTaP／ST_{1a}，それに，やはり，動物に特異的に見出されるＳTb がある[14~16)]。

ＬＴは，サブユニットＡ（分子量，28,000）とサブユニットＢ（分子量，115,000)から構成されており，精製結晶化されたＬＴは，コレラ菌のエンテロトキシンに匹敵する毒素活性を有している。ＬＴの産生には，伝達性のプラスミドが関与しているといわれている。

一方，ＳＴは，分子量 4,400のペプチドで，トリプシンやプロナーゼで失活せず，ｐＨ 1.0の酸性下でも安定であるが，アルカリには比較的弱く，pH 9.0以上で活性が失われる。この毒素は，guanilate cyclase を刺激して，細胞内のcyclic GMPの増量を引き起こし，下痢は，このために起こると推測されている。

下痢性患者の糞便から，エンテロトキシン産生性大腸菌（Enterotoxigenic *E.coli*, ＥＴＥＣ）を同定することは，臨床微生物検査において，常に問題をはらんでいる。

検査法には，Elek試験の変法[17)] や，Y-1腎細胞とかＣＨＯ細胞（chinese hamster ovary cell）を使っての細胞培養技術試験[18)]，ＥＬＩＳＡテスト[19)]，および乳呑みマウスアッセイ[1)]があるが，表現型が全く同一のＥＴＥＣを糞便フローラにおいて識別するためには，これらの全ての検査が用いられている。しかし，残念なことには，これらの検査法のほとんどが，感度もしくは特異性に欠けており，あるいはまた，あまりにも高価なために，日常検査に使用することができないといった状況がある。

この糞便中のＥＴＥＣ検出の難点は，Moseley ら[2),20)]が，これらの微生物に対してＤＮＡプローブテストを導入したことによって解決された。

まず，患者から採取された糞便サンプル，もしくは分離された大腸菌のコロニーを，MacConkey寒天平板上に置いたニトロセルロースの上にスポットして一昼夜培養する。翌日，寒天平板培地からフィルターを取り除き，アルカリ処理して，発育してコロニーになった細菌を溶菌させる（このアルカリ処理は，細菌細胞内に存在するＤＮＡを遊離させると同時に，ＤＮＡを一本鎖に変性させる効果をもっている）。細菌細胞から遊離したＤＮＡを熱でフィルターに固定したあと，これにＬＴおよびSTaHに対する放射性標識プローブを加えて，ハイブリダイズさせる。

この技術は，ＬＴに対して行ったＣＨＯテスト（chinese hamster ovary cell test)や，ＳＴに対して行われた乳呑みマウスアッセイと比べると，感度も特異性もかなり高いことが証明されている。そして，フィールド調査研究にも価値があることが証明されている[21)]。

ビルレンス決定因子の遺伝子に特異的なプローブが有用であるという，良い例である。

2.2　ランダムにクローン化した染色体フラグメントから開発されたプローブ

病原微生物に対するＤＮＡプローブを開発する場合の２番目の方法は，その染色体ＤＮＡを分離精製し，さらに，制限酵素でランダムに小さなフラグメントに切断して，切断された制限フラグメントをクローニングベクターの中に挿入し，その中から適切な配列を選択するものである。

この場合，サイズや性質が異なる，たくさんの数のクローン化フラグメントができるが，それらのうちのいくつかは，標的微生物に特異的なヌクレオチド塩基配列を含んでいる。したがって，それぞれクローン化したフラグメントをベクターから分離して，目的とする標的塩基配列にだけハイブリダイズするクローンをスクリーニングする必要がある。

この場合，核酸プローブがコードしている機能は，必らずしもわかっている必要はない。事実，この方法で，たくさんのプローブが作られているが，それらはタンパク質をコードしている場合でも，その一部しか表わしていないものが多い。

Fitts は，このアプローチを使って，食品サンプル中の *Salmonella* spp. の検出のためのプローブを作成している[3),4)]ので，ここでは，それを紹介する。

彼は，プローブの開発にあたって，まず，食品や下痢症患者から一般に分離される*Salmonella typhimurium* の一菌株を培養し，培養した菌体から染色体ＤＮＡを精製した。次に，このＤＮＡを制限酵素*Bam*HＩで切断し，その結果，得られたフラグメントを，プラスミドＹＥｐ13の*Bam*

ＨＩ部位に結合させた。さらに，このキメラプラスミドを大腸菌にトランスフォームし，最終的に，*S.typhimurium*のＤＮＡの挿入体を含んでいるクローンを 200個ピックアップしたのである。

これらのクローンの中から，大腸菌のＤＮＡとはハイブリダイズしないＤＮＡをもっているクローンを得るために，大腸菌のＤＮＡをプローブとして標識し，スクリーニングした結果，54個のクローンが，大腸菌のＤＮＡとホモロジーがないことがわかった。さらに，これら54個のクローンから挿入体ＤＮＡを分離し，^{32}Ｐで標識して，*Salmonella* spp．の23分離株由来のＤＮＡおよびサルモネラ菌以外の32株由来のＤＮＡと，それぞれハイブリダイズさせた結果，これらの挿入体ＤＮＡは，*Salmonella*のＤＮＡだけにハイブリダイズすることがわかった。

さらに，全く同様のプロセスで，広域スペクトラムの血清型の 330分離株について実験が繰り返され，テストしたプローブの中で，２つのプローブだけが，全ての型のサルモネラ菌とハイブリダイズすることがわかった。

そこで，これら２つのクローン化フラグメントをプローブとして，食品中のサルモネラ菌の存在が実際に調べられた結果，この２つのクローン化フラグメントは，どちらも，感度および特異性の点で，優れていることが実証された[4]。

2.3　診断プローブとして標識した染色体ＤＮＡ

微生物の中には，その染色体ＤＮＡが，一般的なヌクレオチド塩基（アデニン，グアニン，シトシン，チミン）から成るが，ユニークな塩基構成を有しているものがあり，単純に抽出した染色体ＤＮＡをアイソトープやビオチンで標識したものでも，高度に特異的な診断プローブとして使えるものもある。*Campylobacter*属の菌や，*Mobiluncus*属の菌がそうである。

たとえば，Tottenらは，標識したゲノムの染色体ＤＮＡを使って，*Campylobacter*のいくつかの菌種を識別すると同時に，いくつかのキャンピロバクター様の細菌（*Campylobacter* like organisms，ＣＬＯｓ）も識別している[5]。この技術は，“分類スポットブロット（taxonomic spot blot）”と呼ばれるもので，直腸炎や結腸直腸炎の症状を示すホモセクシャルの男性から分離された菌において使用され，４つの異なったグループのＣＬＯｓを識別できることが証明されている。

同様に，女性の膣由来の標本，すなわち分泌液を，ニトロセルロースフィルターにスポットし，これに標識した染色体ＤＮＡをハイブリダイズして，生殖器の病原菌である*Mobiluncus mulieris*が同定されている[22),23)]。この技術は，細菌性膣炎の病因解析に興味深く，検査・診断に価値ある方法であることが認められている。

このように，ゲノム染色体ＤＮＡの標識は，有効ではあるが，２つの欠点がある。

まず第一に，この技術では，標的微生物から染色体ＤＮＡを分離精製する必要があるが，これは厄介で，多くの時間を必要とする。特に，上述の2つの例のように，菌の発育が遅かったり，培養が難しかったりする場合は，なおさらである。

第二に，ＤＮＡのバッチによって，テストの再現性が異なるかもしれないという可能性がある。上述の例では，どちらにおいても，幸いに問題がないが，ＤＮＡのバッチが異なると，染色体調製の精度によって，感度や特異性が異なるかもしれない。

やはり，前項のように，クローン化したＤＮＡのフラグメントを使用した方が，プローブの調製がきわめてやりやすく，結果の再現性もしっかりするだろう。

しかし，この技術は，他の病原細菌にも応用できると考えられる。

2.4　リボゾームＲＮＡを認識するプローブ

細菌の染色体の一部にハイブリダイズするように意図されたプローブには，感度に限界がある。というのは，細菌細胞は，それぞれ，このようなプローブと結合しうる標的塩基配列を，わずか1〜3コピーしかもっていないからである。さらに，染色体ＤＮＡに対するプローブの場合には，これらのプローブは，種に特異的なプローブしかあり得ない，という懸念も生まれてくる。

そこで，何人かの研究者が，この問題を解消するために，細菌のリボゾームに目を向けた。

リボゾームＲＮＡをコードしている遺伝子は，細菌界において，きわめて高度に保存されている。また，リボゾームＲＮＡは，しばしば，細胞あたり10,000コピーにも上る数で存在しており[6]，一種の *in vivo* での遺伝子増幅システムとして考えることができる。

したがって，リボゾームＲＮＡは，核酸プローブに対する優れたターゲットとして利用することができる。

この概念は，*Legionella* spp. や *Mycoplasma* spp.，*Mycobacterium* 等の診断プローブを開発している時に，米国Gen-Probe 社の研究グループによって生み出され，研究された。

前述のように，リボゾームＲＮＡは，きわめて高度に保存されているので，理論的には，一菌種に特異的にハイブリダイズするプローブ(species-specific probes) を開発するよりも，属に特異的なプローブ(genus-specific probes) の方が作りやすい。その属に所属する全ての菌種のリボゾームに，同じヌクレオチド塩基配列が存在するという事実も見出されている[24]。

2.5　病原ウイルスに対するプローブ

病原ウイルスは，理論的に，診断用プローブの標的になりうる。

ウイルスは，全般的に，*in vitro* で培養するのが難しく，多くの費用を必要とする。多くのウイルスが培養細胞で産生する細胞病変効果(cytopathic effect，ＣＰＥ）も，しばしばとらえ難く，その認識や同定には，かなりの熟練を必要とする。血清学的な変化を通じて診断できないこともないが，この血清学的技術は，感染初期の患者血清と寛解期の血清の抗体価の比較によって行うために，しばしば，あまりにも診断に時間を要するという嫌いがある。

ＲＮＡウイルスを検出するためのプローブは，一般に，レトロウイルスの逆転写酵素を使用して，ウイルスＲＮＡ鎖に相補的なＤＮＡ（ｃＤＮＡ）として作製される。次に，このｃＤＮＡを鋳型として，相補的なＤＮＡ鎖を合成し，二本鎖ＤＮＡとし，プラスミドベクターに，この二本鎖ＤＮＡを挿入した後，ウイルスのオープンリーディングフレーム（open reading frame）の１つをプローブとして選択する。

ＲＮＡウイルス用に開発されたプローブの例は，Van Der Werfら[7]やEstes ら[25]によって述べられている。

一方，ＤＮＡウイルスを検出するためのプローブは，しばしば，ウイルスゲノムのフラグメントを，直接，ベクターの中にクローニングすることによって作製されている[26]。

2.6　真核微生物に対するプローブ

真核微生物に対するプローブは，細菌やウイルスに対するプローブよりも，開発が難しい。これは，一つには，遺伝子材料そのものが複雑であることによる。

真核微生物を検出するためのプローブの開発で，最も期待のもてるアプローチは．高等生物の遺伝子間にしばしば存在している繰り返し塩基配列を利用することである[8]。

これらの繰り返し塩基配列は，しばしば特定の属に特徴的であり，コピー数も多く，単離も簡単なので，プローブとして適していると言える。すでにマラリア(*Plasmodium falciparum*)の繰り返し塩基配列が，プローブ開発を目的として，研究されている。

蠕虫類のような，より複雑な生物に対するプローブの開発にも，この繰り返し塩基配列が利用されている。たとえば，Sim ら[9]は，フィラリア(*Brugia malayi*)のプローブを，繰り返し塩基配列から開発しているので，ここでは，それを紹介する。

彼らは，ミクロフィラリアからプローブを作製するために，まず，ＤＮＡを精製し，制限酵素*Sau* ３Ａによって部分的に消化した。次に，ショ糖密度勾配遠心法によって，サイズ分画を行い，300bp から８kbに至るサイズのフラグメントを，クローニングベクターpBR322の*Bam*HＩ部位に挿入し，結合した。*Sau* ３Ａと*Bam*HＩは，消化後，同じ一本鎖の粘性末端を残すので，これらの２つの酵素で切断したＤＮＡは，互いに結合させることができる。

結合後，このキメラプラスミドを，常法どおり，大腸菌にトランスフォームし，トータル6,000 個のトランスフォーマントを選び出した。これらのクローンは，*B.malayi*の遺伝子バンクと言うことができ，理論的には，それぞれの遺伝子が，形質転換された大腸菌のそれぞれの細胞において，少なくとも１コピーは存在している。

次に，彼らは，数株の*Brugia*から，トータルゲノムＤＮＡを抽出精製して，^{32}Ｐで標識して，6,000個のそれぞれのクローンから抽出したＤＮＡにハイブリダイズした。その結果，４つのクローンが強い放射性のシグナルを示したが，他のＤＮＡでは見られなかった。

このことは，これらのキメラプラスミドが，*B. malayi* に特徴的なクローン化塩基配列を含んでいることを示唆しているので，Sim らは，次に，この*Brugia*のＤＮＡの挿入体を含んでいるプラスミドの制限地図を作成した。

その結果，１つのキメラプラスミドが，ほとんど同一の塩基配列を３つもっていることがわかった。この塩基配列は，*B.malayi*に特徴的な，かなり繰り返しが多い塩基配列と考えられている。

最近，このプラスミドをプローブとして使用し，さらに研究が行われて，このプローブの効果についても明らかにされている。つまり，蚊の吸引物をニトロセルロースフィルターにブロットして，これをプローブとハイブリダイズさせることによって，媒介動物としての蚊において，直接，ミクロフィラリア(*B.malayi*)の存在を同定したのである[27]。

このように，プローブは，ミクロフィラリア虫のような複雑な生物に対しても開発することができるということが，証明された。

2.7　オリゴヌクレオチドプローブ

これまで述べてきたプローブは，全て，“長鎖プローブ”，すなわち 100bp以上のプローブとして知られているものであるが，プローブの開発のための，もう一つのアプローチとして，化学的に合成した短鎖プローブ（14～40bpの長さ）を使って，感染症の同定を行う方法がある。

これらの“短鎖プローブ”，すなわち，オリゴヌクレオチドプローブは，長さの点では，上述の長鎖プローブの一分画にすぎないが，特異性に関しては，数千塩基対のプローブと同じ程度の能力を発揮する。事実，短鎖プローブは，ストリンジェントな条件下で使用すれば，ＤＮＡのある特定の塩基配列中の一塩基対の変化でさえも認識することができる[28]。

オリゴヌクレオチドプローブを使用する場合の主な利点は，短鎖プローブは，長鎖プローブよりも，５～15倍速くハイブリダイズし，しばしばハイブリダイゼーションの時間を30分以下に削減することができるということである[29),30]。

長鎖プローブを使ってハイブリダイゼーション反応を行うと，完全に終了するまでに６～10時間はかかるのが一般的で，硫酸デキストラン(dextran sulfate)[31]とか，ポリエチレングリコール(polyethylene glycol)[32]のような容量排除剤（volume exclusion reagent）を使わなかった場合には，特に長時間のハイブリダイゼーションの反応が必要である。

また，短鎖プローブは，上述のように，核酸塩基配列の点突然変異を検出する場合にも使用することができることからもわかるように，条件さえ適切に設定すれば，きわめて特異性が高い。

さらに，これらのプローブは，ひとたび合成すれば，数年間は安定で，臨床検査に使用する上で，信頼性と再現性のある試薬として非常に適している。

一方，短鎖プローブの主な欠点は，結合させようとするレポーター分子の数に制限があることである。オリゴヌクレオチドプローブを，アルカリホスファターゼのような酵素分子で標識する場合[10)]，リンカーアームを使うこともできるが，長鎖プローブの場合は，短鎖プローブ[29)]よりも，10～100倍，感度が高いといわれている。

にもかかわらず，オリゴヌクレオチドプローブは，盛んに合成され，研究されて，数種のウイルスや細菌病原体に対して使われ，かなり特異的であることが示されている。たとえば，Herpes simplex virusの分離株の型別に，オリゴヌクレオチドプローブが実際に使われている[33)]し，また，血清中のＨＢＶの存在を同定したり[34)]，糞便中の病原体の診断にも使われている[10)]。

短鎖プローブは，近い将来，必ず臨床検査室における診断上の武器として重要になるものと思っている。

2.8　まとめ

最後に，ポイントをまとめておく。

①感染症のためのプローブを開発する場合，それぞれ異なるいくつかのアプローチがある。このアプローチは，まず，同定しようとする微生物の種類（細菌，ウイルス，真核微生物等）に応じて，選択すべきである。

②介在配列が，もともと考えていたよりも広範囲に広がっているような場合には，プローブの開発に問題が生じるかもしれない。ウイルスや原虫には，よくこのようなことがある。

③ビルレンス遺伝子からプローブを開発する場合，プローブは，その遺伝子の open reading frame 内から選ぶべきである。フランキング塩基配列，つまり，開始コドンから終止コドンまでの領域以外のヌクレオチド塩基配列は含んではならない。

④化学的に合成した短鎖プローブは，しばしば高比活性のプローブが得られたり，ハイブリダイゼーション時間を短縮したりすることができるが，より伝統的な長鎖プローブと比べると，感度が劣っているという欠点がある。

3　特異的塩基配列の増幅

ある病原体あるいは疾病のみに固有な核酸塩基配列が解明された場合，次には，これを核酸プローブとして用いるために，その塩基配列のコピーをたくさん増幅する必要がある。

3.1　クローニング

この過程には，一般に，遺伝子工学の技術が使われている。すなわち，その特定塩基配列を，自己増殖可能なベクターに連結して宿主細胞内で増殖させるのである。

この技術は，クローニング（cloning)あるいはＤＮＡクローニング（ＤＮＡ cloning）と呼ばれ，遺伝子工学の基礎的技術なので，ここでは，簡単にその概略を述べるにとどめたい。おおまかな手順は次の通りである。

①まず，菌体，細胞などから抽出精製したＤＮＡを，制限酵素で分解して，得られたＤＮＡ断片を，ベクターに組み込んで，宿主細胞（コンピテント細胞，通常は大腸菌）に導入する。これら一組のＤＮＡ断片を含んだベクターあるいは宿主細胞の集団を，ＤＮＡライブラリーあるいは遺伝子ライブラリーと呼ぶ。

ＤＮＡライブラリーは，キメラベクターの形で保存するが，宿主細胞中で増殖させると，各ＤＮＡ断片も増幅され，多くのクローンが含まれることになる。

②このＤＮＡライブラリーをスクリーニングして，目的とする塩基配列を含むＤＮＡ断片（クローン）を探し出す。

③得られたクローンが，目的のものかどうかを確認する。

ＤＮＡライブラリーには，導入するＤＮＡとして，染色体ＤＮＡを用いた，染色体ＤＮＡライブラリー(ゲノムＤＮＡライブラリー，genomicＤＮＡ library）と，ｍＲＮＡから作成した相補的ＤＮＡ(complementaryＤＮＡ，ｃＤＮＡ）を用いたｃＤＮＡライブラリーがある。

ｍＲＮＡの方が量が多く，また，ｃＤＮＡクローニングの方が同定法が多いので，一般には，ｃＤＮＡライブラリーの方がよく用いられるが，ＤＮＡプローブを開発する場合，目的とする塩基配列の発現産物の機能がわかっていないことも多いので，染色体ＤＮＡ断片を直接クローニングしたゲノムＤＮＡライブラリーを使うことも多い。

ベクター（クローニングベクター）としては，プラスミド（plasmid)あるいは，バクテリオファージ(bacteriophage）が使われており，現在では，その多くが市販されている。

ベクターへのＤＮＡ断片の挿入は，プラスミドベクターでも，ファージベクターでも，原理的には同じで，ベクターＤＮＡの両端と挿入ＤＮＡの両端を，互いに相補的な配列にしておき，リガーゼを使ったligation反応によって結合させる，というものである。

同じ制限酵素で切断した粘性末端をもつＤＮＡ断片は，そのまま結合させられる。一方，平滑末端の両端を相補鎖にする場合には，それぞれの末端に，互いに相補性を有するＤＮＡホモポリマー（たとえば，ｄＣポリマーとｄＧポリマー）をターミナルトランスフェラーゼ（TTase)で付与する方法と，挿入ＤＮＡの両端（平滑末端）にリンカーを結合し，このリンカーと，ベクターを，同じ制限酵素で切断する方法が使われる。なお，長鎖のｃＤＮＡライブラリーをつくる場合，

mＲＮＡからｃＤＮＡを合成するのと同時に，ベクターへの組込みも行えるOkayama-Berg法も開発されており，よく使われている。

プラスミドベクター(pBR322 や pUC系のプラスミドがよく使われる)の場合，形質転換操作(ふつうCa^{2+}処理）により宿主細胞に導入し，ベクター上の薬剤耐性遺伝子を利用して，薬剤（テトラサイクリン，アンピシリンなど）を含む寒天培地上で，組み換え体を含む菌のみを選択して，ＤＮＡライブラリーを作成する（図４・２）。

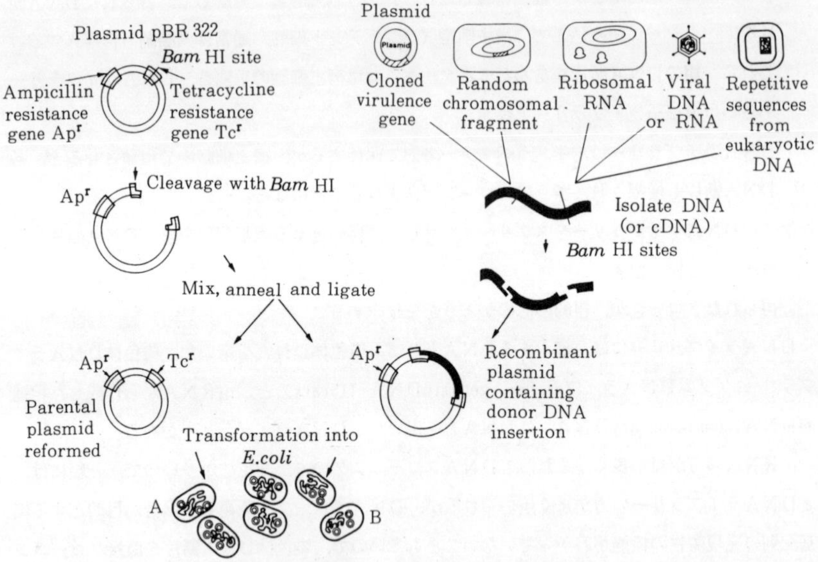

図４・２　プラスミドベクターの挿入の過程

一方，ファージベクターとしては，ふつう，λファージベクター（ＥＭＢＬ３，Charon 28, λgt10，λgt11など多くの種類がある）が使われ，形質転換操作の代わりに，*in vitro* packaging法で，組み換えＤＮＡを含むファージ粒子を調製し，（あるいは，このファージ粒子を大腸菌に感染させて，ファージ・プラークとして）ＤＮＡライブラリーを作成する（図４・３）

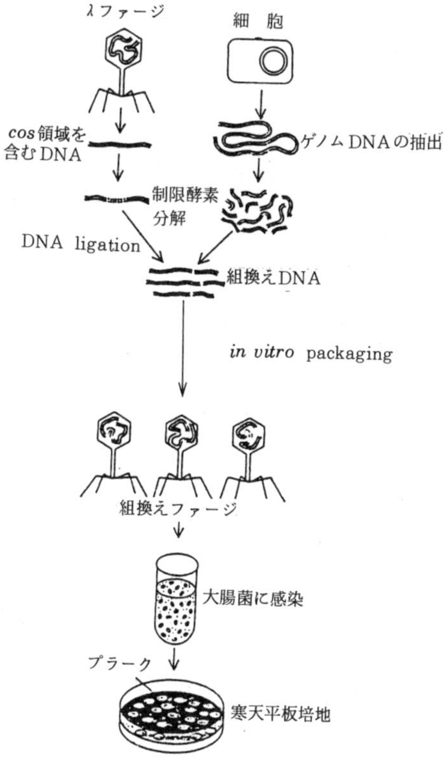

図4・3　ファージを用いた挿入体ＤＮＡのクローニング

in vitro packaging法とは，試験管内でλファージＤＮＡをファージタンパク質の殻に包み込んでファージ粒子を形成させる方法で，殻への取り込みに必要なＤＮＡ領域（*cos* 領域）を含むファージＤＮＡをベクターとして用い，粒子形成に必要なタンパク質要素の供給源（*in vitro* packaging ミクスチャー）として，変異ファージによる大腸菌溶菌液を使用する。この方法の方が，形質転換法より，ＤＮＡ導入の効率が高い。

以上のようにして作られたＤＮＡライブラリーからの目的クローンのスクリーニングは，ふつう，適当なプローブを用いてのコロニーハイブリダイゼーションやプラークハイブリダイゼーションで行う。他に，発現産物を抗体などで検出する方法，発現ベクターを使って発現産物の生物活性を直接検出する方法，それぞれのクローンにハイブリダイズするｍＲＮＡを集め，*in vitro*

タンパク合成系での翻訳産物を同定する方法（*in vitro* transcription 法）などがある。

3.2　化学合成

ＤＮＡの断片であるオリゴデオキシリボヌクレオチド（オリゴヌクレオチドと略す）の有機化学的な合成法は，1980年代に入って急速に進歩し，固相合成法の確立によって，短い塩基配列なら，ＤＮＡ合成装置を用いて，全自動での合成が可能になった。最近では，リン酸トリエステル法に代わるホスフォアミダイド法（図4・4）などの登場によって，数十〜百ヌクレオチドからなるオリゴヌクレオチドが比較的容易に得られるようになった。これらをリガーゼで結合して，さらに長鎖の２本鎖ＤＮＡをつくることもできる。

図中の各ＳＴＥＰの反応			
	(1)	脱トリチル化（Detritylation）	：５′ＯＨ基とを遊離させる
	(2)	活　性　化（Activation）	：ホスフォアミダイト誘導体を活性化する
	(3)	付　　加（Addition）	：次のヌクレオチドを付加する
	(4)	キャッピング（Capping）	：５′ＯＨ基をアセチル化する
	(5)	酸　　化（Oxidation）	：３価のリンを５価のリンに変える

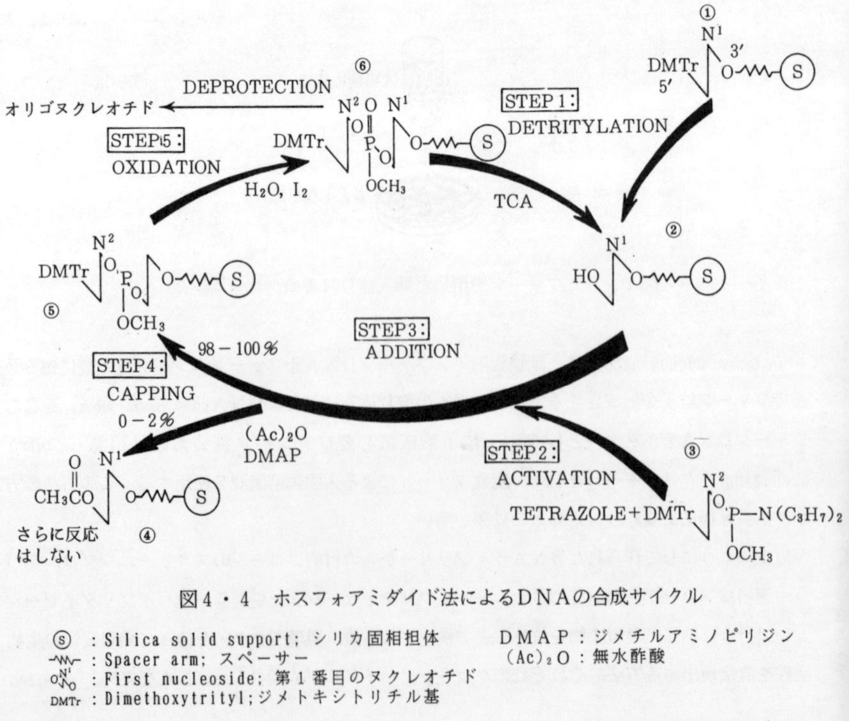

図4・4　ホスフォアミダイド法によるＤＮＡの合成サイクル

Ⓢ ：Silica solid support; シリカ固相担体
-ww- ：Spacer arm; スペーサー
$O^{N^1}O$ ：First nucleoside; 第１番目のヌクレオチド
DMTr ：Dimethoxytrityl; ジメトキシトリチル基

ＤＭＡＰ：ジメチルアミノピリジン
$(Ac)_2O$：無水酢酸

このようなＤＮＡ化学合成法の発達により，塩基配列がわかっているものについては，形質転換法や *in vitro* パッケージング法を駆使して，宿主細胞内で増幅させることを考えなくても，機械で合成して，一本鎖ＤＮＡのプローブ塩基配列を大量に合成することが可能になった。

今日では，ＤＮＡ塩基配列の決定も，難しいことではないので，今後は，化学合成法によるプローブ配列の調製が主流になると考えられる。

なお，ＤＮＡ化学合成の実際[35]や，オリゴヌクレオチドの応用性[36]については，別稿でも述べたので，それらを参照されたい。

一方，ＲＮＡ（オリゴリボヌクレオチド）の化学合成法は，最近，かなりの進展が見られ，早晩，ＤＮＡと同程度の合成が可能になると思われるが，今のところ自動合成装置もないので，当面は，ＲＮＡプローブ配列の増幅は，遺伝子工学に頼るしかないと考える。

なお，化学合成により，直接，標識プローブを作成する方法については，次章で述べる。

4　プローブの分離・精製

プローブＤＮＡの分離・精製は，エタノール沈殿によって行うのが最も簡便であるが，これでは充分な精製が行えないので，表４・２に示すような方法が使われている。

これらについて簡単に説明する。

4.1　カラムクロマトグラフィー法

カラムクロマトグラフィーを用いる方法は，操作が簡便・迅速で，プローブの回収も簡単である。

ゲル濾過は，昔からある方法で，分離能はやや悪いが，SephadexＧ－50（ファルマシア社）を初め，種々の担体，カラムがあるので，目的に応じて，性質の異なるカラムを使い分けることができる。

表４・２　ＤＮＡプローブの分離・精製法

1.　カラムクロマトグラフィー法（column chromatogpraphy）
　①　ゲル濾過（gel filtration）
　②　高速液体クロマトグラフィー（high performance liquid chromatography，ＨＰＬＣ）

2.　ゲル電気泳動法（gel electrophoresis）
　①　ポリアクリルアミド（polyacrylamide）ゲル電気泳動
　②　アガロース（agarose）ゲル電気泳動

3.　その他
　①　密度勾配遠心法（density gradient centrifuge）など
　②　ハイブリダイゼーション法（nucleic acid hybridization）
　③　その他

一方，高速液体クロマトグラフィー（ＨＰＬＣ）は，主に合成オリゴヌクレオチド（トリチルーオン）の精製に用いる方法で，分離能に優れ，迅速な精製が可能である。イオン交換担体が用いられることもあるが，C_8，C_{18}などの逆相シリカゲルカラムと，アセトニトリルー水系の溶媒を用いた，逆相ＨＰＬＣで行うことが多い。

4.2　ゲル電気泳動法

ゲル電気泳動法は，非常に優れた分離能を有しているが，ゲルからのプローブＤＮＡの回収が繁雑であるという欠点をもっている。

500塩基対未満の比較的短い塩基配列を分離・精製する場合は，ポリアクリルアミドゲル電気泳動が，それ以上（数万塩基対くらいまで）の比較的長い塩基配列を分離・精製する場合は，アガロースゲル電気泳動が用いられる。

目的とするＤＮＡ分子の大きさに応じて，適当なゲル濃度を選択することにより，最適の分離能が得られる。

4.3　その他

塩化セシウム（CsCl）やショ糖を用いる密度勾配遠心分離法は，プローブ回収上の問題はないが，分離能が悪いため，分離目的とするプローブＤＮＡが，他のＤＮＡと比べて，かなり大きさが違わないと，精製は難しい。

以上の方法は，ＤＮＡの極性の違いを利用する逆相ＨＰＬＣ以外は，いずれも，ＤＮＡ分子の大きさによって分離する方法だが，核酸ハイブリダイゼーションの原理により，相補的なＤＮＡと分離目的とするプローブＤＮＡをハイブリダイズさせて回収する方法もある。これらについては第３章５節で述べた。

文　献

1）A. G. Dean, Y.-C. Ching, R. C. Williams, L. B. Harden : *J.Infect. Dis.*, **125**, 409 (1972)
2）S. L. Moseley, I. Huq, A. R. M. A. Alim, M. So, M. Samadpour-Motalebi, S. Falkow: *J.Infect.Dis.*, **142**, 892 (1980)
3）R. Fitts: *Food Technol.*, **39**, 95-102 (1985)
4）R. Fitts, M. Diamond, C. Hamilton, M. Neri : *Appl.Environ. Microbiol.*, **46**, 1146 (1983)
5）P. A. Totten, C. L. Fennell, F. C. Tenover, J. M. Wezenberg, P. L. Perine, W. E. Stamm, K. K. Holmes :

J.Infect. Dis., **151**, 131 (1985)
6) G. Chambliss, G. Craven, J. Davies, K. Davis, L. Kahan, M. Nomura : "Ribosomes, Structure, Function, and Genetics", University Press, Baltimore (1980)
7) S. V. Van Der Werf, F. Bregegere, H. Kopecka, N. Kitamura, P. G. Rothberg, P. Kourilsky, E. Wimmer, M. Gerard : *Proc.Natl.Acad.Sci.USA*, **78**, 5983 (1981)
8) B. Lewin : "Genes II", John Wiley & Sons, New York, chap. 18 (1985)
9) B. K. L. Sim, W. F. Piessens, D. F. Wirth : *Mol.Biochem.Parasitol.*, **19**, 117 (1986)
10) E. Jablonski, E. W. Moomaw, R. H. Tullis, J. L. Ruth: *Nucleic Acids Res.*, **14**, 6115 (1986)
11) T. Yamamoto, T. Honda, T. Miwatani, T. Yokota : *J.Infect.Dis.*, **150**, 688 (1984)
12) P. S. Diegutis, E. Keirnan, L. Burnett, B. N. Nightingale, Y. E. Cossart : *J.Clin.Microbiol.*, **23**, 797(1986)
13) R. F. Ambinder, P. Charache, S. Staal, P. Wright, M. Forman, S. D. Hayward, G. S. Hayward : *J.Clin. Microbiol.*, **24**, 16 (1986)
14) S. L. Moseley, J. W. Hardy, I. M. Huq, P. Echeverria, S. Falkow : *Infect. Immun.*, **39**, 1167 (1983)
15) S. L. Moseley, M. Samadpour-Motalebi, S. Falkow : *J.Bacteriol.*,. **156**, 441 (1983)
16) M. N. Burgess, R. J. Bywater, C. M. Cowley, N. A. Mullan, P. M. Newsome : *Infect.Immun.*, **21**, 526 (1978)
17) T. Honda, S. Taga, Y. Takeda, T. Miwatain : *J.Clin.Microbiol.*, **13**, 1 (1981)
18) D. A. Sack, R. B. Sack : *Infect.Immun.*, **11**, 334 (1975)
19) M. R. Thompson, H. Brandwein, M. LaBine-Racke, R. A. Gianella : *J.Clin.Microbiol.*, **20**, 59 (1984)
20) S. L. Moseley, P. Echeverria, J. Seriwatana, C. Tirapat, W. Chaicumpa, T. Sakuldaipeare, S. Falkow : *J.Infect. Dis.*, **145**, 863 (1982)
21) P. Echeverria, J. Seriwatana, D. N. Taylor, C. Tirapet, W. Chaicumpa, B. Rowe : *J.Infect.Dis.*, **151**, 124 (1985)
22) M. C. Roberts, S. L. Hillier, F. D. Schoerknecht, K. K. Holmes : *J.Clin. Microbiol.*, **20**, 826 (1984)
23) M. C. Roberts, S. L. Hillier, F. D. Schoenknech, K. K. Holmes : *J.Infect. Dis.*, **152**, 74 (1985)
24) D. Kohne, J. Hogan, V. Jonas, E. Dean, T. H. Adams : "Microbiology-1986", (D. Schlessinger ed.), American Society for Microbiology, Washington, D. C., p. 110 (1986)
25) M. K. Estes, B. B. Mason, S. Crawford, J. Cohen : *Nucleic Acids Res.*, **12**, 1875 (1984)
26) J. C. Tamashira, L. J. Hock, D. H. Spector : *J.Virol.*, **42**, 547 (1982)
27) B. K. L. Sim, J. W. Mak, W. H. Cheong, I. Sutanto, L. Kurniawan, H. A. Marwoto, E. Franke, J. R. Campell, D. F. Wirth : *Am.Trop.Med. Hyg.*, **35**, 559 (1986)
28) R. B. Wallace, J. Shaffer, R. F. Murphy, J. Bonner, T. Hirose, K. Itakura : *Nucleic Acids Res.*, **6**, 3543 (1979)
29) R. N. Bryan, J. L. Ruth, R. D. Smith, J. M. LeBon : "Microbiology-1986", (D. Schlessinger ed.), American Society for Microbiology, Washington, D. C., p. 116 (1986)
30) J. G. Wetmur : *Biopolymers*, **14**, 2517 (1975)
31) G. M. Wahl, M. Stern, G, R. Stark : *Proc.Natl.Acad. Sci. USA*, **76**, 3683 (1979)
32) R. M. Amasino : *Anal.Biochem.*, **152**, 304 (1986)
33) E. M. Peterson, S. L. Aarnaes, R. N. Bryan, J. L. Ruth, L. M. delaMaza : *J.Infect. Dis.*, **153**, 757 (1986)

34） R.N.Bryan,L.J.Arnold,Jr.：*DNA*, **3**, 123（1984）
35） 高橋豊三：BIO INDUSTRY, **5**,833-844,910-916（1988）
36） 高橋豊三：“ＤＮＡプローブ－技術と応用－”, シーエムシー, p.367-402（1988）

第5章　プローブの標識

1　標識物質

DNAプローブを標識するための物質を標識物質という。

標識物質には，いろいろな種類のものがあるが，2つに大別することができる。すなわち，直接標識物質と，間接標識物質である。

1.1　直接標識物質

直接標識物質とは，標識物質それ自体が，何らかの活性をもっており，ハイブリダイゼーション反応を行った後に，直接，ハイブリッド分子を検出することができる標識物質の総称である。表5・1および表5・2に，直接標識物質を要約して示す。

最も典型的な例としては，放射性同位元素を挙げることができるが，臨床診断用のプローブとしては，安全性や安定性，廃棄等の問題から，ラジオアイソトープに代わる非放射性標識物質に最も注目が寄せられている。

しかし，（表5・1に掲げた標識の多くは，既に免疫測定法で用いられているものではあるが,）DNAプローブアッセイでは，まだ，単独でラジオアイソトープ(たとえば，^{125}Iや^{32}P)に置き換えうる，理想的な非放射性標識物質は見出されていない。

表5・1　DNAプローブ検定法のための直接標識物質

標識物質		文　献
^{32}P	(Phosphorus-32)	1)
^{35}S	(Sulfur-35)	2),3)
^{3}H	(Tritium)	3),4)
^{125}I	(Iodine-125)	5)
テトラメチルローダミン	(Tetramethylrhodamine)	6),7),8)
フルオレッセイン	(Fluorescein)	7),9)
ニトロベンゾフラン	(Nitrobenzofuran)	10),11)
アルカリホスファターゼ	(Alkaline phosphatase)	12),13),14)
パパイン	(Papain)	15)
西洋ワサビペルオキシダーゼ	(Horseradish peroxidase)	12),15),16),17)
ミクロペルオキシダーゼ	(Microperoxidase)	16),18),19)
ポリAMP	(Poly AMP)	20)
エチジウム	(Ethidium)	21)
ビマン	(Bimane)	22)
細菌性ルシフェラーゼ	(Bacteral luciferase)	23),24)
ホタルルシフェラーゼ	(Firefly luciferase)	23),24)

表５・２　ＤＮＡプローブ検定法のための二重標識システム

標識物質 プローブ１の標識物質	プローブ２の標識物質	文献
ヘキソキナーゼ (Hexokinase)	グルコース６リン酸デヒドロゲナーゼ (Glucose-6-phosphate dehydrogenase)	25)
西洋ワサビペルオキシダーゼ (Horseradish peroxidase)	グルコースオキシダーゼ (Glucose oxidase)	25)
ルミノール (Luminol)	ローダミン (Rhodamine)	18)

ＤＮＡプローブ検定法は，ほとんどが免疫学的検定法のサンドウィッチ法に類似しているので，その検出限界は，標識物質の検出限界に大いに依存している。この場合，標識物質あたり一つのシグナルしか供給しない標識物質（たとえば，フルオレッセイン）を使用するよりも，シグナルを増幅することができる標識物質（たとえば，酵素）を使った方が，感度が高い。

1.2　間接標識物質

間接標識物質は，標識物質それ自体を，直接的に検出することが不可能な物質をいう。たとえば，ハプテンのような物質が，よい例である。表５・３に，間接標識物質を要約して示す。

この場合は，ハイブリダイゼーション反応の後に，１つまたはそれ以上の反応を行うことによって，はじめて検出が可能になる。つまり，間接標識物質に関しては，その物質に対して特異的に反応するタンパク質を作用させて，検出するのである。

これらのタンパク質は，予め，検出可能な蛍光物質とか酵素などで標識しておく必要がある。

特異的に反応するタンパク質の例としては，特異抗体とか，ビオチンに反応するアビジンを挙げることができる。

一般には，二次反応に，酵素や，その他の物質で標識されたタンパク質が用いられるが，三次反応もしくは四次反応に標識タンパク質を使用することもできる。

一方，厳密には標識物質といえないが，ポリヌクレオチド鎖に特異的に結合するタンパク質も，間接標識物質の中に入れることができる。そのような物質を表５・４に要約して示す。

たとえば，ＤＮＡ：ＤＮＡに対する特異抗体とか，ＤＮＡ：ＲＮＡ複合体に対する特異抗体を使用する場合，二本鎖と抗体との複合体を作らせておいて，次に，標識した二次抗体で，それを検出するのである（図５・１の(B)の(b)）。他に，ヒストンもしくは，放射性標識したヒストンを二本鎖に結合させて，次に，その二本鎖：ヒストン複合体をインディアナインクで染色して，可視化し，検出するか，あるいは放射活性をカウントして測定する方法もある。

この方法は，一本鎖あたり10ng以下のＤＮＡやＲＮＡを検出することが可能で，簡単で，なおかつ，廉価である。

表5・3　DNAプローブ検定法のための間接標識物質

標識物質	二次標識システム	文　献
ビオチン(Biotin)	Av-alkaline phosphatase	26),27),28)
	Av-β-galactosidase	29),30)
	Av:b-alkaline phosphatase	31),41)
	Av:b-poly(alkaline phoaphatase)	31)
	Av-fluorescein	32)
	Av-horseradish peroxidase	16)
	Av-ferritin	33)
	sAv-β-galactosidase	34)
	sAv-b-phycoerythrin	35)
	sAv:colloidal gold	36)
	sAv:b-acid phosphatase	37),38)
	sAv:b-alkaline phosphatase	38),39)
	sAv:b-horseradish peroxidase	36),40)
	sAv:b-poly(alkaline phosphatase)	31),42)
	sAv:Av:b-glucose-6-phosphate dehydrogenase	43)
	Ab-alkaline phosphatase	44)
	Ab:anti-species IgG antibody-fluorescein	44),45)
	Ab:anti-species IgG antibody-horseradish peroxidase	45)
	Ab:protein A-colloidal gold	46)
2,4-ジニトロフェニル (Dinitrophenyl〔DNP〕)	Anti-DNP antibody:anti-species IgG antibody-pyruvate kinase	43)
	Anti-DNP antibody:anti-species IgG antibody-horseradish peroxidase	16)
	Anti-DNP antibody:anti-species IgG antibody-b:Av-horseradish peroxidase	16)
エチジウム (Ethidium)	Anti-ethidium-DNA antibody:anti-species IgG antibody-horseradish peroxidase	32)
	Monoclonal anti-ethidium-DNA antibody-β-galactosidase	47)
	Monoclonal anti-ethidium-DNA antibody-biotin:sAv:biotin-alkaline phosphatase	47)
	Monoclonal anti-ethidium-DNA antibody:anti-species IgG antibody-^{125}I	47)
N-2-アセチルアミノフルオレン (*N*-2-Acetylaminofluorene)	Anti-(*N*-2-guanosinyl)acetylaminofluorene antibody:anti-species IgG antibody-alkaline phosphatase	48)
	Anti-(*N*-2-guanosinyl)acetylaminofluorene antibody:anti-species IgG antibody-horseradish peroxidase	48)
	Anti-(*N*-2-guanosinyl)acetylaminofluorene antibody:anti-species IgG antibody-rhodamine	49),50)
	Anti-(*N*-2-guanosinyl)acetylaminofluorene antibody:anti-species IgG antibody-colloidal gold	51)
N-2-アセチルアミノ-7-インドフルオレン(*N*-2-Acetylamino-7-indofluorene)	Anti-(*N*-2-guanosinyl)acetylaminofluorene antibody:anti-species IgG antibody-alkaline phosphatase	48)
	Anti-(*N*-2-guanosinyl)acetylaminofluorene antibody:anti-species IgG antibody-europium chelate	52)
	Anti-(*N*-2-guanosinyl)acetylaminofluorene antibody:anti-species IgG antibody-horseradish peroxidase	48)
グルコシル (Glucosyl)	Concanavalin A:acid phosphatase	53)
	Concanavalin A:glucose oxidase	53)
	Concanavalin A:horseradish peroxidase	53)
lac プロモーター (*Lac* operon DNA)	*Lac* repressor protein-β-galactosidase	32)
	Lac repressor protein-fluorescein	32)
	Lac repressor protein:anti-*Lac* P antibody:Protein A-horseradish peroxidase	32)
シアン化水銀 (Mercuric cyanide)	Amidated glutathione-trinitrobenzene:anti-trinitrobenzene antibody-horseradish peroxidase	54),55)
	Amidated glutathione-trinitrobenzene:anti-trinitrobenzene antibody-tetramethylrhodamine	54),55)
	Glutathione-trinitrobenzene:anti-trinitrobenzene antibody:anti-species antibody-fluorescein	56)
ポリdA (Poly(dA))	Poly(dT)-DNA-hoeseradish peroxidase	17),57)
ポリdT (Poly(dT))	Poly(dA)-DNA-hoeseradish peroxidase	57)
	Poly(dA):TT-tritium	59)
	Poly(dA):TTTT:AA-tritium	59)
Sペプチド (S peptide)	S protein	60)
スルフォン (Sulfone)	Anti-sulfone antibody:anti-species IgG antibody-europium chelate	52)
	Anti-sulfone antibody:anti-species IgG-hoseradish peroxidase	52)
5-ブロモデオキシウリジン (5-Bromodeoxyuridine)	Monoclonal anti-5-bromodeoxyuridine:anti-species IgG antibody-alkaline phosphatase	62)

略語説明：Av;Avidin, sAV;Streptavidin, b;biotin, Ab;antibiotin

表５・４　ＤＡＮプローブ検定法のためのポリヌクレオチド鎖親和性物質

親和性物質	標識システム	文　献
二本鎖核酸に対する特異抗体 (Antibodies to helical nucleic acids)	Anti-RNA:DNA hybrid antibody:anti-species IgG antibody-alkaline phosphatase	63)
	Monoclonal anti-RNA:DNA hybrid antibody- β-galactosidase	64),65)
	Monoclonal anti-RNA:DNA hybrid antibody:anti-species IgG antibody-alkaline phosphatase	64),65)
	Monoclonal anti-RNA:DNA hybrid antibody-fluorescein	34)
	Monoclonal anti-double-stranded DNA IgM antibody:anti-species IgG antibody-alkaline phosphatase	67)
	Anti-RNA:DNA hybrid antibody:anti-species IgG antibody-rhodamine	68)
凝集 (Agglutination)	Latex beads	69)
ヒストン (Histones)	Histones stained with india ink	70)
	Histones-^{125}I	71)
一本鎖結合タンパク質 (Single-stranded binding protein〔SSB7〕)	SSB-^{125}I	72)
	SSB-biotin	72)

(A)

(B)　(a)

(b)

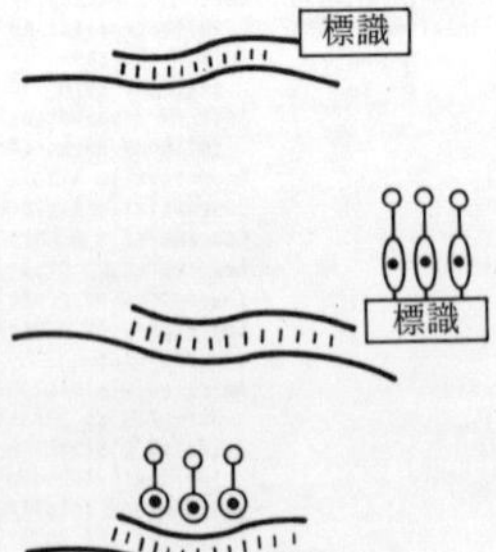

図５・１　直接検出標識法と間接検出標識法

(A) 直接検出標識法
(B) 間接検出標識法
(a) ハプテンに特異的に結合するタンパク質を標識したもの
(b) 二本鎖ＤＮＡに特異的に結合するタンパク質を標識したもの
⚲；結合標識タンパク質（♀；標識）
⚲；結合標識タンパク質（♀；標識）

ビオチン[26)~46), 58), 61), 66)]などの間接標識物質を使う利点は，シグナル増幅ステップをアッセイの中に組み込むことができる点である。

たとえば，ビオチンを一次標識物質とすると，このビオチンと反応するアビジンは，ビオチンと結合する部位を4つもっているので，1つの部位で一次標識物質であるビオチンと結合し，他の3つの部位は，検出用に標識したビオチンと結合することができる。したがって，シグナルは3倍に増幅されることになる。ビオチン標識した酵素を使えば（たとえば，ビオチン化アルカリホスファターゼ），さらにシグナルを増幅することができる（図5・2）[31), 41)]。

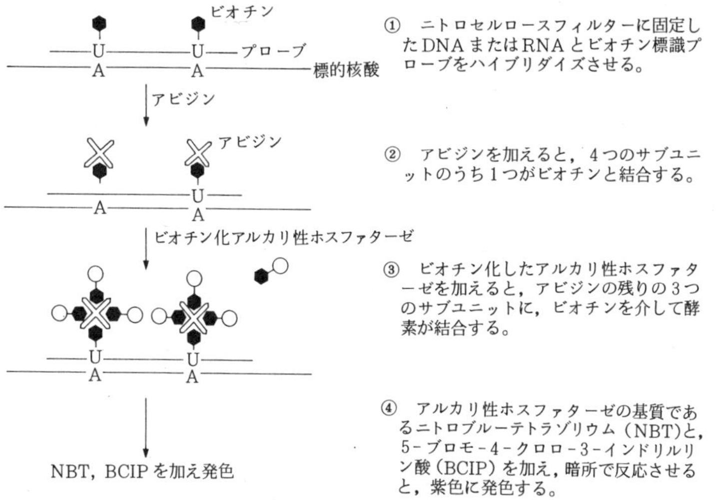
ビオチン
U
U
プローブ
A
A
標的核酸
① ニトロセルロースフィルターに固定したDNAまたはRNAとビオチン標識プローブをハイブリダイズさせる。
アビジン
アビジン
U
A
A
② アビジンを加えると，4つのサブユニットのうち1つがビオチンと結合する。
ビオチン化アルカリ性ホスファターゼ
③ ビオチン化したアルカリ性ホスファターゼを加えると，アビジンの残りの3つのサブユニットに，ビオチンを介して酵素が結合する。
U
U
A
A
NBT，BCIPを加え発色
④ アルカリ性ホスファターゼの基質であるニトロブルーテトラゾリウム（NBT)と，5-ブロモ-4-クロロ-3-インドリルリン酸（BCIP）を加え，暗所で反応させると，紫色に発色する。

図5・2　ビオチン標識プローブを用いた標的核酸の検出システム

1.3　標識物質の条件

DNAプローブに理想的な標識物質は，少なくとも，次のような性質を有している必要がある。

(1)容易にDNAに結合する。

(2)きわめて低い濃度でも，簡単な装置で検出することができる。

(3)ハイブリダイゼーション反応や，洗浄操作に使用する温度条件に対して，安定であること。

(4)標識した場合に，ハイブリダイゼーションの効率を低下させないこと。

さらに付け加えるならば，

(5)標識したＤＮＡプローブを，標的核酸（ＤＮＡプローブの塩基配列に相補的な核酸塩基配列）にハイブリダイズさせた場合，シグナルが変化すること。

現在開発されている標識物質のうち，上述の条件を満たすものは，ごくわずかである。

標識物質や標識法に関しては，最近，たくさんの報告が見られる。特に，特許報告に関しては，目を見はるものがある。

しかし，特許例に関しては，多くの場合，実践できるかどうかを見分けるのは難しい。

2　放射性標識システム

ＤＮＡプローブによるハイブリダイゼーション反応の検出に，最も早く，一般的に使用された標識物質（マーカー）は，放射性同位元素である。

これらの原子は不安定で，かなりのエネルギーを放出して崩壊するので，ユニークなシグナルを，きわめて感度よく，容易に検出することができる。安定な原子を，その原子に相当する不安定な放射性同位元素と置き換えても，プローブの化学的な性質には影響を及ぼさないことがわかっている。

表５・５に，最も一般的に使われている放射性同位元素と，それらの崩壊の性状を示す。

表５・５　一般的な放射性同位元素と崩壊の性状

アイソトープ	放射線の種類	エネルギー	半減期	dpm/mol
^{32}P	β	1.71MeV	14.3日	2.02×10^{19}
^{125}I	γ	0.035MeV	60日	3.94×10^{18}
^{3}H	β	0.0181MeV	12.3年	6.39×10^{16}
^{35}S	β	0.167MeV	87.4日	3.33×10^{18}

2.1　放射性同位元素

放射性同位元素の中でも，^{32}P標識が最もよく遺伝子工学の分野に使われている。

たとえば，フィルターハイブリダイゼーションの検出[73)~76)]や，溶液／サンドウィッチハイブリダイゼーションの検出[77)]，あるいはコロニーハイブリダイゼーションの検出[78)]などに，^{32}Pによる標識が好んで用いられている。また，オリゴヌクレオチドの標識にも最も好まれているアイソトープである[79)~81)]。

^{32}Pは，上述のグループのアイソトープの中でも，エネルギーを放出する力が最も強く，オートラジオグラフィーやシンチレーションカウントで検出測定する場合に，時間的にちょうど都合

がよいからである。

トリチウム(^3H) 標識も，フィルターハイブリダイゼーションの検出に用いられている。

^3Hで標識したプローブの比活性は，^{32}Pで標識したプローブの比活性よりも低いので，可視化するためには，長時間にわたる露光を必要とするが，^3H標識プローブを使った場合は，写真乳剤に対する放射線の浸透性が，^{32}P標識プローブの場合よりも狭いために，解像力の点では優れている。

このために，^3H標識は *in situ* ハイブリダイゼーションの検出に使われている[82),83)]が，放射エネルギーは，^3Hよりも^{125}Iの方が高いことから，最近では，*in situ* ハイブリダイゼーションの検出には，^{125}I標識が広く使われるようになりつつある。*in situ* ハイブリダイゼーションの検出には，きわめて高い感度が要求されるからである。

^{125}I標識は，サンドウィッチタイプのハイブリダイゼーションにも使われている[84),85)]が，オートラジオグラフの正確さや[86)]，バックグラウンドに関しては[87)]，^3H標識プローブよりも劣ることが報告されている。

これらのアイソトープで標識された塩基は市販されているので，アイソトープ協会を通じて入手することができる。また，最近では，^{125}I標識ＤＮＡプローブが，感染症の診断用に売り出されようとしている。

2.2　標識操作

プローブの標識は，ＤＮＡ診断において非常に重要である。検査目的とする塩基配列が，生物学的にいかに重要なものであっても，また，それに対応するプローブが，いかに優れたものであっても，核酸プローブの標識に難点があった場合は，我々はそれを認識することができないからである。

放射性標識は，^{32}Pのような放射性同位元素で標識された基質を導入して，*in vivo* で核酸を合成させることによって，核酸の中に取り込ませることもできる[1),88)]が，この場合，得られる標識プローブの量はわずかで，コンタミした塩基配列によるバックグラウンドも強いので，正確に結果の解釈をするのは，なかなか難しい。

高度に特異性を備えた放射性標識プローブは，クローン化したプローブを使って，*in vitro* で作成されている。

この場合，ごく一般的には，一つ以上の標識デオキシリボヌクレオチドを使って，ポリメラーゼ反応[89)]により，ＤＮＡ鎖の合成を触媒して作成する（均質標識法）が，〔$\gamma-^{32}P$〕ＡＴＰとポリヌクレオチドキナーゼを使う5′末端標識も，ＤＮＡやＲＮＡ，短鎖合成オリゴヌクレオチドの標識に使われている。そのほか，〔$\alpha-^{32}P$〕cordycepin triphosphateやターミナルトランスフェラーゼを使う，３′末端標識も行われている。

以下，これら各種の標識法について簡単に説明する。

2.2.1　均質標識法（homogeneous labeling method）

(1)　ニックトランスレーション法

ニックトランスレーション法は，最も一般化している手段で，既に，各社から，簡単にこれを行うことができるように，キットが市販されている。

この方法は，DNase Ｉで，長鎖二本鎖ＤＮＡにランダムにニック（切れ目）を入れ，これを，大腸菌のＤＮＡポリメラーゼＩがもつ，エキソヌクレアーゼ活性と重合（ポリメラーゼ）活性によって修復する際，放射性標識したヌクレオチドを取り込ませる，というものである。

すなわち，プローブとして用いようとする二本鎖ＤＮＡのうち，一方の鎖に，DNase Ｉによってニックを入れると，ＤＮＡポリメラーゼＩは，ニックを認識して，その５′→３′エキソヌクレアーゼ活性により，ニックの入ったＤＮＡ鎖の５′末端のヌクレオチドを除去すると同時に，もう一つの重合活性（５′→３′ポリメラーゼ活性）により，相補鎖を鋳型として，反応液中のデオキ

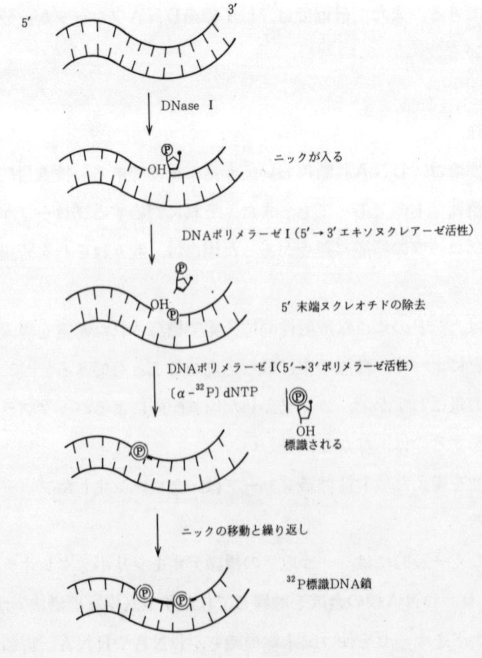

図５・３　ニックトランスレーション法による標識

シヌクレオチドを使って，3′末端から，その間隙を修復しようとする[90),91)]。そこで，反応液中に，比放射活性の高い〔α－^{32}P〕dNTP（dCTP，dATP，dGTP，dTTPのいずれか）を加えておけば，修復材料として，それを取り込むので，DNAを^{32}Pで強く標識することができる（図5・3）。

^{32}P標識塩基が取り込まれると，400～800 ヌクレオチドの長さの標識プローブで，5×10^{8}dpm／μg の比活性を得ることができる。

ニックトランスレーション法による標識は，簡単な反応で，高い比活性の標識プローブを比較的安定して得ることができる。

(2)　T4DNAポリメラーゼによる標識

O'Farrellによって考案された技術は，ニックトランスレーション法とは別の標識方法で，T4DNAポリメラーゼを使用する[92),93)]。

この酵素は，dNTPの不在下で，3′→5′エキソヌクレアーゼとして機能するが，DNAポリメラーゼⅠよりも 200倍も活性が高いので，二本鎖DNAを，両端から次々と消化してしまう。二本鎖DNAを，中央にいくらか二本鎖状態が残る程度まで消化させた後，^{32}P－dNTPを加えると，5′→3′ポリメラーゼ活性が働いて，未消化の一本鎖部分を鋳型として，標識したヌクレオチドを付加しながらポリヌクレオチド鎖が合成されて，二本鎖DNAとなる（図5・4）。

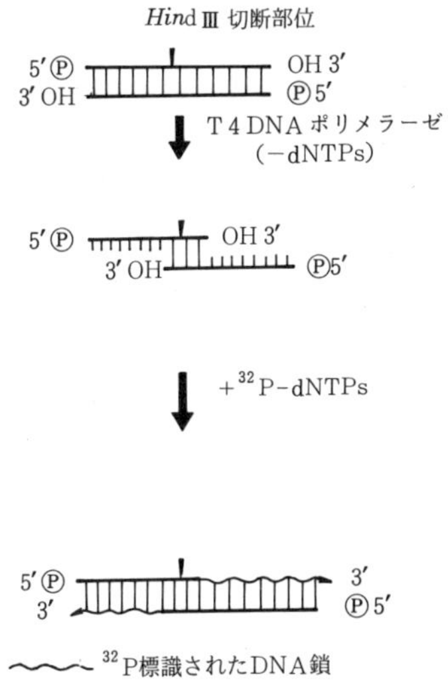

図5・4　T4DNAポリメラーゼによる標識

このプロセスは，ニックのないインタクトなDNAを生じ，ニックトランスレーションによって一般に産生されるヘアピン構造の産生を避けることができる。

目的によっては，適当な制限酵素（たとえば*Hin*dⅢ）で切断してからプローブとして使用することもある。

(3)ユニークプライマー伸長法

プライマー伸長法は，DNAポリメラーゼのKlenowフラグメントのプライマー伸長反応を用いて標識プローブをつくる方法である。

すなわち，DNAポリメラーゼのKlenowフラグメントは，大腸菌のDNAポリメラーゼⅠから

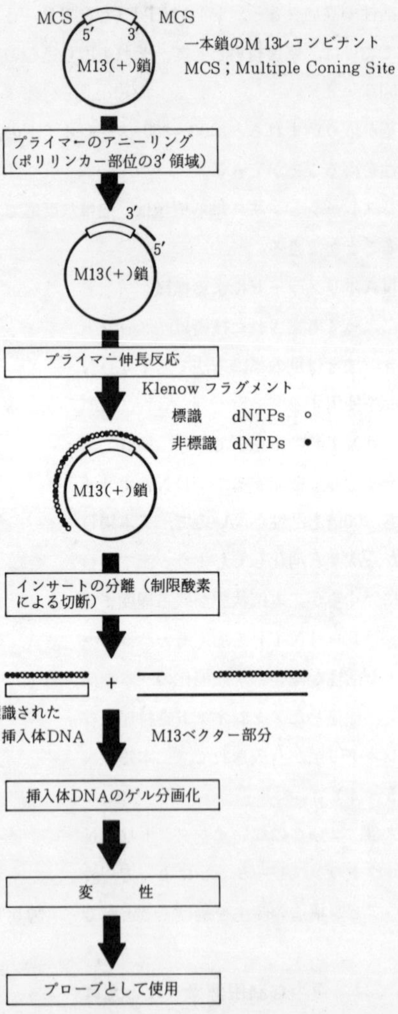

図５・５　ユニークプライマー伸長法（Ⅰ）
（M13のポリリンカー部位（ＭＣＳ）の３′領域に
プライマーをアニールさせて伸長反応を行う方法）

３′領域にアニールしたプライマーから，Klenow酵素によって，伸長反応が開始され，挿入体ＤＮＡ部分を経て，標識されたコピーが作られる。その後，挿入体ＤＮＡ部分を切り出して，ゲルで分画し，変性させて一本鎖にさせて，標識プローブとして使用する。非常に高比活性のプローブが得られる。

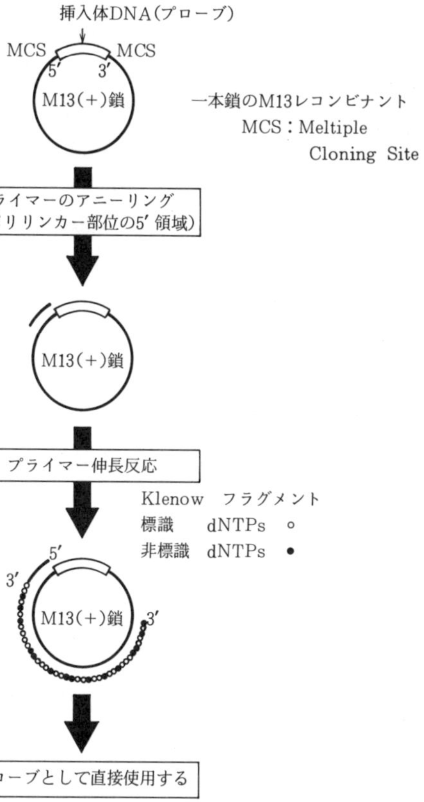

図5・6　ユニークプライマー伸長法（Ⅱ）
（M13のポリリンカー部位（MCS）の5′領域にプライマーをアニールさせて伸長反応を行う方法）

この場合は，図5・5の場合と違って，ベクター部分がコピーされる。
伸長反応が，挿入体DNA部分にまで及ばないように，反応液に加えるdNTPsの濃度を制限して反応を行う。EDTAを加えて，Mg^{2+}イオンを除くことによって，反応を停止することができる。
反応後は，遊離のヌクレオチドを除いて，直接プローブとして使用する。ベクター部分のコピーが標識されているので，ハイブリダイゼーションに使用する時は，変性せずに使用する。

5′→3′エキソヌクレアーゼ活性部分を除いたものなので，一本鎖DNAを鋳型として，プライマー結合部位より5′→3′の方向にDNA鎖を伸長する。このとき，反応液中に〔$\alpha-{}^{32}P$〕dN

ＴＰを加えれば，取り込まれて，高比活性に標識されたＤＮＡプローブが得られる[94]。

この方法は，普通，M13ファージのような一本鎖ベクターの中にクローン化されたＤＮＡ断片をプローブにしたいときに用いられる（図５・５，図５・６）。6,000 Ci/mmol の〔$\alpha-{}^{32}$P〕dＮＴＰを使って伸長反応を行った場合，最高 4.5×10^9dpm／μg ＤＮＡの非常に高比活性のプローブが得られる。

プライマーとしては，組換えベクター中の塩基配列を基に化学合成した20～30ヌクレオチドのＤＮＡ（ユニークプライマー）を用いる。M13ファージベクターでは，dideoxy 法によるＤＮＡシークエンシングに用いられる市販のユニバーサルプライマーＤＮＡも使える。

図に示したように，プローブとしては，ベクターと連結した形のまま用いる場合と，制限酵素で切り出して一本鎖にして用いる場合とがある。

なお，鋳型ＤＮＡ鎖として，一本鎖ベクターの代わりに，オリゴヌクレオチド鎖（化学合成ＤＮＡ)を用いることもできる。この場合，プライマーとしては，鋳型ＤＮＡの３′末端部分と相補的な配列をもつＤＮＡを化学合成して用いる。

(4)　ランダムプライマー伸長（マルチプライム）法

ランダムプライマー伸長法は，標識したいＤＮＡ断片を変性して一本鎖とした後，ランダムな配列をもつ数ヌクレオチドからなるプライマーをアニールし，^{32}Ｐ標識ｄＮＴＰ存在下で，Klenowフラグメントを作用させ，標識された相補鎖ＤＮＡを合成する方法である[95),96]（図５・７）。

ＰＣＲ法とも原理が共通しており，上手に適用すると，^{32}Ｐ標識ｄＮＴＰを５′→３′の方向に取り込んで，きわめて高比活性の均質標識されたＤＮＡプローブを作成することができる。

一般に，プライマーとしては，ウシの胸腺から抽出精製したＤＮＡを材料として部分分解して作成した，混合ヘキサヌクレオチドが使われるが，最近では，合成ヘキサプライマー（ファルマシア）が市販されるようになった。

前項の方法も含め，これらプライマー伸長法による標識法は，一本鎖のプローブを産生させることができるので，標的ＤＮＡにハイブリダイズさせるときに，相補的なプローブ鎖が競合する，という問題を克服することができる。

(5)　逆転写酵素による標識

ＲＮＡを鋳型として，プライマーを作用させ，逆転写酵素で，ｃＤＮＡを合成する時に，標識ヌクレオチドを加えれば，均質に標識されたＤＮＡプローブを得ることができる[97),98]（図５・８）。鋳型ＲＮＡをアルカリ分解すれば，得られた一本鎖ＤＮＡを，そのままプローブとして用いることができる。

たとえば，正常人と患者の組織から，同じ方法でｍＲＮＡを抽出して，これらのｍＲＮＡに対して，逆転写酵素で均質に標識されたｃＤＮＡプローブを得れば，患者だけに出現している（あ

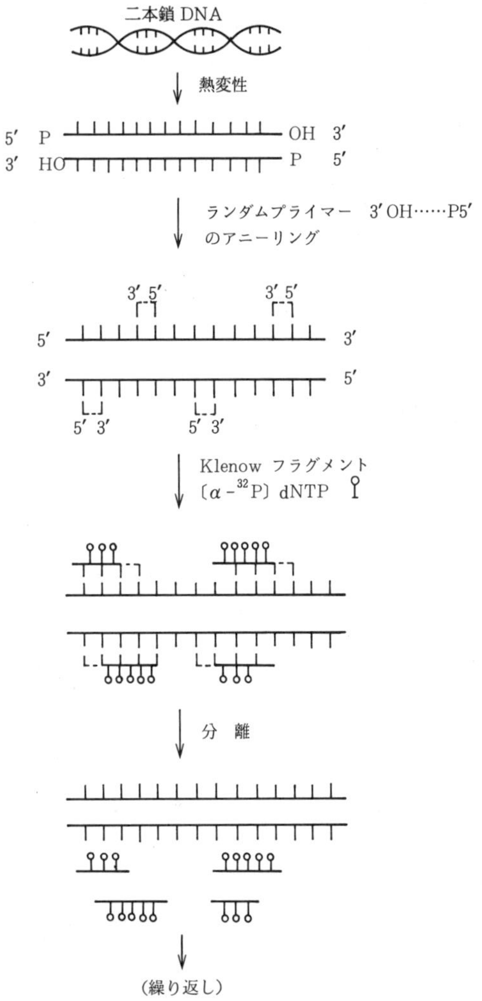

図5・7　ランダムプライマー伸長法

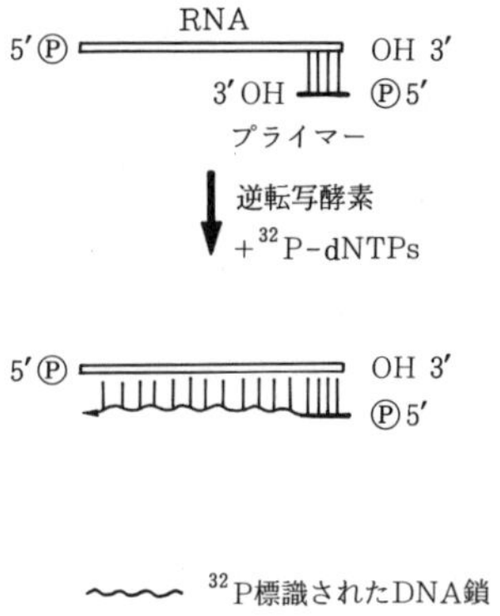

図5・8　逆転写酵素による標識

るいは消失している）cDNAを，サブトラクションハイブリダイゼーション法（減法交雑法，3章参照）によって，クローニングすることができる。

なお，mRNAを鋳型とする場合，その3′末端部にはポリ(A)鎖があるので，プライマーとしては，10数ヌクレオチドからなるオリゴd(T)が使える。ただし，このようにしてつくられたプローブは，ポリ(A)配列をもつ核酸とのハイブリダイゼーションには使えない。

逆転写酵素としては，トリ骨髄芽球症ウイルス（AMV）由来のものやマウス白血病ウイルス（Mo－MuLV）由来のものが使われる。

(6)　RNAプローブの均質標識法

RNA分子とDNA分子の間で形成された二本鎖は，DNA分子間で形成された二本鎖よりも安定なので，標識ＲＮＡプローブを作成し，使用することには意義がある。

強力なプロモーター（たとえば，ＳＰ６）の隣にＤＮＡをクローン化すると，このＤＮＡは，ＲＮＡポリメラーゼによって非常によく転写される。したがって，この時に，材料として，放射性標識した前駆体を与えてやれば，ＲＮＡポリメラーゼは，この放射性標識した前駆体を利用して，転写ＲＮＡを合成することから，高比活性の放射性標識ＲＮＡプローブを作成することができる[99]。

すでに，この原理を利用して，ＲＮＡプローブを標識することのできるクローニングベクターが開発され，市販されている。これらのベクターは，クローニング部位の上流に，バクテリオファージＴ３やＴ７，あるいはＳＰ６などのプロモーターを組み入れてある。

Amprobeシステム™(Amersham International)は，それぞれ有用なプローブを，ｐＳＰ65ベクターのＳＰ６プロモーターの下流に挿入したもので，このプロモーターから，ＲＮＡポリメラーゼによって，アンチセンスＲＮＡが産生される。キットになっていて，作成時に標識ヌクレオチドを加えれば，簡単に，目的とするＲＮＡプローブが均質に標識された状態で得られるようになっている。

Bluescribe™は，ベクターのM13ポリリンカー部位をはさんで，Ｔ３とＴ７のプロモーターを挿入してあるので，切断する制限酵素を選択することによって，両方向の標識ＲＮＡプローブを得ることができる（図５・９）。

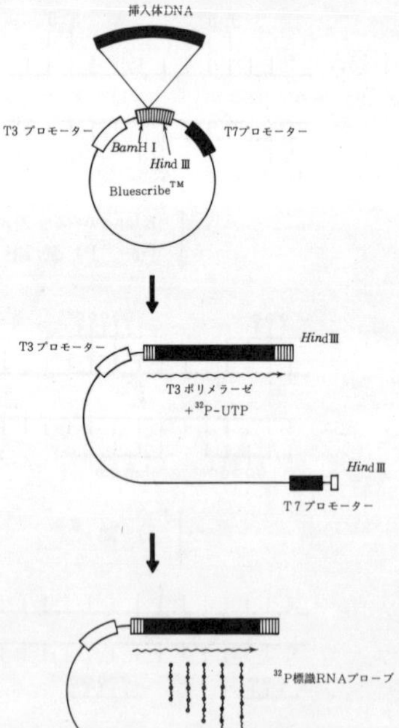

図５・９　バクテリオファージＴ３／Ｔ７プロモーターを利用した標識ＲＮＡプローブの作製法

2.2.2　5′末端標識法（Ｔ４ポリヌクレオチドキナーゼによる標識）

ＲＮＡを標識したり，小さなＤＮＡフラグメントとか，合成オリゴヌクレオチドを標識する場合は，Ｔ４ポリヌクレオチドキナーゼを使う方法が用いられている[100),101]。

この酵素は，ＤＮＡやＲＮＡの５′末端にリン酸基を転移するので，^{32}Ｐで標識したＡＴＰなどを加えれば，５′末端を標識することができる。

一般には，ＤＮＡ分子の５′末端のリン酸基を，ＢＡＰ(bacterial alkaline phosphatase)もしくはＣＩＰ(calf intestine phosphatase)によって取り除き，その後，Ｔ４ポリヌクレオチドキナーゼと〔$\gamma-{}^{32}$Ｐ〕ＡＴＰを使って標識する(図５・10)。もちろん，化学合成オリゴヌクレオチドプローブの場合は，ＯＨ基が露出しているので，脱リン酸処理の必要はない。

しかし，この酵素は，交換反応で，５′末端のリン酸基を取り除きながら，ＡＴＰのγ－リン酸基を付加する性質を持っているので，必ずしも脱リン酸化を行う必要はない。ただし，この場合，反応は，過剰のＡＴＰやＡＤＰを使って行われる。

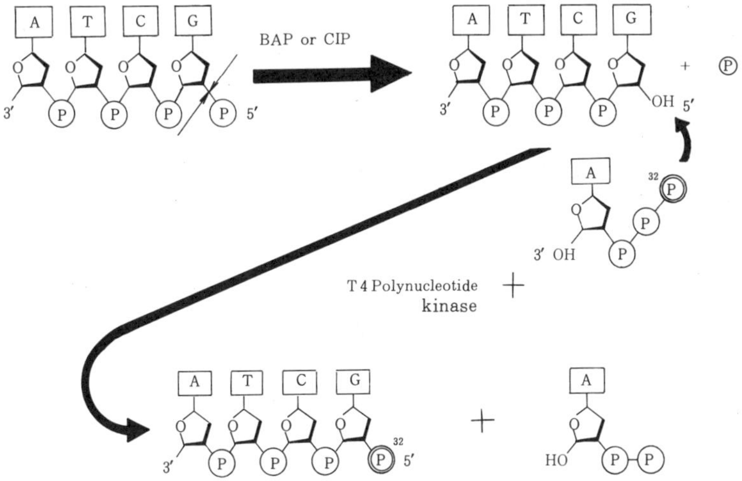

図５・10　Ｔ４ポリヌクレオチドキナーゼによる５′末端標識

20mer のプローブで，5×10^5dpm/pmol(～8×10^7dpm／μg)の比活性をもつ^{32}Ｐ標識プローブを得ることができる。

５′末端しか標識されないので，このプローブはきわめて明確である。そして，ポリメライゼーション反応とは違って，反応中に酵素活性を増加させても，よりたくさんの標識を付加することはできず，最終産物の放射活性は，唯一，標識したＡＴＰの活性に依存する。

この標識法は，合成オリゴヌクレオチドに適用されて，一塩基対のミスマッチを検出している[102)～104)]。

2.2.3　3′末端標識法

(1)　ターミナルデオキシヌクレオチジルトランスフェラーゼ（TdTase）を利用する方法

ターミナルデオキシヌクレオチジルトランスフェラーゼ（terminal deoxynucleotidyl transferase, TdTase）は，一本鎖ＤＮＡ，または３′末端が一本鎖として突出している二本鎖ＤＮＡの３′末端ヌクレオチドの３′水酸基にヌクレオチドを添加していく酵素で，反応時に〔$\alpha-{}^{32}$Ｐ〕ｄＮＴＰｓを加えれば，３′末端に次々と^{32}Ｐ標識したヌクレオチドを付加していくことができる[105),106)]（図５・11）。また，〔$\alpha-{}^{32}$Ｐ〕ｄｄＮＴＰを用いれば，最初の１分子の付加だけで反応を止めることもできる。

Collins and Hunsaker[2)] は，TdTase を使って，オリゴヌクレオチドプローブの３′末端に〔$\alpha-{}^{32}$Ｐ〕ｄＡＴＰ残基を付加させることによって，高比活性の３′末端標識オリゴヌクレオチドプローブを得ている。

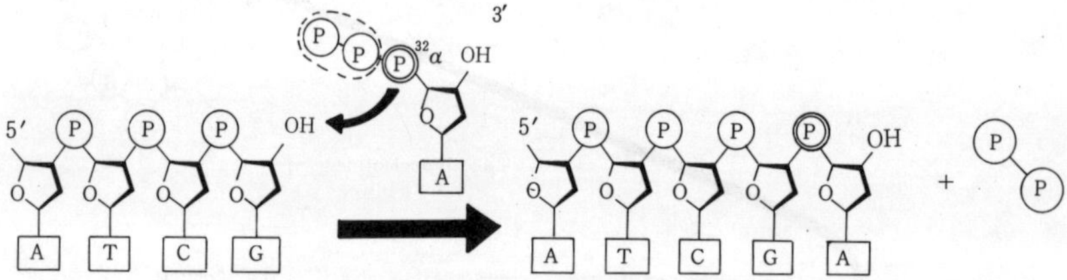

図５・11　TdTaseによる３′末端標識

この標識プローブは，５′末端標識したオリゴヌクレオチドプローブと比較すると，Southernハイブリダイゼーションで約30倍感度が高い。ほぼ，ニックトランスレーション法で標識したプローブと同等の感度である。すなわち，３時間の感光時間で，10μg のヒトのＤＮＡのシングルコピーに相当する標的塩基配列を，オートラジオグラフィーで容易に検出することができるのである。

彼らは，また，^{32}Ｐで標識したオリゴヌクレオチドプローブは半減期が短く，約１～２週間しか使用できないことから，これに代わって，^{35}Ｓ標識ヌクレオチドをオリゴヌクレオチドの３′末端に50個付加することによって，不安定な^{32}Ｐ－５′末端標識オリゴヌクレオチドプローブの感度に匹敵する感度をもつ安定なオリゴヌクレオチドプローブを作成している。

⑵　Klenowフラグメントを利用する方法

Klenowフラグメントは，制限酵素による切断の結果として生じた5′突出断片を鋳型として，3′末端欠失部分を埋めていくことができる。したがって，放射性標識したｄＮＴＰｓの存在下で，この酵素を作用させれば，この酵素の5′→3′ポリメラーゼ活性により，ＤＮＡの3′末端を標識することができる[101]（図5・12）。

この方法は，制限酵素でＤＮＡを切断した後，酵素を加熱失活させてから，同じ反応溶液中で続けて標識反応を行うことができる。

なお，この反応には，ホロ酵素としてのＤＮＡポリメラーゼＩも用いることができるが，この場合には，5′→3′エキソヌクレアーゼ活性を抑制するために，高塩濃度，低温の反応条件で行う必要がある。

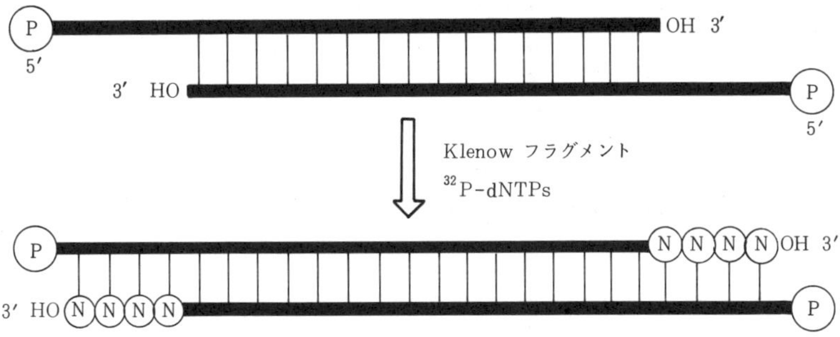

図5・12　Klenowフラグメントを用いた3′末端標識法

⑶　Ｔ４ＤＮＡポリメラーゼを利用する方法[107]

Ｔ４ＤＮＡポリメラーゼは，5′→3′ポリメラーゼ活性と，3′→5′エキソヌクレアーゼ活性をもつという点で，Klenowフラグメントと似た性質を持っているが，Klenowフラグメントよりも非常に強力な3′→5′エキソヌクレアーゼ活性をもっているので，3′突出断片をもつＤＮＡ分子の末端標識に使用するのが一般的である（図5・13)。

もちろん，Ｔ４ＤＮＡポリメラーゼを使って，5′突出断片の3′末端標識を行うこともでき，この場合は，Klenowフラグメントと同じく，ポリメラーゼ活性によって，突出した5′末端に相補的なヌクレオチド鎖が合成される。4種類の標識ｄＮＴＰｓを全て加えれば，末端あるいはその付近が標識された平滑末端分子が作られる。

さらに，平滑末端のＤＮＡ分子の3′末端標識も，Ｔ４ＤＮＡポリメラーゼを使って行うことができる。

この場合，１種類の標識デオキシリボヌクレオチドだけを反応に加えて，酵素を作用させると，二本鎖のポリヌクレオチドは，３′末端から,加えた標識ヌクレオチドと同じヌクレオチドのところに到達するまで，３′→５′エキソヌクレアーゼ活性によって除去されていく。そして，加えた標識ヌクレオチドと同じヌクレオチドが除去されると，５′→３′ポリメラーゼ活性によって，標識ヌクレオチドが取り込まれ，その結果,３′末端が標識されたことになる。平滑末端のＤＮＡ分子の３′末端ヌクレオチドと同じ標識ヌクレオチドを加えれば,標識された平滑末端分子を作ることができる。

この方法は，ＤＮＡ末端の形状を選ばないので，Klenowフラグメントを用いる方法よりも応用性が広く，また，取り込まれる標識ヌクレオチドが多く，比放射活性の高いプローブが得られる。

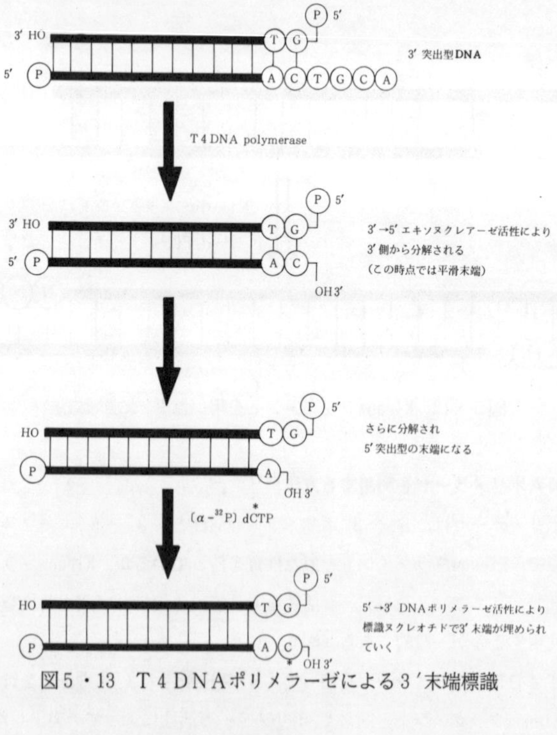

図５・13　Ｔ４ＤＮＡポリメラーゼによる３′末端標識

(4)　ＲＮＡリガーゼによるＲＮＡの３′末端標識

ＲＮＡリガーゼは，ＲＮＡ連結酵素ともいい，一本鎖ＲＮＡ分子を共有結合で連結させる活性をもっている。すなわち，この酵素は，一本鎖のＤＮＡもしくはＲＮＡの３′ＯＨ基に,一本鎖ＤＮＡもしくはＲＮＡの5′リン酸基を結合させる反応を触媒する。

したがって，^{32}P標識リボヌクレオチドを加えて反応させれば，RNAの3′末端を標識することができる（図5・14）。

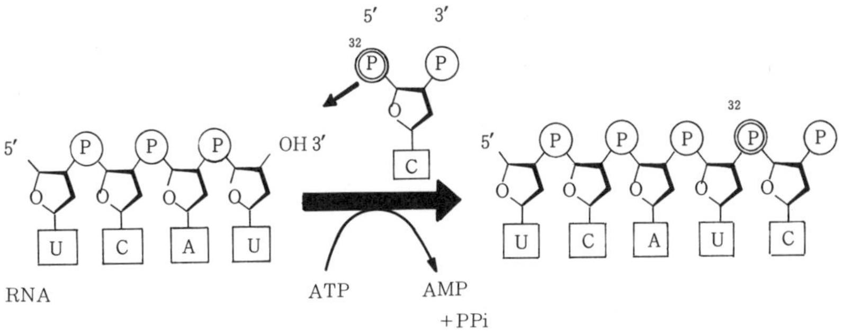

図5・14　RNAリガーゼによるRNAの3′末端標識

(5)　ポリヌクレオチドアデニルトランスフェラーゼによるRNAの3′末端標識

ポリヌクレオチドアデニルトランスフェラーゼ（polynucleotide adenyltransferase）は，ポリアデニル酸ポリメラーゼとか，ポリアデニル酸ヌクレオチジルトランスフェラーゼ，あるいはNTPポリメラーゼとか，RNAアデニル化酵素とか，ポリAポリメラーゼのような，いろいろな呼び名で親しまれている。この酵素は，以下の反応様式でAMP重合反応を触媒する。

（ヌクレオチド）$_m$ + nATP→（ヌクレオチド）$_m$−（A）$_n$ + nPPi

したがって，この酵素と（$\alpha-^{32}$P）ATPを使って，RNAの3′末端に^{32}Pを何分子も付加することができる（図5・15）。

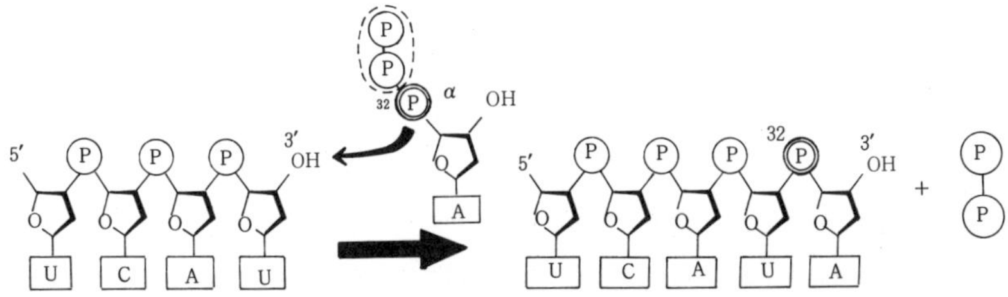

図5・15　ポリヌクレオチドアデニルトランスフェラーゼ（EC 2.7.7.19）によるRNAの3′末端標識

2.3　利点と欠点

(1)　利　　点

放射性標識システムの利点としては，次のような点があげられる。

①放射性標識されたＤＮＡ成分が市販されており，核酸プローブの標識に広く使われている。検出系も確立しており，きわめて感度がよい。

②標識手段やハイブリダイゼーションの方法が，きわめて詳細に確立されていて，標準的な濃度で用いる限りにおいては，ハイブリダイゼーションの過程に影響を与えない。

③比較的シンプルな操作によって，適切な感度で直接，シグナルを検出することができる。バックグラウンドの障害は，プローブ自身に由来するだけで，検出系の環境には由来しないので，新しいプローブを開発したり，テストしたりする場合に，判断しやすいという利点がある。

④オートラジオグラフィーによって得られた結果は，ほとんど永久的に保存しておくことができ，プローブの位置も詳細に記録することができる。

⑤検出系が一般化していることから，研究者間での比較や評価が行いやすい。

(2)　欠　　点

放射性標識システムの欠点としては，次のような点があげられる。

①放射性同位元素は，取り扱いに危険性を伴う。

②標識された放射性同位元素の崩壊に伴って，プローブが分解する。特に，過剰に標識されたプローブでは，かなりの分解がみられる。

③簡単に廃棄処分することができない。廃棄のための特別な設備を必要とする。

④最もよく使用されている^{32}Ｐの半減期は，14.3日で，^{125}Ｉでも60日である。したがって，標識プローブとして長期間，保存しておくことができない。

⑤放射性同位元素は非常に高く，その廃棄処分にも，かなりの費用がかかる。

⑥年間の使用許容量が決められていて，日常検査のように毎回使うには，問題がある。

⑦放射性標識物質を取り扱うには，特別な施設が必要である。

⑧検出のための迅速性が必要である。

他にもいろいろあるが，以上のことを著者の論文[108)]から簡単にまとめると，表５・６のようになる。

放射性標識は，ＤＮＡプローブに，解析の目的で初めて使用されたが，このハイブリダイゼーション技術を日常臨床検査に利用するためには，放射性標識を非放射性標識に置き換える必要がある。

しかし，この放射性標識法は，研究室でプローブを開発したりする場合の最初の段階で，今後

表5・6 放射性標識プローブの欠点

(1)	Safety of use
(2)	Probe stability
(3)	Waste disposal
(4)	Short-half life of markers
(5)	High costs of isotopes and their disposal
(6)	Limitations on the permitted quantity
(7)	Necessity of special laboratories
(8)	Necessity of rapid means of detection

も大いに利用されるものと思う。

3　非放射性標識－間接検出システム

先にも述べたように，放射性標識には，いろいろと問題がある。そこで，非放射性標識で感度のよい検出系の開発がすすめられている[109]。

現時点で最も一般的なシステムは，間接検出システムである。すなわち，ＤＮＡプローブを非放射性物質で標識し，これを間接的に検出する方法である。

プローブ中の検出対象とする標識物質は，レポーター基とも呼ばれる。このレポーター基は，プローブが標的塩基配列にハイブリダイズする過程に影響を与えてはならない。また，フィルターを利用するハイブリダイゼーションシステムのような厳しい条件下でも，分解したり変化してはならない。

このレポーター基は，ハイブリダイゼーション後，検出のために特異的に組み立てられた複合体によって可視化される。そのためには，この検出のための複合体自身が，レポーター基に対して，高度に親和性を有している必要がある。

これらの技術で，比較的感度のよいものは，アビジンとビオチン標識酵素を使った複合体である（図５・２参照）。卵黄から単離される分子量の小さなビタミンであるビオチンは，卵白中に含まれる分子量 68000の糖タンパクであるアビジンと結合し，安定な複合体を形成するので，この複合体は，クローン化されている長鎖プローブでも，短鎖の合成プローブでも，ビオチン標識さえされていれば，そのレポーター基としてのビオチンを認識することができる。

他のシステムで主なものには，ハプテン修飾したプローブを，酵素とか蛍光物質を結合させた抗体で検出する方法がある。

3.1　標識操作

非放射性標識物質には，放射性標識物質以上に様々な標識法が知られている。以下，それらについて紹介する。

ただし，非放射性標識－間接検出システムにおいては，標識と検出系をうまく分けることができないので，それぞれの標識操作のところで，実例を含め，検出系にふれる場合もあることをご了解いただきたい。

3.1.1　酵素を利用した *in vitro* での標識法

(1)　ビオチン化ヌクレオチドを用いたニックトランスレーション法

Wardらのグループ[44]は，ニックトランスレーション法により，精製したクローン化配列の中にビオチン化ヌクレオチドを取り込ませ，ビオチンでプローブを標識する方法を開発した。

この修飾されたヌクレオチドは，共有結合でビオチンを結合させたもので，ピリミジン環のＣ－５の位置に，４～16原子から成る“リンカーアーム”を介して，ビオチンが結合している（図５・16）。このうち，最も一般的に使われている修飾ヌクレオチドは，デオキシウリジン三リン酸のC-５の位置に，11原子のリンカーアームを介して，ビオチンのカルボキシル基を共有結合で結合させた Bio-11-ｄＵＴＰ（図５・17）である。

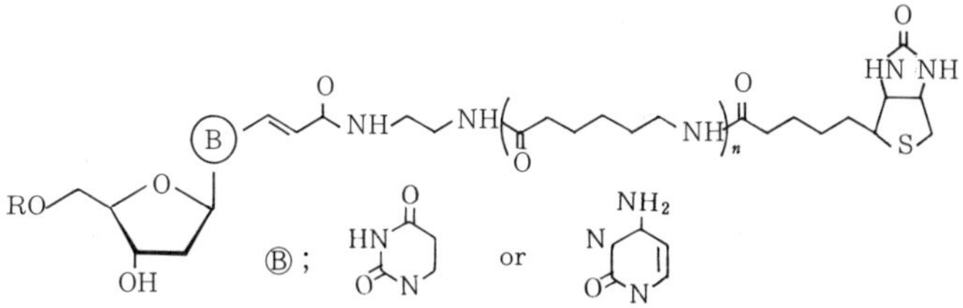

図５・16　ビオチン化ヌクレオチド

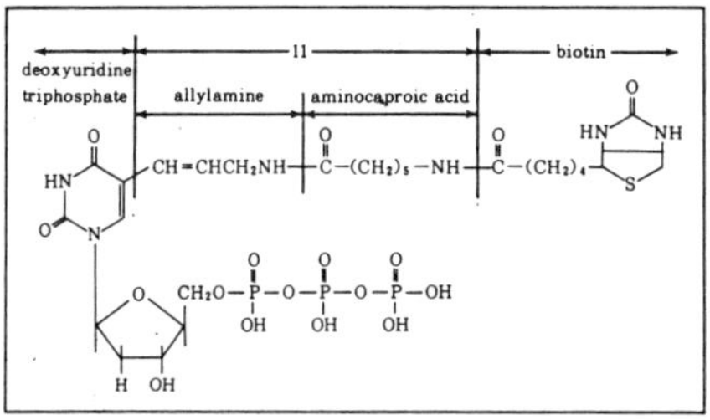

図５・17　Biotin-11-ｄＵＴＰ(2′-deoxyuridine triphosphate-5-allylamine-aminocaproyl-biotin）の化学構造

ニックトランスレーションの原理は，放射性標識したヌクレオチドの場合と変わらない（前節参照）。Bio-11-ｄＵＴＰは，thymidinyl triphosphate（ＴＴＰ）と置換され，ＤＮＡに取り込まれる。ＤＮＡへの取り込みは，１kbあたり，ビオチン標識50個のレベルである。

要するに，放射性標識したヌクレオチドの代わりに，ビオチンで標識したヌクレオチドを用いるニックトランスレーション法で，Bio-probe（Biotin標識のプローブの意）法とも呼ばれている。検出系には，アビジンとビオチン標識酵素などが用いられている。

①実際の操作

ビオチン化ヌクレオチドも，ＢＲＬ社，Enzo Biochem社，ＢＲＥＳＡ社，Clontech社などから，いろいろなものが市販されている。

これらの中から，ＢＲＬ社のニックトランスレーションキット「DNA detection system」の原理と操作手順を，それぞれ図５・18，図５・19に示した。

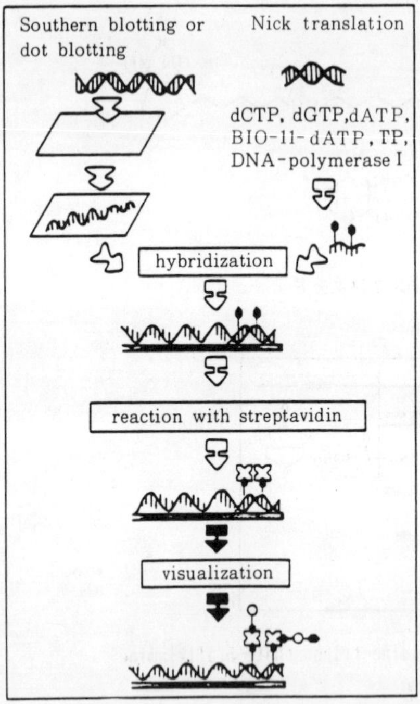

図５・18　Bio-probe 法の原理

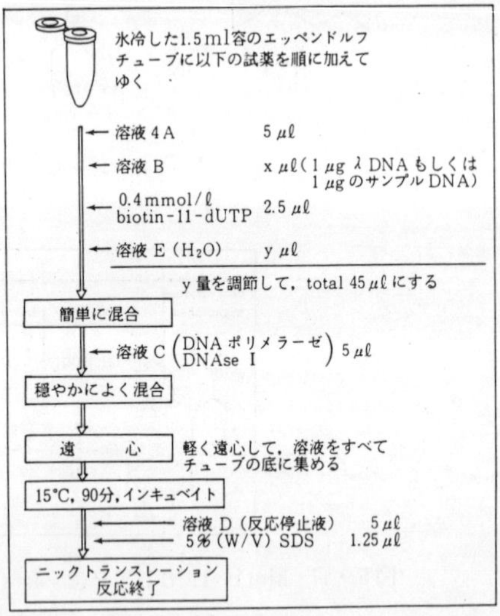

図５・19　ニックトランスレーション反応の操作手順
（ＢＲＬ社キット使用）

● : biotin

✧ : streptoanidine

○ : alkaline phosphatase

すなわち，ニックトランスレーション反応によりビオチン標識したＤＮＡプローブを，あらかじめ熱変性させてニトロセルロースフィルター上に固定しておいたＤＮＡサンプルと，ハイブリダイズさせる。次に，ストレプトアビジンを作用させて，ビオチンに結合させる。これに，ビオチン化ポリアルカリホスファターゼを作用させると，ビオチン部分でストレプトアビジンにアルカリホスファターゼが結合して，結局，ハイブリダイズした部分にのみ，酵素が結合したことになる（図5・2参照）。

なお，より詳しい操作手順は，他で示した[110)~113)]ので，それらを参考にして頂きたい。

②実験例

図5・20に，Bio-probe法によるSouthernハイブリダイゼーションの結果を示した。下部にはλ *Hin*d Ⅲをマーカーとして，サイズを示した。

泳動したＤＮＡは，マウスＢＡＬＢ／ｃリンパ球から抽出して制限酵素*Eco* RIで切断したものである。各レーンあたり，約10μg 相当のＤＮＡを泳動した。プローブはJ_H ＤＮＡ断片[113)]を，ニックトランスレーション法により，ビオチン標識して使用した。2.2kb，4.5kb，６kb付近に鮮やかなバンドが検出されている。

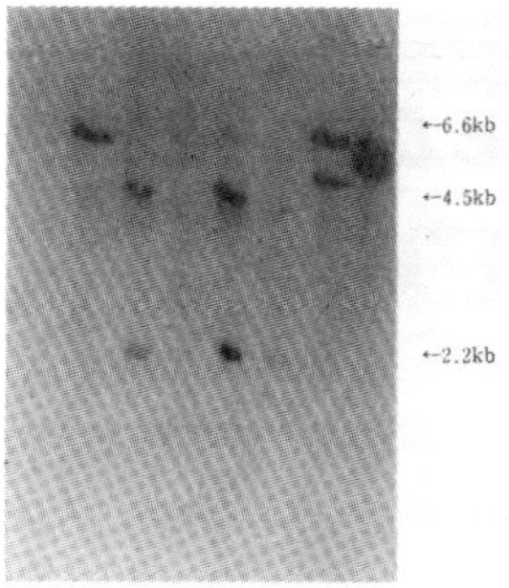

図5・20　Bio-probe 法によるSouthern ハイブリダイゼーション

ＢＡＬＢ/cマウスのリンパ球からＤＮＡを抽出して制限酵素*Eco* ＲＩで切断した。プローブは，J_H ＤＮＡ断片をビオチンで標識して用いた。

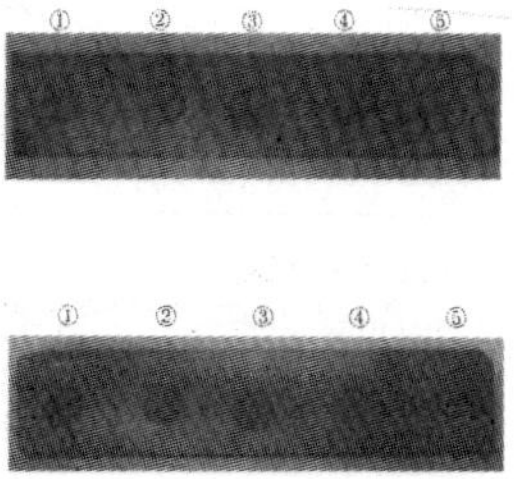

図5・21　Bio-probe 法によるスポット・ハイブリダイゼーション

上：ドットハイブリダイゼーション
　　クローン化した遺伝子（E_{α}^{d}）を含むプラスミドをスポットし，これと，制限酵素*Sal* Ｉで切断し，さらに精製した3.2kbのE_{α}^{d} 遺伝子をビオチン標識して，ハイブリダイズさせた。
下：テストストリップ
　　ビオチン標識したλファージＤＮＡをスポットし，呈色させたもの。最後の区画はコントロールで，ＤＮＡ希釈用に用いた希釈液だけをスポットしたもの。

図5・21は，Bio-probe法によるスポットハイブリダイゼーションの結果である。

下段はテストストリップで，ビオチン標識したλファージDNAを，左から50pg，20pg，10pg，５pgスポットし，最後に，コントロールとしてＴＥバッファーをスポットしたものである。これを，ハイブリダイゼーション反応を行うことなしに，発色系でストレプトアビジンとビオチン化ポリアルカリフォスファターゼを作用させて，次に，基質としてＮＢＴ（ニトロブルーテトラゾリウム）液とＢＣＩＰ（５－ブロモ－４－クロロ－３－インドリルフォスフェイト）を反応させる。スポットしたＤＮＡの濃度に応じて発色の程度が異なるので，これをスタンダードとして，ある程度，定量的に，ハイブリダイズした程度を比較することができる。

上段は，クローン化した E^d_a 遺伝子を含むプラスミドを，それぞれスポットしたものである。左から 200pg，100pg，50pg，25pg，12.5pg の順でスポットした。これに，制限酵素 *Sal* Ｉで切断，精製した 3.2kbの E^d_a 遺伝子ＤＮＡを，ビオチン標識してプローブとし，ハイブリダイズさせた。

(2)　ビオチン化ヌクレオチドを用いたランダムプライマー伸長法

ランダムプライマー伸長（ランダムプライム）法で，ビオチン標識する方法も開発されている。

この方法の基本的な原理は，前節で述べたランダムプライマー伸長法と同じで，放射性標識ｄＮＴＰｓの代わりに，非放射性のBiotin-11-ｄＵＴＰを用いることにより，ＤＮＡ断片をビオチンで標識するものである。

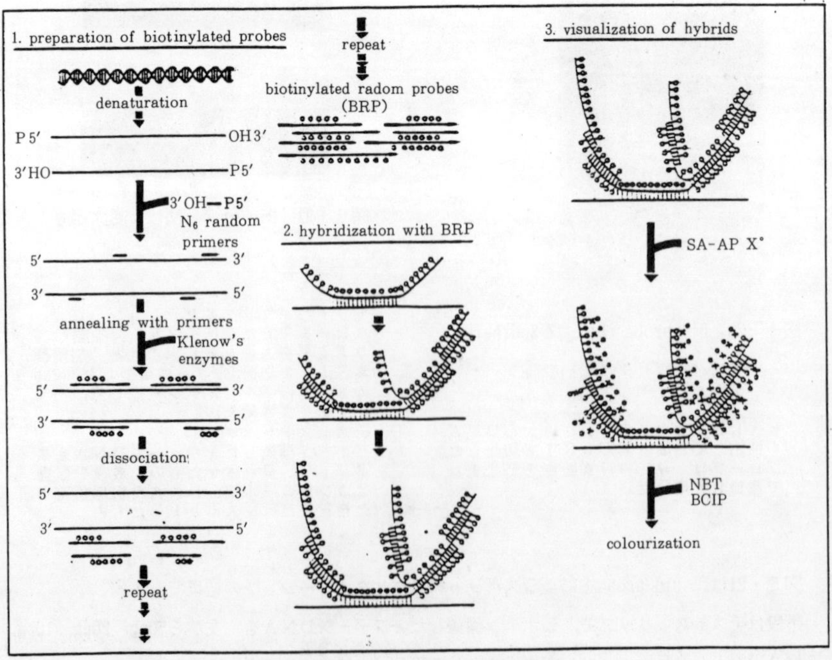

図５・22　ＢＲＰ法の原理

著者ら[108]は，さらにＰＣＲ法の原理を採用して，検出シグナルを増幅し，非常に高感度な非放射性標識を行う方法，ＢＲＰ法（A method for preparation of Biotinylated Random Probe）を開発した（図５・22）。

このシステムは，次の３つの主要なステップから成っている。

①ビオチン化 11-ｄＵＴＰを使ってのＤＮＡの標識

②ストレプトアビジン－アルカリホスファターゼ複合体を使ってのビオチン化ＤＮＡの検出

③ Tween 20 を使ってのバックグラウンドのブロッキング

なお，酵素としては，Klenowフラグメントの代わりに *Thermus aquaticus* 由来の *Taq* ポリメラーゼを利用することもできる。

(3)　ビオチン化ヌクレオチドを用いたその他の標識法

ニックトランスレーション法やランダムプライマー伸長法に限らず，前節で示した標識法は，ビオチン化ヌクレオチドを基質にしうる酵素を使う方法なら，いずれもビオチン標識プローブの作成に用いることができる。

Langerらは，上記のようなｄＵＴＰ（ＵＴＰ）誘導体がどんな酵素の基質になり得るかを調べているので，表５・７に示す[44]。この他，これらの誘導体は，ターミナルデオキシヌクレオチジルトランスファラーゼの基質にもなる。

これにより，これらの誘導体は，ユニークプローブ伸長法や，３′末端標識法には使えるが，ｃＤＮＡ法には適さないことがわかる。

表５・７　ビオチン化ｄＵＴＰ，ＵＴＰに対する各種酵素の基質特異性[44]

基質特異性の高い酵素	大腸菌ＤＮＡポリメラーゼⅠ 大腸菌ＤＮＡポリメラーゼⅠの Klenow フラグメント Ｔ4 ＤＮＡポリメラーゼ ＤＮＡポリメラーゼα，β（マウスＡ-9細胞，HeLa細胞） ＤＮＡポリメラーゼ（Herpes simplex virus） 大腸菌ＲＮＡポリメラーゼ Ｔ7 ＲＮＡポリメラーゼ Ｔ4 ＲＮＡポリメラーゼ
基質特異性の低い酵素	逆転写酵素（ＡＭＶ） ＲＮＡポリメラーゼⅢ（HeLa細胞） ＲＮＡポリメラーゼⅡ（ウシ胸腺） ＲＮＡポリメラーゼⅠ（マウス細胞）

表５・８に，例としてEnzo社の，TdTaseを用いた３′末端ビオチン標識キットの内容を示した。

また，末端標識は，合成オリゴヌクレオチドプローブに対しても行われている[41]。

なお，ビオチン化ヌクレオチドの核酸への取り込みは，放射性ヌクレオチドのそれとほとんど同じであり，またビオチン化ヌクレオチドによる置換率の高い核酸では，その T_m 値は下がるが，たとえばニックトランスレーションによる標識ＤＮＡ（１kbあたり約20のビオチン分子を含む）の T_m 値は，非標識ＤＮＡの値とほとんど変わらないので[44),58)]，標識反応を行う際のビオチン化ｄＵＴＰ（ＵＴＰ）の濃度は，ｄＴＴＰ（ＵＴＰ）を用いる場合と同じでよく，酵素量や塩濃度など，その他の反応条件も変えなくてよい。また，ハイブリダイゼーション反応も，放射性プローブを用いる場合と同一の条件で行うことができる。

表５・８　３′末端標識キットの内容

ビオチン化ｄＵＴＰ	１バイアル
ターミナルデオキシヌクレオチドトランスフェラーゼ	１バイアル
ターミナルトランスフェラーゼ希釈バッファー	〃
ＤNase Ｉ	〃
ＤNase Ｉ希釈バッファー	〃
末端標識反応バッファー	〃
塩化コバルト	〃
^{3}Ｈ－ＴＴＰ	〃
λＤＮＡコントロール（ＤNase 処理済み）	〃
ＴＴＰ	〃
ｄＣＴＰ	〃

^{3}Ｈ－ＴＴＰは，ＴＴＰの取り込みをモニターするのに使用することができる。

(4) ビオチン化ヌクレオチドを用いたＲＮＡプローブの均質標識法

Enzo社では，ＲＮＡの非放射性標識法として，ribo Bio-Probe™標識システムを販売している。

これも，原理は，前節で述べたＲＮＡプローブの均質標識法と同じで，ＮＴＰｓの中のＵＴＰの代わりに Bio-11-ＵＴＰを用いて，これをＲＮＡに取り込ませて標識している。

表５・９に，同キットの内容を示した。

表５・９　ribo Bio-Probe™標識システムの内容成分

ＳＰ６ＲＮＡポリメラーゼ	１バイアル
ベクターｐＳＰ 64	１バイアル
ベクターｐＳＰ 65	〃
コントロールテンプレート(cC02R$^+$) ＤＮＡ	〃
ヌクレオチド溶液	〃
ビオチン化ＵＴＰ	〃
反応バッファー	〃
^{3}Ｈ－ＡＴＰ	〃

(5)　Poly(T)Tail 標識法（Bio-Bridge™法）

間接検出標識法では，ヌクレオチドも，間接的な標識として使用することができる[59]。

この場合，たとえば，poly(T)を，ＤＮＡプローブの末端に，尾のように標識する。そして，このpoly(T)標識プローブを標識核酸にハイブリダイズさせた後，poly(A)をプローブに反応させる。最後に，先に反応させたpoly(A)分子のハイブリダイズしなかった部分に，標識したチミジンを反応させて検出するのである（図5・23のａ）。

この場合，増幅因子は，検定時に組み立てられる。たとえば，結合したpoly(A)に，標識したチミジンだけでなく，poly(T)も反応させ，次に，そのpoly(T)のハイブリダイズしなかった部分に，標識したアデニンを反応させるのである（図5・23のｂ）。

一般的に，この技術では，最終的に検出するための標識剤として，放射性同位元素が用いられてきたが，ニューヨークにあるEnzo Biochem社では，Bio Bridge™という商品名の，非放射性ＤＮＡハイブリダイゼーション検定システムを市販している。

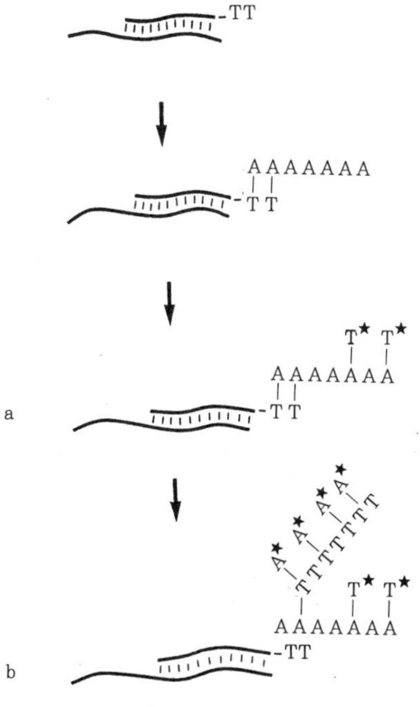

図5・23　ポリ（Ｔ）標識プローブを用いた核酸ハイブリダイゼーション検出法

T★　標識チミジン

A★　標識アデニン

①原　理

このシステムでは，まず，ターミナルトランスフェラーゼ（表５・10）を使って，ＤＮＡフラグメントの３′末端に，“poly(T)tail ”を結合させる。次に，この poly(T)tailを結合したプローブを，標的ＤＮＡ鎖にハイブリダイズさせる。ハイブリダイズしなかった poly(T)tail標識プローブを，洗い落とすか，その他の方法で除去し，その後， Bio-Bridge Ａ標識分子を反応させる。

この Bio-Bridge Ａは，ビオチンで修飾したｄＡＭＰのポリマー，〔ビオチン標識poly(Ａ)〕プローブで， poly(Ｔ)tail に結合して，シグナルを発生させることができる。すなわち，蛍光色素または発色性酵素をカップリングさせたビオチン結合性タンパク質（たとえば，抗ビオチン抗体とか，アビジン）を作用させることによって，ビオチンを検出することができる。ハイブリダイゼーションの方法も，従来の方法と同じ方法で行うことができる。Bio-Bridge法の原理を図５・24に示した。

表５・10　Terminal transferase（仔牛胸腺 calf thymus由来）[114)~116)]

一本鎖ＤＮＡや二本鎖ＤＮＡの３′末端ヌクレオチドの３′－水酸基にデオキシヌクレオチドを添加していく酵素[114)]。補因子としてMg^{2+}を使うかCo^{2+}を使うかで，反応様式が異なる。

	活　性	反　応	鋳型／プライマー／基質	（図説）
Mg^{2+}	ターミナル トランスフェラーゼ	$ssDNA^{3'}_{OH}$ ＋ndNTP ↓Mg^{2+} DNA-$(pdN)_n$ ＋nPPi	1）一本鎖DNA の３′OH末端 2）３′OH末端が突出した二本鎖DNA	5′ ── OH 3′ 5′ ── OH 3′ 3′ HO ── 5′
Co^{2+}	ターミナル トランスフェラーゼ	$dsDNA_{OH}$＋ndNTP ↓Co^{2+} DNA-$(pdN)_n$ ＋nPPi	1）ブラント末端の二本鎖DNA 2）３′OH末端がひっ込んでいる二本鎖DNA	5′── OH 3′ 3′ HO ──5′ 5′ ── OH 3′ 3′ HO ── 5′

用途　1.　ベクターやｃＤＮＡに相補的なホモポリマーテイルを結合する際に利用できる。
2.　３′デオキシヌクレオチドを有するＤＮＡ断片の3′末端標識[115)]
３′リボヌクレオチドでも標識できる[116)]。
ribonucleosideを標識する場合は，〔$\alpha-{}^{32}$Ｐ〕を使い，次にアルカリで処理する。

②評　価

この標識法は，バックグラウンドも少なく，感度の点でも優れているが，シグナルの増強能に関しては，限界があるように思われる。

特に，プローブに結合させる“ poly(Ｔ)Tail ”の長さには，実際上，問題がある。テイルセグメントの長さが増すにつれて，ハイブリダイゼーションの効率が低下するからである。

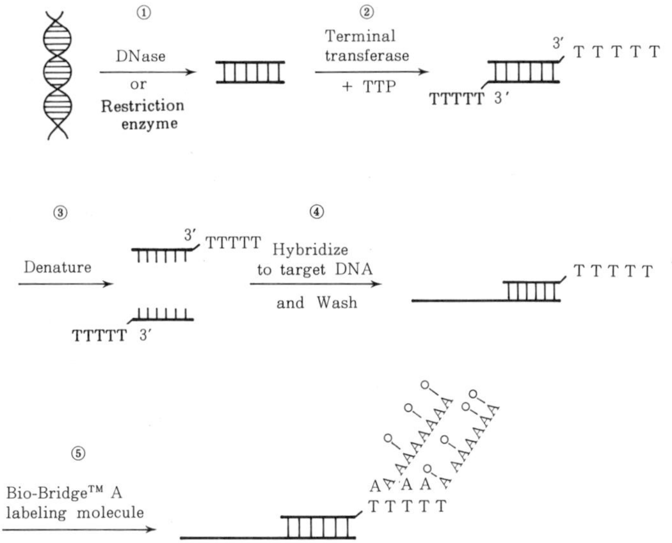

① 制限酵素もしくはDNaseで，DNAを消化して，3′末端をOHにする。
② ターミナルトランスフェラーゼで3′末端にTTPを添加していく。
③ poly(T)Tailで標識したプローブを変性させる。
④ 標的DNAにハイブリダイズさせる。その後，未ハイブリのプローブを洗い落とす。
⑤ Bio-Bridge A標識分子をpoly(T)Tailにハイブリダイズさせ，ハイブリダイズしたプローブとシグナル検出系との橋わたしをさせる。♀はビチオン分子の意。

図5・24　Bio-Bridge法の原理

テイル部分の長さが制限されると，テイル自身が標識成分と反応する能力，つまり，別のポリヌクレオチドである標識セグメントとハイブリダイズするテイルの能力が制限される。

Enzo Biochem社のBio-Bridge標識システムには，DNAプローブにTTPポリマーを添加するために必要な試薬のすべてと，その詳細なプロトコール，そして，Bio-Bridge A標識分子と，その使用説明書も含まれている（表5・11）。

③2つのDNA塩基配列を同時に検出する方法

ニックトランスレーション法により作成したプローブと，このBio-Bridge標識法で作成したプローブを組み合わせることによって，一枚のサザーンブロッティングフィルター上で，同時に，2つの異なるDNA配列を検出することができる。

たとえば，まずニックトランスレーションにより作製したビオチン標識プローブを，西洋ワサビペルオキシダーゼ・ストレプトアビジン複合体(Detek™ I －hrp)で可視化する。次に， poly（T)tail標識プローブを，ビオチンで修飾されているBio-Bridge A分子とハイブリダイズさせ，酸性ホスファターゼ複合体(Detek™ I －acp)を使って可視化するのである。２つのプローブは異なる色で検出されるので，各々の配列を同定することができる。

この原理を図５・25に示した。

表５・11　Bio-Bridgeキットの内容

Bio-Bridge™ A分子	１バイアル
ターミナルトランスフェラーゼ	１バイアル
ターミナルトランスフェラーゼ希釈バッファー	〃
DNase Ｉ	〃
DNase Ｉ希釈液	〃
末端標識反応バッファー	〃
ＴＴＰ	〃
塩化コバルト	〃
^{3}Ｈ－ＴＴＰ	〃
λＤＮＡコントロール	〃

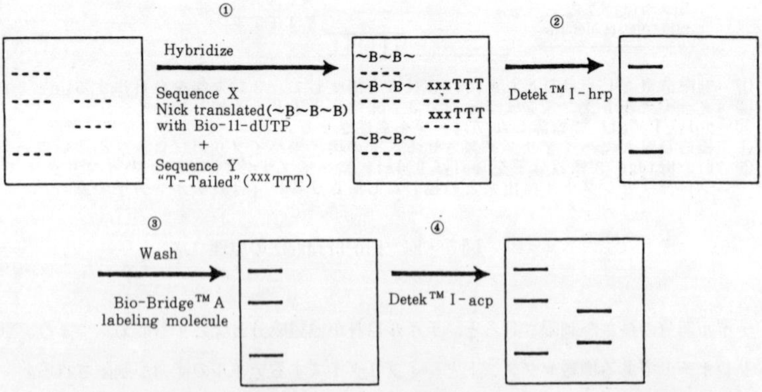

① ニックトランスレーション反応によってビオチン標識したＸプローブ（塩基配列Ｘ検出用）と，“T-tail”をもつＹプローブ（塩基配列Ｙ検出用）を同時にSouthern ブロットフィルターにハイブリダイズさせる。
② 次に，Detek™ I-hrp を反応させて，ビオチン標識したＸプローブがハイブリダイズした部位，すなわち，塩基配列Ｘの位置を検出する。
③ その後，フィルターを洗浄してから，Bio-Bridge™ A を反応させる。この標識分子は，Ｙプローブ（既に，塩基配列Ｙにハイブリダイズしている）のT-tail の部分にハイブリダイズして，Ｙプローブをビオチン標識化する。
④ 次に，Detek™ I-acp を反応させて，塩基配列ＹとハイブリダイズしたＹプローブの部位を検出する。
つまり，それぞれ違うDetek システムを使うことによって，異なる色で発色させ，両塩基配列を特異的に同定するのである。

図５・25　一枚のSouthernブロットフィルター上で，２つのＤＮＡ塩基配列を同時に検出する方法

(6) ハプテン等の標識

①ＡＴＰの dinitrophenol誘導体の利用

Vincent ら[117]は，ＡＴＰの誘導体として，8-(2,4-dinitrophenyl 2,6-aminohexyl) amino-adenosine－５′－triphosphate(ｒＡＴＰ－ＤＮＰと省略）を合成した（図５・26)。この誘導体は，ジニトロフェニル（ＤＮＰ）基を有している。

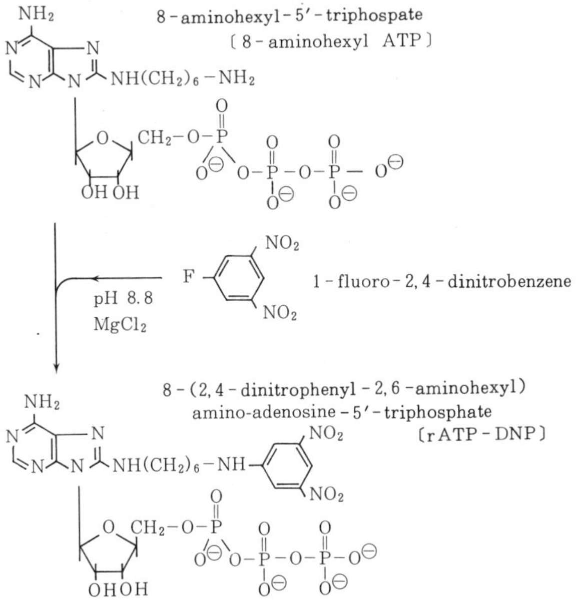

図５・26　8-aminohexyl adenosine- 5′-triphosphate のジニトロフェニル化

ｒＡＴＰ－ＤＮＰは，ウシ胸腺デオキシヌクレオチジルターミナルトランスフェラーゼ（ＥＣ2.7.7.31)の基質として使用することができるので，プローブの３′末端標識が可能である。また，大腸菌のＤＮＡポリメラーゼⅠ(Kornberg polymerase，ＥＣ2.7.7.7)の基質として，使用することができるので，ニックトランスレーション反応によって，３′末端からＤＮＡ鎖を延長していく過程で，ＤＮＡ分子内にｒＡＴＰ－ＤＮＰを取り込ませることができる。

これら取り込まれたＤＮＡのＤＮＰ基（ハプテン）は，ハイブリダイゼーション後，特異抗体に認識させ，次に，ペルオキシダーゼとかアルカリホスファターゼなどの酵素で標識した二次抗体で検出することができる。

また，ＤＮＰ基は，まず，ＤＮＡの中の 8-aminohexyl adenosine－５′－triphosphateに，酵素を利用して取り込ませ，次に，1-fluoro-2,4-dinitrobenzene と反応させることによって，ＤＮＡに導入することができる。ＤＮＰ基をもつＤＮＡ分子は，最終的に酵素発色反応によって可視化することができる。

②ターミナルトランスフェラーゼを利用した３′末端標識

ＤＮＡプローブの３′末端には，同様にして，蛍光色素－，tetramethyl rhodamine adenosine誘導体[118]あるいはpolyriboadenylic acid tractsを標識することもできる。

たとえば，ＡＴＰの存在下でターミナルデオキシリボヌクレオチジルトランスフェラーゼ（ＥＣ2.7.7.31）を使い，次に，ＡＤＰの存在下でポリヌクレオチドホスフォリラーゼ（ＥＣ2.7.7.8)を使って，順次反応させると，合成デオキシリボヌクレオチドの３′末端に，約 8,000ＡＭＰ残基からなるポリリボアデニル酸を結合させ，標識することができる（図５・27)[20]。

Varyら[20]は，この方法を使ってポリアデニル化ＤＮＡを作成し，それを“シグナル鎖”と呼び，置換反応タイプの核酸プローブ検定法（第７章2.4節参照）に使っている。

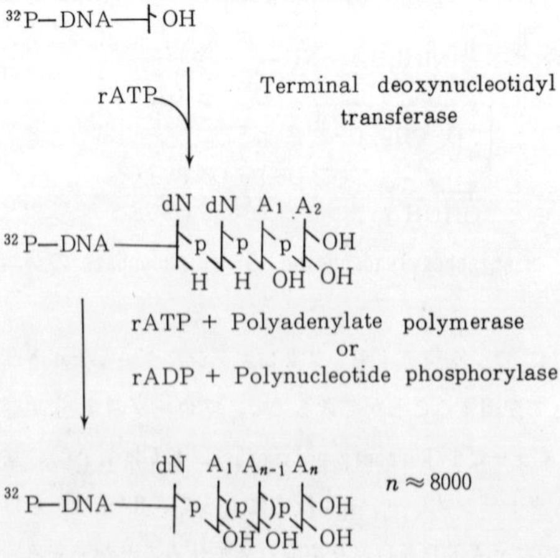

図５・27　ポリアデニル化ＤＮＡの作製反応

まず，デオキシシチジンを末端にもつＤＮＡプローブにシグナル鎖をハイブリダイズさせて，プローブとシグナル鎖の複合体を作成し，次に，Oligo(ｄＧ）セルロース支持体に，このプローブ／シグナル鎖複合体を固定する。この固定したハイブリッド複合体に対して，分解したサンプルＤＮＡをハイブリダイズさせて，置換反応を行わせるのである。

シグナル鎖にポリアデニル化ＤＮＡを用いた場合，置換放出されたポリアデニル酸は，ポリヌクレオチドホスフォリラーゼを作用させることによって，ＡＤＰ分子を放出させる。放出されたＡＤＰ分子をピルビン酸キナーゼ（ＥＣ.2.7.1.40)で，ホスフォエノールピルビン酸を利用してＡＴＰに変換し，このＡＴＰを，*Photinus pyralis* 由来のルシフェラーゼ(luciferase, ＥＣ1.13.12.7）とルシフェリンを使って，バイオルミネッセンス検定法で測定するのである（図５・28）。

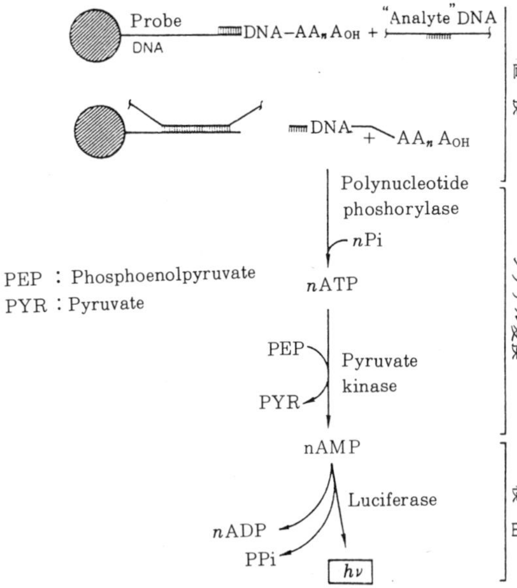

図５・28　ＤＮＡ鎖置換検定法におけるポリアデニル酸のバイオルミネッセンス検出法

彼らは，また，上述の置換反応を，ビオチン化したシグナル鎖でも行っており，この場合，西洋ワサビペルオキシダーゼで標識したアビジンを使って，定量している。図５・29に，この方法による標的ＤＮＡ塩基配列の検出に関する，一連の反応を簡単に示した。

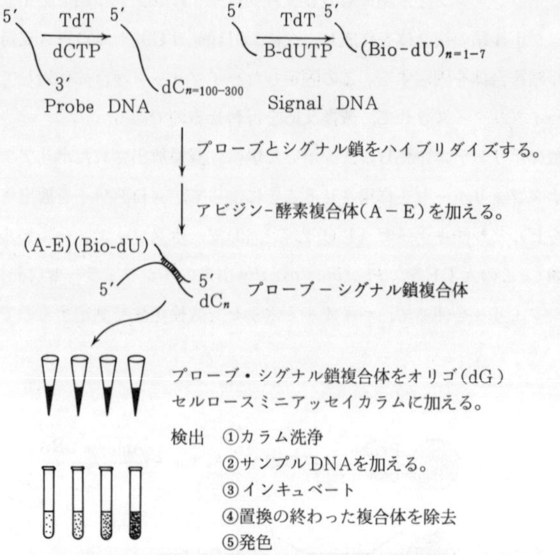

図5・29　酵素増幅ＤＮＡ鎖置換検出法の操作

Bio-ｄＵ；ビオチン化ｄＵＴＰ

3.1.2　酵素を利用した *in vivo* での標識法

酵素を使って，*in vivo* で非放射性標識プローブを作成する新しい方法が2つ報告されている。

一つは特殊なヌクレオチドによって標識する方法[99]で，もう一つは *lac* プロモーターを利用する方法である[53]。

3.1.2.1　特殊なヌクレオチドによって標識する方法

大腸菌や枯草菌のような細菌を宿主とし，これらの宿主内で増殖する時に，特殊なヌクレオチド（たとえば，グルコシル化されたヌクレオチド）を自己成分とする，ファージや，クローン化ベヒクルを利用して，標識する方法である[99]。宿主は細菌だけに限らず，真菌類や藻類，あるいは植物やヒトの培養細胞でもよい。

生体内で標識させるポリヌクレオチドの材料は，いろいろなものが利用できるが，比較的利用しやすい材料を表5・12にまとめた。

(1)　グルコシル化ヌクレオチド

ここでは，グルコシル化ヌクレオチドによって標識する方法を紹介する。

①原　　理

グルコシル化したＤＮＡプローブは，Concanavalin Ａ・酵素複合体で検出することができる。標識は，一連の酵素を利用して，*in vivo* のステップで行うことができる。

表５・12　生体内標識に使われるヌクレオチド

ベクター	標　　識	構　　造	文献
Ｔ偶数系ファージ（T_2，T_4およびT_6）	ＣＭＰの代わりにglucosyl化されたhydroxymethyl deoxycytidine を有する。	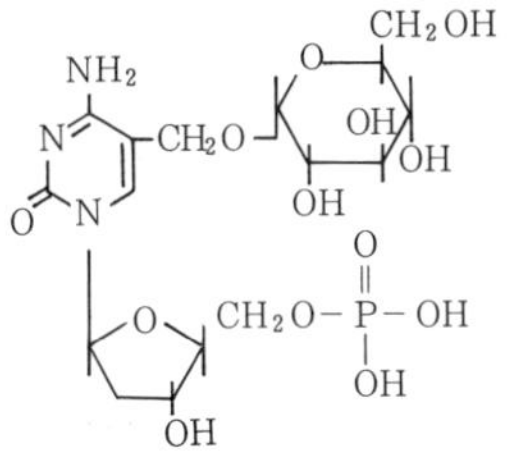	119)
枯草菌ファージ ＳＰ８	5-hydroxymethyluracil により thymidine 残基を置換する。	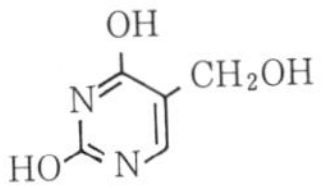	120)
Xanthomonas oryzae のphage ＸＰ12	cytosine残基を5-methylcytosineで置換する。	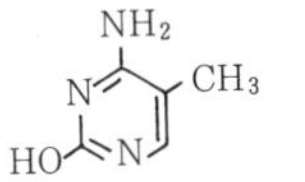	121)
枯草菌ファージ ＳＰ－15	thymidine 残基の62％がホスフォグルクロン化され，かつグルコシル化された5-(4′,5′-dihydroxypentyl) uracil(ＤＨＰＵ)により置換される。	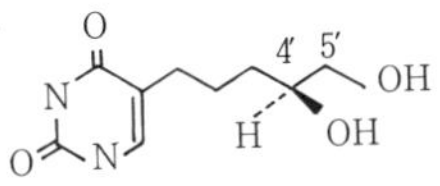	122)

すなわち，このプローブの塩基配列は，それぞれ末端に*Aha*Ⅲ制限部位をもち，Ｔ偶数系のファージの中に挿入することができる。そこで，組み換えＤＮＡを*in vitro*パッケージング操作で，ファージのヘッドに導入し，このファージをグルコシル化した前駆体が存在する環境下で増殖させると，Ｔ偶数系のファージは，増殖過程で自然にグルコシル化したヌクレオチドを分子の中に取り込む。最後に，このＤＮＡプローブの塩基配列を，*Aha* Ⅲを使ってファージから切断するのである。

②バクテリオファージT_4によるグルコシル化ＤＮＡプローブの作成

ＤＮＡプローブの塩基配列を，組み換えＤＮＡ技術によって，T_4ファージベクターの塩基配列の中に挿入し，グルコシル残基で標識することができる。

標識ＤＮＡプローブの作成に関して，一般的な方法を，以下に示す（図５・30）。

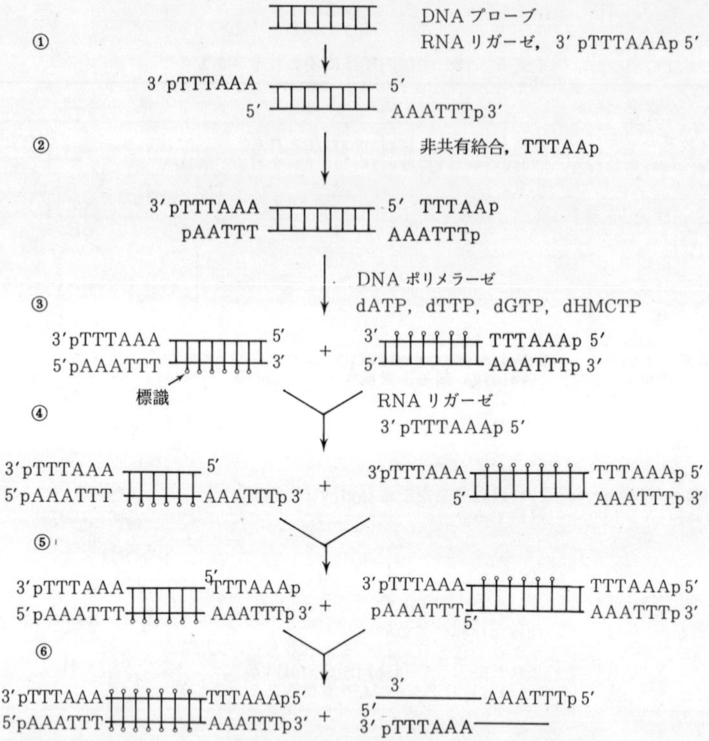

図５・30　*Aha* Ⅲ切断部位をもつ標識プローブ塩基配列の作成

（ｉ）T_4ＤＮＡの脱グルコシル化

天然のT_4ＤＮＡは，グルコシル化されているので，ＤＮＡプローブを挿入する前には，まず，このT_4ＤＮＡからグルコース残基を除去する必要がある。ＤＮＡがグルコシル化されていると，一般に制限酵素で分解することができないからである。

ファージ誘発酵素として知られているヒドロキシメチルシチジングルコシダーゼは，グルコシル化ＤＮＡからグルコース部分を除去して，それを，その逆反応でＵＤＰへ移動させることができる[123),124)]ので，この酵素を利用して，T_4ＤＮＡからグルコース残基を除去してもよいし，あるいは，シトシンがヒドロキシメチル誘導体を置換するような条件下で，T_4ファージを増殖させることもできる[125)～127)]。

（ii）標識プローブ塩基配列の作成

このようにして，脱グルコシル化されたT_4ＤＮＡに，ＤＮＡプローブの塩基配列を挿入するのである。この挿入は，一般的な方法で行うことができるが，標識後にT_4ＤＮＡから除去しうるような方法で行うのが好適である。

T_4ファージの場合は，Ｃ残基のみがグルコシル化されているので，塩基配列ＴＴＴＡＡＡを識別し，かつ開裂する制限酵素*Aha*Ⅲが適している。一例を示すと，まず，挿入しようとするＤＮＡプローブの塩基配列を，両末端が*Aha*Ⅲ制限部位を有するように，図５・30のように改変しておく。

こうしておくと，標識後に*Aha*Ⅲで消化することによって，容易にＤＮＡプローブ塩基配列を単離することができる。

①まず最初に，プローブＤＮＡの３′末端に塩基配列ｐＴＴＴＡＡＡｐを結合させ，これをＲＮＡリガーゼを使ってT_4ゲノム内に挿入する。コンカテマーの生成を防止するには，塩基配列ｐＴＴＴＡＡＡｐの３′末端と５′末端の両方にリン酸が必要である。

②次に，プライマーとしてのＴＴＴＡＡｐを上述の塩基配列に非共有結合させる。この塩基配列ＴＴＴＡＡｐは，プライマーとして作用する。

③したがって，材料としてのｄＡＴＰ，ｄＴＴＰ，ｄＧＴＰおよび deoxyhydroxymethyl ＣＴＰ（ｄHMCＴＰ）と共に，ＤＮＡポリメラーゼを作用させると，２つのＤＮＡ塩基配列が形成される。これらの塩基配列は，ＤＮＡプローブの塩基配列の対向末端に*Aha*Ⅲ制限部位を有する。さらに，これらの塩基配列は，ＤＮＡ鎖の一方に標識（図中の♀）を有する。

④第２の*Aha*Ⅲ部位を，ＤＮＡプローブの塩基配列の他方の末端へ付加するために，同様な一連の操作を行う。ここでも，ＤＮＡ塩基配列のｐＴＴＴＡＡＡｐを，あらかじめ作成したＤＮＡ塩基配列の３′末端に結合させる。

⑤次に，ＤＮＡ塩基配列ＴＴＴＡＡＡｐをプライマーとして使用して，生成した塩基配列へ非共有結合させる。

⑥そして，前述のように，ＤＮＡポリメラーゼおよび４種のデオキシヌクレオチド三リン酸の存在下で処理された塩基配列を複製させる。

この一連の操作によって，各末端部が*Aha*Ⅲ制限部位で整列され，かつ両ＤＮＡ鎖に標識がされたＤＮＡプローブ塩基配列が生成される。

副産物として，２種の単一鎖ＤＮＡ塩基配列も生成される。が，これらの単一鎖ＤＮＡ塩基配列は，標識されたＤＮＡプローブ塩基配列から容易に分離することができる。

（iii）ファージベクターへの挿入と *in vitro* パッケージング

①次に，アルカリホスファターゼにより，ＤＮＡプローブ塩基配列からリン酸基を除去し，T_4ゲノムの中に挿入する。すなわち，T_4ファージＤＮＡを制限酵素で開裂し，非必須部分にＤＮＡプローブ塩基配列を挿入するのである。

非必須部分というのは，ファージの複製や，ヒドロキシメチルシトシンの生成，およびＤＮＡグルコシル化に関係のない，T_4ファージの遺伝子領域のことである。

*Bam*ＨＩを作用させると，T_4ＤＮＡ塩基配列をこのような非必須部分で開裂できる。必要によっては，制限酵素で消化した後，単一鎖の末端をＤＮＡポリメラーゼＩによって，ＡＴＰ，ＴＴＰ，ＧＴＰ，およびｄHMCＴＰの存在下で修復する。

② *Aha*Ⅲ識別部位を有するＤＮＡプローブの塩基配列を，予め制限酵素で切断しておいたT_4ゲノムの非必須領域へ鈍端結合させる[128]。

③T_4ゲノムの中にＤＮＡプローブの塩基配列を挿入した後，全組換えＤＮＡ分子を，αおよびβグルコシルトランスフェラーゼによって，ＵＤＰ－グルコースの存在下，*in vitro*でグルコシル化することが望ましい[132]。これは，ファージの酵素による分解攻撃から，組み換えＤＮＡ分子を保護するためである。

④組み換えT_4ゲノム塩基配列を*in vitro*でパッケージングする方法は，Black の方法に従って行う[129]。

（iv）クローンの増殖と単離

①ＤＮＡプローブ塩基配列を含むクローンの選択は，ビオチン標識ＤＮＡプローブ，もしくは，その他の任意の慣用的方法によって，ハイブリダイゼーションにより行うことができる。

②ＤＮＡプローブの塩基配列を含むクローンを選択したら，これを大量に増殖させ，T_4ゲノムＤＮＡからＤＮＡプローブの塩基配列を単離する[130]。

③T_4ゲノムＤＮＡから，生体内標識されたＤＮＡプローブ塩基配列を切除した後に，これを*Aha*Ⅲ制限酵素で開裂することにより，検出系で使用することができるようになる。あるいは，制限酵素で切断しなくても，ＤＮＡプローブ塩基配列を含有する全組み換えT_4ゲノムを，そのままＤＮＡプローブとして使用することもできる。

③グルコシル化ＤＮＡ塩基配列の検出（コンカナバリンＡ－グルコシル化酵素錯体の使用）

（ｉ）コンカナバリンＡ

コンカナバリンＡ（Con A）は，標識されたＤＮＡプローブのグルコースに結合することができる。すなわち，Con Aは，室温より低い温度下，pH 5.0でダイマーを形成し，２つのグルコシル結合部位を有する。また，22～37℃下，かつ生理学的pHで，テトラマーを形成し，４つのグルコシル結合部位を有する。

したがって，この性質を利用すれば，Con Aを架橋成分として，他のグルコシル化タンパク質（記号部分）をＤＮＡプローブに結合させることができる。

ただし，Con Aは，アルカリ性pH（8.5 もしくはそれ以上），かつ，より高い温度では，不活性なサブ単位に解離する。また，Con Aがグルコシル残基に結合するには，マンガン，もしくはマグネシウムとカルシウムが必要である。

Con Aの保存は，Con A保存バッファー（ＴＣＭＮバッファー，表５・13）に，Con Aを１～５mg／ml以上の濃度に溶解して，試験管内で保存するとよい。４℃で，約３カ月間は，貯蔵することができる。

Con Aは，１～５mg／ml以上の濃度になると，プラスチック表面に付着し，かつ凝固するので，注意を必要とする。

表５・13　Con A保存溶液ＴＣＭＮバッファーの組成

５mM	Tris－HCl（pH 7.0）
１mM	$CaCl_2$
１mM	$MnCl_2$
１M	NaCl

（ii）二次標識操作

グルコシル化されたT_4ＤＮＡをスポットしたニトロセルロース膜を，２％酸性化ウシ血清アルブミン（ＢＳＡ），１×ＴＣＭＮおよび 0.1％(v/v) トリトンＸ－100 を含有するバッファーにおいて，42℃で一晩，ブロッキングする。その後，ニトロセルロース膜を，それぞれ，１％ＢＳＡと１×ＴＣＭＮとを含有するバッファーで，５分間，３回洗浄する。

次に，0.1 ％および１×ＴＣＭＮからなるバッファーに 100～ 200μg/mlの濃度でCon Aを溶解した液を作成し，この溶液を，ニトロセルロース膜１cm² あたり 0.018mlの割合で塗布し，１時間インキュベートする。上記の液を濾紙（ワットマン３MM）１cm² あたり 0.2mlの量で浸し，これをニトロセルロース膜のスポット面にあてがって，共にインキュベートしてもよい。

その後，これらのニトロセルロース膜を，それぞれ 0.1％ＢＳＡおよび１×ＴＣＭＮバッファーにおいて，５分間，３～４回洗浄する。

次に，これらのニトロセルロース膜を，２～10単位のグリコシル化酵素を含む 0.1％ＢＳＡおよび１×ＴＣＭＮの溶液でインキュベートする。溶液の量は，ニトロセルロース膜１cm² あたり，0.018 mlである。あるいは，濾紙（ワットマン３MM）１cm² あたり 0.2mlの量で塗布してもよい。グリコシル化酵素については，次の項で述べる。

37℃で１時間，インキュベートし，その後，これらのニトロセルロース膜を，ＮＢＴＴバッファー（表５・14）で，５分間ずつ３回洗う。さらに，ＮＣＢＴバッファー（表５・15）で，５分間ずつ２回洗浄する。

表５・14　ＮＢＴＴバッファーの組成

0.5M	NaCl
0.1 %	BSA
0.05%	Tween 20
10mM	Tris-HCl(pH 7.2)

表５・15　ＮＣＢＴバッファーの組成

0.3 M	NaCl
0.03M	Sodium Citrate
0.1 %	BSA
0.05%	Tween 20

（iii）グリコシル化酵素の検出

(a)西洋ワサビペルオキシダーゼ

前述のように処理したニトロセルロース膜を，５mM Tris−HCl(pH 7.5) 10ml中に５mgのジアミノベンジジンと0.01%のH_2O_2を含む溶液に浸漬する。この溶液（表５・16）は，使用時，新たに調製し，遮光する必要がある。

反応が全てうまくいっていれば，褐色のシグナルを検出することができる。150〜250pg のＤＮＡが検出できる。

表５・16　西洋ワサビペルオキシダーゼ検出溶液

５mM	Tris−HCl (pH 7.5)　10ml
５mg	Diaminobenzidine
0.01%	H_2O_2

(b)酸性ホスファターゼ

グルコシル化ＤＮＡプローブにCon Ａおよびグルコシル化酸性ホスファターゼを作用させたニトロセルロース膜は，0.2M NaOAc１mlあたり，0.1mg のナフトールＡＳ−ＭＸリン酸を含む基質溶液(pH 5.8)に浸漬し，暗所にて37℃でインキュベートする（表５・17）。

表5・17　酸性ホスファターゼ検出溶液

0.2M	NaOAc	1 ml
0.1mg	ナフトールＡＳ－ＭＸリン酸	
	(pH 5.8)	

(c)グルコースオキシダーゼ

まず，50mM Tris-HCl(pH 7.5) 1 mlあたり，6.7mg のβ－D－グルコースおよび0.67mgのニトロブルーテトラゾリウムを加え，37℃で1時間インキュベートして溶解させる。これに， 100 μl の 100×ＰＭＳ（フェナジンメトサルフェート，0.0167mg／ml精製水中）を加え，混合する。

この液（表5・18）を，グルコースオキシダーゼを作用させたニトロセルロース膜に加え，暗所にて，37℃で1時間，あるいは室温で一晩インキュベートする。

反応がうまくいけば，強い青色のシグナルを生じる。このグリコシル化ＤＮＡブロットの検査で,150～ 250pgのＤＮＡが検出されている。

表5・18　グルコースオキシダーゼ検出溶液

50mgM	Tris-HCl (pH 7.5)	1 ml
6.7mg	β－D－グルコース	
0.67mg	ＮＢＴ	
100×	ＰＭＳ (0.0167mg／ml)	100 μl

④Con Ａ－グルコシル化酵素複合体を用いる変法

以上の方法は， Bio-probe法（Enzo Biochem, Inc.）と非常によく似ている。すなわち，ストレプトアビジンの代わりに，Con Ａを使用し，ビオチニル化ポリアルカリホスファターゼの代わりに，グルコシル化酵素を使用するわけである。

どちらも検出に比較的時間がかかり，検出感度も充分でないというきらいがあるが，Bio-probe法の方は，その後，ストレプトアビジンとアルカリホスファターゼを結合した複合体を用いるBluGENE 法（ＢＲＬ）による検出システムが開発されて，操作が簡略化され，感度の点においても良好な成績を示している。

グルコシル化ＤＮＡの検出に関しても，同様の開発が行われており，以下，Con Ａとグルコシル化酵素を結合させた複合体を使って検出する方法について述べたいと思う。

Con Ａとグルコシル化酵素を，ＴＣＭＮバッファー中で1：1のモル比で混合し，37℃で2時間，あるいは25℃で4～6時間，もしくは4℃で一晩～48時間インキュベートする。インキュベート後，混合物は透明になる。透明にならない場合は，Con Aが多量に存在していることから，より多量の酵素を加える必要がある。

このようにして作成したCon A－酵素複合体を，0.018ml／cm^2 の容量でニトロセルロースメンブランに接触させる。酵素単位は，約２～10単位を規準とする。

37℃で１時間インキュベートし，その後，ＮＢＴＴで５分間ずつ３回，次いで，それぞれＮＣＢＴで５分間ずつ２回，洗浄する。

西洋ワサビペルオキシダーゼによる反応で，31.25pg のＤＮＡが検出されている。バックグラウンドも，上述の方法より改善された結果が得られる。

⑤グルコシル化 T_4ＤＮＡのビオチン化

グルコシル化 T_4ＤＮＡは，以下のようにしてビオチン化できる。まず T_4ＤＮＡを，1mg／ml の割合で 0.1M酢酸ナトリウムバッファー(pH 4.3)に溶解し，その１mlを，新たに作成した１Ｍ $NaIO_4$ 溶液と混合する。この混合物を，暗所で，室温下，３時間インキュベートする。

酸化反応が終了した後，この溶液を４℃で暗所にて透析する。透析バッファーは，0.05M酢酸ナトリウム(pH 4.0)＋0.1M NaCl で２回，さらに 0.3Mホウ酸ナトリウム(pH 9.0 ～9.3)＋0.1M NaCl で２回，行う。

次に，この溶液を 1,6－ジアミノヘキサン溶液(pH 9.3)で 0.4Mにする。この混合物を，暗所で90分間，インキュベートする。得られたシッフ塩基を$NaBH_4$ で還元する。

この混合物へ，新たに溶解させた２Ｍの$NaBH_4$ を30分間隔で４回加える。そして，$NaBH_4$ の濃度を，徐々に 0.025Mから 0.1Mにまで増加させる。水中で，全インキュベート時間を３時間で行う。$NaBH_4$を溶解させる時は，水中で行い，４Ｍの酢酸ナトリウム(pH 4.0)を加えて，pHを5.0～5.5 に調整する。

このＤＮＡ含有溶液を，0.1Mリン酸ナトリウム(pH 6.7)で，12時間透析する。次に，40％(v/v)ＤＭＦおよび20mMビオチンＮＨＳでエステルにする。この溶液を，12時間，インキュベートする。

過剰なビオチンおよびビオチンＮＨＳエステルを，セファデックスＧ－50カラムを通して除去する。溶出バッファーとしては，１×ＳＳＣを使用する。

ＤＮＡ含有フラクションをカラムから回収し，混合し，かつ 0.1M NaCl，0.001M　ＥＤＴＡ(pH 7.0)を含む溶液に対して透析し，－20℃に保存する。

(2)　5-ブロムデオキシウリジン（ＢrdＵＲ）

変法として，5-bromo-deoxyuridine（ＢrdＵＲ）または他の標識された塩基（ヌクレオシドまたはヌクレオチド）を成育に必要とする突然変異種を使い，これらの標識前駆体の存在下で増殖させることによって，ＤＮＡプローブの塩基配列を，これらの標識前駆体で標識する方法もある。

ここでは，5-ＢrdＵＲによって標識する方法を簡単に紹介する。

①形質転換された大腸菌チミン要求性突然変異種によるＢrdＵＲ標識ＤＮＡプローブの作成と検出

ＤＮＡプローブを，M13などのプラスミドベクターもしくはファージベクターにクローン化して，これを，大腸菌のチミン要求性突然変異種（*thy* A）に導入して，形質転換させる。次に，形質転換した菌を，チミジンの代わりに5-ブロムデオキシウリジン（ＢrdＵＲ）を加えた培地で増殖させる[131]。

培養後，集菌し，菌体からＤＮＡを単離する。このＤＮＡの中には，標識されたＤＮＡプローブの塩基配列が含まれている。したがって，制限酵素によってＤＮＡを分解し，プローブ部分を単離して，使用することができる。

検出方法は，ＢrdＵＲに対するモノクローナル抗体，もしくはポリクローナル抗体を作用させて行う[132]。あるいは，このプローブに，さらに，ビオチンのような成分を加えることにより，化学的に誘導化することもできる（次項）。

この技術で，ピコグラム量の標的ＤＮＡを検出することができる[62]。

②　5-ブロムデオキシウリジンを含むＤＮＡのビオチン化

ＢrdＵＲ標識されたＤＮＡプローブを，たとえば，次のようにして，さらにビオチンで誘導体化することができる。

まず，２mlの無水ジメチルホルムアミド（ＤＭＦ）の中に，ブロムデオキシウリジン残基を含むＤＮＡのトリエチルアンモニウム塩 200μg を溶解させる。この溶液に，無水ＤＭＦに溶解させた50mMチオビオチンを 0.5ml加える。そして，混合物を，アルゴンガスの下で，60℃で２時間インキュベートする。

その後，減圧下，40℃で，溶剤を蒸発させて除去する。残渣を 0.5mlの１×ＳＳＣに溶解させ，未溶解物質は，遠心分離によって除去する。セファデックスＧ－50のカラムで，１×ＳＳＣを使って，過剰のビオチンを上清から除去する。

カラムから，ＤＮＡ含有フラクションを回収し，－70℃に保存する。

3.1.2.2　*lac* プロモーターによって標識する方法

ＤＮＡプローブの塩基配列上に *lac* プロモーターが存在すれば，*lac* リプレッサーと，これに対する二次標識物質を使って，ＤＮＡを検出することができる[53]。

ごく一般的なクローニング技術で，*lac* プロモーターのマルチプルコピーを，プローブとして使用しようとする塩基配列につなぐことができるので，次に，*in vivo* でファージを増殖させ，標識プローブを得ることができる。

ところで，このようなプローブが有用であるためには，プローブの塩基配列は，一本鎖でなければならないが，*lac*プロモーターがリプレッサーに結合するためには，二本鎖でなければならない。

この問題を，Datta guptaら[32]は，レコンビナントプラスミドを直鎖状にしたあと，エキソヌクレアーゼで限定的に消化することによって，解決した。

①原　　理

この方法の原理を図５・31に示す。

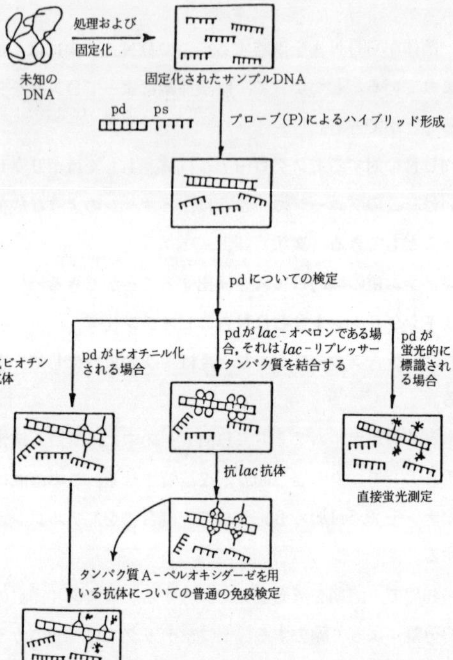

図５・31　二本鎖と一本鎖の２つの領域を有するＤＮＡプローブを用いた検定法

まず，未知のＤＮＡを制限酵素によって消化し，電気泳動で分離し，変性後，ニトロセルロースフィルターにSouthernトランスファーする。フィルターに固定した後，固定化したＤＮＡを，既知のプローブ（Ｐ）とハイブリダイズさせる。

この既知のプローブ（Ｐ）は，２つの領域から成っている。つまり，ｐｓ領域とｐｄ領域である。ｐｓ領域は，一本鎖で，検出すべき特異的遺伝子に対して相補的である。ｐｄ領域は，検出に役立つ特定の二本鎖部分である。

ここでは，この二本鎖ＤＮＡは，*lac* プロモーター／オペレーター配列なので，検出用タンパク質として，*lac* リプレッサーを利用することができる。

ハイブリダイゼーション後に，*lac* リプレッサータンパク質を結合させることができ，このリプレッサータンパク質に対して特異的な標準抗体を作用させることによって，既知のＤＮＡプローブ（Ｐ）を検出することができる。もちろん，リプレッサータンパク質自身を蛍光物質あるいは酵素で直接，標識しておいても，検出が可能である。

なお，ｐｄ領域は，また，特定の抗体に対する結合部位でもよい。たとえば，特定の一本鎖の免疫原ポリヌクレオチド配列，すなわちポリ〔ｄ（Ｇ－Ｃ）〕でもよく，その場合，これらは，高い塩濃度で処理すると，その構造を変化させ，Ｚ型の免疫原になる。さらに，ｐｄ領域は，挿入剤とか，白金含有ＤＮＡ結合配位子で修飾することよって，免疫原部位にすることもできる。

二本鎖ｐｄ領域を，ハプテン，たとえばビオチンで修飾した場合，ハイブリダイゼーション後，よく知られている検出方法で，可視化することが可能である。また，ｐｄ部分は，ある種の蛍光発生物質で修飾し，直接アッセイすることもできる。

lac オペレーター／リプレッサー系による核酸塩基配列検定法の操作手順は，次の４つのステップから成る。

⑴　細菌を培養し，*lac* リプレッサータンパク質を分離する。

⑵　検出プローブを，*lac* オペレーターＤＮＡに共有結合し，この付加物をクローン化して，大量のＤＮＡプローブを得る。

⑶　ＦＩＴＣ標識 *lac* リプレッサー，または β－ガラクトシダーゼ標識リプレッサー，あるいは抗 *lac* リプレッサー抗体を調製する。

⑷　ハイブリダイゼーション，および *lac* リプレッサーによる *lac* オペレーターの検出

②　*lac*リプレッサータンパク質の分離

材料として *Escherichia coli*　ＢＭＨ 461株（*lac* pro，λC_1 857　t 68ｄ　*lac* $i^q z^+ y^-$ ／Ｆ′ *lac* $i^q z^+ y^-$ pro^+）[133] を使用する。

この菌株は，*lac* リプレッサー遺伝子をもつラムダ溶原体（lysogen)を有している。また，この菌株は，温度感受性で，熱的にラムダ溶原体を誘発させることができる。野生株に比較して，この菌株は，タンパク質を 1,000倍過剰に産生する。

Muller-Hill ら[133] および Platt ら[134] の方法に従って，この菌株を培養する。３％ Bacto-tryptone，２％ Bacto-Yeast extract（両者ともDifco)，および 0.5% NaCl を含有する培地を用いて，32℃で，OD_{550} で３になるまで増殖させる。

次に，温度を20分間で44℃に上昇させて，５時間作用させる。その後，菌体を 6,000rpm で遠心分離し，－80℃で凍結保存する。

菌体 100ｇを融解し，ワーリング（Waring）ブレンダー内で破砕し，遠心する。遠心後の上清

を，0.2M Tris-HCl(pH 6.9)，0.2M KCl，10mM acetate，0.1mM ＤＴＴ，５％(v/v)glycerolから成るバッファーで 100mlにし，硫酸ナトリウムを0.23ｇ／mlの割合で加えて，沈澱させる。

この沈澱を，遠心（10,000rpm）して集める。集めた沈澱を，前述のバッファー５mlに再溶解し，0.12Mのリン酸カルシウム（pH 7.4)，0.1mM ＤＴＴ，５％(v/v) glycerolおよび５％(v/v) 硫酸ジメチルから成る溶液に対して，高度に透析して脱塩させる。

lac リプレッサー溶出液を，ホスフォセルロースのカラムクロマトグラフィーにかけ，上述のリン酸バッファーを使用し，リン酸カルシウムの0.12〜0.24Mの直線濃度勾配を用いることにより，最終的に精製する。

lac リプレッサー分画の精製度は，ＳＤＳ－ＰＡＧＥの電気泳動により検査する。また，*lac* リプレッサータンパク質の活性は，オペレーターを含むＤＮＡに結合する能力で測定する。

タンパク質は，使用するまで，－80℃で保存する。

③ *lac*オペレーターＤＮＡの検出プローブへの結合

lac リプレッサータンパク質結合部の多数のコピーと，β－ヘモグロビン遺伝子の部分の両方を有するプラスミドの調製[135]を行う。

(a)ｐＨＷ104 は，ｐＢＲ322 の誘導体で，*lac* リプレッサー結合部位を含む *lac* オペロン(203 bp，*Hae* Ⅲセグメント）を４〜５コピー有する。

このセグメントを，*Eco* ＲⅠリンカーでtailing し，ｐＨＷ１(*Hae* Ⅲ消化により，236〜2352 までの塩基配列を欠失させて調製したｐＢＲ322 の誘導体）の *Eco* ＲⅠ部位に挿入する。このプラスミドベクターは，Ａｐ^{R}，Ｃ^{S}である。

(b) ｐＳＳ737 は，ｐＢＲ322 の誘導体で，ヒトβ－グロビン遺伝子の *Alu* Ⅰセグメント(737 bp）を有する。この *Alu* Ⅰセグメントは，約0.5kb のβ－グロビン遺伝子と，上流のフランキング配列（約0.5kb)を含んでいる。

このセグメントを，*Eco* ＲⅠリンカーでtailing し，ｐＢＲ322 の *Eco* ＲⅠ部位へ挿入する。

上述の(a)および(b)のような，*lac* リプレッサー結合部位や，β－グロビン遺伝子を，単一のプラスミドの中に挿入する手順は，次のようにして行う。

① *Hin*ｄⅢでｐＨＷ104 を直鎖状にし，アルカリホスファターゼで処理して，再環状化を防ぐ。

② *Hin*ｄⅢ＋*Fnu* ＤⅡでｐＳＳ737 を消化し，調製用アガロースゲルで電気泳動し，0.76kbよりも大きいセグメントを回収する。

③ ①および②で得られた生成物を結合させ，次にＤＮＡポリメラーゼのKlenowフラグメントとｄＮＴＰを使用して，遊離の *Hin* ｄⅢ端を充填する。

④ ③で得られた分子を，ブラント（blunt)端結合して，環状のプラスミドにし，次に，大腸菌で形質転換実験を行い，アンピシリン耐性（Ａｐ^{R}）株を得る。

⑤いくつかのＡｐ[R] 株を培養し，増殖させて，それぞれ少量の単位で溶菌させて，プラスミドの検定を行う（minilysateテスト）。

⑥具体的に，得られたそれぞれのプラスミドを制限酵素で消化し，プラスミドの組成について検定する。

目的とするプラスミドは，グロビン遺伝子挿入体の配向に依存して，表５・19に示したような性質を有する。

表５・19　目的とするプラスミドの性質

（ⅰ）	*Hin*dⅢ部位が１つ存在する。
（ⅱ）	*Eco*ＲⅠで消化した時に，2.2kb，0.74kb，　および0.21kbのセグメントが得られる。
（ⅲ）	*Mst*Ⅱによる消化性がある。
（ⅳ）	*Cla*Ⅰで消化した時，約0.75kbのセグメントが得られる。

作成した組み換えプラスミドを，ＤＮＡ試料中のβ－グロビン遺伝子配列を検出するための有用なプローブとして利用するためには，さらに，次の条件が具備されなければならない。

まず，プラスミド中のグロビン遺伝子部分は，一本鎖でなければならない。そうでないと，標的ＤＮＡにハイブリダイズすることができないからである。

次に，これに対して，*lac* オペレーター領域は，二本鎖でなければならない。そうでないと，*lac* リプレッサータンパク質が結合できないからである。

そこで，(b)のプラスミド生成物を，*Hin*dⅢを使って直鎖状にし，次に，エキソヌクレアーゼⅢにより，制限消化を行う（λエキソヌクレアーゼ，あるいはT4ＤＮＡポリメラーゼも同様に使用することができる）ことによって，グロビン遺伝子部分のほとんど，あるいは全部を一本鎖にし，*lac* オペレーター部分のコピーを含むプラスミド残部の大部分を二本鎖のままに残すことができる。

④上記の別法

別法として，一対のｐＥＭＢＬプラスミド（ＥＭＢＯより入手可能）を使用することができる。

これらのプラスミドは，F_1 ファージのゲノムの一部分を含んでいることから，M13ファージのように，一本鎖ＤＮＡ分子を産生することができる。

しかし，ｐＥＭＢＬは，M13と異なり，２本鎖において，ｐＥＭＢＬゲノムのF_1 部分を単に異なる配向に結合させることにより，プラスミドベクター上のクローンＤＮＡの相補鎖を，それぞれ純粋な形で発現させることができる。これには，プローブ中のF_1 遺伝子の配向が大切である。

たとえば，まず，ｐＥＭＢＬ８（＋）を工作して，*lac* リプレッサー結合部位の直鎖コピーと，β－ヘモグロビン遺伝子の部分とを含むようにさせ，もう一方のプラスミド鎖，ｐＥＭＢＬ８（－）は，*lac* リプレッサー結合部位のコピーだけを含むようにする。

未知のＤＮＡ試料に対して，ｐＥＭＢＬ８（＋）の一本鎖ＤＮＡをハイブリダイズさせると，プローブ中のグロビン遺伝子部分と，試料中の相補的配列との間で結合が起きる。次に，ｐＥＭＢＬ８（－）をアニーリングさせることによって，*lac* オペレーター部分を二本鎖にすることができる（図５・32）。

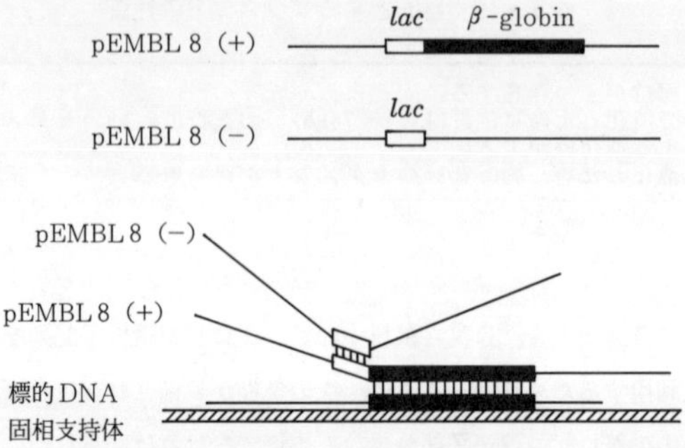

図５・32　ｐＥＭＢＬ８(＋)とｐＥＭＢＬ８(－)鎖を利用した標的ＤＮＡの検出

このような反応は，複製型のM13ファージ（一本鎖）ならびに，任意のプラスミドＤＮＡを使用しても行うことが可能であるが，その場合は，相補鎖を分離しなくてはならないし，あるいは自己アニーリング性が強くて，ハイブリダイゼーション混液にプラスミド鎖を存在させることにより，ハイブリダイゼーション効率がかなり低下してしまうという欠点がある。

⑤リプレッサータンパク質の標識

(a)　蛍光物質によるリプレッサータンパク質の標識

まず，fluorescein isothiocyanate（ＦＩＴＣ）をエタノールに溶かす（５mg／ml）。②で分離したリプレッサータンパク質溶液（５mg／ml）２mlに，0.5 mlの炭酸バッファー（１M $NaHCO_3$/Na_2CO_3 のバッファー，pH 9.0）を加え，次に50μl のＦＩＴＣ溶液を加える。この混合物をよく振り，Sephadex G−50カラムでクロマトグラフィーを行い，遊離のＦＩＴＣを取り除く。カラムバッファーには，10mM Tris，１mM ＥＤＴＡ，50mM KClから成るバッファー(pH 7.4)を使用する。

最終的に，標識タンパク質を回収する。

(b)　β－ガラクトシダーゼ酵素によるリプレッサータンパク質の標識

②で分離した*lac* リプレッサータンパク質と，β－ガラクトシダーゼを，リン酸バッファーに1：1のモル比で混合し，グルタールアルデヒドを最終濃度が 0.2%になるように加え，反応を4時間進行させる。

このタンパク質混合物を，(a)で使用したカラムバッファーと同一の Tris-ＥＤＴＡバッファーで透析する。

⑥ハイブリダイゼーションおよび *lac* リプレッサー上の標識による検出

ここでは，サンドウィッチハイブリダイゼーション法（第7章参照）での検出を紹介する。

（i）分離プローブの固相支持体への固定

分離プローブを，0.1M NaOH で5分間処理し，次に，氷中で冷却する。これに，等容量の 0.1N HCl／0.9M NaCl／0.09Mクエン酸ナトリウムを加えて，中和し，次いで，ニトロセルロースフィルター（たとえばSchleicher & Schuel 社，ＢＡ 85)に通して，穏やかな吸引のもとに濾過する。

ニトロセルロースフィルターは，あらかじめ，0.9M NaCl/0.09Mのクエン酸ナトリウム（6×ＳＳＣ，0.15M NaCl，0.015Mクエン酸ナトリウム）に浸しておいたものを使用する。

次に，フィルターを，6×ＳＳＣで，次いで70%のエタノールで洗浄し，80℃において数時間，真空下でベーキングするか，あるいは，真空を用いないで，65℃において一夜ベーキングする。

フィルターは，この時点において，ハイブリダイゼーションに使用することができるが，乾燥状態に保てば，数カ月にわたって保存することもできる。

分離プローブをアルカリ処理する目的は，ＤＮＡを変性することにある。これによって，ＤＮＡは，ニトロセルロースに結合できるようになると同時に，他の一本鎖ＤＮＡとハイブリダイズすることができるようになる。

変性されたＤＮＡを酸で中和し，かつ，塩（6×ＳＳＣとして）を加えると，変性ＤＮＡのニトロセルロースへの結合が促進される。低温にしておくのは，分離プローブがニトロセルロースフィルター上に結合する間に，再アニーリングするのを阻止するためである。

フィルターをベーキング（baking）するのは，ＤＮＡを最終的にフィルターに固定するためである。

（ii）ハイブリダイゼーション

ハイブリダイゼーションは，上記のフィルターに，サンプルＤＮＡと，検出用ＤＮＡプローブを加えて行う。このＤＮＡプローブは，検出用レポーター基として，*lac*リプレッサータンパク質結合部位を含んでいる。

ハイブリダイゼーションに使用するフィルターは，あらかじめ予備処理しておく必要がある。すなわち，このフィルターには分離プローブが固定化されているが，未知のＤＮＡや検出プローブが，識別不可能なまでにフィルターに結合しないように処理しておく必要があるのである。

このような処理は，通常，プレハイブリダイゼーションとか，プレソークと言い，ある種の塩とバッファーに加えて，Denhardtの溶液を用い，数時間，ハイブリダイゼーションに用いる温度でフィルターを浸しておく。

次に，プレハイブリダイゼーション液を捨て，未知の変性ＤＮＡ試料と変性した検出プローブを含むハイブリダイゼーション液を加え，ＤＮＡのアニーリングを数時間，進行させる。

代表的な２つのハイブリダイゼーション条件は，次の通りである。

（Ｉ）Ｅ×ＳＳＣ，　0.1M Tris-HCl(pH 8.0)，65 ℃。Denhardt溶液の添加は，任意。

（Ⅱ）４×ＳＳＣ，40%ホルムアルデヒド，40℃。（＋／－）Denhardt溶液。

液体の必要体積を最小にし，かつ蒸発を防ぐために，ハイブリダイゼーションは，しばしば平らに圧縮し，かつ密封したプラスチックの袋の中で実施する。

（ⅲ）検出

ハイブリダイゼーション後，固相支持体を１%(w/v) ＢＳＡ／Tris－ＥＤＴＡバッファーで洗浄し，次に，標識した*lac* リプレッサーを加える。

結合したリプレッサーを，光学的（蛍光標識したリプレッサータンパク質を使用した場合）に，あるいは酵素的に（酵素標識したリプレッサータンパク質を使用した場合）検定する。

⑦免疫学的に *lac*リプレッサータンパク質の結合したハイブリッドを検出する方法

lac リプレッサータンパク質を，Freundの完全アジュバントと１：１で混合し，マウス（後足および足裏に25 μ ｇのタンパク質）またはウサギ（皮下に 500 μ ｇ）に注射する。

１カ月後，ポリクローナル抗体の応答を測定し，強い応答を示す動物から抗血清を集める。この血清を，免疫アッセイに使用する。

抗血清を，まず，適当に希釈して，ハイブリッド／ *lac* リプレッサータンパク質複合体に加え，室温で１時間インキュベートする。結合しなかった抗体を，バッファー（表５・20）で３回洗浄する。

表５・20　洗浄バッファーの組成

５ｍＭ	NaH_2PO_4	
15ｍＭ	NaCl	(pH 7.4)
0.04%	Triton Ｘ－100	

西洋ワサビペルオキシダーゼ（Sigma Chemical； Cat# P-8651）で標識したプロテインＡを，ＰＢＳで１：8000に希釈し，この希釈液を前述の複合体に加えて，室温で30分間インキュベート

し，前述のバッファーで３回洗浄する。

その後，H_2O_2を含むクエン酸バッファー(pH 5.6)に，基質としての*o*－フェニレンジアミンを加え，酵素反応生成物を 492nmにおいて測定する。結合しているリプレッサーの量は，標準定量曲線と比較することによって決定することができる。

⑧変　法

検出プローブの二本鎖領域は，ガラクトースリプレッサータンパク質や，ラムダリプレッサータンパク質，カタボライト遺伝子活性化タンパク質（catabolite gene activator protein ；ＣＡＰ），*Cro* タンパク質などが特異的に結合するＤＮＡ塩基配列であってもよい。これらの場合でも，検出方法は，*lac* リプレッサータンパク質で説明した方法と同様の方法で対応することができる。

これらのタンパク質は，全て，大腸菌の菌株から精製することができる。また，これらのタンパク質が結合するＤＮＡ塩基配列は，遺伝子工学の技術によって，同定され，分離されている。

3.1.3　光化学的標識

3.1.3.1　光活性アジド基を用いる標識

azido 基で機能化させた標識物質は，光化学的にかなり反応性の高いニトレン(nitrene) 中間体を産生し，容易に，多くの化学結合で，非特異的に反応する。

この種の反応は，多くの標識物質に応用することができ，エチジウムブロマイド（ＥｔＢＲ）[21),47)] や，ジニトロベンゼン（ＤＮＰ），ビオチンなどの標識[26),136)]に利用されている。

(1)　光活性ビオチン誘導体を用いる方法（Photobiotin法）

Forster ら[136)]は，安定なビオチン標識核酸（ＤＮＡ／ＲＮＡ）プローブを大量に作製するために，光で活性化することができるビオチンの誘導体を合成した。

この方法で，一本鎖のM13プローブは，化学的に，100～400残基あたり１分子のビオチンで標識することができる。

この誘導体は，オーストラリアのＢＲＥＳＡ (Biotechnology Research Enterprises South Australia Pty. Ltd.)社によって， Photobiotinとして市販されており，日本では，ダイアヤトロン㈱やコスモバイオ㈱等が取り扱っている。

図５・33に，Photobiotin の構造を示した。化学構造は，ビオチニル基とリンカー部分，それに光反応基であるアジドニトロフェニル基から成っている。リンカー部分は，*N*-methyl-1,3-propanediamineと aminopropane 部分から成っている。このリンカー部分の一端にbiotinyl基が結合しており，他端に azidonitrophenyl 基，すなわち光活性基部分が結合しているのである。全体としては，*N*-(4-azido-2-nitrophenyl)-*N′*-(*N*-d-biotinyl-3-aminopropyl)-*N′*- methyl-1,3-propanediamine という長ったらしい名前となる。

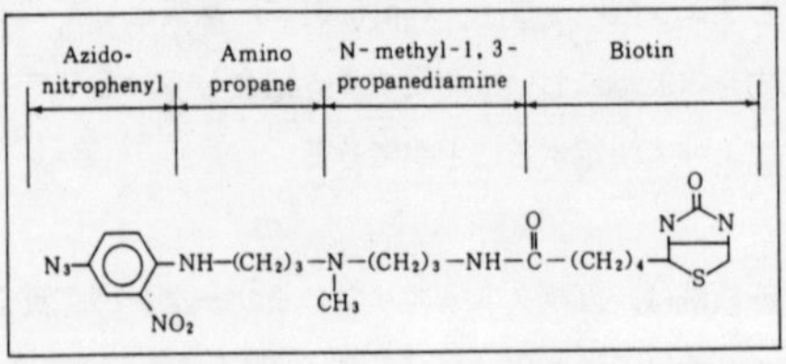

図5・33 Photobiotin ［*N*-(4-azido-2-nitrophenyl)-*N′*-(*N*-d-biotinyl-3-aminopropyl)-*N′*-methyl-1, 3-propanediamine］の化学構造

①原　　理

図5・34には，Photobiotin 法による検出の原理を模式的に示した。

すなわち，Photobiotin により標識したＤＮＡをプローブとし，ニトロセルロースフィルター上に固定したＤＮＡサンプルとハイブリダイズさせ，その後， Bio-probe法と同様に，ストレプトアビジン－アルカリフォスファターゼ，発色基質溶液の系で検出する。

②実験操作

図5・35には，Photobiotin でＤＮＡ断片を標識する手順を簡単に図解した。この標識反応は，Photobiotin が強い光に感受性なために，最初の数ステップでは，弱光のもとで行う必要がある。

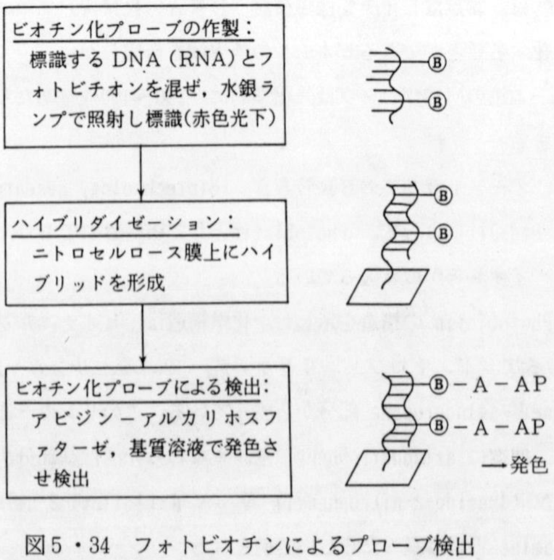

図5・34　フォトビオチンによるプローブ検出

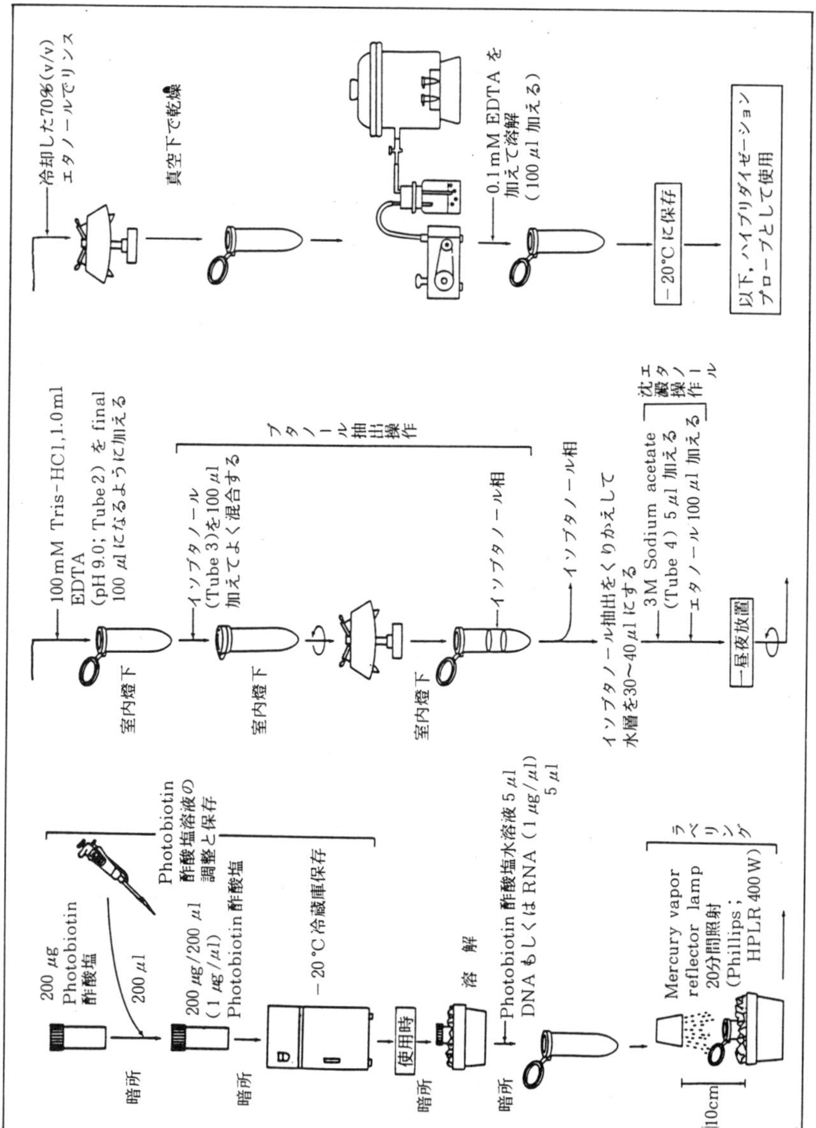

図5・35　Photobiotin による核酸の標識法

Bio-probe法では，ニックトランスレーション反応によりＤＮＡを標識するので，酵素や基質の点で経済的に高くつくが，Photobiotin 法は，ＤＮＡ小断片に Photobiotin酢酸塩を加えて，短時間，光を照射するだけで，簡単に標識することができる。反応しなかった未結合の試薬は，イソブタノールで抽出することが可能であり，Photobiotin で標識された核酸は，エタノールで沈澱させて精製することができる。したがって，この化学的標識法は，安定なプローブを，迅速に，しかも調製するスケールサイズの大小を問わず普遍的に標識できるところに特徴があるといえる。

実際に行うにあたっての詳細は，他にも記しておいたので[137),138)]，詳しくは，それらを参照して頂きたい。

③実験例

図５・36，図５・37に，この方法による実験結果を示した。

図５・36は，λwhole ＤＮＡのドットハイブリダイゼーションの結果である。プローブは，λwhole ＤＮＡを上記のように調製して（Photobiotin 濃度；50ng／μl），ハイブリゼーションには４μl（200ng）を使用した。上下２段，ダブルで行ったが，どちらも25pgの感度で検出された。

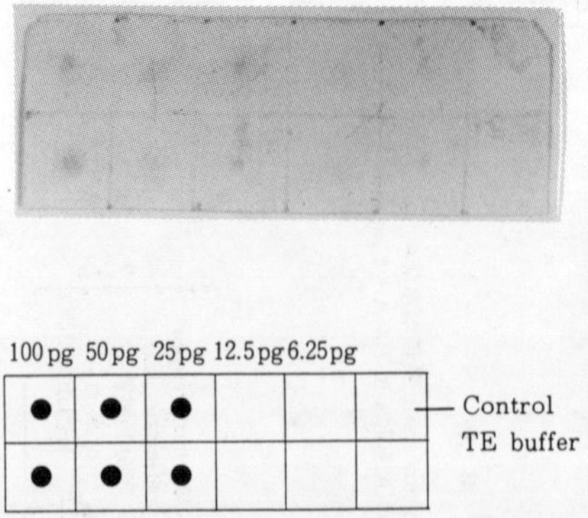

図５・36　λwhole ＤＮＡのドットハイブリダイゼーション

プローブ：λwhole ＤＮＡ(Photobiotin濃度：50ng/μl) 4μl(200ng)を使用
サンプル：λwhole ＤＮＡ
Detect　＞25pg

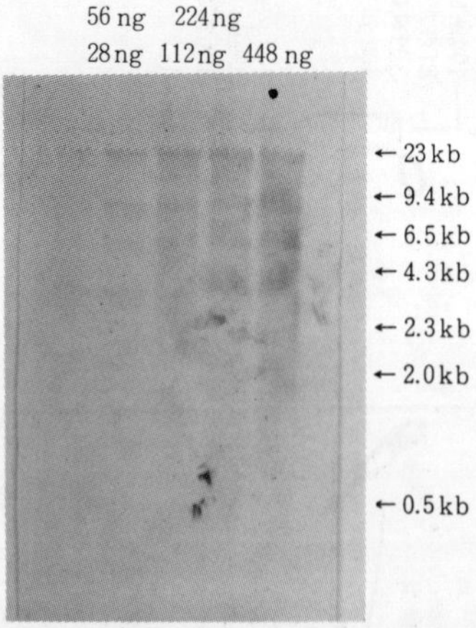

図５・37　Photobiotin法λ*Hin*dⅢＤＮＡのSouthernハイブリダイゼーション

サンプル：λ *Hin*dⅢ DNA
プローブ：Photobiotin 標識λwhole ＤＮＡ (50ng/μl)　10μl を使用
Detect　＞28ng
泳動バッファー：Tris-borate buffer, pH 8.3

図5・37は，Southernハイブリダイゼーションの結果である。λ *Hind* Ⅲを 0.8%アガロースゲルにloading して， 100V (Tris-borate buffer, pH8.3)で泳動した。その後，ニトロセルロースメンブランにトランスファーして，ハイブリダイゼーションを行ったものである。プローブは，λwhole DNAを上記のようにラベルして (50ng／μl)，10μl を使用した。28ngのλ*Hind* Ⅲを泳動したものでも検出できることがわかった。

(2)　光活性DNP誘導体を用いる方法

Kellerら[139]は，最近， Forsterら[136]による Photobiotinのアプローチを，一般的なハプテン，つまり，2, 4-dinitropheyl(DNP) に適用して成功している。

すなわち，市販の二機能性リンカーアーム試薬と，2,4-dinitropheylアミノ誘導体を使って，光反応性試薬 (photo-DNP) [139]を合成したのである (図5・38) 。

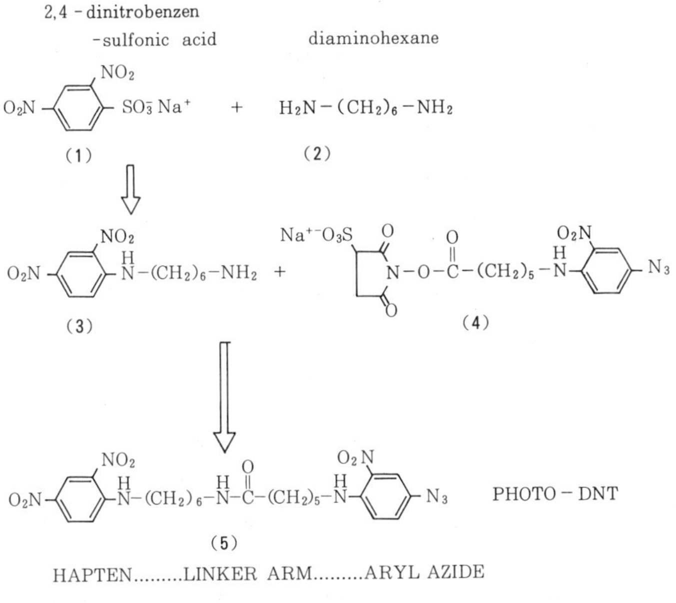

図5・38　photo-DNPの合成過程

光化学的に活性化することができるDNP，すなわち 2,4-dinitrobenzenesulfonic acid (1) に，diaminohexane (2) を加えて，6-(2,4-dinitrophenylamino)-1-aminohexane (3) を合成する。
この合成物 (3) は，二機能性のリンカーアーム，すなわちsulfosuccinimidyl 6-(4′-azido-2′-nitropheylamino) hexanoate (4) と反応し，6-(2,4-dinitrophenylamino)-1-aminohexyl-6-(4′-azido-2′-nitropheylamino) hexanoate(photo-DNP) (5) を生じる。

photo-ＤＮＰは，正式には6-(2,4-dinitrophenylamino)-1-aminohexyl-6-(4′-azido-2′-nitro-phenylamino)hexanoateという長い名前である。

このphoto-ＤＮＰは，一般的なサンランプ（たとえば，ＧＥ ModelＲＳＭ）を使って光照射することによって，簡単に，しかも効率よく，ＤＮＡプローブに結合させることができる。最適条件下では，1000塩基あたり，約７～23分子のＤＮＰが，ＤＮＡに導入される。

フィルターハイブリダイゼーションの実験で，このphoto-ＤＮＰで標識したＤＮＡプローブを使うと，わずか 1.5×10^5 コピーの標識ＤＮＡが検出されることが証明されている。検出には，ウサギ抗ＤＮＰ抗体を，一次抗体として使用し，二次抗体としては，アルカリホスファターゼ結合ヤギ抗ウサギＩｇＧ抗体を使用する。

①photo-ＤＮＰの合成

合成のステップは，全て，弱光下もしくは，暗室内の安全燈下で行う。図５・38に合成過程の概略を示した。

８mgのsulfosuccinimidyl 6-(4′-azido-2′-nitropheylamino) hexanoate(sulfo-ＳＡＮＰＡＨ, Pierce）を，15ml容のポリプロピレン管に入れ，これに５mlの 0.1M $NaHCO_3$(pH 9.0）を加えて溶解する。この溶液に，あらかじめメタノールに溶かした13mMの 6-(2,4-dinitrophenylamino)-1-aminohexane（ＤＮＰ-diaminohexane)[140] を２ml加える。 2.6倍のモル過剰となる。

室温で１時間インキュベートして反応させた後，遠心して（2000× *g*，10分間），生成物を回収する。赤褐色の沈澱が，遠心管の側面および管底に見られる。

上清を捨てて，沈渣を３mlの $CHCl_3$(Aldrich）に溶解し，50ml容のポリプロピレン製遠心管に移す。25mlの精製水を加えて，ボルテックスにかけ，軽く遠心して，有機相を抽出する。これを５回，繰り返して，未反応の出発材料を取り除く。

精製度を調べるために，抽出したクロロホルム層を１μl，シリカゲルのＴＣＬプレートにスポットして，クロロホルム／メタノール（85：15）を展開溶媒としてクロマトグラフィーを行う。photo-ＤＮＰは，橙褐色のスポットとして，R_f ＝1.0 の位置に展開される。コンタミしているＤＮＰ-diaminohexaneは，黄色のスポットとして，R_f ＝0.31の位置に展開される。sulfo-ＳＡＮＰＡＨは，もとの位置にとどまったままである。

クロロホルムは，Speed-Vac(Savant）で除去し，乾燥材料を，トータル１mlのＤＭＳＯ(Aldrich)に再溶解させて，－20℃に小分けして保存する。

70％のＤＭＳＯで希釈すると，最終産物の $A_{360/320}$ 比は， 3.0～3.2 であり，$A_{360/260}$ の割合は，0.60～0.64である。収率は，モル吸光係数(1.74×10^4)を使って，360 nmで2,4-dinitro-phenylの吸光度を測定することによって計算することができる。

収量は，約３mgで，－20℃で約６カ月は保存が可能である。

②photo-ＤＮＰによる標識

紙面の関係で略す。

(3)　アジドエチジウムを用いる方法

以下に，共有結合したエチジウム－ＤＮＡ複合体を調製する方法を示す。

まず，サケ精子ＤＮＡ（Sigma Chemical Co.， St. Louis, Mo)約250mgを，40mlの 50nMZnCl_2水溶液に溶かし，25ゲージの針を５回通過させることによって剪断化する。剪断化したＤＮＡを，250ml 容のフラスコに入れ，160ml のバッファーを追加して希釈する。

これにS_1ヌクレアーゼを 200,000単位／ml（Pharmacia P-L Biochemicals，Piscataway, NJ)を 145μl 加え，37℃で50分間インキュベートする。

次に，この反応物を，フェノール／クロロホルムで２回，クロロホルムで１回抽出し，エタノールで２回, ＤＮＡを沈澱させる[135]。最終的に得られた沈澱を, 70mlの20mM Tris-HCl(pH8.0)に溶解する。

このＤＮＡを，表５・21に示す条件で，8-アジドエチジウムと反応させる。

この混合物を，250ml 容のビーカーに入れ， 22 ℃に維持しながら，光照射する。光照射は，150 Wのスポットライトを用い，水で混合物を冷却しながら，10cmの距離をおいて，60分間行う。この光分解反応を，同一反応混合物で反復する。

表５・21　ＤＮＡとアジドエチジウムの反応条件

		最終濃度
ＤＮＡ　(2.7mg/ml)	33ml	0.66mg/ml
4.95mＭ　8-アジドエチジウム	13.5ml	0.49mＭ
0.2M Tris-HCl(pH 8.0)	13.5ml	19.9mＭ
2Ｍ　NaCl	1.59ｇ	0.2Ｍ
精製水	76ml	－

トータル136 ml

光分解反応混合物を合わせ，これに，20mM Tris-HCl（pH 8.0)/0.2M NaCl で飽和した *n*-butanol をそれぞれ等量ずつ加えて，10回抽出する。抽出したＤＮＡ溶液に，8-アジドエチジウム溶液（表５・22）を加える。

表5・22　8-アジドエチジウム溶液の組成

4.95mM	8-アジドエチジウム	23ml
20mM	Tris-HCl buffer(pH 8.0)	77ml
	NaCl(final 0.2M)	1,169g
		100ml

この溶液を，ビーカーの中でかきまぜ，水で冷却しながら90分間，光分解する。反応生成物を，前述のように，緩衝液飽和ブタノールで10回抽出し，最終的に，DNAをエタノールで沈澱させる。

沈澱を，10mM Tris-HCl (pH 8.0)/1mM EDTAに溶解し，波長 260nmおよび490nm で吸光度を求める。計算上，4.5DNA塩基対あたり1エチジウム残基が組み込まれていることになる。

(4) その他

反応性の高い azido基をDNAに導入する別の方法も開発されている。

この方法は，DNAフラグメントを *p*-azidophenylglyoxal で処理することによって行われる。すなわち，この試薬は，DNAフラグメント末端のグアニジン残基と反応して，azido 誘導体を形成する。

したがって，この誘導体を光活性化して，標識反応に利用するのである[18]。

3.1.3.2　psoralen誘導体を用いる標識

Furocoumarins (psoralens，図5・39) も光活性があり，核酸の構造や機能解析用に，精力的に研究されている[141),142)]。

この種の分子は，光化学的にピリミジン塩基（DNA中のチミジンや，RNA中のウリジン）と反応し，共有結合で環状付加し，2種類の付加物を形成する（図5・40）。

この反応は，2つのステップで行われる。まず最初は，psoralenがインターカレーション（挿入）により，らせん状のDNAと複合体を形成する。次に，第2のステップで，ピリミジン塩基とpsoralen分子の両端，もしくは一端で，光化学的に環状付加反応が起きるのである[141),143)~145)]。

最近，psoralenと結合させた標識物質がいろいろと作成され，この光化学反応を適用して，DNAプローブの標識にも利用されている。

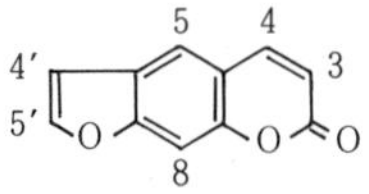

Psoralen
(Furocoumarin)

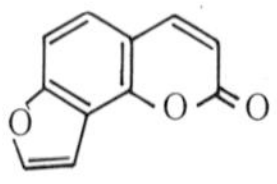

Isopsoralen
(Angelicin)

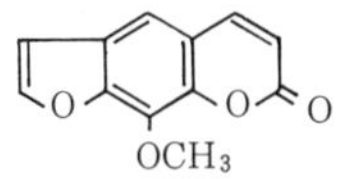

8－MOP

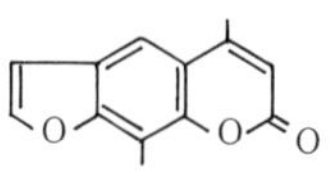

TMP

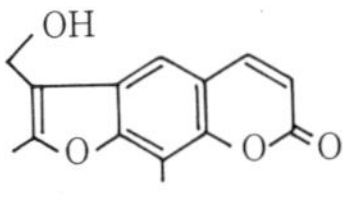

HMT

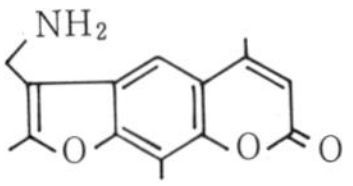

AMT

図5・39　各種psoralenの化学構造

8-MOP ; 8-methoxypsoralen
TMP ; 4, 5′, 8-trimethylpsoralen
HMP ; 4′-hydroxymethyl-4, 5′, 8-trimethylpsoralen
AMP ; 4′aminomethyl-4, 5′, 8-trimethylpsoralen

たとえば，Sheldon ら[146]は，4, 5′, 8-trimethylpsoralenで活性化した，フルオレセイン標識試薬，およびビオチン標識試薬（図5・41）を調製している。その他にも，4′-aminomethyl-4, 5′, 8-trimethylpsoralenで活性化したビオチン標識試薬が報告されている[15), 40), 141)]。

psoralen（ソラーレン）成分の例としては，4′－メチレン置換ソラーレン，4′－メチレン置換－5－メチルアンゲリシン，4′－メチレン置換－5－メトキシソラーレン，4′－メチレン置換－4, 5′, 8－トリメチルソラーレン，といったものが適当と思われるが，DNAプローブのための標識試薬として，最も好ましいpsoralen成分は，挿入効率が最も強化された，4′－メチレン置換

−4, 5′, 8−トリメチルソラーレンである。

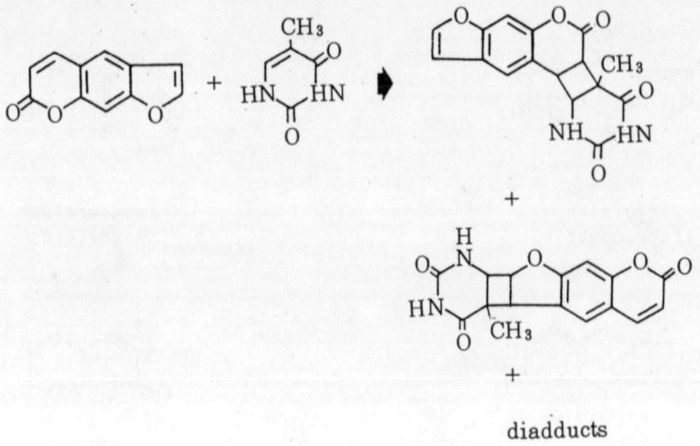

図５・40　psoralenがチミンに結合する光化学付加反応

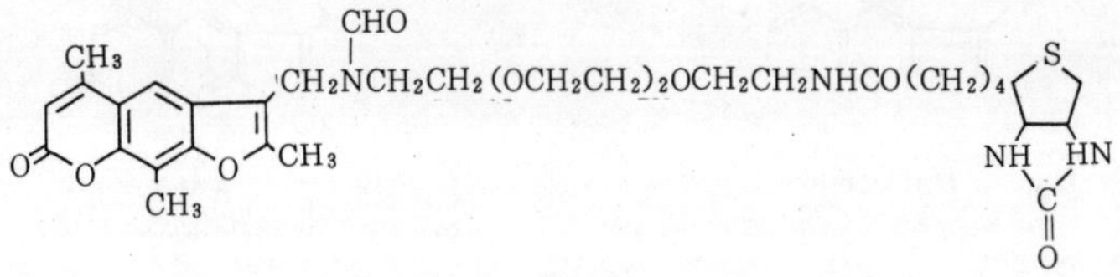

図５・41　ビオチン化psoralen標識試薬
（ＴＭＰをビオチン化）

(1)　ビオチン化psoralen

最近，Saffran ら[147]は，ビオチン化psoralen（ＢＰsor），すなわち，陽性に荷電した長鎖リンカーを介してビオチン分子を結合させた psoralen 誘導体を合成し（図５・42），ＤＮＡやアビジンとの相互作用について報告している。

このＢＰsor は，他のpsoralen誘導体と同様に，ＤＮＡと光化学的に反応し，架橋を形成することができる。

ハイブリダイゼーションは行っていないが，ＢＰsor で修飾したＤＮＡは，ストレプトアビジンと，ビオチン化アルカリホスファターゼを使って，ＥＬＩＳＡで検出されている（図５・43）。

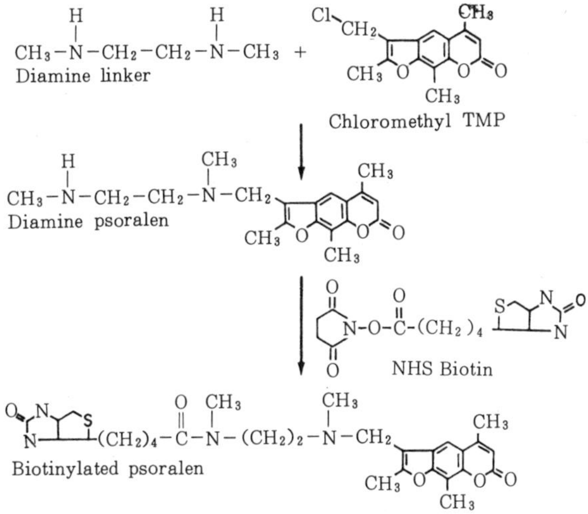

図5・42　ビオチン化psoralen合成の概略

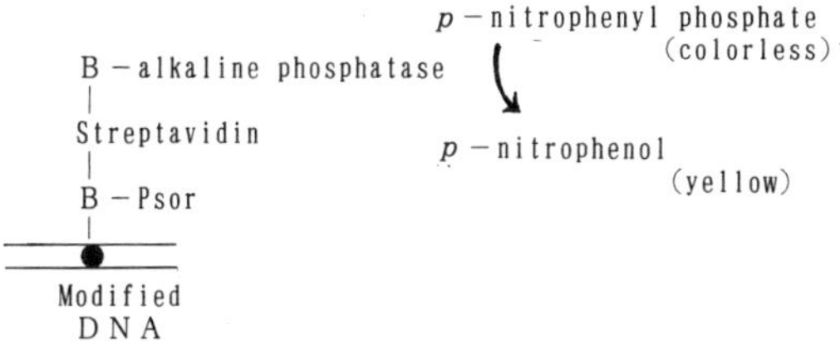

図5・43　ＥＬＩＳＡによるＢＰsor 修飾ＤＮＡの検出

マイクロタイターウェルに，ＢＰsor で修飾したＤＮＡを結合させ，これに
ストレプトアビジンとビオチン化ポリアルカリホスファターゼを作用させ，
次に基質を加える。
405nm での吸光をモニターして，ホスファターゼの反応を測定する。
Ｂ－；ビオチン化残基

①ビオチン化 psoralenの合成

まず，Goldenbergら[148]の方法に従って，chloromethyltrimethyl psoralenとsymdimethylethylene diamine (Aldrich) から， diamine psoralen を調製する。

次に，12mgの diamine psoralen を，0.4 mlのdimethylformamide に溶かす。これに，15mgのＮＨＳ biotin (Pierce)を，固型物のまま加え，室温に放置して，反応させる。

反応の進行は，シリカによるＴＬＣで確認する。展開剤は，CH_2Cl_2 : NH_3 飽和メタノール（14 : 1）を使用する。 diamine psoralen，ＮＨＳ biotin，および反応産物の R_f 値は，それぞれ0.25，０，0.28である。

１時間後，反応を終了させて，溶媒をロータリーエバポレーションによって取り除く。黄色の油性物質が残る。

合成ステップは，すべて，弱光下もしくは，暗室の安全燈下で行う。可能ならば，容器はアルミホイルで被うとよい。

生成物は，シリカゲルによるＴＬＣにより，溶媒で展開して精製する[149]。反応混合物は，直接，展開剤には溶解しないので，まずは，黄色油性物質に 0.1mlのメタノールを加え，次に，その溶液に 1.5mlの CH_2Cl_2 を加える。

精製産物は，ＴＬＣプレート上に，青色の蛍光スポットとして確認することができる。R_f 値は，0.28である。

ＨＰＬＣによる逆相カラム（Bondapak phenyl，Waters）を用い，CH_3CN : 0.05M NH_4OAc（42.5 : 57.5）で解析すると，精製したビオチン化 psoralen（ＢＰsor）は，一本のシャープなピークとしてとらえることができる。リテンションタイム（R_t）は， 5.5分である。ちなみに，この系で，diamine psoralenとＮＨＳ biotin は，それぞれ， R_t が， 6.2分と 4.1分である。

精製したＢＰsor を，さらに，fast atom bombardment（ＦＡＢ）マススペクトロメトリーで解析すると，ネガティブなＦＡＢスペクトラムが得られ，m/z 553でイオン状態であることを示す。これは，示した構造と一致する。

なお，〔^{3}H〕標識ビオチン化psoralenは，diamine psoralenと〔^{3}H〕ＮＨＳ biotin（Amersham）から調製することができる。精製は，調製ＨＰＬＣによって行われ， 3.8×10^{11}cpm/mmolの比活性が得られる。

②ビオチン化psoralenによる標識

ＤＮＡを10mM Tris/１mM　ＥＤＴＡバッファーに溶解し，ビオチン化psoralenを混合する。この混合物に，波長 360nmの光を，室温で40分間照射する。反応後，ハイブリダイゼーションバッファーで透析して，未反応のビオチン化psoralenを取り除く。

詳細は略す。

(2)　スペーサーアームについて

ここで，スペーサーアームについてふれておく。

標識物質にスペーサーアームを結合させる目的は，２つある。

一つは，標識することによって，ＤＮＡプローブのハイブリダイゼーション効率を低下させないためである。もう一つは，標識物質が妨害を受けずに検出できるようにするためである。

スペーサーアームの直(主)鎖中の原子の数は，特定の標識物質に依存する。この鎖は，検出分子が標識分子を認識する場合に，核酸による妨害を回避できるように，十分な長さを有しなければならない。

スペーサーアームの分子量の限界は，その中に含まれる原子のタイプや，溶解性によって決定される。たとえば，ポリエチレングリコール(-〔-CH_2CH_2O-〕$_n$-）からなるスペーサーアームは，分子量が増加するに従って，室温において水に溶解しにくくなる。

スペーサーアームの最大分子量は，その適当な水溶性と流動性を確保するために，一般に約1,000 である。

直鎖中に使用することができる原子には，炭素，酸素，窒素，硫黄，および検出手段に対して不活性な他の置換基が含まれる。これらの原子の連結には，良く知られている任意の結合，たとえば，炭素－炭素単結合，炭素－炭素二重結合，炭素－窒素単結合，炭素－酸素単結合，および炭素－硫黄単結合が含まれる。

しかし，一般に，この直鎖は,-(CH_2)-基,もしくはオレフィン基の炭化水素鎖，または-(CH_2)$_n$X－基（Xは，N，O，またはS原子を含有する極性基であって，これにはアミド基も包含される。nは，１以上の整数を意味する）から成る。

スペーサーアームが親水性を示し，さらに，水溶液中でコイル状になるのではなく，むしろ伸びるように，上述の直鎖には，極性基が含まれていた方が好ましい。

ビオチンが標識物質である場合，主鎖は，１つ，または複数の枝部，たとえば，アルキル基を含有することもできるが，立体障害，および溶解性の問題を回避するためには，スペーサーアーム全体が直鎖であることが好ましい。

psoralenをＤＮＡプローブの結合物質として使用しているような場合は，主鎖が分枝状であり過ぎると，psoralenのＤＮＡへの挿入が困難になる可能性がある。特にpsoralen結合部付近(psoralen 成分の４′－メチレン部分付近)の鎖は，直鎖であることが好ましい。

この場合，最も好ましいスペーサーアームの化学構造式は，次のように表わすことができる。

$$-\underset{\substack{|\\ \mathrm{R}}}{\mathrm{N}}\!\!\!\!\!\!-(CH_2)_2-O-[(CH_2)_n O]_{n'}-CH_2CH_2-\overset{\mathrm{R''}}{\underset{}{\mathrm{N}}}-$$

この式において，Rは－Hまたはホルミル基であり，R″は－Hである。nは1～4の数で，好ましくは2がよい。n'は，２～４の数で，好ましくは２である。他の変形可能な官能基，例えば，チオール基，アミド基，ハイドロキシル基，カルボン酸基，およびエポキシ基を，鎖に導入することもできる。

3.1.3.3　その他の光化学反応性ＤＮＡ挿入剤による標識

核酸挿入剤は，通常，塩基対の間に挿入することにより，二本鎖核酸と結合することができる，低分子量の平面的な化合物である。

通常，芳香族であるが，時には多環分子で，ＤＮＡ／ＤＮＡ，ＤＮＡ／ＲＮＡ，ＲＮＡ／ＲＮＡの二重らせんに挿入される。

第一次の結合機構は，通常，非共有的であり，共有結合は，第二次機構として生じる。挿入剤は，反応性または活性化が可能な化学基を有するので，この段階で，挿入された二重らせんの鎖の一方または双方上の隣接する化学基と共有結合を形成する。

挿入の結果により，隣接する塩基対は，それらの正常の分離距離の約２倍に広がり，これによって，二重らせんの分子の長さが増加する。さらに，約12～36度の二重らせんの巻き戻しが起こって，挿入剤を収容することになる。

挿入剤の共有結合は，いろいろな方法で形成することができるが，一般的には，光反応性の挿入剤を挿入させ，次に，光化学的結合反応を行うことによって形成させるのがよい。

特に有用な方法は，前述したアジド挿入剤の使用である。これらは，長波長の紫外線または可視光線を照射することにより，反応性ニトレン（nitrene)類を容易に発生する[150]。

代表的なアジド挿入剤には，３－アジドアクリジン，９－アジドアクリジン，エチジウムモノアジド，エチジウムアジド，エチジウム二量体アジド[151]，４－アジド－７－クロロ－キノリン，および２－アジドフルオレンがある。

他の有用な光反応性挿入剤には，フロクマリン類がある。これらは，ピリミジン残基をもつ〔２＋２〕環式付加物を形成する。

フロクマリンは，ビオチンを結合させることができるので，このビオチンを，通常の方法，たとえば，アビジンまたは抗ハプテン抗体でアッセイすることができる。また，フロクマリンは，蛍光団に結合することができるので，この蛍光団の蛍光をアッセイすることができる。

また，アルキル化剤，たとえば，ビス－クロロエチルアミン類やエポキシド類を利用することもできる。また，アジリジン類，たとえば，アフラトキシン類，多環式炭化水素のエポキシド類，マイトマイシンおよびノルフィリンＡも使用することができる。

なお，核酸の二本鎖領域に共有結合させるために“活性化”が行われるが，この活性化は挿入成分のタイプによって異なる（表５・23）。

表５・24に，光化学反応性のＤＮＡ挿入剤をグループごとにまとめて示した。

表5・23　DNA挿入剤の活性化手段

挿入成分	活性化手段
ソラーレン 3′,5－ジアジド－5－エチル－6－フェニルフェナンスリジウム	紫外線
マイトマイシンC	還元
カルジノフィリンA	プロトン化 （酸活性化）

表5・24　光化学反応性のDNA挿入剤（intercalating agents）

Intercalating agents	文献	
（A）Acridine dyes	Lerman	: *J. Mol. Biol.*, 3, 8（1961）
Proflavin, Acridine orange, quinacrine, Acriflavine	Bloomfield *et al.*	: "Physical Chemistry of Nucleic Acids", Chapter 7, p.429-476, Harper and Law, NY（1974）＝Ⓐ
	Miller *et al.*	: *Biopolymers*, 19, 2091（1980）＝Ⓑ
（B）Phenanthridines	Bloomfield *et al.*	: Ⓐ
Ethidium coralyne	Miller *et al.*	: Ⓑ
Ellipticine ellipticine cation and derivatives	Wilson *et al.*	: *J. Med. Chem.*, 19; 1261（1976）
	Festy *et al.*	: *FEBS Letters*, 17; 321（1971）
	Kohn *et al.*	: *Cancer Res.*, 35, 71（1976）
	LePecq *et al.*	: *Proc. Natl. Acad. Sci. USA*, 71, 5078（1974）
	Pelaprat *et al.*	: *J. Med. Chem.*, 23, 1330（1980）
（C）Phenazines	Bloomfield *et al.*	: Ⓐ
5-methylphenazine cation		
（D）Phenothiazines	*ibid.*	: Ⓐ
Chlopromazine		
（E）Quinolines	*ibid.*	: Ⓐ
Chloroquine		
Quinine		
（F）Aflatoxin	*ibid.*	: Ⓐ

（つづく）

Intercalating agents		文 献
(G) Polycyclic hydrocarbon and their oxirane derivatives	Bloomfield *et al.*	: Ⓐ
3, 4-benzpyrene benzopyrene diol oxirane	Yang *et al.*	: *Biochem. Biophys. Res. Commun.*, **82**, 929 (1978)
Benzanthracene-5, 6-oxide	Amea *et al.*	: *Science*, **176**, 47 (1972)
(H) Actinomycins	Bloomfield *et al.*	: Ⓐ
actinomycin D	*ibid.*	: Ⓐ
(I) Anthracyclinones	*ibid.*	: Ⓐ
β-rhodomycin A Daunomycin		
(J) Thiaxanthenones Miracil D	*ibid.*	: Ⓐ
(K) Anthramycin	*ibid.*	: Ⓐ
(L) Mitomycin	Ogawa *et al.*	: *Nucleic Acids Res.*, Spec. publ. 3, 79 (1977)
	Akhtar *et al.*	: *Can. J. Biochem.*, **53**, 2891 (1975)
	Lown *et al.*	: *Can. J. Biochem.*, **54**, 110ff (1976)
(M) Platinum complexes	Lippard	: *Accts Chem. Res.*, **11**, 211 (1978)
(N) Polyintercalators	Waring *et al.*	: *Nature*, **252**, 653 (1974)
Echinomycin	Wakelin	: *Biochem. J.*, **157**, 721 (1976)
Quinomycin	Lee *et al.*	: *Biochem. J.*, **173**, 115 (1978)
Triostin	Huang *et al.*	: *Biochem.*, **19**, 5537 (1980)
BBM 928A tandem	Viswamitra *et al.*	: *Nature*, **289**, 817 (1981)
Diacridines	LePecq *et al.*	: *Proc. Natl. Acad. Sci. USA*, **72**, 2915 (1975)
	Carrellaskis *et al.*	: *Biochem. Biophys. Acta*, **418**, 277 (1976)
	Wakelin *et al.*	: *Biochem.*, **17**, 5057 (1978)
	Wakelin *et al.*	: *FEBS Letter*, **104**, 261 (1979)
	Capelle *et al.*	: *Biochem.*, **18**, 3354 (1979)
	Wright *et al.*	: *Biochem.*, **19**, 5825 (1980)
	Bernier *et al.*	: *Biochem. J.*, **199**, 479 (1981)

(つづく

Intercalating agents		文　献
Ethidium dimer	King *et al.*	: *Biochem.*, 21, 4982(1982)
	Gaugain *et al.*	: *Biochem.*, 17, 5078(1978)
	Kuhlman *et al.*	: *Nucleic Acids Res.*, 5, 629(1978)
	Marlcovits *et al.*	: *Anal. Biochem.*, 94, 259(1979)
	Dervan *et al.*	: *J. A. C. S.*, 100, 1968(1978)
		ibid., 101, 3664(1979)
Ellipticene dimers and analogs	Debarre *et al.*	: *Compt. Rend. Ser. D.*, 284, 81(1977)
	Pelaprat *et al.*	: *J. Med. Chem.*, 23, 1336(1980)
Heterodimers	Cain *et al.*	: *J. Med. Chem.*, 21, 658(1978)
	Gaugain *et al.*	: *Biochem.*, 17. 5078(1978)
Trimers	Hansen *et al.*	: *J. C. S., Chem. Commun.*, 162 (1978)
	Atnell *et al.*	: *J. A. C. S.*, 105, 2913(1983)
(O) Norphillin A	Loun *et al.*	: *J. A. C. S.*, 104, 3213(1982)
(P) Fluorenes and Fluorenones	Bloomfield *et al.*	: Ⓐ
Fluorenodiamines	Witkowski *et al.*	: Wiss. Beitr.-Martin-Luther-University, Halle Wittenberg, 11 (1981)
(Q) Furocoumarins	Venema *et al.*	: *Mol. Gen. Genet.*, 179, 1(1980)
4, 5′-dimethylangelicin	Vedaldi *et al.*	: *Chem. Biol. Interact.*, 36, 275(1981)
Psoralen	Marrciani *et al.*	: *Z. Naturforsch.*, B 27(2), 196(1972)
8-methoxypsoralen	Belognzov *et al.*	: *Mutat. Res.*, 84, 11(1981)
	Scott *et al.*	: *Photochem. Photobiol.*, 34, 63(1981)
5-aminomethyl-8-methoxypsoralen	Hansen *et al.*	: *Tet. Lett.*, 22, 1847(1981)
4, 5, 8-trimethylpsoralen	Ben-Hur *et al.*	: *Biochem. Biophys Acta*, 331, 181(1973)
4′-aminomethyl-4, 5, 8-trimethylpsoralen	Issacs *et al.*	: *Biochem.*, 16. 1058(1977)
Xanthotoxin	Hradecma *et al.*	: *Acta Virol.* (Eng. Ed.), 26, 305(1982)
Khellin	Beaumont *et al.*	: *Biochem. Biophys. Acta*, 608, 1829(1980)

（つづく）

Intercalating agents		文献
(R) Benzodipyrones	Murx *et al.*	: *J. Het. Chem.*, **12**, 417 (1975)
	Horter *et al.*	: *Photochem. Photobiol.*, **20**, 407 (1974)
(S) Monostral Fast Blue	Juarranz *et al.*	: *Acta Histochem.*, **70**, 130 (1982)

3.1.4　水銀化による標識

ピリミジンヌクレオチドの5位と，プリンヌクレオチドの8位は，酢酸水銀で処理することによって活性化することができる（図5・44，図5・45）[152]。

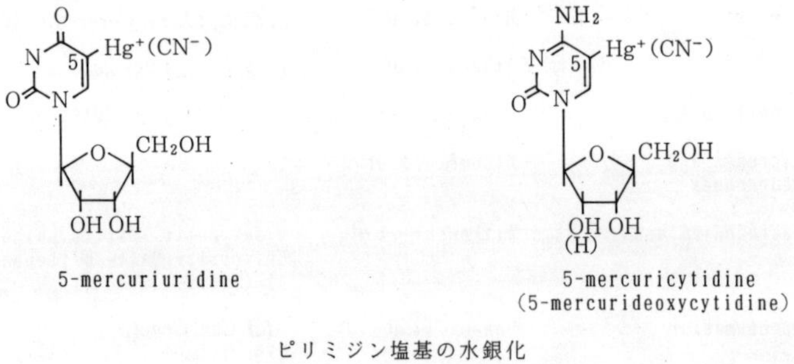

図5・44　5-mercuriuridineと5-mercuricytidine（5-mercurideoxycytidine）の構造
水銀には，シアンイオンが結合している。

この有機水銀誘導体は，ＳＨ基を含んでいる化合物と強く結合するので，この性質を利用して，ＤＮＡやＲＮＡプローブにハプテンを導入することができる。すなわち，ＳＨ基とハプテンの両方を含むリガンドを合成することによって，この水銀化されているハイブリッドをハプテン化することが可能であり，その後，免疫化学的にこれを検出することができる[54)~56)]。

(1)　反応ステップ

このアプローチの反応は，一般に，次の4つのステップを経て行われる（図5・46）。

①水銀化

比較的穏やかな条件で，酢酸水銀とインキュベートすることによって，ＲＮＡ（ＤＮＡも可）を水銀化することができる[152)~154)]。

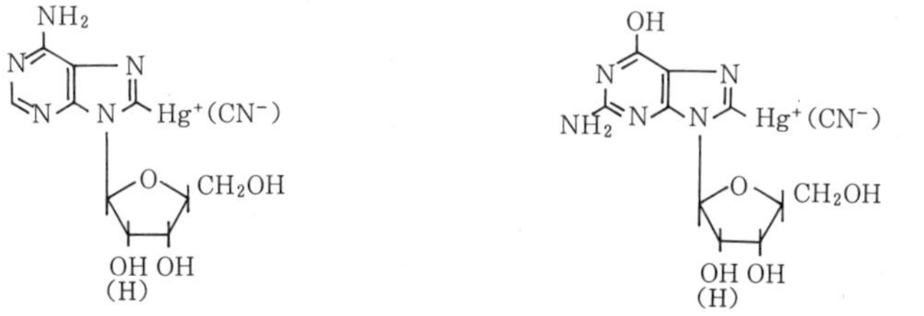

図5・45　8-mercuriadenosine (8-mercurideoxyadenosine)と
8-mercuriguanosine (8-mercurideoxyguanosine)の構造
水銀イオンには，シアンイオンが結合している。

これによって，核酸中のウリジンやシチジンが，５－酢酸水銀誘導体に転換される。

しかし，水銀化されても，核酸プローブは，なお，正常な塩基対を形成することができる。

②CN^- リガンドとしてのハイブリダイゼーション

水銀化ヌクレオチドの酢酸塩リガンドを，CN^- イオンによって置換する。これは，ハイブリダイゼーションを促進するためである[154]。

ハイブリダイゼーション反応を行った後に，このCN^- リガンドを，ＳＨ基を含むハプテンで変換する。

CN^- イオンと有機水銀との結合定数は10^{14}であるが，これは，酢酸塩との結合定数（10^4)と，ＳＨ基との結合定数（10^{16}）の間にあるので，可能である[155]。

③ハプテンの結合

スペーサーアームを介して，一端にＳＨ基を有し，他端にハプテンを結合させた標識分子を反応させる。

Baumanら[56]は，ハプテンとして，トリニトロフェニル（ＴＮＰ）基を使用している。

このＴＮＰに関しては，免疫学領域において，非常によく研究されており，高度な親和性を示す抗体が既にあり，また，容易に作成することも可能である[156),157]。

彼らは，酸化型のグルタチオンのアミノ基と，トリニトロベンゼンスルフォン酸（ＴＮＢＳ）を反応させることによって，ＴＮＰ基を含む，グルタチオン誘導体を調製している[158)~160]。

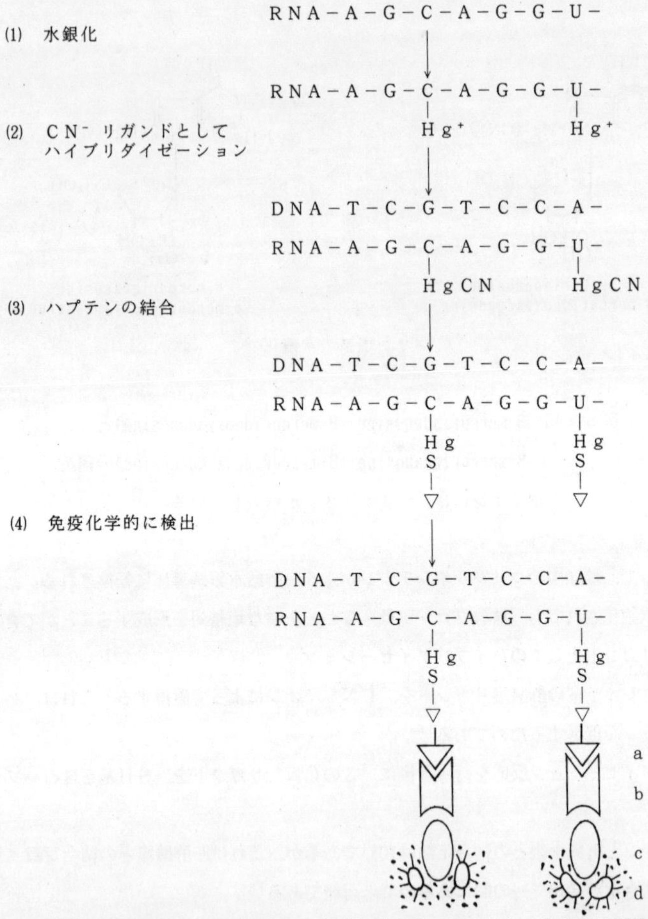

図５・46　水銀化核酸プローブを使ったハイブリダイゼーションと，その後の間接的な検出方法

(a)　ＴＮＰ，　(b)　抗ＴＮＰ
(c)　ブタ抗ウサギＦＩＴＣ標識抗体　(d)　ＦＩＴＣ

④結合したハプテンの免疫化学的な検出

ハイブリッド上の水銀化核酸に結合させたＴＮＰ－グルタチオン（図５・47）は，アフィニティークロマトグラフィーで精製した抗ＴＮＰ抗体を使って，間接的な免疫蛍光法によって検出することができる。

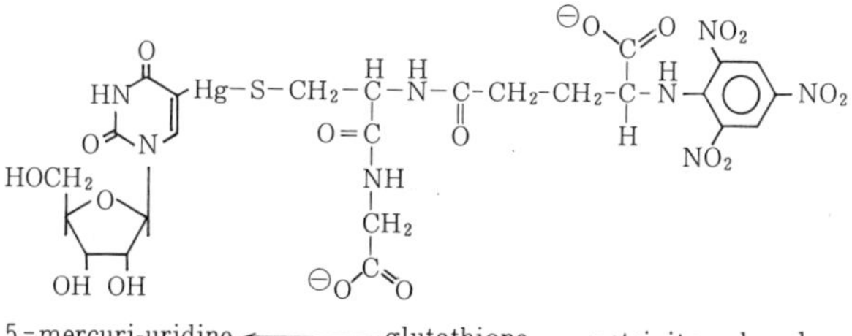

図5・47　TNP－グルタチオンが結合している 5-mercuriuridine の化学構造

(2)　リガンドの検討

Hopmanら[55]は，Sephadexビーズの表面に poly(A) を結合させ，これに poly(U-Hg)をハイブリダイズさせて行う，モデルシステム[56]を利用して，この方法のメカニズムを解析した。いろいろなリガンドを合成して（図5・48）調べ，この実験系が特異的で，感度が高いことを示した。

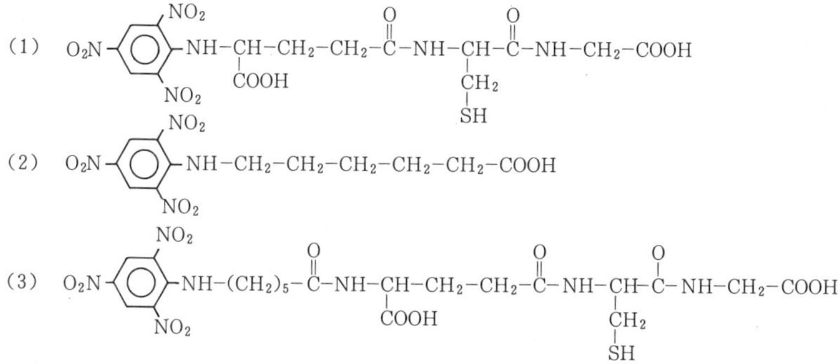

図5・48　合成トリニトロフェニル化合物の構造

(1)　TNP－グルタチオン（TNP－GSH）
(2)　ε-(trinitrophenyl)aminohexanoic acid（εAhx(TNP)）
(3)　N, α-ε-(trinitrophenyl)aminohexanoic-glutathione
（εAhx(TNP)-GSH）

陰性に荷電したSH－ハプテンリガンド（TNP－グルタチオン）と水銀との結合は，不安定で，このようなリガンドを使用している限りは，*in situ* ハイブリダイゼーションで形成されたハイブリッドを検出することができない，という欠点があったが，リガンドの正味の電荷を逆転させることによって，彼らは，この問題を克服した。

すなわち，水溶性のcarbodiimideを使って，ＴＮＰ－グルタチオンのカルボキシル基に，aliphatic diamine を反応させ，新たにリガンドを合成したのである（図５・49）。

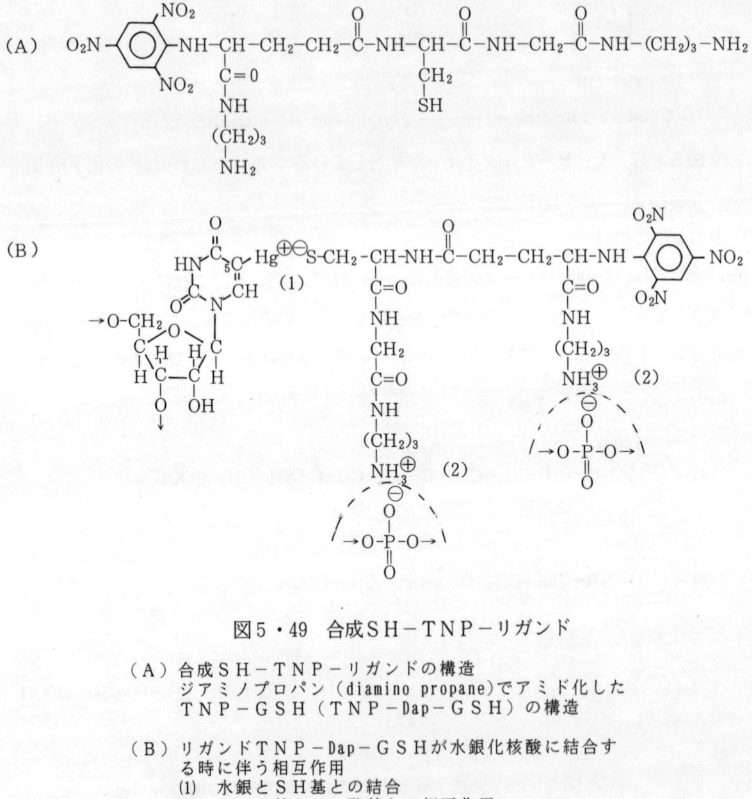

図５・49　合成ＳＨ－ＴＮＰ－リガンド

（Ａ）合成ＳＨ－ＴＮＰ－リガンドの構造
ジアミノプロパン（diamino propane)でアミド化した
ＴＮＰ－ＧＳＨ（ＴＮＰ－Dap－ＧＳＨ）の構造

（Ｂ）リガンドＴＮＰ－Dap－ＧＳＨが水銀化核酸に結合する時に伴う相互作用
(1)　水銀とＳＨ基との結合
(2)　アミノ基とリン酸基との相互作用

このリガンドを使って，水銀化したポリヌクレオチドと複合体を形成させ，これをゲルクロマトグラフィーで解析した結果，確かに，水銀とリガンドとの結合が，より安定になることが立証された。

実際に，２つの系で *in situ* ハイブリダイゼーション実験が行われ，免疫細胞化学的な方法で，シグナルが検出されている[55]。

(3) 考　察

この方法は，RNAプローブにもDNAプローブにも応用することができる。感度も，他の非放射性標識プローブを使って検出する方法と，ほぼ同じである。

普通の実験室の試薬で，比較的簡単に行えるが，有機水銀を扱うという点では，問題がないわけではない。

なお，水銀化したヌクレオチドは，上述のようにSH基と反応するばかりでなく，アリルアミンとも反応させることができる。

この場合，水銀は，アミノアリル基に置き換えられる（図5・50）ので，その結果，得られるアミノ基は，従来，用いられている反応（たとえば，*N*-hidroxysuccinimide ester 反応）を使って，標識物質に結合させるのに利用することができる（図5・50）[44),161)]。

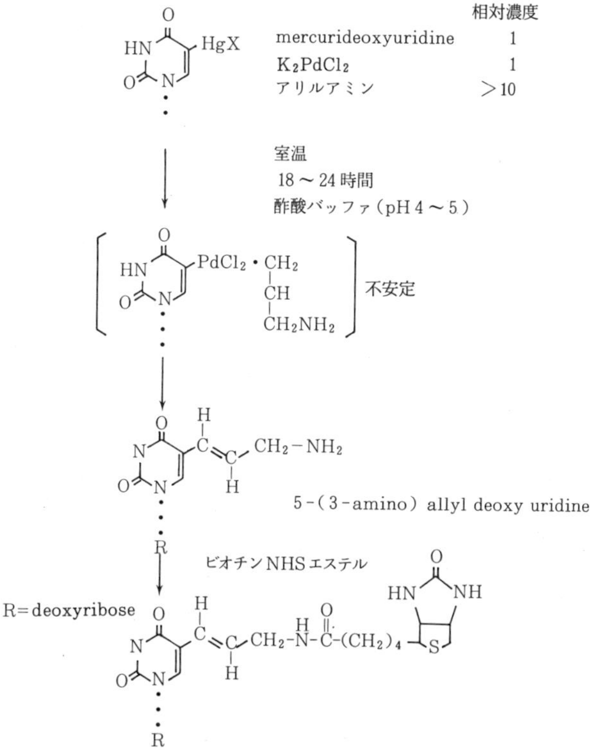

図5・50　水銀化ヌクレオチドとアリルアミンとの反応

3.1.5　ジサルフィド結合形成による標識

本来，ポリヌクレオチドには，チオール基はないが，*N*-succinimidyl-3-(2-pyridyldithio) propionate[57] や，*N*-acetyl-*N*-(*p*-glyoxylbenzoyl) cysteamine[60] のような試薬を反応させて，プリンやピリミジン塩基のアミノ基にチオール基を導入することが可能である（図5・51，図5・52）。

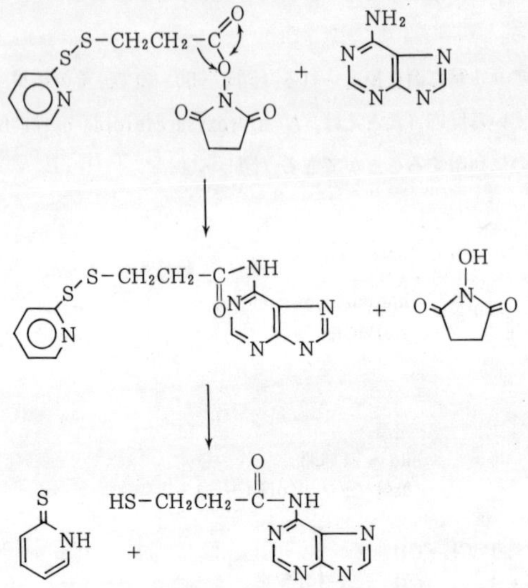

図5・51　SPDP〔*N*-succinimidyl-3-(2-pyridyldithio)propionate〕によるチオール基の導入

チオール化したＤＮＡは，ＳＰＤＰ〔*N*-succinimidyl-3-(2-pyridyldithio)propionate〕を介して，ジサルフィド（disulfide)結合を形成させ，標識することができる。

3.1.6　トランスアミネーションを利用した標識

Bisulfite は，シチジン誘導体とアミンとの間で，アミノ基転移反応（トランスアミネーション）を触媒することが知られている[10),37),162),163)]。

この反応を上手に利用すれば，両端にアミノ基をもっているスペーサーを介して，シチジン誘導体を標識することができる。

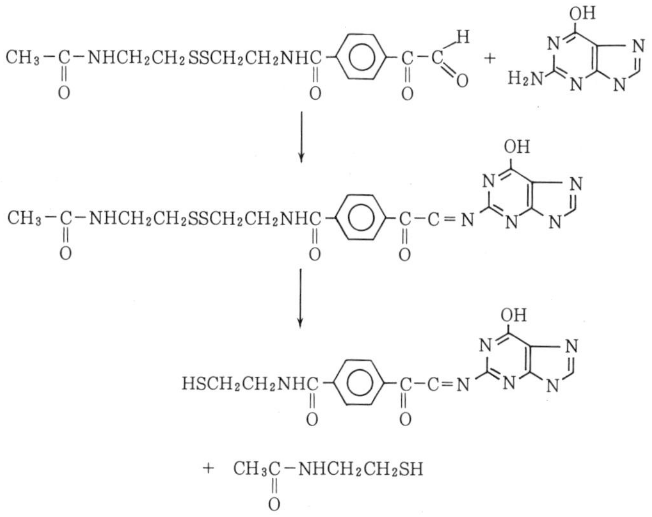

図5・52　*N*-acetyl-*N*-(*p*-glyoxylbenzoyl) cysteamineによるチオール基の導入

実際，Viscidi ら[163]は，この反応を利用して，sodium bisulfiteとethylenediamine を使って，ビオチン標識核酸を作製している。つまり，第一アミノ基を biotinyl-ε-amino-caproic acid-*N*-hydroxysuccinimide ester で誘導するのである（図5・53)。

また，Reisfeldら[164]も，この方法を利用し，一本鎖のＤＮＡセグメントのシトシン残基に，ビオチンヒドラジド（biotin hydrazide）を反応させて，ビオチン標識し，ハイブリダイゼーションプローブとして使用している（図5・54）。

一方，Gillam and Tener[37] は，1，6-diaminohexaneを使って，N^4-(6-aminohexyl)cytidine triphosphate とN^4-(6-amiinohexyl) deoxycytidine triphosphateを合成している。この，どちらの合成物質も，ＤＮＡポリメラーゼ（大腸菌由来）を使って，ニックトランスレーション反応により，ＤＮＡの中に取り込ませることが可能である。これらの物質は，免疫学的に検出することが可能である。

また，反応基をもっているので，他の標識を結合させることも可能である。たとえば，ビオチン化したN^4-(6-aminohexyl) deoxycytidine triphosphate も，同じシステムでＤＮＡの中に取り込ませることができ，酵素標識した抗ビオチン抗体や，同じく酵素標識もしくは蛍光標識したストレプトアビジン等で，検出することができる。

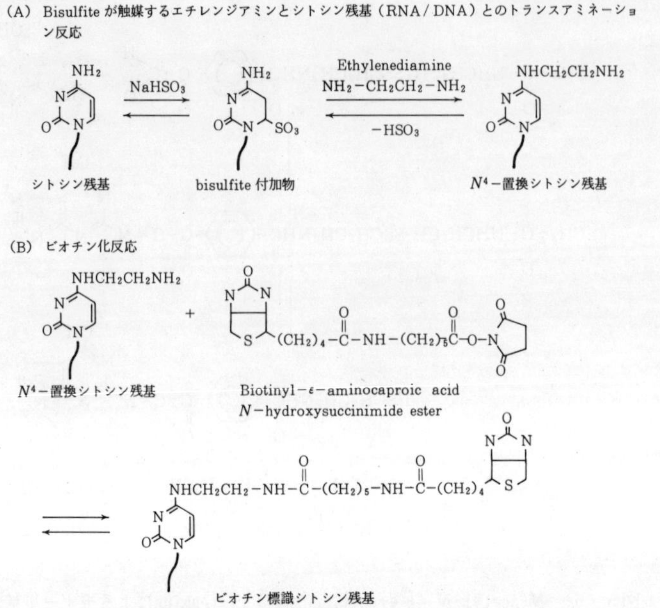

図5・53　化学的ビオチン修飾法

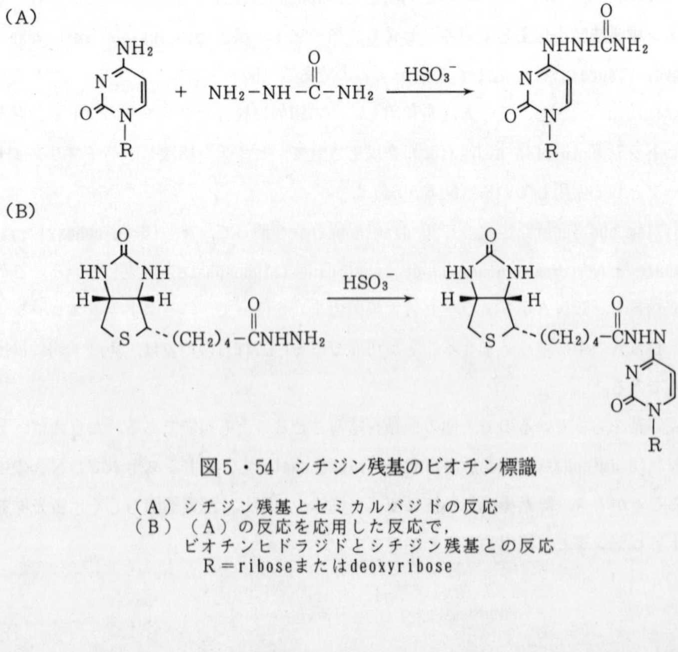

図5・54　シチジン残基のビオチン標識

（A）シチジン残基とセミカルバジドの反応
（B）（A）の反応を応用した反応で，
ビオチンヒドラジドとシチジン残基との反応
R＝riboseまたはdeoxyribose

3.1.7　アミン置換を利用した標識

タンパク質のリジン残基にみられるε－アミノ基は，標識物質を結合させる部位として非常に適している。核酸の場合は，プリン塩基およびピリミジン塩基に結合しているアミノ基が，これに相当する。

事実，3-(4-bromo-3-oxobutane-1-sulfonyl) propionate-*N*-hydroxysuccinimide[16]（ＢＳＰＳＥ）やグルタールアルデヒドのような，二機能性カップリング試薬を使って，直接，これらのアミノ基に，ビオチンなどを結合させた塩基性分子(たとえば，polyethylene imine cytochrome *c* あるいは histon ＨＩ[12),165),166]）を標識することができる。

(1)　ＢＳＰＳＥによる反応

アデニンとシトシンは，架橋結合剤と反応して，脱水後に，安定な誘導体を生成する。

二機能性架橋結合剤，3-(4-bromo-3-oxobutane-1-sulfonyl) propionate-*N*-hydroxysuccinimide（ＢＳＰＳＥ）とアデニンとのアルキル化反応を，図５・55に示す。

一般に，架橋結合剤とＤＮＡとの反応は，37℃で約１時間，行う。過剰の架橋結合剤は，有機抽出法で除去する。

反応の結果，得られる修飾ＤＮＡ分子（ＢＳＰＳＥ－ＤＮＡ）は，高度に反応性のエステル基を含み，種々の標識に利用することができる。すなわち，エステル基のアシル炭素原子と，抗原や酵素，ハプテン分子に存在する第一アミンと，アミド結合を形成させるのである。

なお，詳しい操作については，４節1.1項を参照されたい。

①ジニトロフェニル標識ＤＮＡプローブ

ハプテンとしてのジニトロフェニル基（ＤＮＰ）も，結合基ＢＳＰＳＥを介して，ＤＮＡプローブに結合することができる（図５・56）。

まず，先に示したように，ＢＳＰＳＥ修飾ＤＮＡを作成する。このＢＳＰＳＥ修飾ＤＮＡ５容に対して，200mM $NaHCO_3$に溶解した11.3mMの*N*-ε-ジニトロフェニル－L－リジン－HClを12容，および，使用時に作成した１M $NaHCO_3$ を１容，加える。

この混合物を，一晩インキュベートし，次に，0.1M $NaHCO_3$ に対して透析を行う。

生成物の吸光度は，360nm および 260nmの両方で測定する。修飾の度合は，360nm でのＤＮＰの分子吸光係数16,000，および 260nmでのｄＮＭＰの分子吸光係数 6,500を基準にして決定することができる。

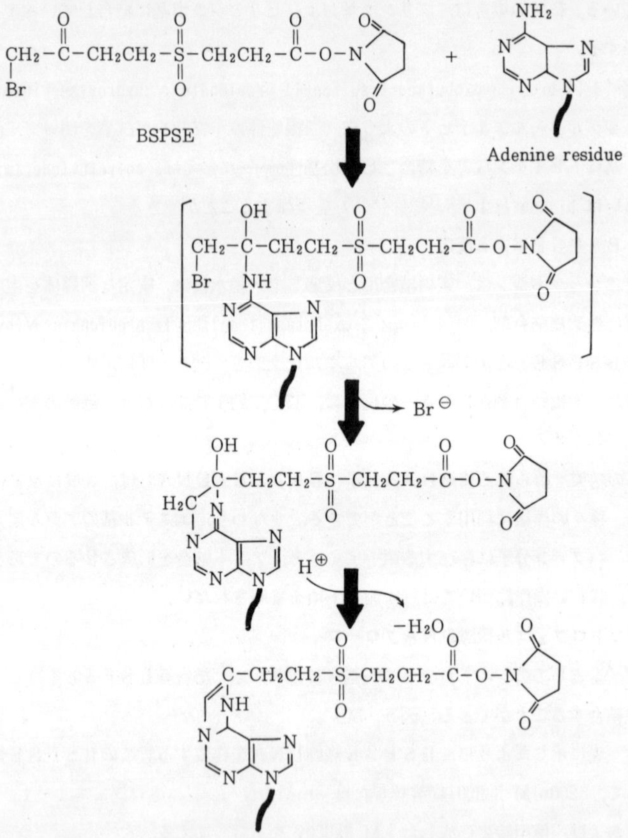

ＢＳＰＳＥ－標準核酸

図５・55　ＢＳＰＳＥとアデニン残基との反応

②ビオチン化ＤＮＡプローブ

ビオチンも，以下のように，結合基ＢＳＰＳＥおよび1,6-hexanediamine（ＨＤＡ）を介して，ＤＮＡプローブに結合させることができる。

最初に，上述のように，ＢＳＰＳＥ修飾ＤＮＡを作成する。次に，ＢＳＰＳＥ修飾ＤＮＡ　8容を，10％（v/v）ＨＤＡ(pH 7.8) 1容，1 M $NaHCO_3$ 1容と混合する。

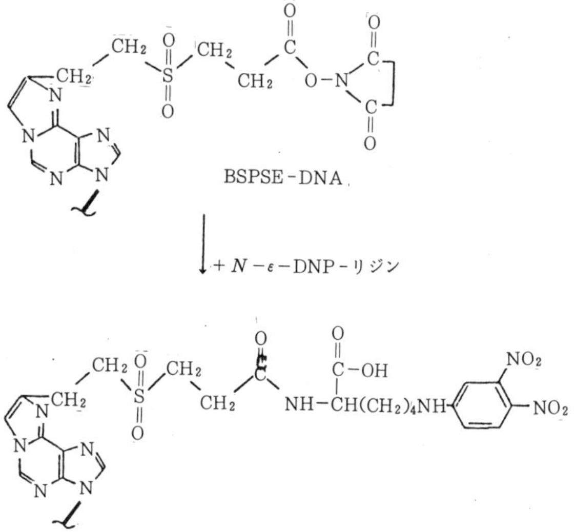

図5・56　ＤＮＰ標識ＤＮＡプローブの作成

この混合物を，室温で，少なくとも4時間，インキュベートし，次に未反応のＨＤＡを，0.1 M $NaHCO_3$ に対して透析し，除去する。

ＨＤＡで処理したＢＳＰＳＥ 8容を，40mM *N*-hydroxysuccinimide biotin(in ＤＭＳＯ) 1容と1M $NaHCO_3$ 1容に混合する。混合物を，4時間以上インキュベートし，その後，未反応のビオチンを，0.1M $NaHCO_3$ に対して透析し，除去する。

上述の反応過程を，図5・57に示す。

③ＤＮＰ標識ＤＮＡプローブの検出

ＤＮＰは，それ自体では検出不可能である。したがって，ＤＮＰで標識されたハイブリッド複合体を検出する場合には，ＤＮＰと特異的に結合することのできる，検出可能な表示体と反応させる必要がある。

たとえば，図5・58に示したように，まず，ＤＮＰ標識ハイブリッド複合体に，ヤギの抗ＤＮＰ抗体を特異的に反応させて，次に，二次抗体として，ビオチニル化抗ヤギ抗体を作用させる。この二次抗体のビオチンに，さらにアビジンを作用させて，反応したアビジンにビオチニル化した西洋ワサビペルオキシダーゼ（ＨＲＰ）を結合させるのである。

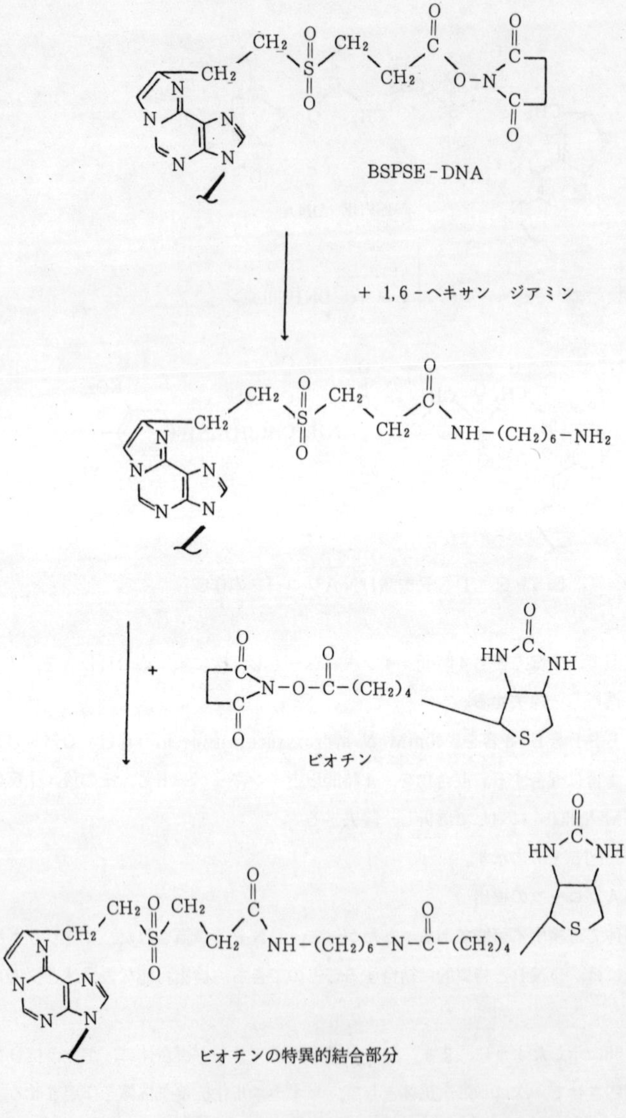

図5・57 ビオチン標識DNAプローブの作成

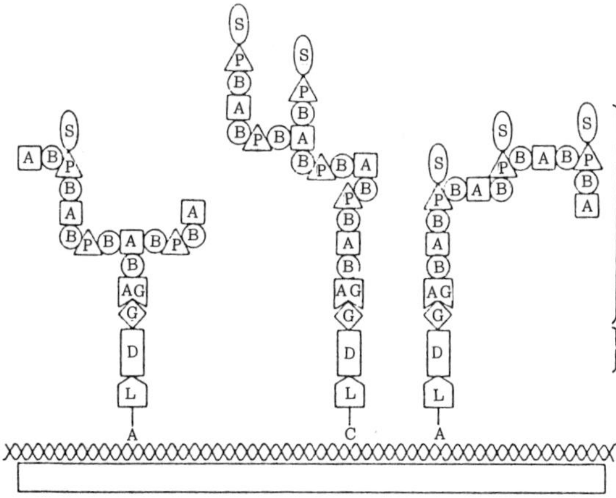

C　＝ シトシン

A　＝ アデニン

L　＝ BSPSE リンカー

D　＝ N－E－ジニトロフェニルリジン

G　＝ ヤギ抗－DNP 抗体

AG　＝ ビオチニル化抗ヤギ抗体

B　＝ ビオチン

A　＝ アビジン

P　＝ HRP

S　＝ HRP の基質

図5・58　DNP標識DNAプローブの検出

最終的には，HRPの発色基質を加えて，発色させ，検出することができる[167]。

別法として，HRPで標識した抗DNP抗体を，直接，DNP標識ハイブリッド複合体を検出するために使用することもできる。

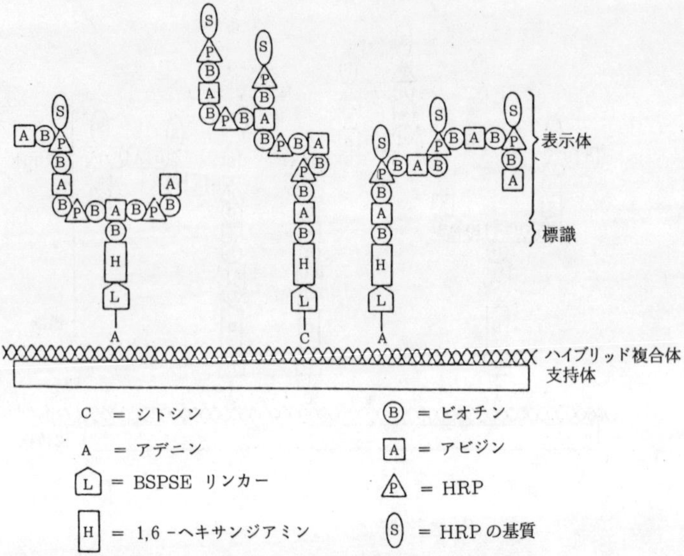

図5・59　ビオチン標識DNAプローブの検出

④ビオチン標識DNAプローブの検出

ビオチンで標識されたハイブリッド複合体を検出するためには，（ストレプト）アビジン，HRP，およびHRPのための発色基質が用いられる（図5・59）。

HRPの代わりに，アルカリホスファターゼを利用することもできる。この場合には，基質としてNBT／BCIPを使用する。

p-nitrophenyl phosphate も，アルカリホスファターゼの基質として利用することができるが，この場合，1mM $ZnCl_2$，1mM $MgCl_2$，100mM glycine(pH 10.4)中に，6mM *p*-nitrophenyl phosphate 基質を溶解し，アルカリホスファターゼと接触させる。

(2)　アルデヒド基による反応

DNAやRNAのアミノ基への標識は，アルデヒド基を介して行うこともできる。

筆者らは，二機能性のカップリング試薬として，グルタールアルデヒドを利用し，biotin-X-hydrazideをDNAに結合させ，非放射性標識プローブとして成果をあげている[168]（図5・60）。

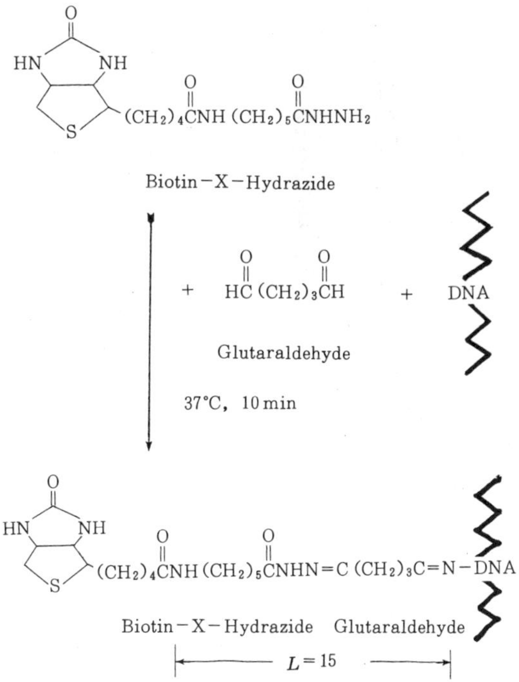

図5・60　グルタールアルデヒドによるビオチン標識

図5・61は，この方法（Chemi-bridge probe法）で標識したλファージＤＮＡプローブの検出感度を，他のビオチン標識法で標識したλファージＤＮＡプローブの検出感度，およびニックトランスレーション法によって作成したビオチン標識λファージＤＮＡプローブの検出感度と比較したものである。他法に比べて，優れた結果が得られている[168]。

(3)　合成プローブの標識

Murasugi and Wallace[41] は，酵素的に末端標識する技術を使って，ビオチン化オリゴヌクレオチドを作成しているが，一般に短鎖の合成プローブの場合には，ポリメラーゼを使って標識ヌクレオチドを取り込ませる方法は，適用することができない。オリゴヌクレオチドの修飾は，一般には，化学的に末端標識する方法で行われている。

Chu ら[169),170] は，オリゴヌクレオチドの5′末端のリン酸と水溶性の carbodiimide をイミダゾールバッファー中で反応させて，5′-phosphorimidazolideを得ている。この物質は，水溶液中で，アミンを含む分子と反応することができる（図5・62）。

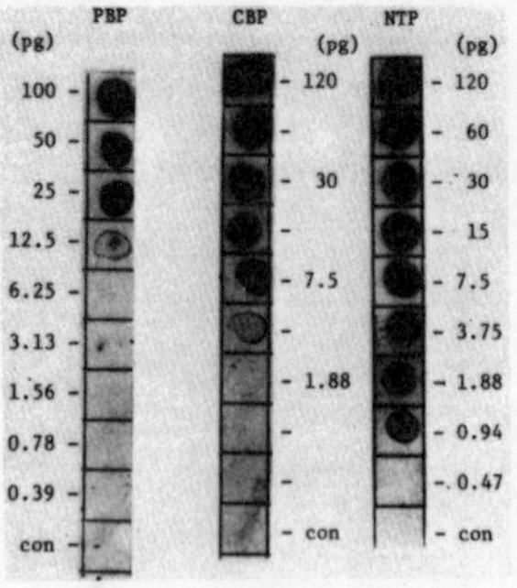

ＰＢＰ，ＣＢＰおよびＮＴＰの各レーンはそれぞれ Photobiotin, Chemi-bridge probe, およびニックトランスレーションキットを使って標識したプローブを使用して検出したものである。ＣＢＰは，T. Takahashiら[168]の方法で作成した。
他のビオチン化プローブは，既報[112),136),137)]にて作成した。

図５・61　ハイブリダイゼーションプローブの比較

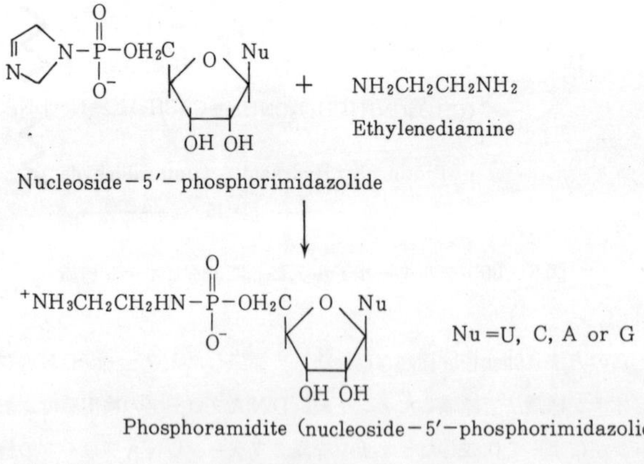

図５・62　オリゴヌクレオチド５′末端リン酸のホスホアミダイト化

Chollet and Kawashima[171] も，よく似た化学反応を採用している。

その方法は，合成オリゴヌクレオチドを標識するために，ＭＢＩ社（Molecular Biosystems, Inc., San Diego, Calif.）で開発されたもので，ある塩基配列を化学的に合成する場合に，３′-phosphoramiditeを保護されたリンカーアームで修飾したヌクレオチドを利用するものである[172)~174)]。

すなわち，まず，修飾したヌクレオチドを，塩基配列の特定の位置に挿入し，オリゴマーを合成し，次に，合成したオリゴマーを精製し，末端の化学反応基（たとえば，第一アミン）を残したまま，保護基をリンカーアームから取り除く。その後，オリゴヌクレオチドのリンカーアーム部分とビオチン誘導体，もしくは他の標識物質とを，穏やかな条件下で反応させるのである。

この方法で，ビオチンで標識した短鎖プローブができあがるが，このようにして作製したビオチン標識短鎖オリゴヌクレオチドプローブは，キナーゼを使って^{32}P標識したプローブと，ハイブリダイゼーションの性質が変わらないことが示されている。

3.1.8　その他の共有結合による標識法

(1)　Chemiprobe法

Chemiprobe法は，標識しようとするＤＮＡ（ＲＮＡ）断片に，過酸化水素（H_2O_2）の存在下でmethabisulfite（$Na_2S_2O_4$）を作用させることによって，シトシンの第６位の炭素原子をスルホン化し，また，methylhydroxylamine（H_2NOCH_3，ＭＨＡ）を作用させることによって，シトシンのアミノ基をメトキシル化する方法である（図５・63）。

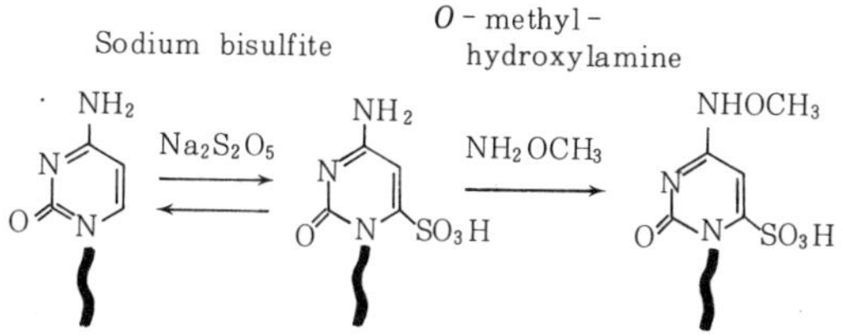

図５・63　Chemiprobe法によるシトシン残基の化学的修飾

スルホン化された各塩基はハプテンとして作用するので，抗スルホン化ＤＮＡ抗体（マウスモノクローナル抗体）によって検出することができる。

これは，Orgenics社が開発したもので，日本では，宝酒造㈱が扱っている。

①原　　理

Chemiprobe法の検出原理を図５・64に示す。

ssＤＮＡをChemiprobe法により修飾して，マウスに感作すると，マウスは，この修飾されたssＤＮＡを認識して，これに特異的に応答する抗体産生細胞を産生するので，さらにハイブリドーマ作成の技術を利用すれば，抗シトシン修飾化合物抗体が多量に得られる。そこで，この抗体を一次抗体として，ハイブリダイゼーション反応の後に，ハイブリダイズしたプローブに作用させ，さらに，このマウスのモノクロナール抗体に対して，酵素標識した抗マウスＩｇ抗体を二次抗体として作用させて検出する。酵素としては，アルカリホスファターゼを利用する（したがって，発色には，ＮＢＴとＢＣＩＰを使う）。

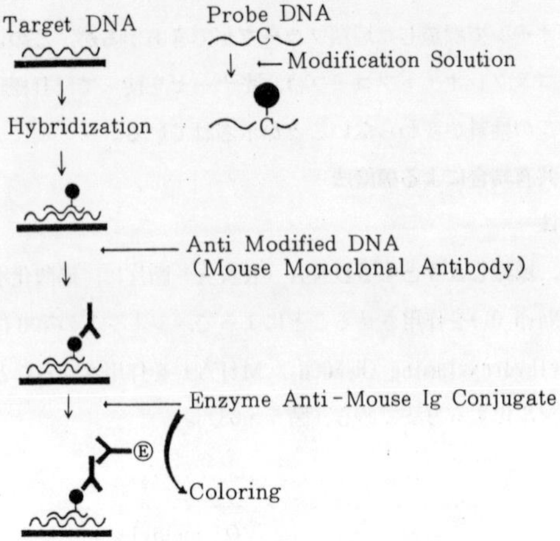

図５・64　Chemiprobe法の原理

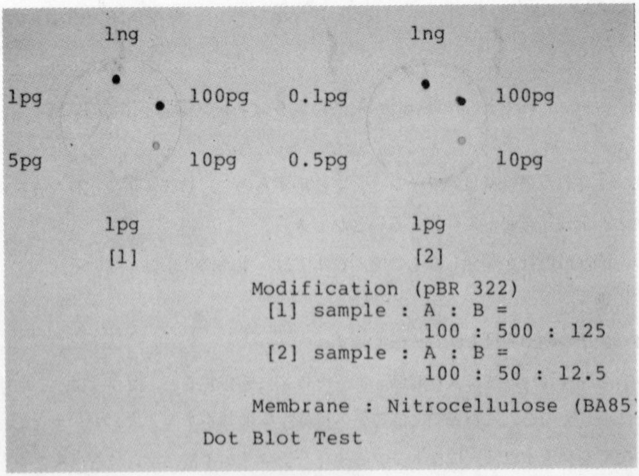

図５・65　Chemiprobe法プローブの検出

sample ＤＮＡ；pBR 322 プラスミド

② 実験例

図5・65には，プローブそのものの検出結果を示した。

すなわち，Chemiprobe法で修飾したプラスミドｐＢＲ322 を，ニトロセルロースフィルター（ＢＡ85；Ｓ＆Ｓ社）に各濃度で１μl ずつスポットし，これをＮＢＴとＢＣＩＰで発色させて検定したものである。図中，左側の〔１〕の方は，修飾時に，サンプルＤＮＡの容量とmethabisulfite 液（A)，methylhydroxyamine 液（B）の容量を 100：500 ：125 の割合で行った場合で，左側〔２〕の方は，修飾の条件を1/10容量比で行った場合である。

どちらの場合でも大差なく，この条件では，大体１pg量の修飾ＤＮＡをスポットしたところまで検出された。

図5・66は，ｐＢＲ322/*Hind*Ⅲ（１μl/ml）の検出を，上記同様，修飾条件を 100：500：125 割合で行ったもの〔A〕と，その 1/10 量の容量液で修飾したもの〔B〕で比較したものである。さらに，図中，上段はニトロセルロース（ＢＡ85；Ｓ＆Ｓ社製）にスポットしたもので，また，下段は，ナイロンメンブランにスポットした結果である。

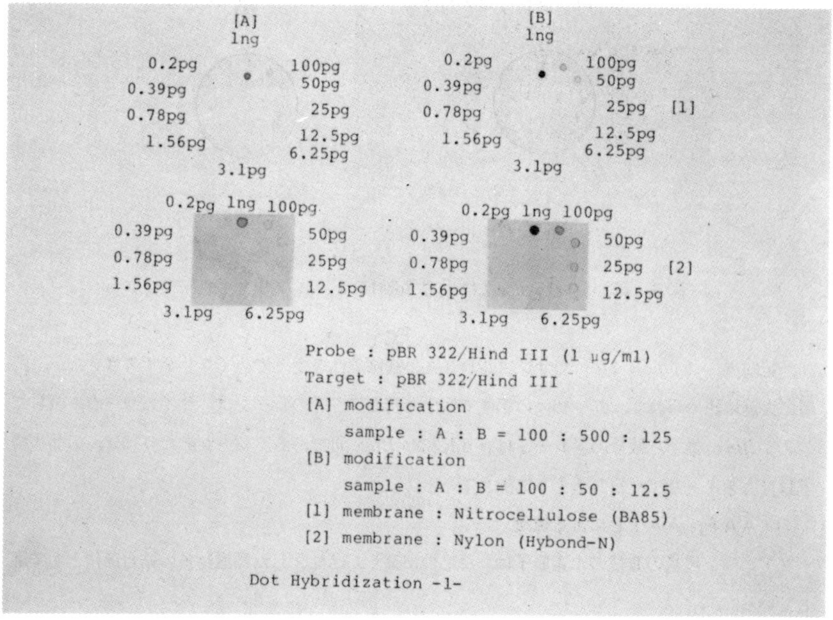

図5・66　Chemiprobe法によるドットハイブリダイゼーション

結果は，どの場合も，約3.1pg 量のｐＢＲ322/*Hind*ⅢＤＮＡが，同じハイブリダイゼーションプローブで検出可能であることがわかったが，どちらかというと，ナイロンメンブランの方が強くハイブリダイズした。しかし，ナイロンメンブランを用いた場合は，多少バックグラウンドの色調も強く染色されていた。ブロッキングや発色反応に関して，もう少し工夫が必要なのかもしれない。

図５・67は，Southernハイブリダイゼーションの結果である。

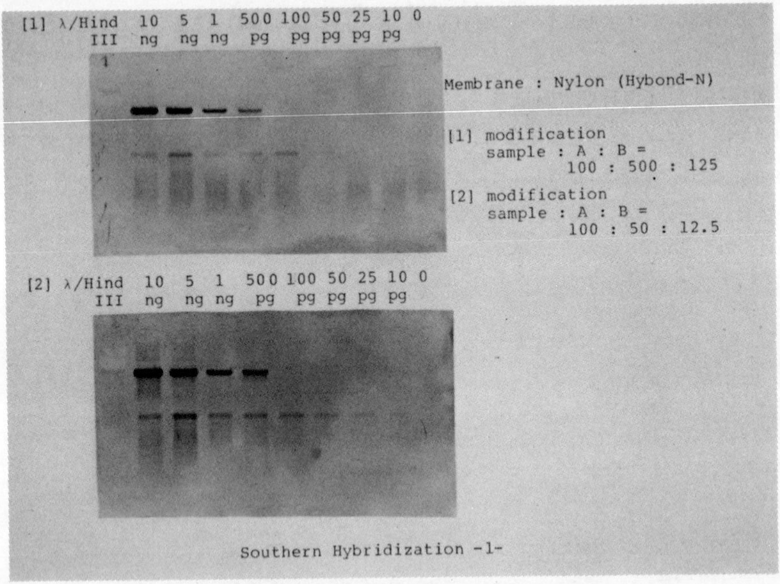

図５・67　Chemiprobe法による Southern ハイブリダイゼーション

上記同様，〔１〕と〔２〕でサンプルＤＮＡの修飾条件を変えてハイブリダイズさせたが，両者に大差は認められず，25～10pgの感度で検出された。左端のレーンは，サイズマーカーとしてのλ／*Hin*ｄⅢで，残りの各レーンはｐＢＲ322/ *Hind* Ⅲである。レーンあたり10μg のサケ精子ＤＮＡをキャリアーＤＮＡとして加えてある。

(2)　ＡＡＦ，ＡＡＩＦによる標識

グアニジン残基の８位の水素原子は，反応性が高く，活性化した標識物質の結合部位として適している。

N-acetoxy-*N*-2-acetylaminofluorene（ＡＡＦ)や，その７位ヨード誘導体（ＡＡＩＦ）は，

グアニンのＣ８位に，共有結合で結合する（図５・68）[175)~177)]。

核酸（DNAまたはRNA）のグアニン残基

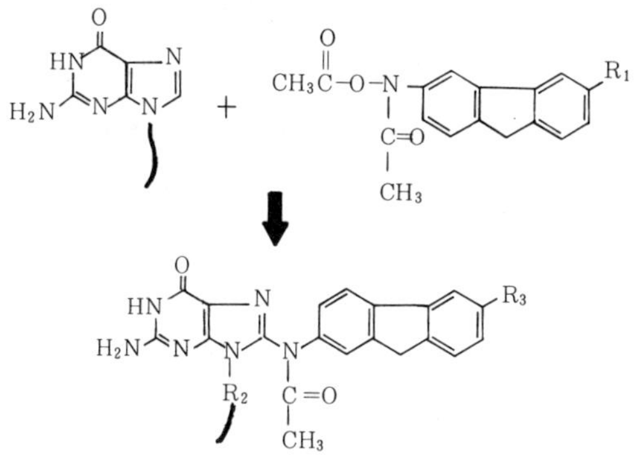

R_1　＝　Ｈ（ＡＡＦ）またはＩ（ＡＡＩＦ）
ＡＡＦ　：　*N*-acetoxy-*N*-2-acetylaminofluorene
ＡＡＩＦ：　ＡＡＦの７－ヨード誘導体
R_2　＝　１′-ribosyl（ＲＮＡ），　または１′-deoxyribosyl（ＤＮＡ）
R_3　＝　*H*（*N*-acetylaminofluorene），　または*N*-acetylaminofluoreneの７－ヨード誘導体

図５・68　*N*-acetoxy-*N*-2-acetylaminofluorene（ＡＡＦ，R_1＝Ｈ）あるいはその７－ヨード誘導体による（ＡＡＩＦ，R_1＝Ｉ）による核酸（グアニン残基）の標識

ＲＮＡおよびＤＮＡは，以下のように，*in vitro* で簡単にＡＡＦやＡＡＩＦと反応し，結合する。

まず，核酸を２mMのクエン酸ナトリウムバッファー（pH 7.0）に，500 μg/mlの濃度で溶解し，超音波処理によって，約 1,000bpぐらいのフラグメントにする。次に，加熱変性（100℃，５分）させて，これに，３倍過剰（w/v）のＡＡＦもしくはＡＡＩＦを加えたエタノールを1/10容量加える。この混液を，暗室内で，37℃で２時間，反応させる。

反応後，0.05Mのホウ酸ナトリウムバッファー（pH 9.0）で，100℃，３分間処理し，さらに，0.1MのTris-HClバッファー（pH 7.0）で中和する。冷エチルエーテルで５回抽出することによって，未反応のフルオレン誘導体を除去することができる。

ＡＡＦやＡＡＩＦは，蛍光物質であるが，フルオレン基をハプテンとして，特異抗体で免疫学的に検出することができる[48),50)]（図５・69）。

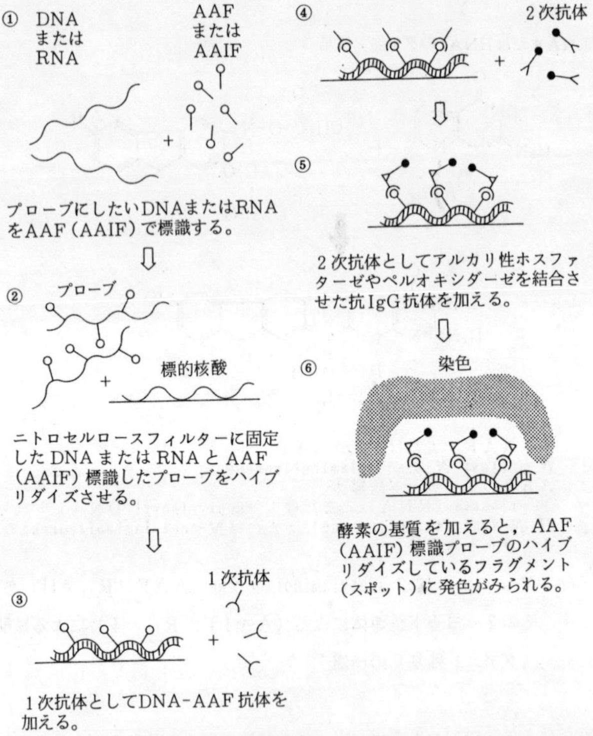
①
DNA
または
RNA
AAF
または
AAIF
+
プローブにしたいDNAまたはRNAをAAF（AAIF）で標識する。
②
プローブ
標的核酸
+
ニトロセルロースフィルターに固定したDNAまたはRNAとAAF（AAIF）標識したプローブをハイブリダイズさせる。
③
1次抗体
+
1次抗体としてDNA-AAF抗体を加える。
④
2次抗体
+
⑤
2次抗体としてアルカリ性ホスファターゼやペルオキシダーゼを結合させた抗IgG抗体を加える。
⑥
染色
酵素の基質を加えると，AAF（AAIF）標識プローブのハイブリダイズしているフラグメント（スポット）に発色がみられる。

図5・69　ＡＡＦ（ＡＡＩＦ）標識プローブを用いた標識核酸の検出法

さらに，Syvänen ら[52] は，ユーロピウム（europium）で標識した二次抗体を使って，時間解析蛍光法で定量する検出系を開発している。

しかし，残念ながら，最近，これらの物質に発がん性があることがわかり，日常検査用のプローブとして用いることには問題が指摘されている。

3.1.9　非共有結合による標識法

(1)　蛍光分子のインターカレーションによる標識

非共有結合の技術によってＤＮＡを標識する方法は，ポピュラーではないが，可能である。

これは，主として，インターカレーション作用によって，蛍光有機分子とＤＮＡとの間で複合体を形成させることによって行う。

最近，ゲル内のdsＲＮＡを間接的に非共有結合で標識する方法が報告されており，この方法は，ハイブリダイゼーション検定法にも適用ができそうである[178]。

テルビウム（Terbium ；Tb^{3+}）は，三価のランタニドカチオンで，タンパク質や核酸の二次構造を研究するための蛍光プローブとして利用されている。

このTb^{3+}は，水溶液中で，内在する蛍光を発するが，この蛍光は，タンパク質や[179)~181)]，核酸[182)~189)] の芳香環（aromatic rings）のような，有機リガンドにキレートされると，エネルギートランスファー複合体を形成して[190]，非常に増強される。

この一本鎖の核酸に結合して増強される蛍光は，その塩基や二次構造に特異的で[189),191)~196)]，グアニンは最も強い増強効果を示す。

また，ポリマー化したヌクレオチドは，10倍以上，エネルギートランスファー能力を増加させるが，塩基対をなした残基は，たとえTb^{3+}が一本鎖の核酸よりも強い親和力で二本鎖の核酸に結合する性質を有しているにしても，蛍光増強効果を示さない。

これに対して，エチジウムブロマイド（ＥｔＢＲ）は，二本鎖の核酸にインターカレートして，蛍光を著しく増強するが，一本鎖の核酸に対しては，ごくわずかな蛍光しか示さないという性質がある[197]。

すなわち，ＥtＢＲで検出する限りは,dsＲＮＡでもdsＤＮＡでも，ほとんど感度は同じであるが，さらにTb^{3+}を加えると，dsＤＮＡに結合したＥｔＢＲの蛍光が40倍も抑制される。dsＲＮＡやssＤＮＡ，ssＲＮＡに関する，同様のTb^{3+}による蛍光抑制は，５倍以下である。したがって，この方法は，dsＲＮＡを選択的に検出する場合に，有用である。この方法の感度は，約４ng/mm^2である。

Tb^{3+}は，ＤＮＡやＲＮＡの不対残基を検出する場合に，感度の高いプローブで，ポリアクリルアミド上のssＤＮＡやssＲＮＡを染色する際に，使われている[187]。

(2)　Ｓペプチドによる標識

Robin ら[60] は，興味深い間接検出法を特許に申請している。全体の概略を，検出システムを含めて図５・70に示した。

①原　　理

この方法は，まず，ＤＮＡプローブをＳペプチド(S_{pep})で標識することから始める。

Ｓペプチドは，リボヌクレアーゼＳ（膵臓）タンパク質のＮ末端から，20～21番目のアミノ酸までのペプチドで，非常に安定で，ＤＮＡプローブを標識する場合の結合条件（温度，ｐＨ，塩濃度等）に充分に耐えることができる（図５・71）。

次に，S_{pep}標識したＤＮＡプローブと，標的ＤＮＡとの間でハイブリダイゼーション反応を行った後，標識したＳペプチドにＳタンパク質（S_{pro}）を反応させ，複合体（S_{pro}：S_{pep}）を形成させる。

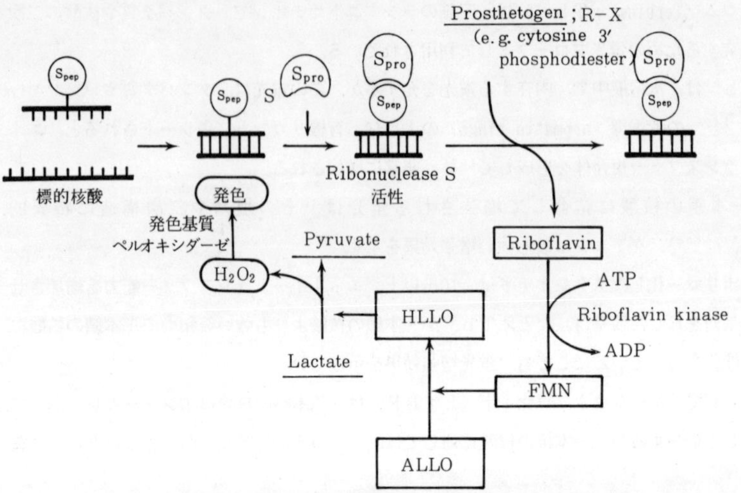

S_{pep}　; S peptide
S_{pro}　; S protein
FMN　; Flavin mononucleotide
ALLO ; Apo L-lactate oxidase
HLLO ; Holo L-lactate oxidase

図５・70　リボヌクレアーゼＳペプチドに基づいた間接検出標識法

S_{pep}およびS_{pro}は，ウシ膵臓リボヌクレアーゼ（ＥＣ3.1.27.5）を，ズブチリシン（ＥＣ3.4.21.14)によって，タンパク質分解的に切断することによって得られるもので，どちらも，酵素的には不活性であるが，互いに非常に強い親和性をもって結合し，充分な活性を有するリボヌクレアーゼＳを形成することができる。

したがって，（S_{pro}：S_{pep}）複合体は，合成基質としての補欠分子族生成物質(prosthetogen)，Ｒ－Ｘに作用して，X(riboflavin等）を放出する（図５・72）。

1　　　　　　　　　　　　　　　　　　10
H－Lys－Glu－Thr－Ala－Ala－Ala－Lys－Phe－Glu－Arg－
11　　　　　　　　　　　　　　　　　20
Gln－His－Met－Asp－Ser－Ser－Thr－Ser－Ala－Ala－
21　　　　　　　　　　　　　　　　　30
Ser－Ser－Ser－Asn－Tyr－Cys－Asn－Gln－Met－Met－
31　　　　　　　　　　　　　　　　　40
Lys－Ser－Arg－Asn－Leu－Thr－Lys－Asp－Arg－Cys－
41　　　　　　　　　　　　　　　　　50
Lys－Pro－Val－Asn－Thr－Phe－Val－His－Glu－Ser－
51　　　　　　　　　　　　　　　　　60
Leu－Ala－Asp－Val－Gln－Ala－Val－Cys－Ser－Gln－
61　　　　　　　　　　　　　　　　　70
Lys－Asn－Val－Ala－Cys－Lys－Asn－Gly－Gln－Thr－
71　　　　　　　　　　　　　　　　　80
Asn－Cys－Tyr－Gln－Ser－Tyr－Ser－Thr－Met－Ser－
81　　　　　　　　　　　　　　　　　90
Ile－Thr－Asp－Cys－Arg－Glu－Thr－Gly－Ser－Ser－
91　　　　　　　　　　　　　　　　　100
Lys－Tyr－Pro－Asn－Cys－Ala－Tyr－Lys－Thr－Thr－
101　　　　　　　　　　　　　　　　110
Gln－Ala－Asn－Lys－His－Ile－Ile－Val－Ala－Cys－
111　　　　　　　　　　　　　　　　120
Glu－Gly－Asn－Pro－Tyr－Val－Pro－Val－His－Phe－
121　　　　124
Asp－Ala－Ser－Val－OH

－S－S結合：26－84，40－95，58－110，　65－72

図5・71　リボヌクレアーゼA（ウシ膵臓）の一次構造

N末端から20～21番目のアミノ酸まで（図中□で囲った部分）をSペプチドと言う。

ここにおいて，Rは，pyrimidine-3′-phosphate成分であり，Xは3′-phosphate基を介してRに連結している除去基，すなわち補欠分子族または補酵素前駆体で，たとえば，リボフラビン，チミン，ピリドキサールあるいはピリドキシンである。すなわち，R-Xは，pyrimidine-3′-phosphodiester化合物ということができる。

放出されたriboflavinは，リボフラビンキナーゼ（riboflavin kinase；EC 2.7.1.26）によって，フラビンモノクレオチド（flavin mononucleotide；FMN）に変えられる。このFMNは，アポ酵素（L-lactate oxidase）と一緒になり，ホロ酵素を生成する。

ホロ酵素(holo L-lactate oxidase）は，その基質（lactate)と反応して，過酸化水素を産生する。最終的に，この過酸化水素を，標準的なペルオキシダーゼ・発色原基質反応を使って検出するのである。

このマルチエンザイム経路を利用した増幅法は，検出感度を非常に高くすることができる。これは，類似の免疫学的検定システムにおいても認められている[198),199)]。

②反応段階

既に，図5・70に，この検出法の概略を示したが，この反応は，次の4つのステップに分ける

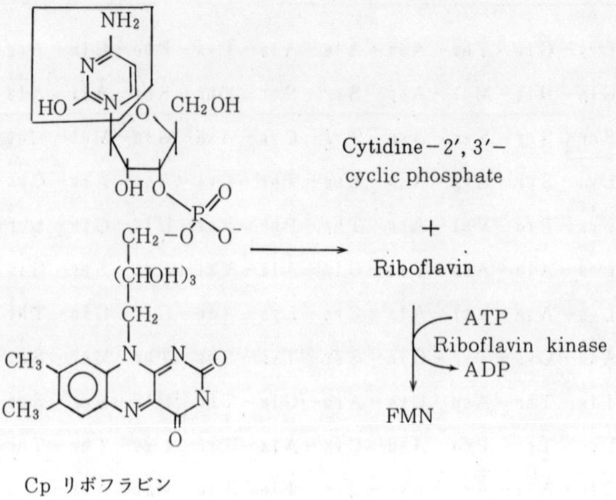

図５・72　合成基質としての補欠分子族生成物質

（Prosthetogen ；Ｒ－Ｘ）

図中，□で囲った部分は cytosine で，他のピリミジン塩基（thymine や uracil)でもよい。
図では，Ｒは cytidine-3′-phosphateであり，Ｘはriboflavinに相当する。

ことができる。

すなわち，認識，一次反応，感度増強，および検出の４ステップである（図５・73）。

（ｉ）認識段階

ＤＮＡプローブの標識は，ハイブリダイゼーション反応を妨害するようであってはならない。したがって，適当なスペーサーを介して標識する必要がある。また，標識部位は，ＤＮＡプローブの遊離端が望ましい[200]。

適切な条件のストリンジェンシーでハイブリダイゼーションを行った後，成分A_2を添加する。これによって，A_1とA_2が反応して，酵素活性を有するE_0が誕生する。

オリゴヌクレオチドプローブは，固相法，すなわち，キーゼルゲル・ポリジメチルアクリルアミド支持体上で，ホスフォトリエステル法によって合成することができる[201]。もちろん，ホスフォアミダイト法で合成してもかまわない[202),203]。

Ｓペプチドは，常用的方法で，ＤＮＡプローブに連結することができる[204]。

Doscher[205]，およびChavez and Scheraga[206]は，それぞれ，リボヌクレアーゼの調製方法，およびS_{pro}とS_{pep}の分離法について報告している。

（ii）一次反応段階

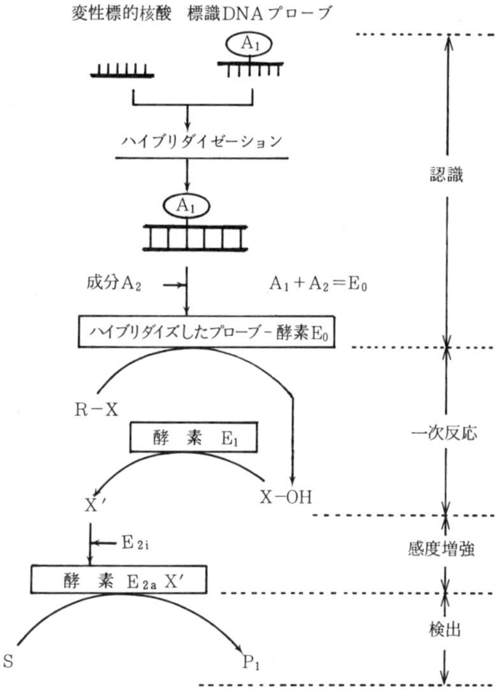

図5・73　マルチエンザイムによる検出法の反応様式

触媒は，全て□で囲んである。そして，それによって触媒される反応を，その下に示した。
第一酵素はE_0である。検出活性酵素は$E_{2a}X'$である。

第1酵素E_0は，標準的核酸に固定された状態で，prosthetogen（補欠分子族基質）R-Xに触媒的に作用して，補酵素または補欠分子族前駆体，X－OHを放出する。次に，このX－OHが，酵素E_1により触媒され，活性型の補酵素X′に転換される。

カップリング補酵素としてリボフラビンを使用する反応系については，既に図5・72に示した。

リボヌクレアーゼが適切な触媒機能を発揮するためには，除去基としてのX-OH は，第一アルコールである必要がある。その他にも，構造的に，いくつかの制約がある[207]。

一次反応に使用することができる，種々の成分に関して，いくつかの例を，表5・25に示した。

Cpリボフラビンは，cytidine 2′,3′-cyclic phosphateとriboflavinの混和液に，リボヌクレアーゼAを作用することによって，作成することができる（図5・74）。

この反応は，リボフラビンがルミフラビンに分解するのを回避するために，暗所で行い，かつ酸性側に維持する必要がある。反応は，50％ホルムアミド溶液中で行い，反応温度は－20℃に維

表５・25　一次反応に使用できる試薬例

X－OH	E_1	X′
Riboflavin	Riboflavin kinase (ＥＣ2.7.1.26)	Flavin mononucleotide (ＦＭＮ)
Riboflavin	Riboflavin kinase (ＥＣ2.7.1.26) + ＦＭＮ adenyltransferase (ＥＣ2.7.7.2)	Flavin adenine dinucleotide (ＦＡＤ)
Thiamine	Thiamine pyrophosphokinase (ＥＣ2.7.6.2)	Thiamine diphosphate
Pyridoxal	Pyridoxal kinase (ＥＣ2.7.1.35)	Pyridoxal-5-phosphate
Pyridoxin	Pyridoxin 4-dehydrogenase (ＥＣ1.1.1.65) + Pyridoxal kinase (ＥＣ2.7.1.35)	Pyridoxal-5-phosphate
Pyridoxin phosphate	Pyridoxin-4-dehydrogenase (ＥＣ1.1.1.65)	Pyridoxal-5-phosphate

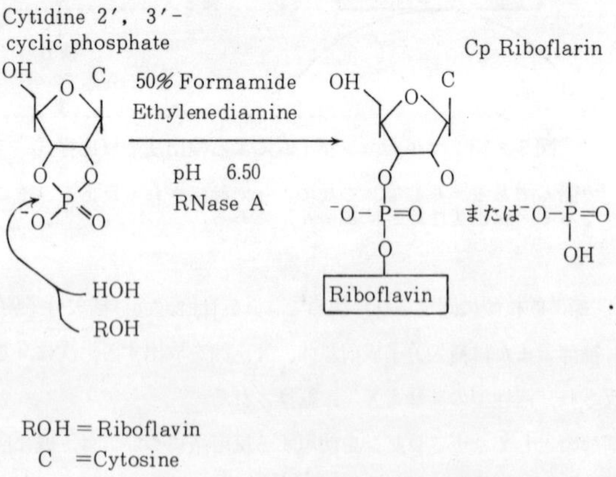

図５・74　Cp Riboflavin の合成

持して行う。

（iii）感度増強段階

X－OHから生じたX′は，アポ酵素E_{2i}と一緒となり．酵素的に活性なE_{2a}X′を生じる。すなわち，アポ酵素E_{2i}と補酵素X′が一緒になり，ホロ酵素E_{2a}X′が形成されるのである。

E_0で触媒される反応が，直接，補酵素もしくは補欠分子族を産生する場合は，E_1を用いる転換反応を省略することができる。

原理的に，感度の増強は，ＤＮＡプローブ上の一分子の酵素E_0から，酵素E_1を介して，たくさんのＸ′が産生されることにある。この産生されたＸ′のすべての分子が，活性のあるE_{2a}Ｘ′を形成するからである。

すなわち，形成されたE_{2a}Ｘ′分子の数は，ＤＮＡプローブに結合しているE_0の分子数よりも，はるかに多いのである。

なお，Ｘ′は，酵素E_{2a}Ｘ′の触媒中心部分であり，基質のアロステリックアクチベーターではない。

補酵素Ｘ′としてＦＭＮを必要とする検出酵素（E_{2a}Ｘ′）には，たくさんの候補がある。それらを表５・26に要約した。

表５・26　補酵素Ｘ′としてＦＭＮを必要とする検出酵素の例

検出酵素		文献
Glycolate oxidase	（ＥＣ 1. 1. 3. 1）	208) 209)
L-hydroxy-acid oxidase	（ＥＣ 1. 1. 3.15）	210)
Orotate reductase	（ＥＣ 1. 3. 1.14）	211)
L-lactate oxidase	（ＥＣ 1.13.12. 4）	212)

これらの中で特に好ましい酵素は，肺炎球菌由来のL-lactate oxidase（ＥＣ 1.13.12.4)である。この酵素は，次の反応を触媒する。

$$\text{Lactate} + O_2 \longrightarrow \text{Acetate}^- + CO_2 + H_2O$$

しかし，カタラーゼが存在すると，この反応は次のようになる。

$$\text{Lactate} + 1/2\ O_2 \longrightarrow \text{Pyruvate} + H_2O$$

すなわち，上述の酵素反応は，酸素供給下では，次のようになる。

$$\text{Lactate} + O_2 \longrightarrow \text{Pyruvate} + H_2O_2$$

したがって，この系は，H_2O_2を検出するための，迅速かつ鋭敏な方法を利用することができる。

その一つの例は，西洋ワサビペルオキシダーゼを使って，発色基質をカップリングさせて発色させる方法である。

（iv）検出段階

酵素E_{2a}Ｘ′の触媒作用によって，基質Ｓから，容易に検出しうる生成物Ｐを産生させる。

検出系は，溶液を発色させるか，あるいは，支持マトリックス上のスポットを発色させる方法が好ましい。特殊な装置，たとえば，ルミネッセンスモニター，蛍光計または分光光度計等を用

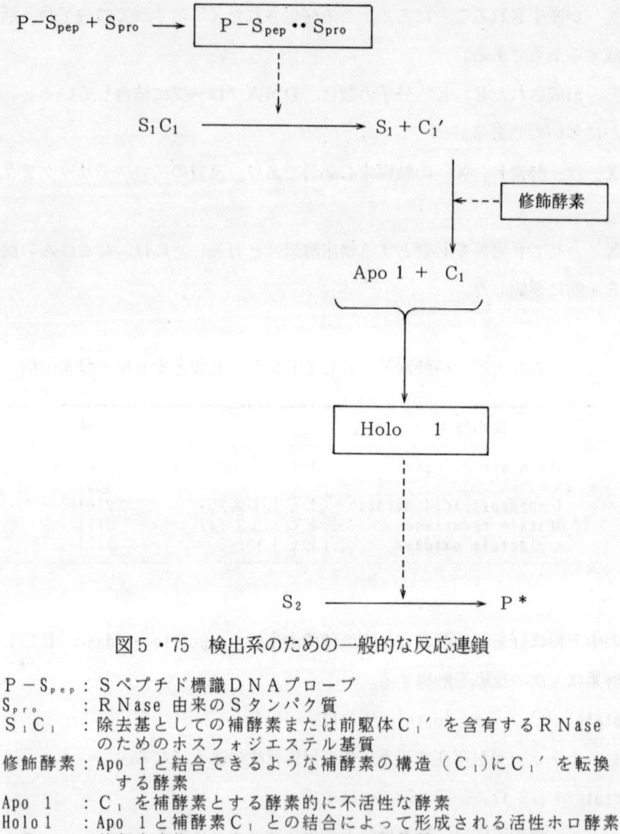

図５・75　検出系のための一般的な反応連鎖

P－S_{pep}：Ｓペプチド標識ＤＮＡプローブ
S_{pro}　：ＲNase 由来のＳタンパク質
S_1C_1　：除去基としての補酵素または前駆体C_1'を含有するＲNase のためのホスフォジエステル基質
修飾酵素：Apo 1と結合できるような補酵素の構造（C_1）にC_1'を転換する酵素
Apo 1　：C_1を補酵素とする酵素的に不活性な酵素
Holo 1　：Apo 1と補酵素C_1との結合によって形成される活性ホロ酵素
S_2　：着色生成物P^*をもたらすHolo 1の基質
□で囲んだものは，酵素的に活性な成分。これによって触媒される反応を点線矢印で示した。

いることによって，数値化が可能であり，また，より一層高い感度が得られる。

検出系のための一般的な反応連鎖を，図５・75に示した。

(3)　一本鎖結合タンパク質による標識

大腸菌のＤＮＡ unwinding protein（一本鎖結合タンパク質；ＳＳＢ）は，染色体ＤＮＡの合成に必須であり，さらに，大腸菌の一本鎖ファージＤＮＡの合成にも必須である[213),214)]。

このＳＳＢタンパク質は，18,500ダルトンのサブユニットから成るテトラマーで，互いに結合し，一本鎖ＤＮＡに特異的に結合する性質がある[215),216)]。

Syvänen ら[72)] は，一本鎖ＤＮＡに親和性があるＳＳＢの性質を利用して，ＳＳＢとM13ファージＤＮＡとの間で，複合体を作らせた。

この複合体は，タンパク質標識法によって標識することができ，ハイブリダイゼーションプローブとして使用することができる。

彼らは，非放射性標識ではないが，クロラミンＴタンパク質ヨード化法(chloramine T protein iodination method)[217)] を使って，ＳＳＢ－ＤＮＡ複合体を ^{125}Ｉで標識している。

3.1.10　その他

ポリ〔d(G－C)〕またはポリ〔d(G－^{me}C)〕などは，適当な塩類を作用させることによって，Ｚ型に変化し，免疫原（ハプテン）となる。

したがって，これに対する特異抗体を利用して，免疫学的に検出することができる。

適当な塩類としては，ナトリウム塩化物，鉱酸のアルカリ金属またはアルカリ土類金属の可溶性塩類，などがある。スペルミンやスペルミジン類も同様な効果がある。

これらを，少なくとも約１％(w/w) の水溶液として使用するとよい。

3.2　利点と欠点

(1)　利　　点

このシステムの利点としては，次のような点があげられる。

①ビオチンとかハプテンなどのレポーター基は，比較的小さく，ハイブリダイゼーションに影響を及ぼさない。

これは，ニックトランスレーション法によって標識した長鎖プローブでも，短鎖の合成オリゴヌクレオチドプローブでもいえる。

②ビオチンやハプテンの標識は，ハイブリダイゼーション下でも，また，保存条件下でも，充分に安定である。

クローン化プローブ，合成プローブのどちらにおいても，ビオチンやハプテンを標識させる方法が開発されている。

③ビオチンや，ビオチンプローブ複合体は，特異的に，しかも高度の親和性をもって，アビジンと結合する。ちなみに，ビオチンとアビジンの相互作用に関する解離定数は，10^{-5}Ｍである[218)]。

この解離定数からもわかるように，ビオチンとアビジンの相互作用は，ほとんど非可逆的といってよい。抗原と抗体の結合も，きわめて特異的であるが，結合定数は，それほど強くはない。

④酵素や蛍光物質を利用した検出系は安定で，危険性がなく，比較的短時間（酵素では１～４時間，蛍光物質では数秒間）で，優れた感度で可視化することが可能である。

⑤酵素標識は，一般に，様々な基質を介してシグナルを増幅させることができ，また，多様性がある。

⑥ハイブリダイゼーションの条件下で劣化しやすい標識でも，間接的な検出系で検出できることが実証されている。

⑦市販の検出系を利用することができる。

⑧検出感度は，クローン化プローブを使用した場合，放射性標識検出系と同等である。

⑵　欠　　点

このシステムの欠点としては，次のような点があげられる。

①間接的検出法は，検出のための試薬をさらに結合させたり，洗浄したり，基質を加えたり（酵素標識の場合）するステップが加わるので，検出過程がより複雑で時間がかかる。

②巨大分子複合体が，非特異的に支持体マトリックスに結合して，バックグラウンドのシグナルが増大する。

③長時間インキュベーションすると，基質が非酵素的に変化して，産生物に変わってしまう。したがって，検出には酵素複合体が非常に重要である。

④沈着した色素は，時とともにあせてしまうことがある。

4　非放射性標識－直接検出システム

非放射性標識－直接検出系は，非放射性標識技術と，放射性標識の直接検出技術のそれぞれ良いところを取り入れた方法である。

ハイブリダイゼーションの結果を直接検出するこのシステムは，プローブを非放射性物質で共有結合により標識し，これを二次標識複合体を使用せずに可視化する，というものである。蛍光物質や酵素を，これに利用することができるが，この分野の研究は，比較的わずかしか行われていないのが現状である。

主要な課題は，ハイブリダイゼーション反応に影響を与えない標識物質と標識法の開発である。標識の活性を維持するのに適したハイブリダイゼーションの条件も確立する必要がある。

4.1　標識操作

4.1.1　クローン化プローブ

(1)　グルタールアルデヒドの利用

タンパク質のリジン残基にみられるε－アミノ基は，標識物質を結合させる部位として非常に適している。核酸の場合は，プリン塩基およびピリミジン塩基に結合しているアミノ基が，これに相当する。

事実，グルタールアルデヒドや3-(4－bromo-3-oxobutane-1-sulfonyl) propionate－*N*－hydroxysuccinimide[16] のような，二機能性カップリング試薬を使って，直接，これらのアミノ基に，酵素などを結合させた塩基性分子（たとえば，polyethylene imine cytochrome *c*あるいはhistone HI）を標識することができる。

Renz and Kurz[12]は，長鎖DNAプローブに，共有結合で酵素複合体を結合させて，直接検出系で検出している。

この複合体は，benzoquinoneを使って，短鎖のpolyethyleneimine coreに，アルカリホスファターゼ，もしくは西洋ワサビペルオキシダーゼを結合させて作製する。複合体上の未反応のアミンは，グルタールアルデヒドを介して，塩基のarylamine に結合することができる（図5・51）。

これらの複合体は，重量比でタンパク質とDNAの比率が約30：1であり，Southernブロットハイブリダイゼーションで，特異的な標的DNA塩基配列にハイブリダイズすることができる。

検出限界は，^{32}P標識システムに近く，数時間の基質とのインキュベーションで，約$5.\times10^{5}$コピーの特異塩基配列を検出することができる。また，数キロベースの長さの塩基配列を，1～5pgの範囲で検出することができる。

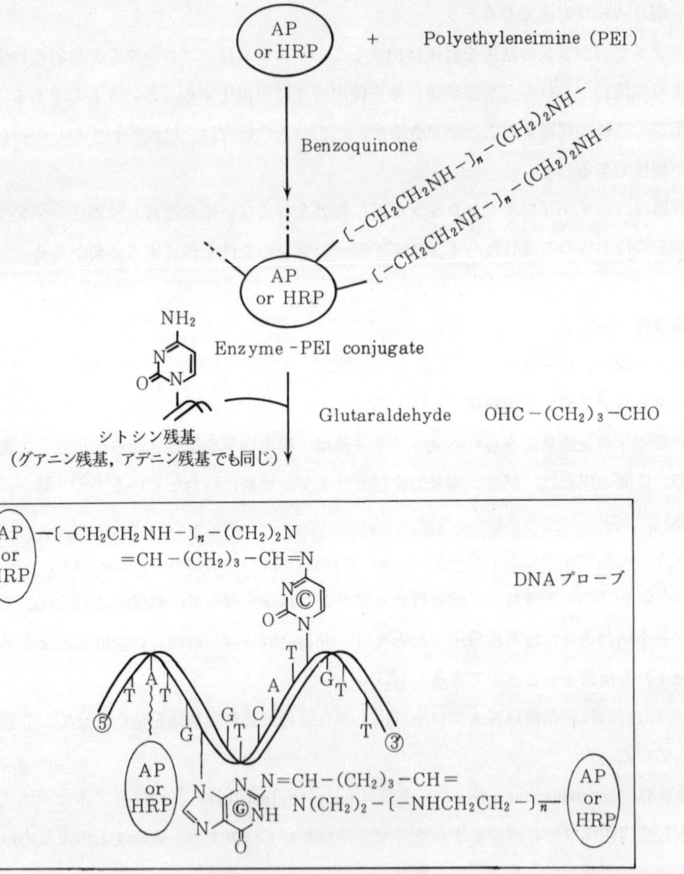

図5・51　アミン置換による直接酵素標識法

ハイブリダイゼーション後，やっかいな免疫化学的サンドウィッチ法を行わず，直接，基質溶液とインキュベーションすることによって，プローブに相補的な塩基配列を可視化できるところに，この方法の特徴がある。

なお，すでに，和光純薬工業㈱が，この方法を利用したキットを，Labezyme－ＰＯＤキットとして市販している。

ちなみに，ＰＯＤ（ペルオキシダーゼ）とラベザイムと称しているpolyethyleneimine との複合体は，次のようにして作成することができる。すなわち，西洋ワサビペルオキシダーゼ(grade Ⅰ，Böehringer-Mannheim)を90mMのリン酸ナトリウムバッファー（pH 6.0）220 μl に溶解して，それにp－ベンゾキノン溶液（30mg p－benzoquinone/ml，ethanol）60μl を加えて，この混液を，暗所で１時間，37℃で反応させて作成する。その後，ゲル濾過で精製し，褐色の分画（約 1.8ml）に１Ｍ $NaHCO_3$ 180 μl を加えてpHを上げ，2.7μl(133 μg)のpolymin G35 溶液(polymin G35, ＢＡＳＦ，Ludwigshafen ; polyethyleneimine）を加えることによって架橋形成を開始する。

一般に，架橋結合剤とＤＮＡとの反応は，37℃で約１時間，行う。過剰の架橋結合剤は，有機溶媒抽出法で除去する。

図５・52に，同キットの操作の流れを簡単に示した。ssＤＮＡにラベザイム－ＰＯＤとグルタールアルデヒド溶液を加えて約10分間放置しておくだけで標識できるので，操作が簡単なだけでなく，非常にスピーディーである。ハイブリダイゼーション反応後は，ＤＡＢもしくは４－クロロ－１－ナフトールで発色させ，検出する。４－クロロ－１－ナフトールは退色が早いので，注意を要する。

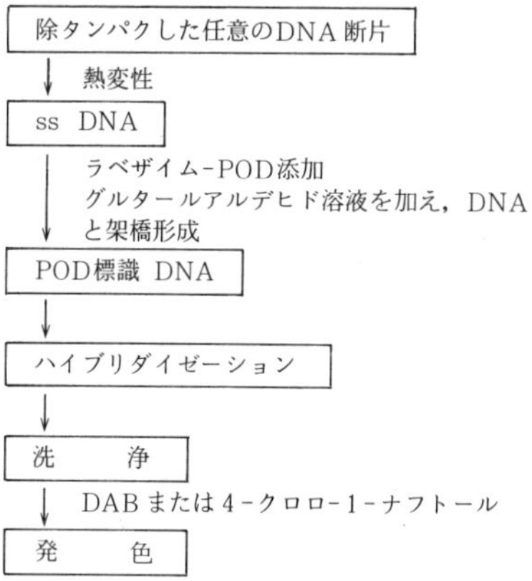

図５・52　Labezyme－ＰＯＤ法の操作手順

(2)　3－(4-bromo-3-oxobutane-1-sulfonyl) propionate－N－hydroxysuccinimide（ＢＳＰＳＥ）の利用[16]

二機能性架橋結合剤，ＢＳＰＳＥは，アデニンとシトニンと反応して，脱水後に，安定な誘導体を生成する（前節参照）。反応の結果，得られる修飾ＤＮＡ分子（ＢＳＰＳＥ－ＤＮＡ）は，高度に反応性のエステル基を含み，種々の標識に利用することができる。

すなわち，エステル基のアシル炭素原子と，抗原や酵素，あるいはハプテン分子に存在する第一アミンとの間にアミド結合を形成させるのである。

①西洋ワサビペルオキシダーゼ標識ＤＮＡプローブの作成

結合基ＢＳＰＳＥと，1,6－hexanediamine（ＨＤＡ）を介して，西洋ワサビペルオキシダーゼ（ＨＲＰ）をＤＮＡプローブに結合させることができる。

（ｉ）　ＢＳＰＳＥ修飾ＤＮＡの作成（図５・53）

まず，標識しようとするＤＮＡを熱変性させ，一本鎖ＤＮＡにする。このＤＮＡ溶液（1.25mg/ml ；蒸留水）８容と，１Ｍ NaOAc(pH6.0)１容を混合し，次に100mM ＢＳＰＳＥ（ＤＭＳＯに溶解）を１容加える。最終的に，試薬の濃度は，１本鎖ＤＮＡ(1mg/ml)，100mM NaOAc(pH6.0)，10mM ＢＳＰＳＥおよび10％（v/v)ＤＭＳＯとなる。

この溶液を，37℃で１時間，インキュベートし，その後，クロロホルムで３回抽出して，未反応のＢＳＰＳＥを除去する。

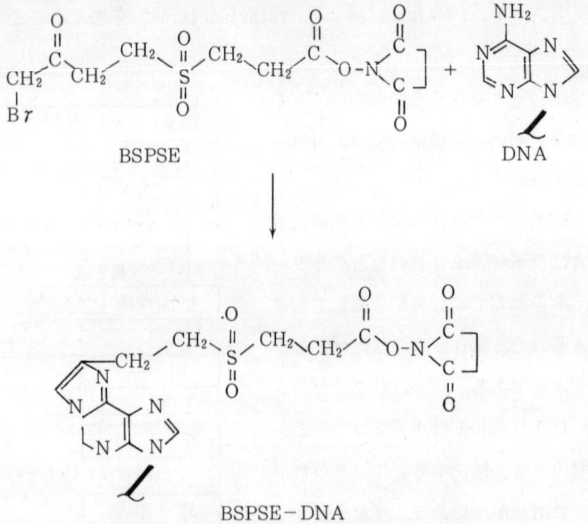

図５・53　ＢＳＰＳＥ修飾ＤＮＡの作成

（ii）　ＨＲＰのヘキサンジアミン処理（図５・54）

次に，得られたＢＳＰＳＥ修飾ＤＮＡを，ヘキサンジアミン処理ＨＲＰとインキュベートする。1,6 －ヘキサンジアミン（ＨＤＡ）でＨＲＰを処理しておくと，ＨＲＰを，効率よくＢＳＰＳＥ修飾ＤＮＡにカップリングさせることができる。

この処理の仕方は，次のように行う。

ＨＲＰ(４mg/ml 蒸留水)(Sigma chemical;typeⅥ) ４容と，100mM $NaIO_4$(Sigma chemical) １容を混合する。この混合物を，室温で20分間，インキュベートする。反応の停止は，この混合物に，100 mMグルコースまたはＥＤＴＡ加えることによって行う。

次に，低分子量の酸化還元生成物を，1 mM NaOAc(pH 4.0)に対して透析することによって除去する。この除去操作は，1 mMNaOAc(pH 4.0)でのセファデックスG－25カラムクロマトグラフィーによっても行うことができる。

得られた過ヨウ素酸塩－酸化ＨＲＰ８容を，使用時作成した１Ｍ $NaHCO_3$ １容，および10％(v/v) ＨＤＡ(pH 9.5)１容と混合する。この混合物を，室温で４時間以上，インキュベートする。未反応のＨＤＡは，４℃で0.1 M $NaHCO_3$ に対して透析を行うことによって除去する。

ＨＤＡ修飾ＨＲＰは，使用時まで４℃に保存する。

（iii）　ＢＳＰＳＥ修飾ＤＮＡのＨＲＰ標識（図５・55）

ＢＳＰＳＥ修飾ＤＮＡは，その後，次の成分を混合することによってＨＲＰで標識する。

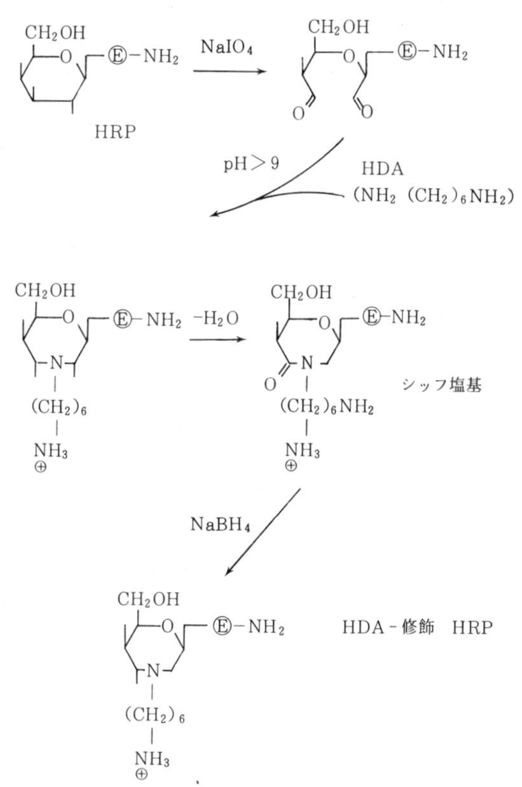

図５・54　ＨＤＡ修飾ＨＲＰの作成

すなわち，ＢＳＰＳＥ修飾ＤＮＡ（200 μg）２容，蒸留水４容，１Ｍ $NaHCO_3$ １容，ＨＤＡで処理した過ヨウ素酸塩－酸化ＨＲＰ（約600～900 μg ＨＲＰ）３容を混合する。この混合物を，室温で一晩インキュベートする。

その後，50mM $Na_2B_4O_7$(pH8.0)，100mM NaClでの Bio－Gel A0.5MまたはＡ５Ｍカラムクロマトグラフィーにより，分離する。溶出した分画はプールする。

そして，その分画の吸光度を，403nmおよび260nm の両方で測定する。修飾の程度は，403nm でのＨＲＰの分子吸光係数10,200と，260nm でのｄＮＭＰの分子吸光係数 6,500を基準にして決定する。

②ミクロペルオキシダーゼ標識ＤＮＡプローブの作成

ミクロペルオキシダーゼは，チトクロームcの分解産物で，鉄ポルフィリン環が，チオエステル結合を介してundecapeptide に結合している，非常に触媒活性の強い酵素である。

ミクロペルオキシダーゼも，結合基ＢＳＰＳＥとＨＤＡを介して，ＤＮＡプローブに結合させることができる（図５・56）。

まず，先に示したように，ＢＳＰＳＥ修飾ＤＮＡを作成する。ＢＳＰＳＥ－ＤＮＡ３容を，１M $NaHCO_3$ １容，および20mg/ml ミクロペルオキシダーゼ(Sigma chemical)５容と混合する。この混合物を，一晩，インキュベートし，次に，Bio－GelA 0.5Mのカラムクロマトグラフィーで精製する。抽出したカラム分画をプールし，260 nmおよび403nm の吸光度を測定する。修飾の程度は，ＨＲＰ－ＤＮＡに対して使用したものと同じ吸光係数を使って測定する。

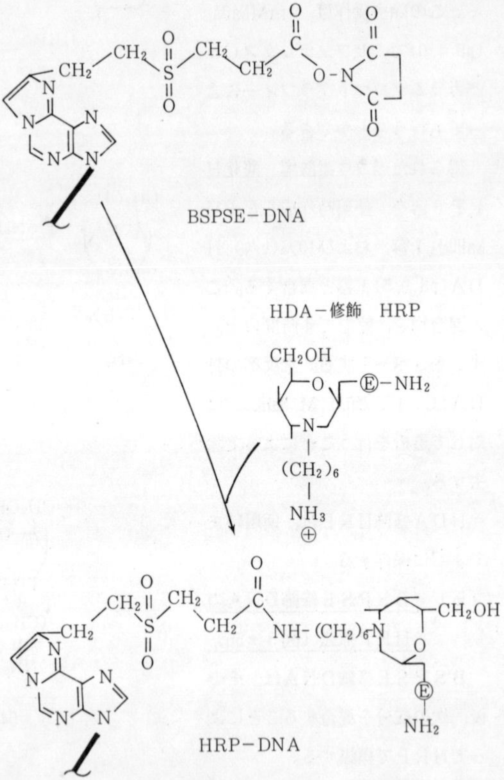

図５・55　ＢＳＰＳＥ修飾ＤＮＡとＨＤＡ修飾ＨＲＰとの反応

③ＨＲＰ標識ＤＮＡプローブの検出（図５・57）

ＨＲＰで標識されたハイブリッド複合体を検出するためには，酵素基質としての発色原（発色基質）が必要である。

ＨＲＰの発色基質としては，2,2′－アジノージー(３－エチルーベンズチアゾリン・スルホネート)(ＡＢＴＳ）や，3,3′-ジアミノベンジジン(ＤＡＢ)，あるいは 3,3′,5,5′－テトラメチルベンジジンなどを挙げることができる。

基質ＡＢＴＳを使用する場合には，基質溶液（表５・51）を支持体に添加し，約10～30分間，

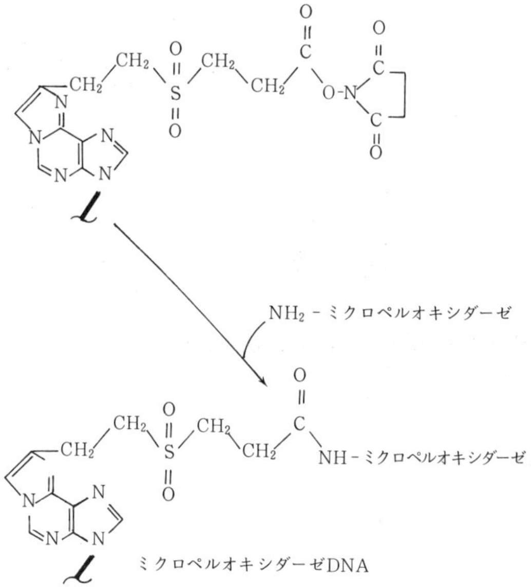

図5・56　ＢＳＰＳＥ修飾ＤＮＡとミクロペルオキシダーゼとの反応

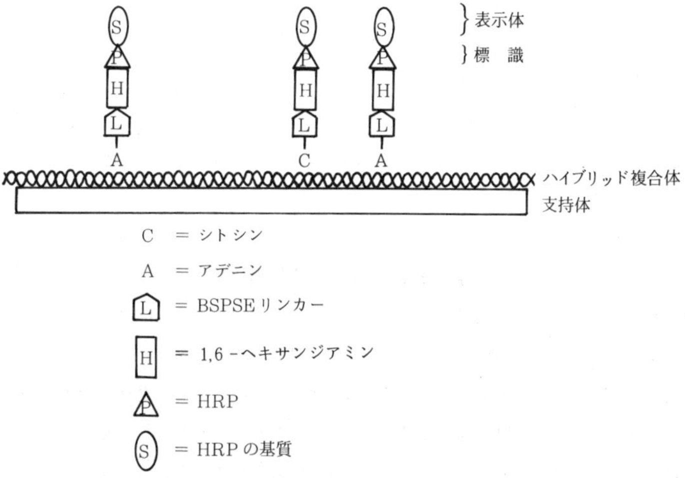

図5・57　ＨＲＰ標識ＤＮＡプローブの検出

表５・51　ＡＢＴＳ基質溶液の組成

2 mM	ＡＢＴＳ
100mM	ＮａＯＡc
2.5mM	H_2O_2
50mM	NPO_4（pH4.2）

表５・52　ベンジジン基質溶液の組成

10mM	Tris－HCl(pH7.5)
0.05 ％	ＤＡＢ
0.02 ％	H_2O_2
0.02 ％	$CoCl_2$

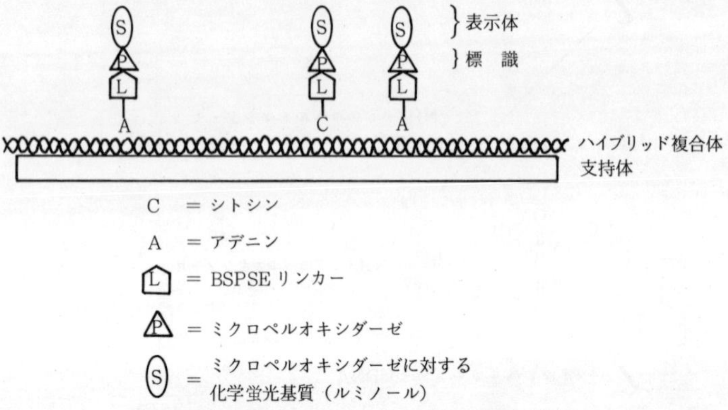

図５・58　ミクロペルオキシダーゼ標識ＤＮＡプローブの検出

反応を進行させることによって，特異的にハイブリッドが形成された試料のみを，緑色に発色させることができる。図５・57に示したように，ＨＲＰで標識されるのは，ＤＮＡプローブのアデニンおよびシトシン塩基である。

酸化されたＡＢＴＳは可溶性であるが，酸化の際に，不溶性生成物を生じる基質を用いるならば，さらに永続的なハイブリダイゼーション反応の記録を得ることができる。

たとえば，先に述べたベンジジン基質（表５・52）を使えば，ハイブリダイゼーション部位に薄褐色の沈殿物を生じる。

④ミクロペルオキシダーゼ標識ＤＮＡプローブの検出（図５・58）

ミクロペルオキシダーゼで標識されたハイブリッド複合体の検出には，基質としてルミノールを利用することができる。この基質は，化学発光基質として，次章で紹介する。

まず，NaOH，過酸化水素およびルミノールを添加したホウケイ酸ガラスの試験管の中に，標識されたハイブリッド複合体を保持する固相支持体を入れ，よく振盪して混ぜる。次に，入射光源を遮断し，かつ光電増倍管をオンにして，蛍光光度計に配置する。既知量のミクロペルオキシダーゼ標識プローブの振幅と比較して，シグナルを測定する。

これとは別に，まず最初に，NaOH溶液を使って，ハイブリダイズした物質を固相支持体から分離し，次いで，この反応液に他の試薬を加えて，上述のように化学ルミネセンス活性を測定することもできる。

(3)　ヒドラジン誘導体による標識

ＲＮＡ分子の３′末端をrhodaminやfluorescein のhydrazine 誘導体で，高収率に共有結合で標識する方法が，Baumanら[7]によって報告されている。

検定系は，ＤＮＡセファロースへのハイブリダイゼーションを，蛍光顕微鏡を使って測定するもので，この手法で，これらの標識が，結合や二本鎖の形成に影響を及ぼさないことが確認されている。

この方法は，細胞化学的ハイブリダイゼーション反応にも応用されており[8]，その結果，^{3}Ｈで高比活性に標識したＲＮＡと比較すると，それほど感度は良くないが，*in vivo* で標識したＲＮＡとは競合的な感度である。

図５・59に，この標識法の反応原理を示した。

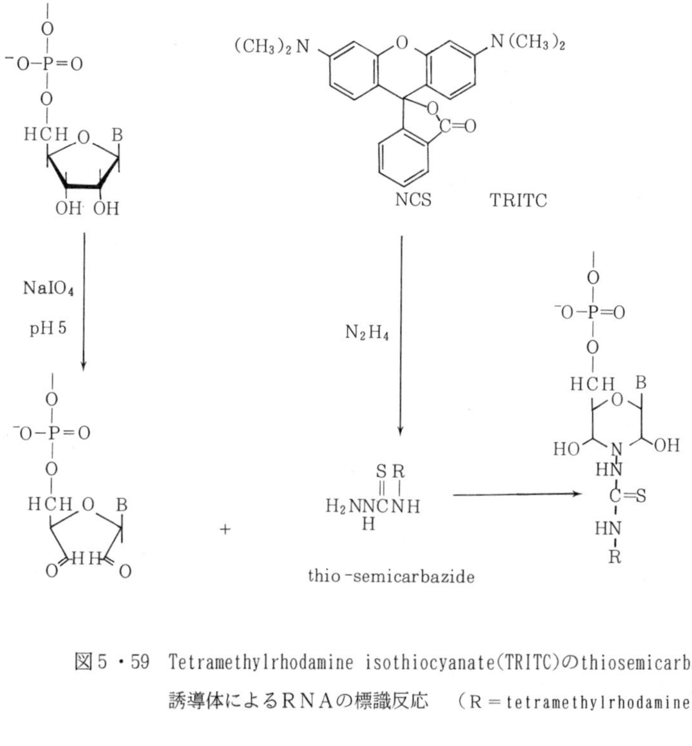

図５・59　Tetramethylrhodamine isothiocyanate(TRITC)のthiosemicarbazide 誘導体によるＲＮＡの標識反応　（Ｒ＝tetramethylrhodamine）

⑷　光化学反応による標識

最近，psoralen(前出)と結合させた標識物質がいろいろと作成され，この化学反応が，ＤＮＡプローブの標識に応用されている。

たとえば，Sheldon ら[146]は，4,5′,8－trimethylpsoralenで活性化した，フルオレセイン標識試薬を調製している。

4.1.2　合成プローブ

長鎖ＤＮＡ分子を直接標識するには，修飾した塩基を，ＤＮＡポリメラーゼを使って，ＤＮＡに取り込ませる方法（ニックトランスレーション法）以外には難しいことから，直接検出系の研究は，ほとんど，短鎖合成プローブを使って行われている。

オリゴヌクレオチドプローブの標識は，酵素や蛍光物質を結合させて作ったテイラー(tailor)を，プローブの特異的な位置（３′末端とか，５′末端）の反応基に結合させることによって行う。

化学反応[219)~221)]や酵素反応[22)]によって，蛍光物質をオリゴヌクレオチドに標識する方法は，多くの研究者によって報告されているが，これらがハイブリダイゼーションプローブとして使用できるかどうかは確かめられていない。これらの技術は，直接標識したオリゴヌクレオチドシステムの研究に利用されている。

⑴　disuccinimidyl ester類の利用

Jablonski and Ruth[222)]およびJablonski ら[13)]は，短鎖プローブを直接，酵素で標識している。

これは，20～26塩基のオリゴヌクレオチドに，アミン末端を１つ持つリンカーアームを結合し，これをdisuccinimidyl suberate やdisuccinimidyl suberimidate （図５・60）のような二機能

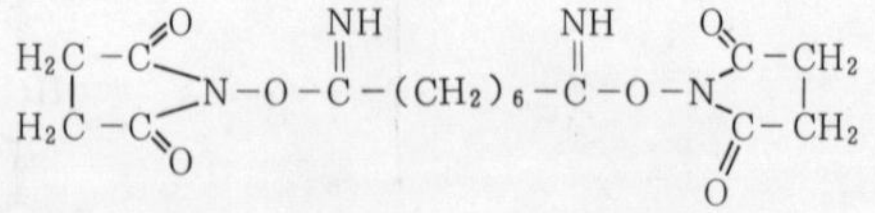

Disuccimidyl suberimidate

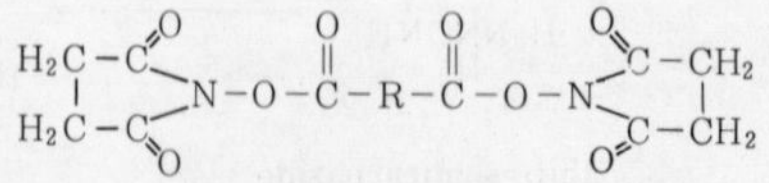

一般式

$R=(CH_2)_6$;Disuccinimidyl suberate

図５・60 Disuccinimidyl ester類の構造

性の架橋剤で活性化し，リンカーアームで修飾したプローブにアルカリホスファターゼを結合させる方法である。

得られた複合体は，プローブあたり１分子の酵素が結合しており，完全な活性を有していて，フィルター上の標的ＤＮＡに，15分以内にハイブリダイズすることができる。ハイブリダイゼーションのカイネティックスや特異性に関して調べてみても，顕著な影響は見られないという。また，この複合体のバックグラウンドへの結合は，適当なストリンジェンシーの下では存在しない。

このプローブは，基質とインキュベートすることにより，約10^6 コピーの標的ＤＮＡ塩基配列を，４時間以内に可視化して検出することができる。

これらは,Herpes simplex virus(ＨＳＶ), Hepatitis B virus,キャンピロバクター（*Campylobacter jejuni*）およびenterotoxigenic *E. coli* に見出されるユニークな塩基配列に相補的なオリゴヌクレオチドを標識したプローブである。

発色基質を作用させての検出感度は，２アットーモルで，末端標識したプローブの感度(400～2,000アットーモル)[169),171)]や，内部標識したビオチン化オリゴマー（10アットーモル）[172)]の感度よりも，５～1,000倍，感度が高い。また，^{32}Pで標識したオリゴマー（５アットーモル）を使って，至適条件で一晩露光させて得られる結果よりも優れている。

この標識および検出システムは，さらに途中の過程や時間をかなり短縮することができ，ハイブリダイゼーションと検定にかかる時間は，総じて２～５時間である。

これらのプローブは，他の研究グループによっても評価されており，マラリア原虫の診断に有用であることが見出されている[223)]。

また，最近，直接酵素標識したオリゴヌクレオチドプローブが，*in situ* ハイブリダイゼーションシステムに応用されている。すなわち，Kerschner ら[224)]は，これらのプローブを使って，組織培養細胞およびホルマリン固定組織切片において，Herpes simplex virus（ＨＳＶ）の検出と型別を行っている。ハイブリダイゼーション後に，不溶性の紫色の沈着物質であるホルマザン色素を沈着させて，検出している。

この技術は，従来のドットハイブリダイゼーションよりも感度が高い。また，この技術は，感度や迅速性に関しても，そのほかの市販の二次的な検出系と競合しているように思われる。検出に要する時間は，ＨＳＶ感染の程度にもよるが，開始から終了まで，わずか３時間である。

(2) *p*-Azidophenylglyoxalの利用

Heller and Shneider[19)]は，*p*－azidophenylglyoxal（ＡＰＧ）を架橋剤として使って，ミクロペルオキシダーゼ（ＭＰ）をポリヌクレオチドに標識している。

ＡＰＧは，二機能性のヘテロ架橋剤で，azido 基とglyoxal 基をもっている。azido 基は，非特異的に結合し，glyoxal 基は，グアニンに特異的に結合するといわれている。

彼らは，化学発光法の系でミクロペルオキシダーゼ標識プローブを検出し，よい結果を得ている。

4.2　利点と欠点

(1)　利　　点

利点としては，次の点があげられる。

①直接標識した複合体は，きわめて安定で（少なくとも1年は安定），安全かつ便利である。

②最小限のステップで検出するので，検出時間が早い。検出は，ハイブリダイゼーション終了後，洗浄してから，すぐに開始することができる。

③短鎖プローブは，化学的にその性質がよくわかっており，精製度も高く，きわめて特異的である。

④直接標識したプローブの場合，間接系で観察されたものと比較して，バックグラウンドがきわめて低い。

⑤直接標識したオリゴヌクレオチドプローブは，臨床診断に最も適している。
すなわち，この場合，きわめて応用性が高く，合成法によって適切に標識したオリゴヌクレオチドを，比較的廉価に，しかも容易に作製することができる。

⑥蛍光物質を直接検出系に利用すれば，迅速性や感度に対して，さらに効果を上げることができる可能性を有している。

(2)　欠　　点

欠点としては，次の点があげられる。

①クローン化したプローブを直接，標識するのが難しい。

②絶対感度は，一般に，クローン化プローブに使われている間接標識システム，もしくは放射性標識システムの絶対感度よりも低い。

③蛍光物質を利用した直接検出システムは，現時点では，まだ，充分に満足のいく感度が得られず，臨床システムに有用な直接標識蛍光プローブの開発には，長期間の検討を必要とするように思われる。

文　　献

1) E.M.Southern : *J.Mol.Biol.*, **98**, 503-517 (1975)
2) M.L.Collins, W.R.Hunsaker : *Anal.Biochem.*, **151**, 214-224 (1985)
3) A.T.Haase, D.Walker, L.Stowring, P.Ventura, A.Geballe, H.Blum, M.Brahic, R.Goldberg, K.O'Brien : *Science*, **227**, 189-192 (1985)
4) G.Cannon, S.Heinhorst, A.Weissbach : *Anal. Biochem.*, **149**, 229-237 (1985)
5) P.H.Edelstein : *J.Clin.Microbiol.*, **23**, 481-484 (1986)
6) R.W.Richardson, R.I.Grumport : *Nucleic Acids Res.*, **11**, 6167-6184 (1983)
7) J.G.J.Bauman, J.Wiegant, P.Van Duijn : *J.Histochem.Cytochem.*, **29**, 227-237 (1981)
8) J.G.J.Bauman, J.Wiegant, P.Van Duijn : *J.Histochem.Cytochem.*, **29**, 238-246 (1981)
9) H.Eshaghpour, D.Soll, D.M.Crothers : *Nucleic Acids Res.*, **7**, 1485-1495 (1979)
10) D.E.Draper, L.Gold : *Biochemistry*, **19**, 1774-1781 (1980)
11) D.E.Draper : *Nucleic Acids Res.*, **12**, 989-1002 (1984)
12) M.Renz, C.Kurz : *Nucleic Acids Res.*, **12**, 3435-3444 (1984)
13) E.Jabionski, E.W.Moomaw, J.L.Ruth : *Nucleic Acids Res.*, **14**, 6115-6128 (1986)
14) P.Li, P.P.Medon, D.C.Sikngle, J.A.Lanser, R.H.Symons : *Nucleic Acids Res.*, **15**, 5275-5287 (1987)
15) N.Dattagupta, D.M.Crothers : European Patent Application 131 830 (1985)
16) G.M.Landes : European Patent Application 138 357 (1985)
17) J.L.Woodhead, A.D.B.Malcolm : *Biochem.Soc.Trans.*, **12**, 279 (1984)
18) M.J.Heller, L.E.Morrison : "Rapid Detection and Identification of Infectious Agents", (D.T.Kingsbury, S.Falkow eds.), p.245-256, Academic Press, New York (1985)
19) M.J.Heller, B.L.Shneider : *Fed.Proc.*, **42**, 1954 (1983)
20) C.P.H.Vary, F.J.McMahon, F.P.Barbone, S.E.Diamond : *Clin.Chem.*, **32**, 1696-1701 (1986)
21) J.P.Albarella, L.H.D.Anderson : U.S.Patent 4,563,417 (1986)
22) R.Cosstick, L.W.McLaughlin, F.Eckstein : *Nucleic Acids Res.*, **12**, 1791-1810 (1984)
23) M.J.Heller, L.E.Morrison, W.D.Prevatt, C.Akin : European Patent Application 070 686 (1983)
24) M.J.Heller, L.E.Morrison, W.D.Prevatt C.Akin : European Patent Application 070 687 (1983)
25) F.Taub : World Patent Application 03227 (1986)
26) R.H.Symons : European Patent Application 155 854 (1989)
27) J.Koch, N.Gregersen, S.Kolvraa, L.Bolund : *Nucleic Acids Res.*, **14**, 7133 (1986)
28) C.J.Stanley : World Patent Application 03837 (1986)
29) Y.Nagata, M.Yokota, O.Kosuda, K.Yokoo, K.Takemura, T.Kikuchi : *FEBS Lett.*, **183**, 379-382 (1985)

30) P. Kourilsky, S. Avrameas, B. Cami, J.-L. Guesdon : U. K. Patent Application 2, 019, 408 (1979)
31) J. J. Leary, D. J. Brigati, D. C. Ward : *Proc.Natl.Acad.Sci.USA*, **80**, 4045-4049 (1983)
32) N. Dattagupta, P. M. M. Rae, W. J. Knowles, D. M. Crothers : European Patent Application 147 665 (1985)
33) T. R. Broker, L. M. Angerer, P. H. Yen, N. D. Hershey, N. Davidson : *Nucleic Acids Res.*, **5**, 363-384 (1978)
34) J. P. Albarella, L. H. D. Anderson, L. H. DeRiemer, R. J. Carrico : European Patent Application 146 039 (1985)
35) M. E. Jolley, S. J. Ekenberg : European Patent Application 200 113 (1986)
36) J. G. Stavrianopoulos, D. Kirtikar, K. H. Johnston, B. E. Thalenfeld : European Patent Application 117 440 (1984)
37) I. C. Gillam, G. M. Tener : *Anal.Biochem.*, **157**, 199-207 (1986)
38) D. P. Molden, R. M. Nakamura, H. Suzuki, S. Greer, R. G. Pergolizzi, C. L. Brakel : *Clin. Physiol.Biochem.*, **3**, 174-183 (1985)
39) G. Gebeyehu, P. Y. Rao, P. Soochan, D. A. Simms, L. Klevan : *Nucleic Acids Res.*, **15**, 4513-4534 (1987)
40) K. K. Yabusaki, S. T. Isaacs, H. B. Gamper Jr. : World Patent Application 02628 (1985)
41) A. Murasugi, R. B. Wallace : *DNA*, **3**, 269-277(1984)
42) V. T. W. Chan, K. A. Fleming, J. O'. D. McGee : *Nucleic Acids Res.*, **13**, 8083-8091 (1985)
43) L. J. Arnold : World Patent Application 03356 (1984)
44) P. R. Langer, A. A. Waldrop, D. C. Ward : *Proc.Natl.Acad.Sci.USA*, **78**, 6633-6637 (1981)
45) P. R. Langer-Safer, M. Levine, D. C. Ward : *Proc.Natl.Acad.Sci.USA*, **79**, 4381-4385, (1982)
46) M. Binder : *Scanning Electron Micyosc.*, **1**, 331-338 (1987)
47) J. P. Albarella, L. H. D. Anderson : European Patent Application 146 815 (1985)
48) P. Tchen, R. P. P. Fuchs, E. Sage, M. Leng : *Proc.Natl.Acad.Sci.USA*, **81**, 3466-3470 (1984)
49) J. E. Landegent, N. Jansen in de Wal, J. S. Ploem, M. Van der Ploeg : *J.Histochem. Cytochem.*, **33**, 1241-1246 (1985)
50) J. E. Landegent, N. Jansen in de Wal, R. A. Baan, J. H. J. Hoeijmakers, M. Van der Ploeg : *Exp.Cell Res.*, **153**, 61-72 (1984)
51) A. F. M. Cremers, N. Jansen in de Wal, J. Wiegant, R. W. Dirks, P. Weisbeck, M. Van der Ploeg, J. E. Landegent : *Histochemistry*, **86**, 609-615 (1987)
52) A.-C. Syvänen, P. Tchen, M. Ranki, H. Söderlund : *Nucleic Acids Res.*, **14**, 1017-1028 (1986)
53) J. Stavrianopoulus, H.-L. Yang, N. E. Kelker : European Patent Application 0 133 473 (1985)
54) A. H. N. Hopmann, J. Wiegant, P. van Duijn : *Histochemistry*, **84**, 169-178 (1986)

55) A.H.N.Hopman, J.Wiegant, P.van Duijn : *Histochemistry,* **84**, 179-185 (1986)

56) J.G.Bauman, J.Wiegant, P.van Duijn : *J.Histochem.Cytochem.*, **31**, 571-578 (1983)

57) A.D.B.Malcolm, J.L.Nicolas : World Patent Application 03520 (1984)

58) D.J.Brigati, D.Myerson, J.J.Leary, B.Spalholz, S.V.Travis, C.K.Y.Fong, G.D.Hsiung, D.C.Ward : *Virology,* **126**, 32-50(1983)

59) M.L.Collins : European Patent Application 204 510 (1986)

60) B.R.Rabin, C.J.Taylorson, M.R.Hollaway : European Patent Application 156 641 (1985)

61) E.L.Sheldon, D.E.Kellogg, R.Watson, C.H.Levenson, H.A.Erlich : *Proc.Natl.Acad. Sci.USA,* **83**, 9085-9089(1986)

62) H.Sakamoto, F.Traincard, T.Vo-Quang, T.Ternynck, J.-L.Guesdon, S.Avrameas : *Mol.Cell.Probes,* **1**, 109-120 (1987)

63) B.D.Stollar, A.Rashtchian : *Anal.Biochem.,* **161**, 387-394 (1987)

64) R.J.Carrico : European Patent Application 0163 220 (1985)

65) R.J.Carrico, L.H.DeRiemer, J.C.Grosch, G.A.Wilson : European Patent Application 133 671 (1985)

66) T.Kempe, W.I.Sundquist, F.Chow, S.-L.Hu : *Nucleic Acids Res.,* **13**, 45-57(1985)

67) C.-M.Huang, S.N.Cohen : European Patent Application 135 159 (1985)

68) A.C.Van Prooijen-Knegt, J.F.M.Van Hoek, J.G.J.Bauman, P.Van Duijn, I.G.Wool, M.Van der Ploeg : *Exp.Cell.Res.,* **141**, 397-407 (1982)

69) J.E.Monahan, S.H.C.Ip, C.Rittershaus : European Patent Application 154 505 (1985)

70) S.Bülow, G.Link : *Nucleic Acids Res.,* **14**, 3973 (1986)

71) M.Renz : *EMBO J.,* **2**, 817-822 (1982)

72) A.-C.Syvänen, M.Alanen, H.Söderlund : *Nucleic Acids Res.,* **13**, 2789-2802 (1985)

73) T.Ben-Porat, R.A.Veach, S.Ihara : *Virology,* **127**, 194-204 (1983)

74) M.Berninger, M.Hammer, B.Hoyer, J.L.Gorin : *J.Med.Virol.,* **9**, 57-68 (1982)

75) G.W.Bornkamm, C.Desgranges, L.Grissmann : *Curr.Top.Microbiol.Immunol.,* **104**, 287-298 (1983)

76) A.J.Maule, R.Hull, J.Donson : *J.Virol. Methods,* **6**, 215-224 (1983)

77) R.Polsky-Cynkin, G.H.Parsons, L.Allerdt, G.Landes, G.Davis, A. Rashtchian : *Clin.Chem.,* **31**, 1438-1443 (1985)

78) S.L.Moseley, I.Huq, A.R.M.A.Alin, M.So, M.Samadpor-Motalebi, S. Falkow : *J.Infect. Dis.,* **142**, 892-898 (1980)

79) K.L.Agarwal, J.Brunstedt, B.E.Noyes : *J.Biol.Chem.,* **256**, 1023-1028 (1981)

80) B.E.Noyes, M. Mevarech, R.Stein, K.L.Agarwal : *Proc.Natl.Acad. Sci.USA,* **76**, 1770-1774 (1979)

81) E.M.Peterson, S.L.Aarnaes, R.N.Bryan, J.L.Ruth, L.M.de la Maza : *J.Infect.Dis.,* **153**, 757-762 (1986)

82) P.Szabo, D.C.Ward : *Tech.Biol.Sci.,* December, 425 (1982)

83) M. L. Pardue : "Nucleic Acid Hybridization, A Practical Approach", (B. D. Hames, S. J. Higgins eds.), IRL Press, Oxford, p. 179-202 (1985)
84) M. Ranki, A. Palva, M. Virtanen, M. Laaksonen, H. Söderlund : *Gene*, **21**, 77-85 (1983)
85) A-C. Syvänen, M. Laaksonen, H. Söderlund : *Nucleic Acids Res.*, **14**, 5037-5048 (1986)
86) W. Prensky, D. M. Steffensen, W. L. Hughes : *Proc.Natl.Acad.Sci.USA*, **70**, 1860-1864 (1973)
87) P. Szabo, R. Elder, D. M. Steffensen, O. C. Uhlenbeck : *J.Mol.Biol.*, **115**, 539-563 (1977)
88) J. G. Gall, M. L. Pardue : *Proc.Natl.Acad.Sci.USA*, **63**, 378-383 (1969)
89) R. B. Kelly, N. R. Cozzarelli, M. P. Deutscher, I. R. Lehman, A. Kornberg : *J.Biol.Chem.*, **245**, 39-45 (1970)
90) P. W. J. Rigby, M. Dieckmann, C. Rhodes, P. Berg : *J.Mol. Biol.*, **113**, 273 (1977)
91) T. Maniatis, A. Jeffery, D. G. Kleid : *Proc.Natl.Acad.Sci.USA*, **72**, 1184-1188 (1975)
92) P. O'Farrell : *BRL Focus*, **3. 3**, 1 (1981)
93) C. F. Morris, H. Hama-Inaba, D. Mace, N. K. Sinha, B. Alberts : *J.Biol.Chem.*, **254**, 6787-6796 (1979)
94) N. Hu, J. Messing : *Gene*, **17**, 271-277 (1982)
95) A. P. Feinberg, B. Vogelstein : *Anal.Biochem.*, **132**, 6-13 (1983)
96) A. P. Feinberg, B. Vogelstein : *Anal.Biochem.*, **137**, 266-287 (1984)
97) P. W. Gray *et al.* : *Nature*, **295**, 503-508 (1982)
98) H. Haymerle, J. Herz, G. M. Bressan, R. Frank, K. Stanley : *Nucleic Acids Res.*, **14**, 8615-8624 (1986)
99) M. R. Green, T. Maniatis, D. A. Meltods : *Cell*, **32**, 681-694 (1983)
100) C. C. Richardson : *Proc.Natl.Acad.Sci.USA*, **54**, 158-165 (1965)
101) A. M. Maxam, W. Gilbert : "Methods in Enzymology", Vol. 65, (L. Grossman, K. Muldave eds.), Academic Press, New York, p. 499-560 (1980)
102) B. J. Conner, A. A. Reyes, C. Morin, K. Itakura, R. L. Teplitz, R. B. Wallace : *Proc.Natl. Acad. Sci.USA*, **80**, 278-282 (1983)
103) M. Pirastu, Y. W. Kan, A. Cao, B. J. Conner, R. L. Teplitz, R. B. Wallace : *N.Engl.J.Med.*, **309**, 284-287 (1983)
104) R. B. Wallace, J. Shaffer, R. F. Murphy, J. Bonner, T. Hirose, K. Itakura : *Nucleic Acids Res.*, **6**, 3543-3557 (1979)
105) G. Deng, R. Wu : *Methods in Enzymol.*, **100**, 96-116 (1983)
106) S. I. Yousaf : *Gene*, **27**, 309-313 (1984)
107) K. C. Deen, T. A. Landers, M. Berninger : *Anal.Biochem.*, **135**, 456-465 (1983)
108) T. Takahashi, T. Mitsuda, K. Okuda : *Anal.Biochem.*, **179**, 77-85 (1989)
109) 高橋豊三："DNAプローブ－技術と応用－"，シーエムシー，p. 324-366(1988)
110) 高橋豊三，矢野間俊介，秋本一郎，重松貴，奥田研爾：Medical Technology, **13**, 999-1003 (1985)
111) 高橋豊三，奥田研爾：BIO INDUSTRY, **2**, 928-935 (1985)
112) 高橋豊三，奥田研爾：BIO INDUSTRY, **2**, 1013-1015 (1985)
113) M. Hagiya, D. D. Davis, T. Takahashi, K. Okuda, W. Rashke, H. Sakano : *Proc. Natl. Acad.*

Sci. USA, **83**, 145-149 (1986)
114) F. J. Bollum : "The Enzymes", (P. D. Boyer ed.), Academic Press, New York, 3rd edn. Vol. 10, p. 145-149 (1974)
115) C. -P. D. Tu, S. N. Coheu : *Gene*, **10**, 177-183 (1980)
116) R. Wu, E. Jay, R. Roychoudburg : *Methods Cancer Res.*, **12**, 87-176 (1976)
117) C. Vincent, P. Tchen, M. Cohen-Solal, P. Kourilsky : *Nucleic Acids Res.*, **10**, 6787-6796 (1982)
118) R. W. Richardson, R. I. Grumport : *Nucleic Acids Res.*, **10**, 6787-6796 (1982)
119) I. R. Lehman : *J. Biol. Chem.*, **235**, 3254-3259 (1960)
120) R. G. Kallen, M. Simon, J. Murmur : *J. Mol. Biol.*, **5**, 248-250 (1962)
121) T. -T. Kuo, T. -C. Huang, M. -H. Teng : *J. Mol. Biol.*, **51**, 373-375 (1968)
122) H. Hayashi, K. Nakanishi, C. Brandon, J. Marmur : *J. Amer. Chem. Soc.*, **95**, 8749-8757 (1973)
123) J. Josse, A. Kornberg : *J. Biol. Chem.*, **237**, 1968-1976 (1962)
124) S. B. Zimmerman, S. R. Kornberg, A. Kornberg : *J. Biol. Chem.*, **237**, 512-518 (1962)
125) K. Carlson : *J. Viology*, **36**, 1-17 (1980)
126) P. H. O'Farrell, E. Kutter, M. Nakanishi : *Mol. Gen. Genetics*, **179**, 421-435 (1980)
127) L. Synder, L. Gold, E. Kutter : *Proc. Natl. Acad. Sci. USA*, **73**, 3098-3102 (1976)
128) V. Sgaramella : *Proc. Natl. Acad. Sci. USA*, **69**, 3389-3393 (1972)
129) L. W. Black : *Viology*, **113**, 336-344 (1981)
130) G. L. Cantoni, G. R. Davies (eds) : "Procedure in Nucleic Acid Research", Harper and Raw, New York (1966)
131) J. Greenblatt, J. H. Miller : "Experiments in Molecular Genetics," Cold Spring Harbor, Laboratory, unit IX, p. 407-429 (1972)
132) H. G. Gratzner : *Science*, **218**, 474-475 (1982)
133) B. Müller-Hill, L. Crapo, W. Gilbert : *Proc. Natl. Acad. Sci. USA*, **59**, 1259-1264 (1968)
134) T. Platt, B. Müller-Hill, J. H. Miller : "Experiments in Molecular Genetics," (J. Miller ed.), Cold Spring Harbor Laboratory, unit VII, p. 352-376 (1972)
135) Maniatis, E. Fritsch, J. Sambrook : "Molecuhr Cloning", Cold Spring Harbor Laboratory (1982)
136) A. C. Forster, J. L. Mc Innes, D. C. Skingle, R. H. Symons : *Nucleic Acids Res.*, **13**, 745-761 (1985)
137) 高橋豊三, 重松 貴 : BIO INDUSTRY, **3**, 416-426 (1986)
138) 高橋豊三, 重松 貴 : BIO INDUSTRY, **3**, 497-504 (1986)
139) G. H. Keller, D. -P. Huang, M. M. Manak : *Anal. Biochem.*, **177**, 392-395 (1989)
140) G. H. Keller, C. V. Cumming, D. P. Huang, M. M Manak, R. Ting : *Anal. Biochem.*, **170**, 441-450 (1988)
141) G. D. Cimino, H. B. Gamper, S. T. Issacs, J. E. Hearst : *Annu. Rev. Biochem.*, **54**, 1151-1193 (1985)

142) E. Ben-Hur, P.-S. Song : *Adv.Radiat.Biol.*, **11**, 131-171 (1984)
143) P. S. Song, K. J. Tapley : *Photochem.Photobiol.*, **29**, 1177-1197 (1979)
144) B. J. Parsons : *Photochem.Photobiol.*, **32**, 813-821 (1980)
145) J. E. Hearst, S. T. Isaacs, D. Kanne, H. Rapoport, K. Straub : *Q.Rev.Biophys.*, **17**, 1-44 (1984)
146) E. L. Sheldon, C. H. Levenson, K. B. Mullis, H. Rapoport : European Patent Application 156 287 (1985)
147) W. A. Saffran, J. T. Welsh, R. M. Knobler, F. P. Gasparro, C. R. Cantor, R. L. Edelson : *Nucleic Acids Res.*, **16**, 7221-7231 (1988)
148) M. Goldenberg, J. T. Welsh, R. Haas, D. Rideout, C. R. Cantor : *Biochemistry*, **6**, 6971-6976 (1988)
149) W. C. Still, M. Kahn, A. Mitra : *J.Org.Chem.*, **43**, 2923-2925 (1978)
150) W. E. White Jr. K. L. Yielding : *Methods in Enzymol.*, **46**, 644-649 (1977)
151) M. A. Mitchell, P. B. Dervan : *J.Am.Chem.Soc.*, **140**, 4265-4266 (1982)
152) R. M. K. Dale, E. Martin, D. C. Livingston, D. C. Ward : *Biochemistry*, **14**, 2447-2457 (1975)
153) R. M. K. Dale, D. C. Livingston, D. C. Ward : *Proc. Natl.Acad.Sci.USA*, **70**, 2238-2242 (1973)
154) R. M. K. Dale, D. C. Ward : *Biochemistry*, **14**, 2458-2469 (1975)
155) R. B. Simpson : *J.Am.Chem.Soc.*, **83**, 4711-4717 (1961)
156) R. C. Aalberse : *J.Immunol.Meth.*, **19**, 87 (1978)
157) J. R. Little, H. N. Eisen : *Biochemistry*, **5**, 3385-3395 (1966)
158) R. Fields : "Methods in Enzymology", Vol. 25, (C. H. W. Hirs, S. N. Timasheff eds.), Academic Press, New York, p. 464-468 (1972)
159) A. F. S. A. Habeeb : *Anal.Biochem.*, **14**, 328-336 (1966)
160) G. E. Means, W. I. Congdon, M. L. Bender : *Biochemistry*, **11**, 3564-3571 (1972)
161) D. C. Ward, A. A. Waldrop, P. R. Langer : European Patent Application 063 879 (1982)
162) R. Shapiro, J. M. Weisgras : *Biochem.Biophys.Res.Commun.*, **40**, 839-843 (1970)
163) R. P. Viscidi, C. J. Connelly, R. H. Yolken : *J.Clin.Microbiol.*, **23**, 311-317 (1986)
164) A. Reisfeld, J. M. Rothenberg, E. A. Bayer, M. Wilchek : *Biochem.Biophys.Res.Commun.*, **142**, 519-522 (1987)
165) A. Al-Hakim, R. Hull : *Nucleic Acids Res.*, **14**, 9965-9976 (1986)
166) A. Sodja, N. Davidson : *Nucleic Acids Res.*, **5**, 385-401 (1978)
167) S.-M. Hsu, L. Raine, H. Fanger : *J.Histochem.Cytochem.*, **29**, 577-580 (1981)
168) T. Takahashi, H. Arakawa, M. Maeda, A. Tsuji : *Nucleic Acids Res.*, **17**, 4899-4900 (1989)
169) B. C. F. Chu, G. M. Wahl, L. E. Orgel : *Nucleic Acids Res.*, **11**, 6513-6529 (1983)
170) B. C. F. Chu, L. E. Orgel : *DNA*, **4**, 327 (1985)
171) A. Chollet, E. H. Kawashima : *Nucleic Acids Res.*, **3**, 1529-1541 (1985)
172) J. L. Ruth : *DNA*, **3**, 124 (1984)
173) J. L. Ruth, R. N. Bryan : *Fed.Proc.*, **43**, 2048 (1984)

174) R.N.Bryan, L.J.Arnold : *DNA*, **3**, 124 (1984)
175) J.F.Lefèrre, R.P.P.Fuchs, M.P.Daune : *Biochemistry*, **17**, 2561-2567 (1978)
176) E.C.Miller, U.Tuhl, J.A.Miller : *Science*, **153**, 1125-1127 (1966)
177) E.Kreik, J.A.Miller, U.Juhl, E.C.Miller : *Biochemistry*, **6**, 177-182 (1967)
178) M.Al-Hakeem, S.S.Sommer : *Anal.Biochem.*, **163**, 433-439 (1987)
179) C.K.Luk : *Biochemistry*, **10**, 2838-2843 (1971)
180) M.Epstein, A.Levitzki, J.Reuben : *Biochemistry*, **13**, 1777-1782 (1974)
181) J.De Jersey, R.B Martin : *Biochemistry*, **19**, 1127-1132 (1980)
182) C.Formoso : *Biochem.Biophys.Res.Commun.*, **53**, 1084-1087 (1973)
183) M.S.Kayne, M.Cohn : *Biochemistry*, **13**, 4159-4165 (1974)
184) O.C.Horer, C.N.Zaharia, A.Marcu : *Rev.Roum.Biochem.*, **14**, 175-179 (1977)
185) D.P.Ringer, S.Burchett, D.E.Kizer : *Biochemistry*, **17**, 4818-4825 (1978)
186) D.P.Ringer, B.A.Howell, D.E.Kizer : *Anal.Biochem.*, **103**, 337-342 (1980)
187) M.D.Topal, J.R.Fresco : *Biochemistry*, **19**, 5531-5537 (1980)
188) D.S.Gross, H.Simpkins : *J.Biol.Chem.*, **256**, 9593-9598 (1981)
189) D.S.Gross, Ph.D.Thesis: University of Colorado (1981)
190) S.I.Weissman : *J.Chem.Phys.*, **10**, 214-217 (1942)
191) D.S.Gross, S.W.Rice, H.Simpkins : *Biochim.Biophys.Acta*, **656**, 167-176 (1981)
192) L.M.Thompson, M.Arquilla, S.Simpkins : *Biochim. Biophys. Acta*, **698**, 173-182 (1982)
193) D.S.Gross, H.Simpkins, E.Bubienko, P.N.Borer : *Arch. Biochem. Biophys.*, **219**, 401-410 (1982)
194) M.Arquilla, L.M.Thompson, L.F.Pearlman, H.Simpkins : *Cancer Res.*, **43**, 1211-1216 (1983)
195) C.Houssier, M.N.Maquet, E.Fredericq : *Biochim. Biophys. Acta*, **739**, 312-316 (1983)
196) H.Simpkins, L.F.Pearlman, L.M.Thompson : *Cancer Res.*, **44**, 613-618 (1984)
197) J.B.LePecq, C.Paoletti : *J. Mol. Biol.*, **27**, 87-106 (1976)
198) M.Ehrat, D.J.Cecchini, R.W.Giese : *Clin. Chem.*, **32**, 1622-1630 (1986)
199) C.H.Self : U.S.Patent Application 2,059,421A (1981)
200) S.-y.Cheng, T.M.Clenn, I.Pastan : *Nucleic Acids Res.*, **11**, 659-669 (1983)
201) M.J.Gait, H.W.D.Matthes, M.Singh, B.Sproat, R.C.Titmas : " EMBO Course Manual", Verlag Chemie. (1982)
202) 高橋豊三：BIO INDUSTRY, **5**, 833-844 (1988)
203) 高橋豊三：BIO INDUSTRY, **5**, 910-916 (1988)
204) European Patent Application 62277
205) M.S.Doscher : *Methods in Enzymology*, **11**, 640-648 (1967)
206) L.G.Charaz Jr, H.A.Scherage : *Biochemistry*, **19**, 996-1004 (1980)
207) F.R.Richards, H.W.Wycokoff : "The Enzymes", Vol.3, The 3rd publication, (P.D. Boyer ed.), p.647-806 (1971)
208) M.Schuman, V.Massey : *Biochim.Biophys.Acta.*, **227**, 500-520 (1971)

209)　V. Massey, B. Curti : *J.Biol.Chem.*, **241**, 3417-3423 (1966)
210)　Nakano M., Y. Ushijima, M. Saga, Y. Tsutsumi, H. Asami : *Biochim.Biophys.Acta*, **167**, 9-22 (1968)
211)　L. Swell, M. D. Law, H. Field, C. R. Treadwell : *J.Biol. Chem.*, **235**, 1960-1962 (1960)
212)　S. Udaka, J. Koukol, B. Vennesland : *J.Bacteriol.*, **78**, 714-725 (1959)
213)　A. Sancar, K. R. Williams, J. W. Chase, W. D. Rupp : *Proc.Natl.Acad.Sci.USA*, **78**, 4274-4278 (1981)
214)　S. P. Cohen, J. Resnick, R. Sussman : *J.Mol.Biol.*, **167**, 901-909 (1983)
215)　I. J. Molineux, S. Friedman, M. L. Gefter : *J.Biol.Chem.*, **249**, 6090-6098 (1974)
216)　J. H. Weiner, L. L. Bertsch, A. Kornberg : *J.Biol.Chem.*, **250**, 1972-1980 (1975)
217)　F. C. Greenwood, W. M. Hunter, J. S. Glover : *Biochem.J.*, **89**, 114-123, (1963)
218)　M. N. Green : *Adv.Protein Chem.*, **29**, 85 (1975)
219)　H. Inoue, A. Imura, E. Ohtsuka : *Nucleic Acids Res.*, **13**, 7119 (1985)
220)　L. M. Smith, S. Fung, M. W. Hunkapiller, T. J. Hunkapiller, L. E. Hood : *Nucleic Acids Res.*, **13**, 2399 (1985)
221)　B. A. Connolly : *Nucleic Acids Res.*, **13**, 4485 (1985)
222)　E. Jablonski, J. L. Ruth : *DNA*, **5**, 89 (1986)
223)　G. L. McLaughlin, J. L. Ruth, E. Jablonski , R. Steketee, G. H. Campbell : *Lancet*, 714 (1987)
224)　J. H. Kerschner, B. D. Cross, E. G. Jablonski, M. J. Heller : 56th American Society of Microbiology, (Abstract), Washington D. C., p. 309 (1987)

第6章　検出系

1　従来の検出系

ＤＮＡプローブの標識−検出システムには，前章でみてきたように，標識物質，二次標識システムの違いに応じて，様々な種類があるが，最終的には，放射線，発色，蛍光，化学発光のいずれかを検出しているものがほとんどである。

個々の検出系については，前章などで詳しく実例が紹介されているので，ここでは，それらの最終的な検出系の概略を，簡単に見ていくことにしたい。

1.1　放射線検出系

(1)　オートラジオグラフィー

フィルターハイブリダイゼーションや*in situ* ハイブリダイゼーションを行った場合には，反応した放射性標識プローブの量を，オートラジオグラフィーでモニターすることができる[1)]。この方法は，感度もよく，解像力も優れている。

液体シンチレーション法と比較すると，オートラジオグラフィーは，正確な定量性の面で欠けている点があるが，ほとんどの場合，問題にならないことが多い。そして，この方法では，液体シンチレーションカウントでは見ることができないアーティファクトを見れることがある。

①検出操作

一般に，オートラジオグラフィーは，ハイブリダイゼーション実験に使用した支持体マトリックス（メンブランフィルター）を，光遮蔽のきくカセット内に入れて，Ｘ線フィルム（Kodak X−ＡＲ５もしくはＸ−ＯＭＡＴ）に感光させて行う。感光時間は，１日から数日間で，放射活性の程度によって異なる。

一般に，約 100dpm の^{32}Ｐで，直径３mmのドットの場合，室温で24時間放置しておけば，よい像を得ることができる。

この方法の場合，フィルターの上下に増強スクリーン（ Du Pont Cronex Quanta Ⅲ，Cornex Lightning Plus，あるいはFuji Mach Ⅱ）を一枚ずつ置いて，フィルターとＸ線フィルムを増強スクリーンで挟みこむことによって，感度を８〜10倍増強することができる。崩壊に伴って放出される蛍光を，できるだけ長くとどめておくために，−70℃で感光させると，わずかに５dpm/７ mm^2 でも，一晩で可視化することができる。

②検出感度

ニックトランスレーション法で標識した２kbの長鎖ＤＮＡプローブ（分子量6×10^5，^{32}Ｐ標識をトータル40個含んでおり，5×10^8dpm／μg の比活性を有している）の場合，フィルター上の７mm^2 の領域に，約10^4 コピーレベルのプローブが結合すれば，可視化することができる。合成オリゴヌクレオチドプローブの場合は，10^5～10^6コピーが結合すれば，同等の感光条件で検出することができる。これらのシグナルの強さは，様々な研究室で一般的に比較されている。

絶対検出限界は，プローブの性状，標識の効率，標識の比活性，感光する領域，時間などによって決定される。また，標的塩基配列の検出は，支持体マトリックスの性質や，ハイブリダイゼーションの効率によって決まる。重量でいうなら，ニックトランスレーション法で標識した^{32}Ｐ標識ＤＮＡプローブの場合，標的ＤＮＡの検出感度は，ゲノムＤＮＡで100pg，小さなプラスミドＤＮＡで0.1pg である。

一方，^{3}Ｈ標識プローブを使って，*in situ* ハイブリダイゼーションを行い，オートラジオグラフィーで検出すると，光顕で，シングルコピーの遺伝子を可視化することができる。これは，きわめて微細な領域に標的塩基配列が存在していることと，感光時間が長いことによる。

なお，^{3}Ｈ標識プローブを使って，*in situ* ハイブリダイゼーションの結果を検出する場合は，スライドグラスに，乳剤（Kodak ＮＴＢ－２）を直接，適用しなければならない。詳しい操作方法は，Pardueの論文[2)]を参考にするとよい。

また，^{125}Ｉ標識プローブを使って，サンドウィッチハイブリダイゼーションシステムで検出した場合，その検出限界は，10^5～10^6コピーの範囲にあることが報告されている[3),4)]。

③定　量

オートラジオグラフィーの場合の定量は，一般に，既知の一連のスタンダードと目で見て比較することによって行われている。一般には，これで充分であるが，さらに正確に測定したい場合は，デンシトメトリーで測定する。

オートラジオグラフィーで，感光部位のシグナルの密度と，プローブの濃度との間に直接的な関係があるかどうかを確かめる場合には，Ｘ線フィルムを過度に感光すべきではない。

(2)　シンチレーションカウント

ハイブリダイゼーション実験に使用した支持体が，充分に放射活性を有している場合は，目的とする領域を切り取って，液体シンチレーションカウンターで測定することができる。既知のスタンダードと比較することによって，実際の値を推定することができる。

この場合の検出限界は，その機械のカウント効率によって決まる。

なお，シンチレーションカクテルに浸した場合は，標的塩基配列の再ハイブリダイゼーションは妨げられる。

1.2　発色系（比色法）

前章でも見てきたように，非放射性標識法の多くは，最終的には，ハイブリッドの存在を，酵素反応による発色で検出している。

核酸プローブを直接酵素で標識している場合はもちろん，アビジン／ビオチン－システムやハプテン／抗体－システムのような間接検出システムでも，最後は，酵素による発色系（酵素が基質の触媒として作用し，可視化しうる産物を産生する）で検出を行う。

すなわち，これらの間接検出システムは，どちらも，一次標識，すなわちレポーター基を可視化するために，二次複合体を加えなければならず，検出反応は，明らかに，反応系に加える二次複合体に依存しているのだが，最も一般的な複合体は，酵素を含んでいるのである。

なお，これらの複合体は，標準的なタンパク修飾技術で作成することができ，現在では，一般的に市販されている。この複合体の大きさや，複合体あたりの標識の数は，きわめて多様である。

(1)　使用酵素

標識としてよく使用されている酵素には，ホスファターゼ（ＥＣ. 3.1.3.1）[5)～7)] やペルオキシダーゼ（ＥＣ. 1.11.1.7）[5),8)]，β－D－ガラクトシダーゼ（ＥＣ. 3.2.1.23）がある（表6・1）。ビオチン・アビジン系にも酵素抗体法にも，これらの酵素が好んで利用されている。

酵素標識の検出で大切なことは，その酵素の機能，すなわち産物が形成される速度と，できた産物によって酵素活性が阻害されにくいことである。また，産生物質の検出限界値も重要である。

calf intestine（仔牛の腸）に由来するアルカリホスファターゼ（分子量＝140,000）は，37℃で，高いpH条件下，基質としての*p*－nitrophenyl phosphate と反応して，約2,500 Ｕ／mgの比活性を示す。これは，酵素１モルあたり，毎分3.5×10^5mol 数の産物をターンオーバーすることに相当する。

西洋ワサビペルオキシダーゼ（分子量＝40,000）は，至適条件下では，2,2′－azido－di－〔3－ethyl benzthiazoline－6－sulfonic acid〕（ＡＢＴＳ）と過酸化水素を用いた場合，約1,000 U/mg の比活性を示し，これは，4×10^4 mol/分/mol酵素のターンオーバーに相当する。

β－D－ガラクトシダーゼ（分子量＝595,000）は，600 Ｕ／mgの比活性を示し，酵素１分子あたり，毎分 3.6×10^5 mol の*O*－nitrophenyl－β－D－galactopyranosideをターンオーバーする。なお，β－D－ガラクトシダーゼは，最も検出しやすい酵素だか，触媒産物が，基質と類似の吸光係数を有していることが推定されている。

p－nitrophenylateアニオンは，18.2 $mM^{-1}cm^{-1}$の吸光係数を有しているが，ＡＢＴＳの変換産物は，この約２倍の吸光係数である。

表6・1　比色法によく使われている発色基質と酵素の検出限界

酵　素	発　色　基　質	酵素の測定限界（a mol）	
		10分	100分
β-D-galactosidase (*E. coli*)	*O*-nitrophenyl-β-D-galactopyranoside (ONGP)	1,000～5,000	100～500
Alkaline phosphatase (Calf intestine)	4-nitrophenyl phosphate (4-NPP)	2,000～10,000	200～1,000
〃	nicotinamide dinuclcotide phosphate (NADP)	−	0.3
Horseradish peroxidase	*o*-phenylenediamine (OPD)	25	25
〃	3, 3′, 5, 5′-tetramethyl benzidine (TMB)	50	5

ONGP ;

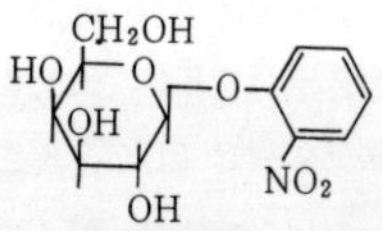

4-NPP ;

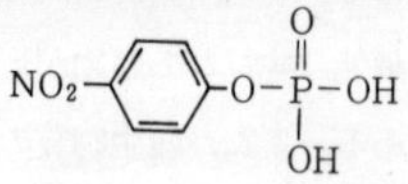

NADP ;

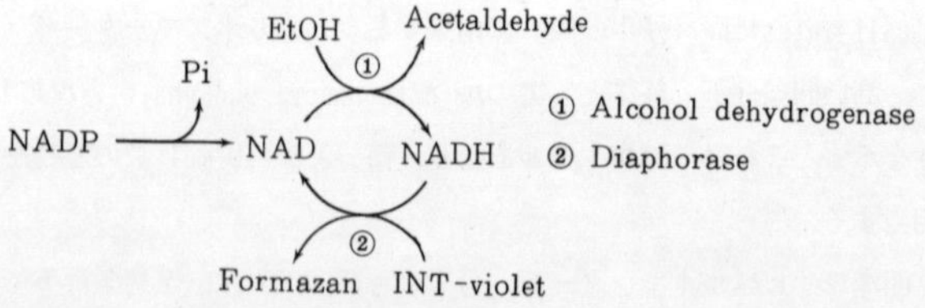

OPD ;

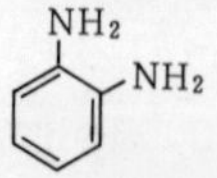

TMB ;

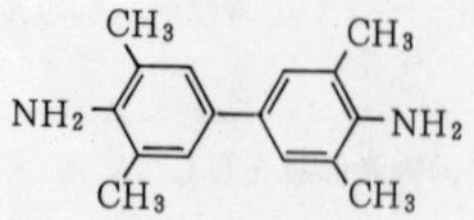

(2) 沈着性反応様式

酵素標識を検出する場合は，実際には，水溶性の発色反応様式の方が簡単であるが，ハイブリダイゼーションシステムは，ほとんどの場合，感度を上げる必要があるので，沈着性反応様式を採用している。

すなわち，フィルターハイブリダイゼーションシステムや*in situ* ハイブリダイゼーションシステムでは，酵素の触媒作用によって産生した不溶性の色素が，触媒した部位周辺に沈着することによって可視化が行われている。

①利点と欠点

色素沈着によるこれらの測定法は，ハイブリダイズしたプローブに結合させる酵素複合体に適している。というのは，色素がきわめて小さな表面領域に沈着することから，同じ量の色素が溶液中に分散した場合よりも，はるかに高感度になるからである。

この方法は，また，大がかりな設備を必要としないという利点があるが，適切なスタンダードを比較のために使用しても，半定量の域を越えないという難点がある。

すなわち，これらの基質検出システムの明らかな欠点は，直接的な正確さに欠けていることである。酵素の特異的な活性を沈着性色素基質によって知ることは，不可能ではないにしても，難しさがある。

さらに付け加えると，修飾されて不溶性になった酵素は，立体的な障害や拡散的な問題から，最大速度でターンオーバーしない，というおそれがある。

実際的な色素の沈着は，不溶化に必要とされる結晶の大きさに依存しているが，沈着物が連続的に形成されると，立体的な障害を生じさせることになり，活性部位に基質が拡散しにくくなる可能性がある。また，ハイブリダイゼーションに使用する支持体の性質も，産物分子の沈着に影響を与える。

このように，標識ＤＮＡプローブの間接的な検出システムにおいて，酵素標識の検出性は，複合体がハイブリダイズしたレポーター基の部位に侵入していく能力や，それが到達した時の酵素のターンオーバー，沈着性産物の物理的な性質，などに依存している。

②アルカリホスファターゼ系

色素沈着測定法でのアルカリホスファターゼ（alkaline phosphatase，ＡＰ）の基質としては，従来，naphthol ＡＳＭＸ－phosphate とFast red ＴＲ salt[9]や，５－bromo－４－chloro－３－indolyl phosphate （ＢＣＩＰ）の単独使用[10),11]が愛用されていたが，McGadey[12]がＢＣＩＰとＮＢＴ（nitro blue tetrazolium）の組み合わせを報告してから，核酸プローブの検出[6]はもちろん，タンパク質のimmunoblottingの検出[11]にも，この組み合わせが利用されている。

図６・１に，ＮＢＴと共にＢＣＩＰを基質とした場合の，アルカリホスファターゼによる呈色

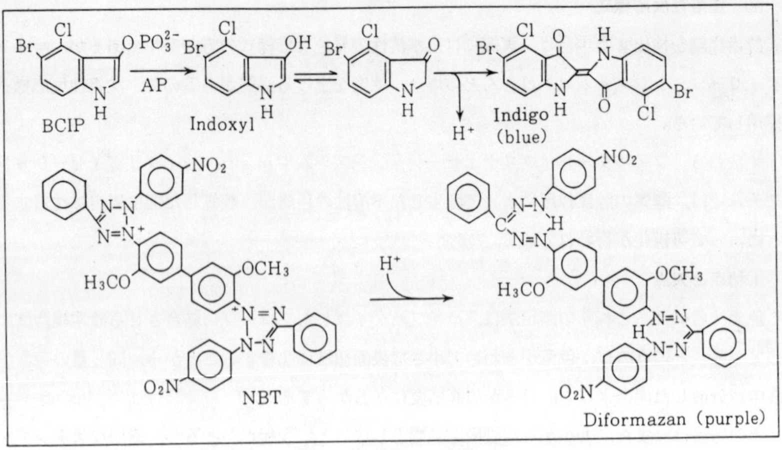

図６・１　アルカリホスファターゼの呈色反応

（ＮＢＴとＢＣＩＰを基質とした場合）

反応の要約を示した。

この反応では，まず，酵素がＢＣＩＰをindoxyl 化合物に変える。生じたindoxyl 化合物は沈着し，互変異性の結果，ケトン体を生じる。このケトン体は酸化され，二量体となって，青色のIndigoを形成する。二量体になる時に放出された水素イオンは，ＮＢＴ塩を還元して，それに相当する紫色のdiformazanを形成させる[8), 12)]。

このdiformazanは，アルカリホスファターゼ活性のある部位で，indigoと共に沈着する。したがって，バックグラウンドのレベルに影響することなく，ある量の酵素から得られたシグナルを増幅していることになる。

③ペルオキシダーゼ系

西洋ワサビペルオキシダーゼ（horseradish peroxidase，ＨＲＰ）の場合は，古くから使われている3,3′－diaminobenzidine（ＤＡＢ）を初め，３－amino－９－ethylcarbazol，4－chloro－１－naphthol，*o*－dianisidine，*p*－phenyl-enediamine/pyrocatecholなどの多くの基質から，直接，不溶性の着色物質を形成させることができる。

しかし，ペルオキシダーゼのこれらの基質は，最後の物質以外は全て発がん性物質であると考えられている。

④ガラクトシダーゼ系

β－D－ガラクトシダーゼ（β－D－galactosidase）の場合は，３－indoyl－β－D－galactopyranosideなどの組織化学染色用の基質を用いることができる[13]。

⑤酵素の比較

図6・2は，ＨＲＰおよびＡＰを結合した二次抗体を用いて，同一量の抗原，および，同一量の抗体を用いて得られた検出感度を，直接比較したものである[14]。その結果は，ＡＰ複合体は20～50pgの抗原でシグナルを検出できるのに対して，ＨＲＰシステムでは，200～500pgが検出限界であった。

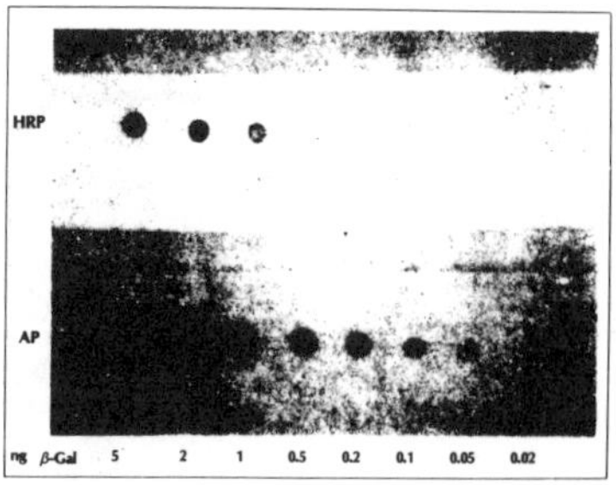

図6・2　ワサビペルオキシダーゼ（HRP）法，アルカリホスファターゼ(AP)法による呈色

検出感度以外にも，ＡＰ複合体は，二つの点でＨＲＰ複合体に優っている。

その一つは，ＡＰによる発色反応が持続的であることである。時間が増せば，バックグラウンドの色も濃くはなるが，ＡＰによる発色反応は，数時間から一昼夜持続するのに対して，ＨＲＰ複合体の場合は，基質不活化反応[15]のため，発色反応が長く続かず，効果的な反応時間は約30分である。したがって，二つの方法を比較して感度をみた場合，かなり大きな違いを生ずることになる。

もう一つの点は，ＡＰによって発色させたものは，時間と共に色があせてきたり，光をあてると褪色してしまうということがないことである。

一方，*in situ* ハイブリダイゼーションの場合は，ホスファターゼ（分子量＝140,000)よりも，ペルオキシダーゼ（分子量＝40,000）の方がタンパク質として小さいので，効率よく浸透して，ハイブリダイゼーション部位に到達しやすく，浸透性に関しては，ペルオキシダーゼの方が，*in situ* ハイブリダイゼーションの検出に適していると思えるが，著者らの実験した限りにおいては，アルカリホスファターゼでも，充分な浸透性が得られている[16),17]。

(3)　種々の検出系の検出感度

①ビオチン・アビジン系

酵素による間接的な検出システムとして,最初に証明されたものは，ＡＢＣ法(avidin－biotin complex 法）で，アビジンとビオチン化ペルオキシダーゼの巨大分子複合体を利用するものである(図6・3）。

この複合体は，ハイブリダイゼーション後の，ビオチン標識プローブにしっかりと結合することができる。そして，適当な基質を加えてやると，結合した複合体は，酵素の触媒作用によって，着色産物を沈着するので，可視化することができる[18),19]。

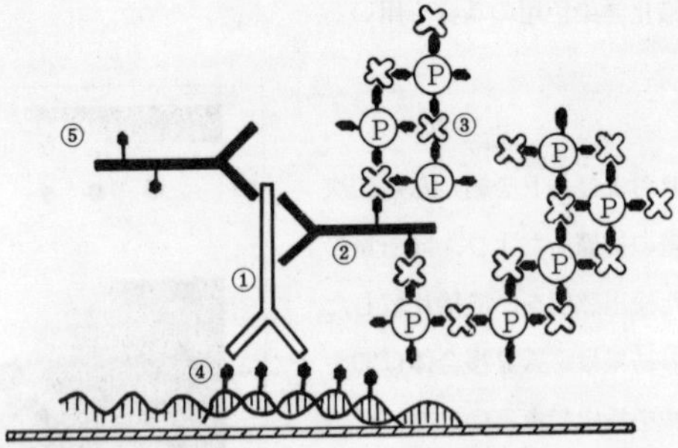

図６・３　ＡＢＣ法の原理図

①抗ビオチン一次抗体
②ビオチン標識二次抗体
③ＡＢＣ（strept avidin−biotin complex）複合体
④ビオチン標識プローブ
⑤一次抗体の別の部位を認識するビオチン標識二次抗体

：ビオチン，　：ストレプトアビジン，　：ビオチン化ペルオキシダーゼ

この西洋ワサビペルオキシダーゼを使用しているシステムは，Enzo社（Enzo Biochemicals, N.Ｙ.）から入手することができる。

比較的感度のよい，もう一つの検出システムは，ビオチンを化学的にアルカリホスファターゼに架橋して作製した，ビオチン化アルカリホスファターゼを，アビジンに結合させて行うシステムである[18)〜20)]。

このホスファターゼ複合体〔poly（ＢＡＰ）〕は，Southernブロットハイブリダイゼーションにおいて，ヒトのゲノムＤＮＡからアイソトープを使わずにシングルコピーの遺伝子を検出できることが示されている。よく似たホスファターゼ検出複合体が，Enzo社から市販されている。

現在では，前述の検出感度の高さ，反応産物の安定性などの点から，アルカリホスファターゼの方がよく使われる。

ビオチン標識した長鎖プローブを使って，アルカリホスファターゼで検出する間接法は，フィルターハイブリダイゼーションにおいて，よく放射性標識したプローブの検出法と比較検討されている。

たとえば，今では既に古くなったが，Wardの研究室の報告では，ドットブロットでアルカリホスファターゼ／アビジン検出系を使って，１時間のインキュベーションで，１〜10pgのプラスミドＤＮＡを検出している[19)]。また，他の研究グループは，ビオチン標識プラスミドとホスファターゼによる色素沈着反応で，10^5〜10^6コピーの標的ＤＮＡを検出している[21)〜23)]。

さらに，英国の２つの研究グループは，検出法を改善して，ニトロセルロースフィルター上で，10〜100fg オーダーのファージＤＮＡを検出している[24),25)]。Southernブロットハイブリダイゼーションでは，0.25μg のヒトゲノムＤＮＡからシングルコピーの遺伝子が可視化されている[24)]。

②合成プローブを用いるビオチン－アビジン系

合成オリゴヌクレオチドプローブに関しても，間接検出系が研究されている。

Murasugi and Wallace[26)]は，3′末端にビオチン化デオキシウリジン残基を１つ結合させたオリゴヌクレオチド（23mer)を作成している。この標識プローブは，ハイブリダイズさせた後に，アビジンとビオチン化アルカリホスファターゼで検出され，0.5 fmolのプラスミドＤＮＡを測定できることが示されている。

Chollet and Kawashima[27)]は，5′末端にビオチンを１つ結合させたオリゴヌクレオチドを合成している。彼らは，未修飾のプローブと比較して，ハイブリダイゼーションの強さの相違や，ハイブリダイゼーションの選択性について報告しているが，検出のレベルは２fmolである。

第３のグループは，^{32}Ｐ標識オリゴマーと比較して，5′末端標識した対応するビオチン化プローブが，同様のハイブリダイゼーションの性質を示すことを報告している。ただし，フィルターに固定した標的ＤＮＡ塩基配列の検出に関しては，感度が10倍低いという。この場合，この5′末端ビオチン標識プローブの検出限界は，アビジン/酵素複合体によるバックグラウンドの問題もあって，約0.4fmol の標的核酸である[28)]。

③標識抗体による検出

Tchen ら[29)] は，ＤＮＡプローブをハプテンで標識し，酵素標識抗体で検出できることを証明している。

すなわち，まず，λファージＤＮＡを*N*－acetoxy－*N*－２－acetyl－aminofluoreneでハプテン化し，この修飾プローブを，ニトロセルロース上にスポットした標的λファージＤＮＡ塩基配列にハイブリダイズさせ，その後，一次抗体でハプテンを認識させ，さらに，酵素標識した二次抗体を作用させて，ハイブリッドを検出したのである。

二次抗体には，酵素標識として，ペルオキシダーゼもしくはアルカリホスファターゼを結合させてあるので，発色基質を加えることによって，ハイブリダイズしたＤＮＡプローブを発色させることができる。

この方法で，彼らは２〜４pgの標的ＤＮＡを検出している。

1.3　蛍光検出系

蛍光分子は，完全に励起した状態では，毎秒数千の量子を放出するので，きわめて検出しやすい。ちなみに，^{32}Ｐのシグナル放出量は，0.05β／日の割合であり，ディテクターの感度が高いこともあって，蛍光標識の検出は，原理的には，酵素による発色系やアイソトープ検出よりも，高い感度が得られるはずである。

しかし，従来の蛍光検出系は，生物材料に由来するバックグラウンドの問題で限界があり，蛍光標識を利用した核酸ハイブリダイゼーションを研究している研究者は，あまり多くなかった。

なお，蛍光検出系は，標識の方法により，ＤＮＡプローブを直接標識する方法，蛍光色素で標識した抗体を用いる間接法，標識酵素により蛍光原基質を蛍光産物に変える間接法などに分けられる。

⑴　直接標識法

Hellerら[30] は，Herpes simplex virusのthymidine kinase遺伝子の一部に相補的な22mer の合成オリゴヌクレオチドを，プローブあたり１分子の割合で，Texas Red fluorophore で標識している。

彼らは，特殊な微量検出の技術を使って，蛍光プローブを小さな領域にフォーカシングし，ミクロフルオロメトリーで検出している。

この方法で行うと，バックグラウンドの蛍光を極端に減じることができる。また，このシステムは，増幅検出（たとえば酵素）を必要としないので，ほとんどすぐに行うことができる。一般には，検出に必要な時間は，わずか数秒間である。

理想的な条件下では，蛍光オリゴヌクレオチドプローブを，10^{-20} モルの範囲まで定量検出することが可能であるが，実際にハイブリダイゼーションによって検定した場合には，バックグラウンドのエミッションにより，10^{-17} モルの標的分子が検出限界である。ｐＨＳＶ106 プラスミドを標的塩基配列とした場合，100pg の標的塩基配列を，実際的なハイブリダイゼーションによる検定で検出することができる。

さらに，彼らは，この概念を拡張して，蛍光エネルギーを効率よくトランスファーすることのできるオリゴヌクレオチドプローブを作成している[31]。25mer から成る一連のオリゴヌクレオチドを，その骨格構造に沿って，様々な距離をへだてて（Ｎ＝１～Ｎ＝12ヌクレオチド単位），fluorescein （供与体発蛍光団）とTexas Red （受容体発蛍光団）を使って標識したのである。

５～６ヌクレオチド（20～30Å）の間隔で２つの発蛍光団（fluorophore)* が離れているプローブを， 490nm(fluoresceinのexcitation maximum）の波長の光で励起させて，620nm(Texas Redのemission maximum）の波長の光で観察すると，エネルギーのトランスファー効率が80％以上であるという。

＊　発蛍光団（fluorophore）

有機化合物上の発蛍光に関与する原子団。

古く1897年，R.Meyer は，O.N.Wittの発色団説にならって，経験的に下図の原子団を発蛍光団としてあげた。

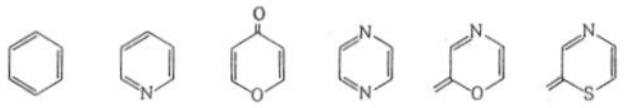

共役二重結合系をもち，平面構造を保つ意味において，これらの原子団は蛍光を示す一つの要因となるが，必ずしもこれらの原子団だけに限定されるものでなく，スチルベン，ジフェニルなど，その他多くの原子団が含まれる。また－ＯＨ，－ＯＲ，$-NH_2$，－ＮＲＲ′，Ｃ＝Ｏ，－ＣＮなどの基は，適当な位置に存在すると，発蛍光性をさらに強くする。

(2)　蛍光抗体法

抗体を，蛍光色素で標識して，間接的にハイブリッドを検出する系も開発されている[32),33)]。

Rudkin and Stollar[34)] は，蛍光抗体法によるアプローチで，ハイブリッドを間接的に検出している。

Poly(rA)・poly(dT)を感作して作成したウサギの抗体は，ＲＮＡ：ＤＮＡハイブリッドを非常に特異的に認識する。そして，これらの抗体は，ローダミンで標識した二次抗体（ウサギの免疫グロブリンに対して作成した抗体）で検出することができる。結合した複合体は，蛍光顕微鏡で観察することができる。

この方法のアプリケーションも報告されている[35)]。

この系は，従来，前記のバックグラウンドの問題もあって，あまり利用されていなかったが，最近，時間解析蛍光測定法（後述）が開発され，研究が盛んになってきた。

(3)　蛍光原基質変換法

標識酵素で蛍光原基質を変換させてＤＮＡプローブの検出を行う方法も開発されている。

これは，蛍光原基質（それ自体弱い蛍光はもっていることが多い）と，酵素による変換産物との間の相対的量子収量の差を測定するわけである。

発色系のところであげた３つの酵素は，いずれも，蛍光産物の形成を触媒することができる。

たとえば，アルカリホスファターゼの基質としては４－methylumbelliferyl phosphateが，β－D－ガラクトシダーゼの基質としては４－methylumbelliferyl－β－D－galactoside が，ペルオキシダーゼの基質としては *p*－hydroxy phenylacetic acid が用いられる。前２者は，加水分解によって生成する４－methylumbelliferone が，最後の基質は，酸化してできる２量体が，それぞれ強い蛍光を発する。

この方法は，きわめて感度がよく，標的ＤＮＡを定量測定することも可能である。

たとえば，４－methylumbelliferonは，リン酸化されている基質よりも，約 2,000倍強い蛍光を発するので，アルカリホスファターゼは，*K*m値がμmol の範囲で基質に対して1,000 U／mgの比活性を有している場合，10分間で，10μl の容量で，バックグラウンドの２倍の強さのシグナルとして，10^5 コピーのレベルのシグナルが検出できる。

一方，ガラクトシル化された基質の方は，産生物になっても，蛍光増強度は50倍にしかならないが，バックグラウンドは低く，開発されたβ－D－ガラクトシダーゼ結合抗体を用いる酵素免疫測定システムは，ラジオイムノアッセイよりはるかに感度が高いという[36]。

実際に，Nagataら[37] は，同じ基質を使い，アビジン／ビオチン化β－D－ガラクトシダーゼ複合体の系で，マイクロタイターウェルに固定したＤＮＡを検出している。発生した蛍光シグナルは，マイクロタイタープレート蛍光測定装置でモニターしているが，感度は，λＤＮＡでpgのレベルで，ほぼ^{32}Ｐ標識プローブで同等である。

1.4　化学発光検出系

化学発光（chemiluminescence)とは，化学反応に伴って生じるルミネッセンスのことである。つまり，化学反応によって，分子もしくは原子の電子が励起状態になり，これが基底状態に戻る時に放出する光，もしくは現象を，化学発光という。

例として，ルミノールの化学発光反応を図６・４に示す。

化学発光を生じさせるのは，主として$^1O_2$といわれているが，O_2^-や・ＯＨなども関係しているものと思われる。ルミノール（５－アミノ－2,3－ジヒドロ－1,4－フタラジン）は,アルカリ水溶液(pH８～10)中で，H_2O_2とペルオキシダーゼを反応させると，酸化されて，アミノフタール酸ジアニオンの励起状態になる。これが基底状態に戻る時に発光する（図６・５）。

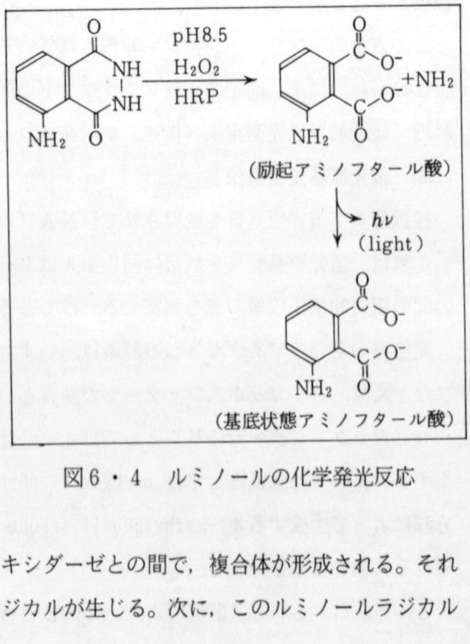

図６・４　ルミノールの化学発光反応

実をいうと，発光に関する詳細なメカニズムは，まだ，よくわかっていないが，一般的に受け入れられている反応のシェーマは，Misra and Squatrito[38]によるものである。

これによると，まず，オキシダントとペルオキシダーゼとの間で，複合体が形成される。それによってルミノールが酸化され，ルミノールラジカルが生じる。次に，このルミノールラジカルがさらに反応して，エンドペルオキシダーゼが形成される。このエンドペルオキシダーゼは，次に分解して，電子が励起した3－アミノフタール酸ジアニオンを生じる。この励起状態の3－アミノフタール酸ジアニオンが基底状態に戻る時に光を発する（図6・5）。

すでに，免疫学的検定法の分野では，いろいろな化学発光物質が標識に利用されている（図6・6）。

これらのうち，ルミノールおよびその関連物質は，酸化反応時に発光量の損失を伴うが，直接，タンパク質やハプテンに結合させることができるという利点がある。これに対して，アクリジニウム・エステルのような物質は，直接，タンパク質やハプテンに結合させることは難しいが，活性物質が他の分子と結合する時に，発光量の損失がほとんど無い，という特徴がある。

しかし，ルミノールもアクリジニウム・エステルも，酸化される時の発光反応において欠点がある。つまり，発光時間が非常に短く，ほんの数秒しか，もたないのである。

したがって，検体を検出する場合に，試薬を添加してからすぐに検知できるシステムで行わなければならない。これは，なかなか，至難の技である（特別な検出装置を開発すれば，別だが）。さらに，検出システムは完全に遮光しておく必要がある。

つまり，このような方法では，試薬の添加を素早く行って，ただちに混合する必要があるし，装置を開発するにしても，かなり複雑なものでなければ対応できないと考える。満

ペルオキシダーゼ + H_2O_2 ⟶ 化合物Ⅰ + H_2O
化合物Ⅰ + LH^- ⟶ 化合物Ⅱ + $L.^-$ + H_2O
化合物Ⅱ + LH^- ⟶ ペルオキシダーゼ + $L.^-$
$L.^-$ + O_2 ⟶ L + O_2^-
$L.^-$ + O_2^- ⟶ LO_2^{2-}
LO_2^{2-} ⟶ N_2 + AP^{*2-}
AP^{*2-} ⟶ Light ＋ 3-アミノフタール酸ジアニオン

図6・5　現在提唱されている，ペルオキシダーゼを触媒としてルミノールが化学発光する反応機構

LH^-；ルミノール
$L.^-$；ルミノールラジカル
O_2^-；スーパーオキサイドラジカル
LO_2^{2-}；ルミノールエンドペルオキシダーゼ
AP^{*2-}；励起状態の3－アミノフタール酸ジアニオン

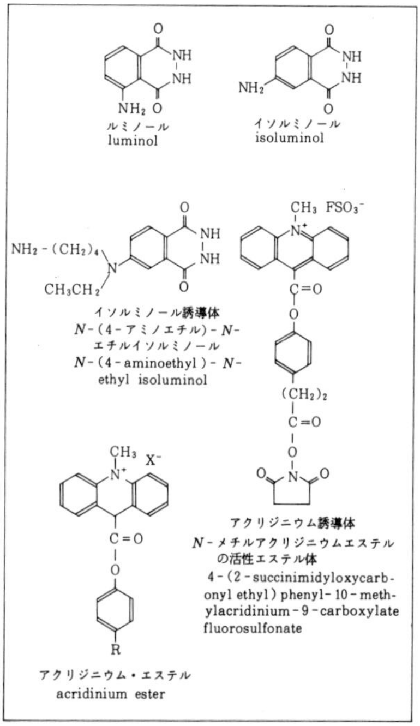

図6・6　免疫学的検定法に用いられている化学発光物質

足のいく精度を得るのも，なかなか難しいと思うのである。

そこで，注目されたのが，化学発光反応の触媒として西洋ワサビのペルオキシダーゼ（horseradish peroxidase, HRP）を使用し，これを標識物質として利用する方法である。酵素を触媒としてルミノールを酸化させ，発光させるのである（図6・7）。

この方法は，そのまま，DNAプローブの間接検出法にも応用できる。たとえば，ビオチン標識プローブでハイブリダイゼーションを行った後，西洋ワサビペルオキシダーゼ／アビジン複合体を作用させ，このペルオキシダーゼでルミノールを発光させ，検出するのである。

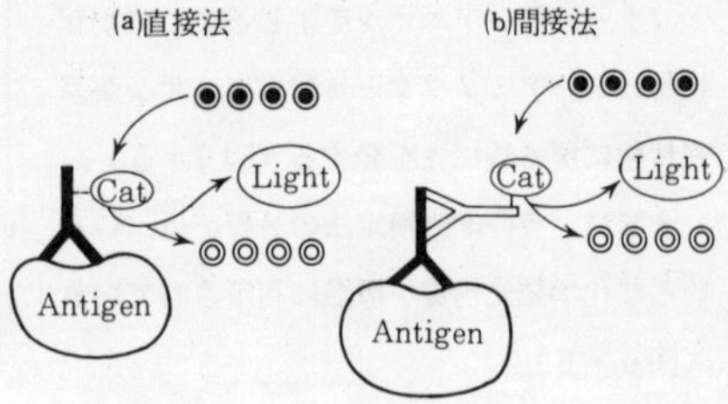

図6・7　免疫学的検定法における化学発光
⅄；一次抗体，　Y；二次抗体
◉；発光物質（例，ルミノール），◎；発光物質（光放出後），　Cat；触媒（例，HRP）

ただし，この方法では，発光量が少ないため，後述する増強化学発光法が登場するまで，実用性がなかった。

1.5　その他

ビオチン化プローブとアビジン複合体による凝集体を電子顕微鏡により観察して検出する細胞化学的方法も知られている。

Manning ら[39] は，ショウジョウバエの多糸染色体（polytene chromosome）* 分画に，ビオチン標識したショウジョウバエのrRNAをハイブリダイズさせて，これにアビジン結合ポリメタ

＊注）　多糸染色体（polytene chromosome, polytenic chromosome）

染色体が複製を繰り返すことによって多数の染色分体が生じるが，これらの染色分体が分離せずに平行な束になって巨大染色体として存在することがある。これを多糸染色体という。

双翅類の唾液腺や，食道，小腸の表皮，マルピギー管，神経細胞などに見られる。唾液腺細胞の染色分体繊維の数は，数百から千本以上にも達する。

各繊維の特異的な部位にある染色小粒が接合して，DNAが凝縮した横縞（band）と，比較的わずかなDNAを含む中間帯（interband）が交互に連なって存在する。

クリル酸粒子を結合させ，走査型電顕を使って検出している。

2　検出感度の増強法

今日のハイブリダイゼーション法は，主として感度が不十分であることから限界があり，いろいろと応用するには無理がある。

一般的には，^{32}Pを標識としてオートラジオグラフィーで検出する場合に，最も良い感度が得られる。この場合，一晩のハイブリダイゼーションで，24時間感光したときの検出限界は，10^4分子（2×10^{-20}モル）の標的核酸である。放射能をβ－カウンターで測定すると，感度は，10倍低くなる。たとえば，1kbのサイズのDNAプローブで，比活性が10^9 cpm/μgの10^5分子は，直接，放射能活性を測定すると，100 cpmである。

一方，非放射性標識法を用い，最終的に酵素で検出する場合は，直接，放射能活性を測定する場合よりも，一般に約10倍感度が低い（表6・2）。

しかし，既に何度も述べてきたように，アイソトープは危険性を伴い，標識物質そのものも，アイソトープの半減期が短いことから，日常検査の標識物質として使うには，制約がある。

そこで，以下には，非放射性標識検出系の検出感度を増強する方法について述べる。

表6・2　固定した標的DNAを検出する場合の非放射標識と感度

マーカー	検出試薬	最終産物	結　果	検出された標的塩基配列の量*	文　献
Biotin－dUTP	Avidin－alkaline phosphatase	沈着物	可　視	4 pg	19)
Biotin (chemical)	Streptavidin－alkaline phosphatase	沈着物	可　視	15 pg	21)
Biotin－dUTP	Avidin－β－galactosidase	可溶性物質（マイクロタイトレーション ウェル 内）	数　値	8 pg	37)
Biotin－dUTP	Streptavidin－peroxidase	化学発光物質	数値／可視	1 pg	40)
AAIF	Antibodies－alkaline phosphatase	沈着物質	可　視	5 pg	29)
AAIF	Antibodies－europium	時間解析蛍光物質	数　値	0.3 pg	41)
Enzyme	－	沈着物質	可　視	4 pg	42)
Biotin－dUTP	Streptavidin－alkaline phosphatase	沈着物質	可　視	40 ag	17)
Biotin－dUTP	Streptavidin－alkaline phosphatase	沈着物質	可　視	7.8 pg	16),43)

＊　文献19)，40)，37)，42)，29)，17)，43）は，プローブと固定した標的塩基配列が同じもので，λ－DNAかプラスミドのどちらかである。
文献21)，41)では，ハイブリダイズしないベクター塩基配列を含むM13クローンをプローブとして使用している。

2.1　標的核酸の増幅

検出感度の増強法としては，事前に標的核酸を増幅しておく方法と，事後に検出シグナルを増幅する方法があるが，前者については，第3章で述べたので，簡単に触れるにとどめる。

検査材料中には，検出目的とする標的核酸以外にも，たくさんの非関連物質が含まれている。たとえ，これらの材料の中から核酸だけを抽出精製したとしても，トータルゲノム核酸の中から特定の短鎖オリゴヌクレオチド塩基配列を検出するのは，至難の技である。

核酸ハイブリダイゼーション法の感度が不充分だということは，しばしば，微生物や細胞に，標的核酸が1～2コピーしか存在していないという事実に端を発している。

そこで，検出感度を上げる一つの方法として，細胞あたりのコピー数がたくさん存在している塩基配列を標的塩基配列として選び，これを同定することができるプローブを使う方法が考えられる。すなわち，いわば“自然界で既に増幅されている”標的塩基配列を同定するのである。

このような塩基配列の例として，細胞あたり数コピー存在している細菌のプラスミドや[44)]，リボゾームＲＮＡ[45)~47)]，　もしくは，寄生虫のゲノムのような繰り返しＤＮＡ塩基配列を挙げることができる[48)~50)]。

一方，さらに一般的に応用性があり，興味深いアプローチは，*in vitro* で，サンプル中の検出すべき標的分子の数を増加させることである。

これは，オリゴヌクレオチドプライマーとＤＮＡポリメラーゼを使って行うことができる。すなわち，この操作，ＰＣＲ(polymerase chain reaction)法では，標的ＤＮＡを変性し，その後，標的核酸の両方の鎖にプライマーをハイブリダイズさせ，さらに，ＤＮＡポリメラーゼによるプライマー延長反応によって，新しいヌクレオチド鎖を合成するのである。

このサイクルを約5分間続け，20回繰り返すことによって，標的分子を2×10^5倍に増幅することができる[51)]。詳しくは第3章で述べたので，そちらをご覧いただきたい。

2.2　検出シグナルの増幅

ハイブリダイズしたプローブから得られるシグナルは，ある程度いろいろな方法で増幅することができる。

たとえば，ニックトランスレーション法による均質標識の場合は，シグナルは，プローブ分子の大きさに比例するので，大きな分子を使用した方が利点がある。また，一般に，オリゴヌクレオチドは，サイズが小さいことから，検出感度が低いが，オリゴヌクレオチドの場合でも，その5′末端に放射性標識をテーリングすることによって，シグナルを30倍に増幅することができる[52)]。

また，フィルターハイブリダイゼーションでは，硫酸デキストランを加えることにより，反応速度を亢進することができる。この硫酸デキストランは，リアニールした2本鎖プローブのネットワークにより，検出シグナルを30倍に至るまで増加させることができる[53]。

この他の方法について，以下，やや詳しく紹介する。

2.2.1　酵素検出系におけるシグナルの増幅

酵素標識を用いた間接検出システムにおいては，ストレプトアビジンなどの二次反応以降の複合体を工夫することにより，シグナルの増幅が図れる。

たとえば，ビオチン化デキストランを検出する場合は，アルカリホスファターゼのポリマーにストレプトアビジンを結合させた複合体の方が，モノマーを使った場合よりも，シグナルを10～50倍，増幅することができる(BluGene™システム)[25]。

一方，Yasue and Awata[54]は，ニトロセルロース膜上に固定化したアルカリホスファターゼの検出感度をエンハンスするために，ＢＣＩＰとＮＢＴを使って検出するBlake ら[6]の方法を修飾して，２－acrylamide－２－methylpropanesulfonate（poly－ＡＭＰＳ）のホモポリマーとアガロースを，ＢＣＩＰとＮＢＴの混液に加えた。

poly－ＡＭＰＳとアガロースを加えると，アルカリホスファターゼをドットブロットしたニトロセルロースフィルター上に沈着する反応産物の量が増し，また，バックグラウンド（ドットブロットしていない部分）の呈色が妨げられる。約３倍程度の感度の増加がみられているが，反応手技が面倒なことと，検出に，37℃で24時間かけている点が難点である。

さらに，酵素的検出におけるシグナルは，酵素－基質サイクルを使って増幅するか，あるいは，第一次酵素反応の産物による引き金によって生じるカスケード反応（図６・８）を利用して増幅することができる。

このような引き金となる基質のイムノアッセイの例として，アルカリホスファターゼによるＮＡＤＰの脱リン酸によって産生される補酵素ＮＡＤ（ニコチンアミドジヌクレオチド）がある。

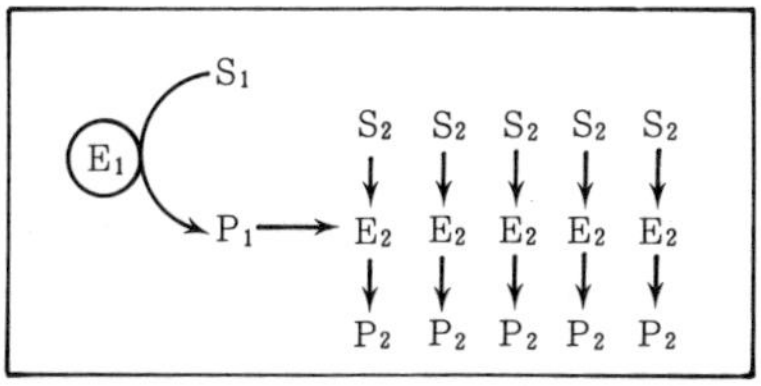

図６・８　連続酵素反応による増幅の原理

第一次酵素反応（E_1）の産物（P_1）が第二次反応のための引き金役となって，基質に作用し，測定しうる最終産物（P_2）を大量に産生させる。

ＮＡＤは，最終着色産物を多く生じる酸化還元反応サイクルのアクチベーターとして作用する[55]。

なお，これを利用した例を，本章3.２節と５章3.1.９節に示す。

2.2.2　時間解析蛍光測定法

ハイブリダイゼーションアッセイにおける検出感度の増加をはかる，もう一つの方法として，蛍光測定法の改良があげられる。

蛍光標識は，ディテクターの感度がより高いことから，酵素とかアイソトープを使って検出する場合よりも，原理的に高い感度が得られるが，従来，使われてきた蛍光標識法は，生物材料に由来する蛍光によるバックグラウンドの問題で，限界があった[56]。

そこで，開発されたのが，ランタニドキレートを利用した時間解析蛍光測定法（time－resolved fluorometry)である。

ランタニドキレートは，蛍光の半減期が長いために，時間をおくらせても測定することができ，この間，半減期の短いバックグラウンドの蛍光が消失するので，生物学的なアッセイの標識として将来性がある[57]。

⑴ 原　　理

時間解析蛍光測定法の基礎は，ランタニドの蛍光崩壊時間が例外的に長いということである。ユーロピウムのキレート化合物は，紫外線照射すると，励起されて蛍光を発する。そこで，比較的寿命の短い蛍光が消失するのを待って，これを，光量子(photon)カウンターで測定すれば，生物材料の蛍光測定において問題となる，バックグラウンドを解消することができる。

ユーロピウム(Europium ;Eu)その他のランタニドを標識として時間解析蛍光測定法(time－resolved fluorometry）を行った場合，理論的には，ラジオアイソトープよりも感度が高い。

時間解析蛍光測定は，免疫化学測定法に応用されて成功している。

時間解析蛍光免疫アッセイ法（ＴＲ－ＦＩＡ）では，Euは，ＥＤＴＡ誘導体とともに抗体に結合されている。免疫複合体が形成されてから，特異的に結合したEuを蛍光キレートに変えて，時間解析蛍光測定器で測定するのである。

図６・９に，ＴＲ－ＦＩＡの原理を示す。

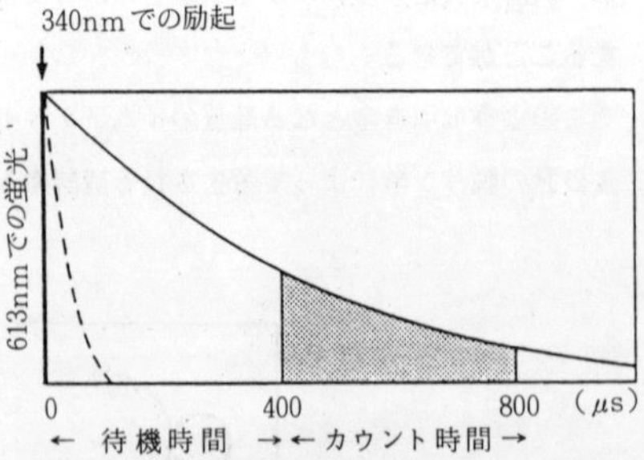

図６・９　時間解析蛍光免疫アッセイ法（ＴＲ－ＦＩＡ）の原理

崩壊時間が極端に長い蛍光化合物（たとえばランタニンドのキレート）は，紫外線照射すると，励起されて，光量子（photon）を放出するので（実線），これをカウントする。その間，寿命の短いバックグラウンドの蛍光（破線）は，先に崩壊してしまう。

このサイクルは，サンプルあたり１秒間に1,000 回くりかえされる。

(2) 核酸ハイブリダイゼーションへの適用

この方法は，検出系にランタニドを使うので，放射性標識に比べて多くの利点を有している。つまり，試薬は，アイソトープを使った場合よりも，ずっと安定である。また，理論的に，1分子あたりのシグナルが，放射能崩壊にともなうシグナルよりもずっと高い。

しかし，現在のところは，ランタニドをＤＮＡに重合させる方法が充分に解決されていないので，ハプテン標識したＤＮＡプローブを使い，検出は，免疫学的二段階反応を利用する。すなわち，ランタニドで標識した二次抗体を使うのである。

この方法を開発したのは，フィンランドのオリオン（Orion Genetic Engineering Laboratory, Helsinki, Finland)のグループで，プローブに抗原決定基（ＡＡＦ）を導入して，ハイブリダイゼーション反応を行った後に，免疫化学的に二つのステップで，そのＤＮＡプローブを検出した。つまり，まず，ＤＮＡプローブに特異的な抗体（一次抗体）を作用させ，次に，Euで標識した二次抗体を作用させるのである。

図6・10にその過程を図示した。

この方法は，相当する酵素検出法よりも，10倍感度が高いと言われている。

すなわち，一般に，ＤＮＡの検出に免疫学的手法を利用した場合は，アイソトープ標識したプローブを使った検出法よりも10倍感度が低いが，時間解析蛍光測定法をサンドウィッチハイブリダイゼーションに適用した場合は，アイソトープ標識法で，γ－カウンティングで検出した場合とほぼ等しい感度が得られている[42]。

つまり，時間解析蛍光測定法で測定すると，その反応環境からバックグラウンドの蛍光シグナルを排除することができるので，プラスミドｐＫＴＨ 1202(6.0kb)を標的とした場合，2×10^5～2×10^8コピーを検出限界として，高い感度で検出できた。時間解析蛍光による間接的検出法の感度は，蛍光標識そのものよりも，むしろリガンドと検出分子との反応によって限定されるという。

2.2.3　増強化学発光法

最近，前記の化学発光法の問題点を克服した増強化学発光法が開発されたので[58)~60)]，紹介する。

(1) エンハンサーの発見

西洋ワサビペルオキシダーゼ（ＨＲＰ）を利用する化学発光法において，もっとも重要な問題点は，通常，発光量がきわめて低く，検出しうるほどの発光量が得られていないことであった。

この問題は，バーミンガムのウルフソン・リサーチ ラボラトリーズ（Department of Clinical Chemistry, Wolfson Research Laboratories,University of Birmingham, B15 2ＴＨ, England）の研究陣によって解決された。彼らは，ルミノールの酸化によって生じる光を増強する一連の化学物質（エンハンサー）を発見したのである。

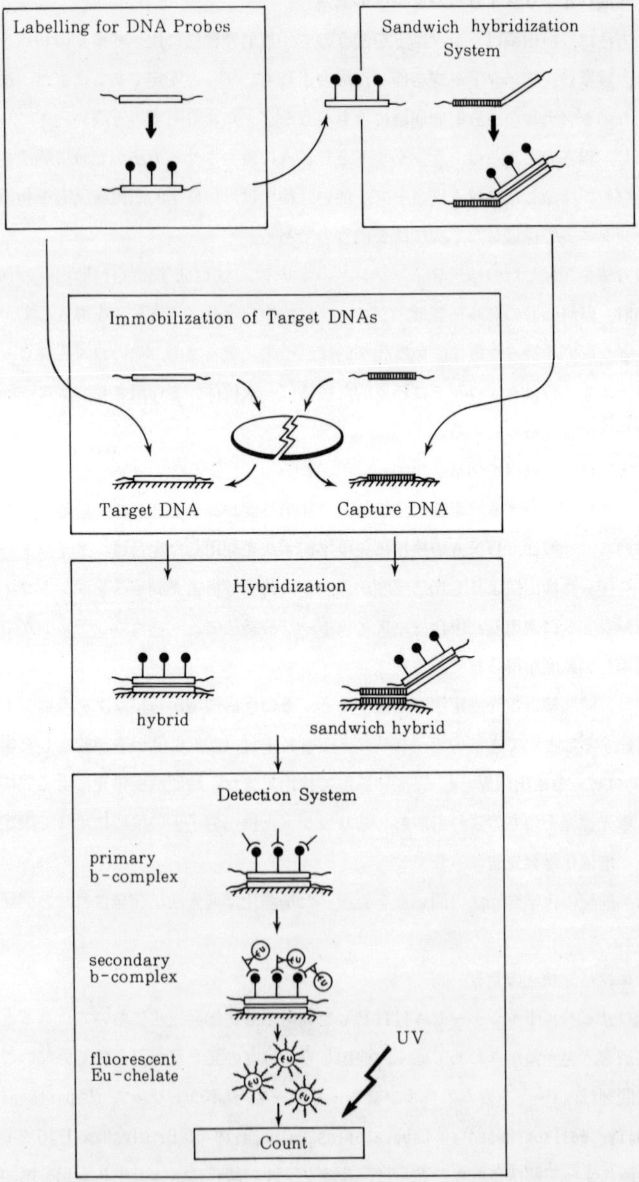

図6・10　時間解析蛍光測定法によるＤＮＡハイブリッドの定量

このエンハンサーをシステムの中に組み込めば，この反応を，有効に活用することが可能であると考えられた。事実，免疫学的な検査法のシステムでは，光度も高く，持続時間も長い発光が可能になった（図6・11）。

このエンハンサーによる増強作用は，西洋ワサビのペルオキシダーゼ（ＨＲＰ）に特異的で，他の物質やバックグラウンドには影響がない。たとえば，最初に発見されたエンハンサーである，ホタル由来のルシフェリンは，ブランクとしてのアッセイ試薬に由来する発光を抑える効果があり，これを加えると，Ｓ／Ｎ（シグナル対ノイズ）比が非常に高くなる（表6・3）。

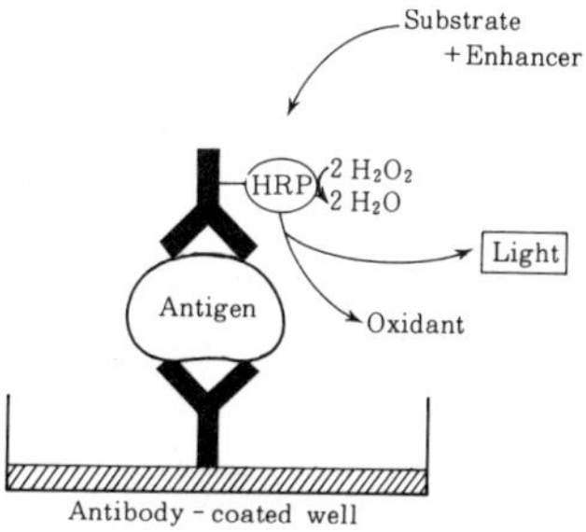

図6・11　免疫学的増強化学発光検査法の原理

表6・3　エンハンサーとしてのホタル・ルシフェリン[61)]

ホタルのルシフェリン

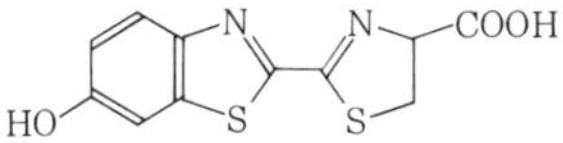

発光（mV）

基　質	エンハンサー	バックグラウンド	HRPを加えた場合	Ｓ／Ｎ比
ルミノールと過酸化物	−	1.5	77	51
ルミノールと過酸化物	＋	0.25	570	2280

表6・4　各種化学物質のエンハンサーとしての機能

	エ　ン　ハ　ン　サ　ー	60秒後の光の強さ	光の増強度	バックグラウンドの減少度（％）
	DMSO（コントロール溶媒）	11	—	0
①	ホタル・ルシフェリン	2460	224	96.7
②	デヒドロルシフェリン	6990	636	96.9
③	6－ヒドロキシベンゾチアゾール	7340	667	98.9
④	2－シアノ－6－ヒドロキシベンゾチアゾール	750	68	95.9
⑤	ベンゾチアゾール	8	—	—
⑥	6－メトキシベンゾチアゾール	10	—	94.5
⑦	2－アミノ－6－ヒドロキシベンゾチアゾール	8	—	99.9
⑧	2－アミノ－6－メトキシベンゾチアゾール	6	—	95.0
⑨	2，6－ジヒドロキシベンゾチアゾール	5	—	99.5
⑩	2－シアノ－6－エトキシベンゾチアゾール	2	—	96.3
⑪	6－エトキシルシフェリン	4	—	99.7

(2) エンハンサー

その後，ルシフェリン以外の関連物質にも，エンハンサーとしての機能があることがわかった（表６・４）。

各種ルシフェリン関連物質の化学構造を調べてみると（図６・12），増強効果のある化合物に共通する点がはっきりしてくる。それは，どれも６位にＯＨ基を有していることである。

ホタルのルシフェリン（図６・12の①）は，ベンゾチアゾール基の２位にチアゾール環が結合しているが，これを取ってしまっても（６－hydroxybenzothiazole），エンハンサーとしての効果

① Firefly luciferin (2460)
4, 5-dihydro-2-(6-hydroxy-2-benzothiazoryl)-4-thiazolecarboxylic acid

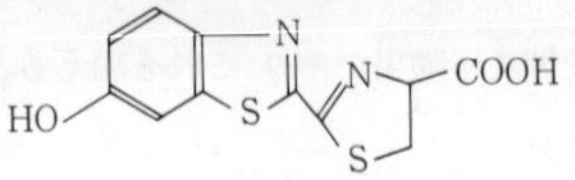

② Dehydroluciferin (6990)

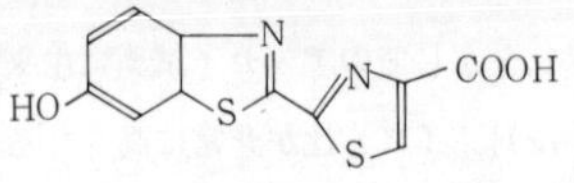

③ 6-Hydroxybenzothiazole (7340)

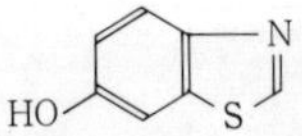

④ 2-Cyano-6-hydroxybenzothiazole (750)

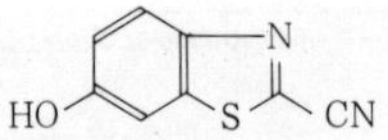

⑤ Benzothiazole (8)

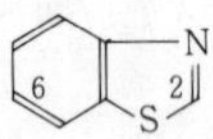

⑥ 6-Methoxybenzothiazole (10)

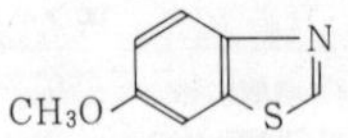

⑦ 2-Amino-6-hydroxybenzothiazole (8)

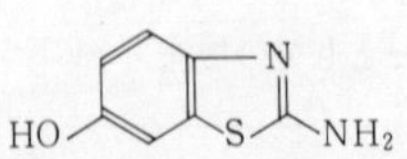

⑧ 2-Amino-6-methoxybenzothiazole (6)

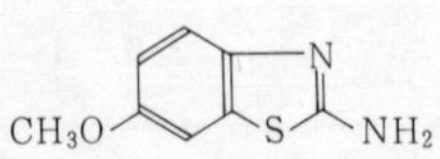

⑨ 2, 6-Dihydroxybenzothiazole (5)

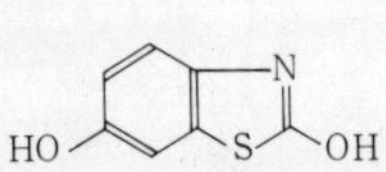

⑩ 2-Cyano-6-ethoxybenzothiazole (2)

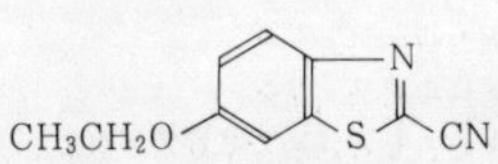

⑪ 6-Ethoxyluciferin (4)

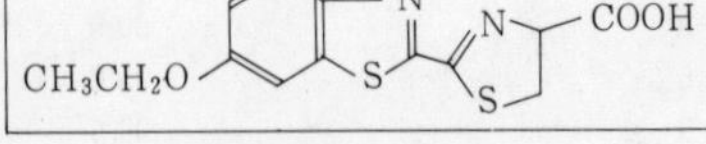

（　）内は60秒後の光の強さ

図６・12　エンハンサーおよび関連物質の化学構造（Ⅰ）　— ルシフェリン関連 —

がある（図6・12の③）のに対し，この6－hydroxybenzothiazole（図6・12の③）の6位のOH基をとってしまったbenzothiazole（図6・12の⑤)は，まったくと言ってよいくらい，エンハンサーとしての効果を失ってしまう。また，6位のOH基を他の原子団に置換した場合，たとえば，メトキシル基置換体（図6・12の⑥）や，エトキシル基置換体（図6・12の⑩と⑪）も，やはり，エンハンサーとしての機能を失ってしまう。さらに，たとえ6位にOH基を有していても，2位に，アミノ基とか（図6・12の⑦），水酸基が結合したもの（図6・12の⑨）では，全くエンハンサーとしての効果を発揮しなくなってしまうし，シアノ基が2位に結合した場合でも（図6・12の④），かなり効果が減弱してしまう。

一方，表6・5にも示したが，フェノール類やナフトール類にも，エンハンサーとしての機能を発揮するものがあることがわかった。特に，図6・13の上段にかかげた，*p*－phenylphenolや，1,6－dibromonaphth-2-ol，*p*－hydroxycinnamic acid，*p*－iodophenol，1－bromonaphth－2－olは，前述の6－hydroxybenzothiazol よりも，mol あたりの，エンハンサーとしての機能が強い。

表6・5　エンハンサーとしてのフェノール類およびナフトール類

エンハンサー	加えたエンハンサーの量（n mol）	30秒後の光の強さ（mV）	molあたりの光の強さ
コントロール	—	11	—
p－フェニルフェノール	22	5830	265
1,6－ジブロモナフス－2－オール	22	2401	109
p－ヒドロキシシンナミック酸	45	2317	51
p－ヨードフェノール	408	3056	7.5
1－ブロモナフス－2－オール	22	651	29.6
6－ヒドロキシベンゾチアゾール	45	297	6.6
p－ブロモフェノール	408	1379	3.4
p－クロロフェノール	408	1190	2.9
2－クロロ－4－ブロモフェノール	408	555	1.4
2,4－ジクロロフェノール	408	165	0.4
3,4－ジクロロフェノール	408	82	0.2

(3)　増強効果のメカニズム

エンハンサーを加えて増強した光は，かなり強く，一定で連続的である（図6・14）。したがって，時間的に余裕をもって，シグナルを測定することができる。また，必要な場合には，何回でも測定することが可能である。

発光の増強効果に関するメカニズムは，現在のところ，まだ，よくわかっていない。

ルミノールを基質として，HRPで発光する光の波長は，エンハンサーで増強した場合でも，増強しない場合でも，まったく同じで，λ_{425nm} である。興味深いことに，これは，エンハンサ

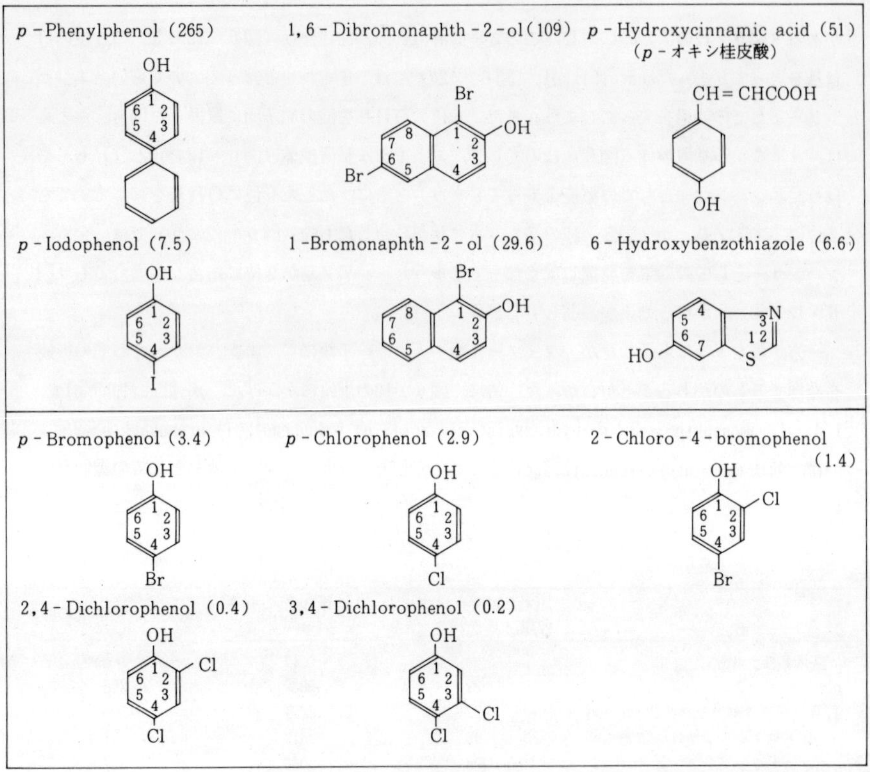

(　) 内はmol あたりの光の強さ

図6・13　エンハンサーおよび関連物質の化学構造（Ⅱ）— フェノール類・ナフトール類 —

ーの種類をかえても，まったく変わらない。また，他のルミノール誘導体を基質としても，同様のことが言える。

したがって，エンハンサーが化学発光反応において果たす役割については，いまだに正確にはわからない点が多い。しかし，少なくとも，エンハンサーは，効率のよい発光体になるとは思えないし，ルミノールと複合体を形成するわけでもない。また，効率のよい発光剤としての働きをすることもないようであ

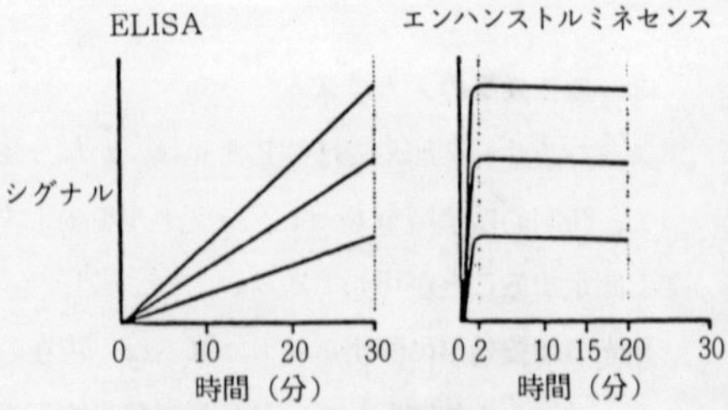

図6・14　増強化学発光反応の特徴

る。

先に示したように，エンハンサーを用いずに行う化学反応，すなわちH_2O_2，ルミノール，ＨＲＰの系で生じる発光の機序も，非常に複雑であることを思い起こしていただきたい。すなわち，図6・5に示したように，いくつもの反応を経て，最後に発光が起こるのだが，この複雑な反応過程には，いくつもの律速段階がある。エンハンサーは，この律速段階の，あるステップに関与しているものと思われる。

そのステップや反応速度の促進機構などについては，現在，研究が進められているが，ここでは，このくらいにして，増強化学発光法による遺伝子検出システムの原理を簡単に述べようと思う。

(4)　増強化学発光法による遺伝子検出システムの原理

図6・15に，わかりやすいように，このシステムの原理図を示した。このシステムは，*in situ* ハイブリダイゼーションには適していない。

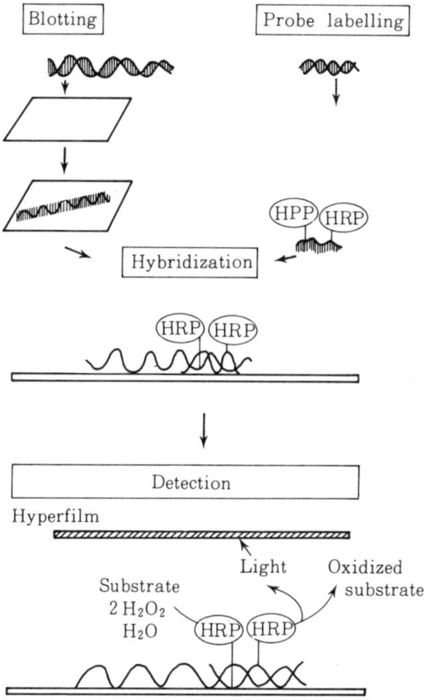

図6・15　増強化学発光法による遺伝子検出システムの原理

図でもわかるように，このシステムの大まかなステップをいうと，①ブロッティング，②プローブの標識，③ハイブリダイゼーション，④検出ということになる。以下，この順に簡単に説明を加えたいと思う。

①ブロッティング

増強化学発光遺伝子検出システムは，Southern-，Northern-，コロニー，プラーク，およびドットブロットの各ハイブリダイゼーションに使用することができる。使用するニトロセルロースフィルターとしては，Hybond－ＥＣＬがもっともよい。

熱変性もしくはアルカリ変性して，フィルターにブロッティングする。

②プローブの標識

プローブとしてのＤＮＡフラグメントに，標識溶液を加える。これにグルタールアルデヒドを加えると，西洋ワサビペルオキシダーゼ（horseradish peroxidase）が，20分以内にプローブに固定される。

37℃で10分間，反応させればよい（図６・16）。

③ハイブリダイゼーション

標識したプローブを，①に示したブロッティングフィルターに加えて，一昼夜，ハイブリダイゼーション反応を行う。この時，特別に調製したハイブリダイゼーションバッファーを使用する。

④検出

ハイブリダイズしたブロッティングフィルターを洗浄バッファーで洗い，その後，検出溶液に浸す。この時，ペルオキシダーゼ・ルミノール反応が起こり，引き続いて，プローブが結合した場所でルミネッセンスが見られる。

この生じた光を，Ｘ線フィルム（Hyperfilm －ＥＣＬ）で検出するのである（図６・17）。

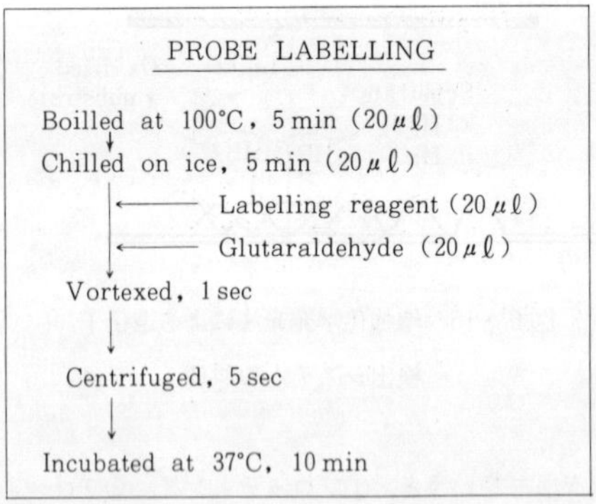

図６・16　プローブの標識法

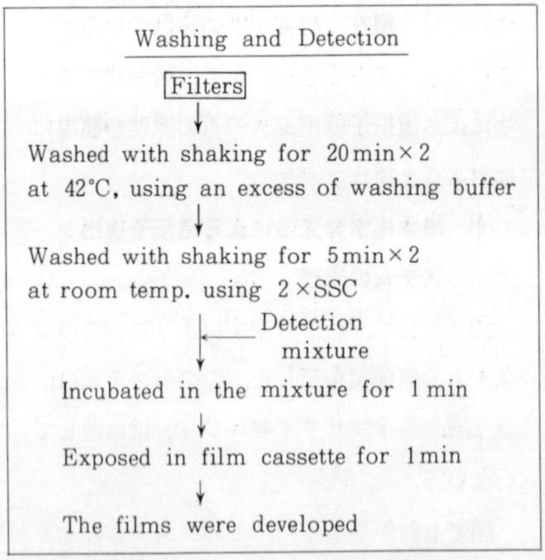

Washing and Detection
Filters
Washed with shaking for 20 min×2
at 42°C, using an excess of washing buffer
Washed with shaking for 5 min×2
at room temp. using 2×SSC
Detection mixture
Incubated in the mixture for 1 min
Exposed in film cassette for 1 min
The films were developed

図６・17　フィルターの洗浄と検出操作

⑸　特徴

この新たに開発した遺伝子検出システムの特徴は，従来の方法と同様に，プローブ標識とハイブリッド検出という，二つの操作から成るが，どちらの操作も，非常に迅速に行うことができることである。

ちなみに，プローブの標識は，約20分あれば充分である。また，ハイブリダイゼーション後のプローブの検出は，フィルターの洗浄に20分×２回＋５分×２回＝50分，検出試薬を加えて１秒，実際のＸ線フィルムの検出に１秒，という早さである。

⑹　**実験操作**

表6・6に，実験操作の大まかな手順を示す。

以下，実験操作の手順を紹介するが，電気泳動やブロッティングなど，他の方法と共通し，遺伝子操作実験の経験者ならよく知っている点については，本書では省略し，プローブの標識のところから述べる。より詳しい手順や注意点については，別のところ[59]で書いたので，そちらを参考にされたい。

①標識プローブの調製

以下に，標識プローブを調製する手順を示す。

⑴DNA希釈バッファーを使って，DNAをを 0.2μg/20μl (10ng/μl)に希釈する。

DNAの量は，ブロットしたフィルターのサイズによって異なる。

DNAサンプルの塩濃度は，10mM以上になってはならない。λ*Hind*Ⅲ DNAコントロールは，すぐに使用できるように希釈されている。

なお，この時点で，“プレハイブリダイゼーション”を始めるとよい（次項を参照のこと）。

⑵2本鎖DNA溶液を，5分間，煮沸する。

⑶次に，DNA溶液を，5分間，氷中で冷却する。

⑷冷却して，一本鎖になっているDNAに，DNA標識試薬（Amersham社）を等量加え，よく混合する。

たとえば，0.2 μg DNA／20μl (10ng/μl)の液だったら，20μl の標識試薬が必要である。

⑸標識試薬と等量のグルタールアルデヒド液を加える。そして，Vortex mixer等を使って，きわめて短時間で，簡単に，しかも完全に混合する（1秒）。

たとえば，20μl のDNA溶液＋20μl の標識試薬には，20μl のグルタールアルデヒド液が必要である。

⑹反応バイアルを，ミクロセントリフュージで簡単に（5秒間）遠心し，反応混液をチューブの底にセットし，37℃，10分間，インキュベートする。すぐに使用しない場合には，短時間（た

表6・6　増強化学発光法による遺伝子システムの手順とそれに要する時間

1日目	電気泳動 ゲルプロセッシング キャピラリーブロッティング（1晩）*1
2日目	ブロットフィルターのベーキング プローブの標識 プレハイブリダイゼーション オーバーナイトハイブリダイゼーション*2
3日目*3	ブロットフィルターの洗浄 シグナルの発生／検出

*1）真空ブロッティング装置（たとえば，ファルマシア製のVacu Gene)を使用すれば，ブロッティングの時間を短縮することができる。
*2）42℃で1晩，ハイブリダイゼーションを行うことが標準的だが，時間を短縮することも可能である。しかし，時間を短縮すると，全般的にこの実験系では，感度が低下する嫌いがある。
*3）3日目の操作は，午前中に行うことができる。感光時間は，先にも述べたように，一般に使用している^{32}Pの場合よりも，はるかに短くてすむのが特徴である。

とえば，10〜15分間）なら，氷中に置いておくことができる。

標識プローブを作成する際には，後に述べるように，標識検定法を使ってチェックすることが成功の鍵である。しかし，この段階で行うと，時間が遅れるので，次の操作を，とりあえず急いでやる必要がある。プローブ標識のチェックをする必要がある場合は，ハイブリダイゼーションを行っている最中に行うとよい（後述）。

②ハイブリダイゼーション

いよいよハイブリダイゼーションを行う。以下に，手順を示す。

(1)ハイブリダイゼーションバッファー（Amersham社）にNaCl（Analytical grade）を加えて，ハイブリダイゼーション反応に最適な塩濃度に調整する。

至適なハイブリダイゼーションの条件は，それぞれ使用するプローブによって異なる。至適なNaCl濃度がわからない場合は（あるいは，まだ至適な塩濃度を決定していない場合は），0.5 MのNaCl濃度で，よい結果が得られる。ゆっくりと加温しながら，攪拌すると，NaClを溶かすことができるが，42℃以上に温度を上げないように注意する必要がある。

バッファーは，1本のボトルに 500ml入っているので，一本あたり，14.61gのNaClを加えれば，0.5M NaCl濃度のハイブリダイゼーションバッファーが得られる。

(2)このNaClを添加したハイブリダイゼーションバッファーにフィルターを浸し，振盪しながら，42℃で，少なくとも10分間，プレハイブリダイゼーションを行う。

これを行う時は，あらかじめ，ハイブリダイゼーションバッファーを42℃に加温して，成分をよく溶解させておくことが大切である。一度よく溶解させたら，少量ずつ使いやすいように小分けにして，使用時まで凍結しておくとよい。15mlビンに小分けすれば，くりかえし温めたり，冷やしたりするのに都合がよいし，凍結した状態から容易に溶解させることができる。

ハイブリダイゼーションバッファーは，メンブランフィルター1 cm^2 あたり0.25mlになるように使用する。小さなフィルターの場合は，フタのついたプラスチック箱中にハイブリダイゼーションバッファーを入れて行うとよい。フィルターが大きい場合は，プラスチックバックを使用するとよい。

(3)プレハイブリダイゼーションに使ったバッファーを捨てて，新しいハイブリダイゼーションバッファーを入れる。これに，標識ＤＮＡプローブ溶液を，直接メンブランフィルターに触れないように加え，穏やかに混合する。

ハイブリダイゼーションには，プローブの最終濃度として，20ngＤＮＡ／mlが必要である。ハイブリダイゼーション溶液は，メンブランフィルター1 cm^2 あたり0.25mlで使用するとよいので，たとえば，100cm^2のブロットメンブランに対しては，0.5 μg のＤＮＡが必要となる。

⑷振盪しながら（約60ストローク／分），42 ℃でインキュベートする。そして，そのまま，42℃で一昼夜，インキュベートする。

42℃の温度が大切である。これ以上高い温度だと，ＤＮＡ標識試薬の酵素成分に有害である。振盪式のwater bathを使用することが望ましい。われわれは，振盪せずに，普通のwater bathで行っている。

なお，ハイブリダイゼーションに箱を使用する場合は，テープでしっかりと封じて，充分に耐水性であることを確認することが大切である。

③メンブランフィルターの洗浄

ハイブリダイゼーションの終わったメンブランフィルターを，以下の手順で洗浄する。

⑴ハイブリダイゼーション溶液からフィルターを取り出し，過剰の洗浄バッファーが入っている容器の中に入れる。

必要な場合，最初の洗浄バッファーの最終濃度を，0.5 ×ＳＳＣ（～0.1M Ｎａ$^+$）に下げることができる。

少なくとも，メンブランフィルター１cm^2 あたり２ml以上の量のバッファーで洗浄する。容器の大きさにも問題があるが，フィルターが充分によく動く程度の液量を必要とする。

この洗浄バッファーは，４℃でも安定で，３カ月間保存することができる。

⑵20分間，42℃で，振盪しながらインキュベートする。

振盪機付きのwater bathを使用するとよい。ハイブリダイゼーションを行った時と同様に，洗浄温度を42℃以上に上げないことが大切である。

⑶洗浄バッファーを捨てて，等量の一次洗浄バッファー（尿素360g/ℓ，ＳＤＳ4g/ℓを含む 0.5 ×ＳＳＣ）で置き換える。さらに，20分間，42℃で振盪しながら，インキュベートする。

⑷洗浄バッファーを捨てて，フィルターを新しい容器に入れ換え，過剰の二次洗浄バッファーを加える。

二次洗浄バッファーは，２×ＳＳＣで，少なくとも，フィルター１cm^2 あたり２mlの液量を使用する。このバッファーは，４℃で３カ月間は安定である。

⑸室温で５分間，振盪しながらインキュベートする。振盪機を使用するとよい。

⑹洗浄バッファーを捨てて，等量の二次洗浄バッファーで置き換える。室温で５分間，振盪しながら，さらにインキュベートする。

④シグナルの発生と検出

最後に，シグナルの検出を行う。

以下に，操作の手順を示すが，とにかく，検出溶液にフィルターを浸したら，迅速に操作を行うことが大切である。

すべての操作は，暗室で行うが，赤色安全燈下で行えば，作業は容易に行える。

器具としては，Ｘ線フィルムカセット，サランラップ，タイマー，それにHyperfilm ＥＣＬのようなオートラジオグラフィー用のフィルムが必要である。

(1)検出溶液１と２（Amersham International社）を用意する。そして，検出溶液１と検出溶液２を等量ずつ混合して，フィルターが充分に浸るように各溶液の容量を決定する。

フィルターあたり，最終容量が0.125ml/cm^2 になるように調整する。

(2)洗浄したフィルターから，過剰なバッファーを取り除いて，新しい容器の中に入れ，これに，上述のように作成した検出バッファーを直接，加える。放置してフィルターを乾かさないことが大切である。

別の方法として，過剰な洗浄バッファーを取り除いたフィルターに，半分量の検出溶液２（0.0625ml/cm^2）を加えて平衡化させ，これに同量の検出溶液１を加えて，穏やかに振盪しながら，よく混合する，という方法もある。

(3)室温で時間を計り，１分間，インキュベートする。

(4)過剰の検出バッファーを取り除き，サランラップでフィルターを包むか，あるいは，ポリテンが片面にはってある用紙片（たとえばWhatman “Benchkote”)の上にフィルターを置いて，サランラップで周囲を覆う。これに空気抜けの穴を開けて，平らにする。

過剰のバッファーや気泡を取り除き，平らにすることが大切である。

(5)ＤＮＡがついている方を上にして，フィルターをフィルムカセットにセットする。フィルターをブロットしてから，フィルムに感光させるまでの時間は，機敏に作業して，極力，短時間に済ませることが大切である。

フィルムカセット内に検出試薬がくっつかないように，充分に注意する必要がある。フィルムは決して濡らしてはならない。

(6)オートラジオグラフィーフィルム（たとえば，Hyperfilm ＥＣＬ）をフィルターの上に置いて，カセットを閉じ，タイマーをセットして，１分間，感光させる。

赤色安全燈をつけていれば，時間の測定やフィルムのセットなど，作業が容易に行える。必要な場合は，あらかじめ，Hyperfilm ＥＣＬをフラッシュして使うとよい。

(7)フィルムを取り出して，すぐに未感光のフィルムと入れ換え，再びフィルムカセットを閉じて，タイマーをセットする。

最初のフィルムを現像して，像のでき具合によって，２枚目のフィルムの感光時間を設定する。２枚目のフィルムの感光時間は，10分間から１時間に至るまで，いろいろである。

(8)適当な時間，２枚目のフィルムを感光して，現像する。

これは，バンドのシグナルの強さによって決定する。

(9)結果について解釈する。

⑤標識したプローブの検定

①で述べたように，標識プローブの検定が，全体の操作における成功のポイントである。

標識したプローブの検定には，スロットブロットやドットブロットマニホールドを使うと，よい結果を得ることができる。

このような器具を活用することができない場合は，手で行わなければならないが，その場合は，容量や希釈の程度を変える必要がある。

以下に操作の手順を示す。

(1)ＴＥバッファー（10mM Tris，１mM ＥＤＴＡ，pH 8.0）に，2.5%の割合でミルクを溶かし，これに，２枚の濾紙（ＤＥ81）を，室温で１時間，浸す。

ブロッキングする前に，スロット／ドットブロッターに合うように，濾紙をカットする。

(2)標識したプローブを１μｌ取って，１mlの１％ＢＳＡ／ＴＥバッファーに加え，ボルテックスでよく混合する。

(3)希釈したプローブを，20μｌ，10 μｌ，5μｌ ずつ取って，それぞれ，１％ＢＳＡ／ＴＥバッファーを１mlずつ入れたエッペンドルフバイアルに入れ，ボルテックスでよく混合する。

最終希釈液は，8.3pg/50μｌ，4.2pg／50μｌ，1.2pg/50μg となる。

(4)ＤＥ81濾紙２枚を使ってブロッティング装置を組み立て，吸引して，過剰のブロッキング液を取り除く。

吸引は穏やかに行うこと。吸引量を減らす場合は，途中のチューブにair bleed を取り付ける。

(5)３段階に希釈したプローブを50μｌ ずつ，マニホールドのウェルの中に入れて，濾紙を介してサンプルが吸い込まれるまで，穏やかに吸引を続ける。

(6)２枚の濾紙を取り出し，下の方にセットした濾紙は捨てる。サンプルを含んでいる濾紙部分を切り取り，サンプル部分を上にして，プラスチック箱もしくはトレイの中に入れる。

濾紙を取り扱う時は，充分に注意して，裂けたりしないように気をつける必要がある。

(7)次の順で，静かに振盪しながら濾紙を洗浄する。

○0.5 Ｍ　Na_2HPO_4液　　５分間×４回

○精製水　　１分間×１回

濾紙が充分に浸るように，約５mmぐらいの深さになるように洗浄液を入れる。洗浄すると，フィルターに結合したプローブは，そのまま残り，未反応のＤＮＡ標識試薬のみが取り除かれる。

⑻濾紙を洗っている間に，さらに2枚のＤＥ81濾紙をカットして，精製水に浸し，ブロッティングマニホールドにセットする。

⑼ステップ⑸に示したように，プローブ希釈液を50μl ずつウェルに入れて，濾紙を介して吸引する。

⑽濾紙を取り出し，底部の濾紙を捨てて，サンプルを含む部分を切り取って，乾いたプラスチック箱もしくはトレイの上に置く。

使用する容器は，前のすでに洗った濾紙と今回の濾紙が重ならないように，充分な大きさを有していること。

⑾検出溶液1と検出溶液2を等量ずつ混ぜて，その混液を，2枚のフィルターが充分に浸るように加える。

検出溶液1と2は，フィルターあたり，最終容量が0.125ml/cm² になるように加える。

洗浄した濾紙を取り出す時は，充分にバッファーを取り除くこと。

⑿検出溶液を加えたら，静かに振盪しながら，3分間，インキュベートする。

⒀ Whatman 3 MMの濾紙の上で，それぞれＤＥ81濾紙を，5～10秒間，ブロット（吸湿）する。

⒁2枚のサランラップで濾紙をサンドウィッチにし，暗室にもっていく。

オートラジオグラフィーのカセットに合うように1枚のカードを切って，サランラップで覆い，台紙とする。これは，被検濾紙の台紙として，何回も使用することができる。

⒂暗室で，濾紙の上に，Hyperfilm ＥＣＬを置いて，5分間，感光する。

⒃フィルムを取り出して現像し，スロットもしくはドットのシグナルの強さをチェックする。

プローブの希釈段階によって，3つのシグナルの強さが，はっきりと識別できるように，フィルムを感光することが大切である。

⒄必要な場合は，5分間の感光時間を基準にして，その前後の時間で，2枚目のフィルムを感光する。

⒅結果を判定する。

洗浄した濾紙（プローブのみ）のスロット／ドットのシグナルの強さと，洗浄していない(total label)濾紙のシグナルの強さを目で見て比較し，定量的にプローブ標識の効率を決定することができる。デンシトメーターでスキャンニングすれば，より定量的に比較することができる。

目で見て比較するだけで，洗浄したプローブの示すシグナルの強さと等しいシグナルの強さを示す，トータルサンプルの希釈値から，迅速に，使用した標識プローブの標識効率を見積もることができる。

デンシトメーターでスキャンニングする時は，感光しすぎて漆黒になっている部分は避けて，明るい色から暗灰色に感光されたプローブ希釈液の像を中心に行うとよい。

(7)　実験例

以下に，増強化学発光法による遺伝子検出システムの実験例を，いくつか紹介する。

①ドットハイブリダイゼーション

制限酵素*Hind*Ⅲで切断したλファージＤＮＡをフェノール抽出とエタノール沈殿法により回収し，660 μg/ml（660ng/μl)の水溶液を得た。この液を 100倍に希釈（精製水 198μl ＋λ*Hind*Ⅲ ＤＮＡ溶液 2μl)し，さらに，その液を５倍に希釈した(1,320pg/μl)。

この液を原液とし，それぞれ２倍希釈した希釈系列を作成した。希釈には，精製水を用いた。エッペンドルフバイアルおよびピペットチップは，全て，シリコン処理したものを使用した。

作成した２倍希釈系列の液を，100 ℃で５分間，加熱し，その後，冷却して，順次，HybondＥＣＬニトロセルロースフィルターに2μlずつスポットした。フィルターは，スポットする前に，6×ＳＳＣに浸し，その後，Whatman3MM濾紙の上に置いて，乾かないうちにスポットした。同様の操作を，５回，繰り返して行った。

表６・７に，各スポットに含まれているＤＮＡの量を示した。

プローブは，λ*Hind*ⅢＤＮＡ水溶液を希釈し，200ng ／20μl（10ng/μl)濃度にして標識し，

表６・７　各スポットのＤＮＡ量

	1	2	3	4	5	6	7	8	9	10	11	12	Cont.
Exp Ⅰ	1320pg	660pg	330pg	165pg	83pg	41pg	21pg	10pg	5pg	2.6pg	1.3pg	0.7pg	0 pg
Exp Ⅱ	同上	〃	〃	〃	〃	〃	〃	〃	〃	〃	〃	〃	〃
Exp Ⅲ	同上	〃	〃	〃	〃	〃	〃	〃	〃	〃	〃	〃	〃
Exp Ⅳ	同上	〃	〃	〃	〃	〃	〃	〃	〃	〃	〃	〃	〃
Exp Ⅴ	同上	〃	〃	〃	〃	〃	〃	〃	〃	〃	〃	〃	〃

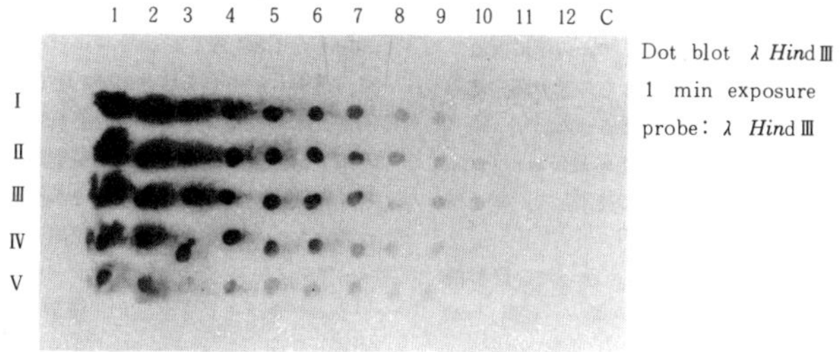

図６・18　ドットハイブリダイゼーション

使用した。図6・18に，その結果を示す。

図6・18からわかるように，2.6pgのλ*Hin*dⅢDNAが，ドットハイブリダイゼーションで充分に検出できた。

フィルムは，Hyperfilm MPを使用した。感光時間は1分である。ハイブリダイゼーションは，20ng/ml の濃度で，18時間行った。

②サザーンハイブリダイゼーション

サザーンブロットハイブリダイゼーションで，検出感度を検討してみた。

λ*Hin*dⅢDNAを（それぞれ1ng，100pg，および10pg）ローディングして，0.8％アガロースゲルで電気泳動し，ニトロセルロース（Hybond ECL）にSouthernトランスファーした。プローブは，λ*Hin*dⅢDNAを使用し，前に述べてきたシステムで標識したものを使用した。

16時間，ハイブリダイゼーションを行い，その後，42℃で20分間，一次洗浄バッファーで洗った。これを2回，くりかえした。さらに，2×SSCで，室温で5分間ずつ，2回洗った。

洗浄後，フィルターを，検出用混液に1分間浸し，カセットにセットして，Hyperfilm MPに60分間，感光させた。

その結果，図6・19に見られるように，1ngおよび 100ngをローディングしたレーンでは，λ*Hin*dⅢDNAの7本のフラグメントが全て検出された。ただし，10pgをローディングしたレーンでは，上から3～4本目までのバンドしか検出できなかった。

各バンドに含まれるλ*Hin*dⅢDNAフラグ

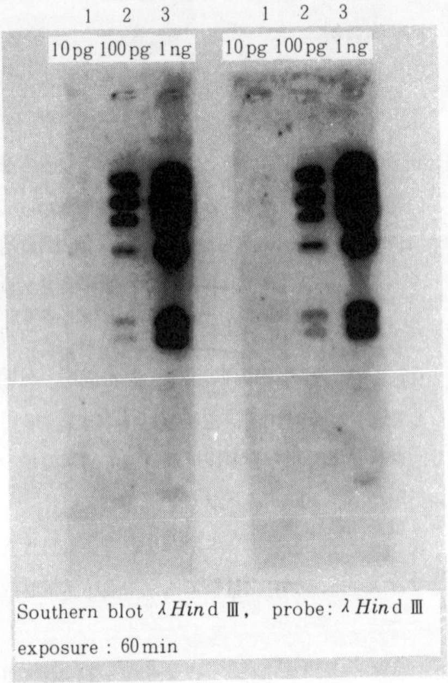

図6・19　Southernブロットハイブリダイゼーション

表6・8　λ*Hin*dⅢDNAを電気泳動して得られた各バンドの推定DNA量

フラグメントのサイズ（kb）	推定DNA量（pg）		
	1	2	3（レーン）
	（10pg）	（100pg）	（1,000pg）
23.6	4.81	48.1	481
9.64	1.97	19.7	197
6.64	1.36	13.6	136
4.33	0.88	8.83	88.3
2.26	0.41	4.61	46.1
1.99	0.40	4.06	40.6
0.56	0.11	1.14	11.4
計 49.02			

メントのＤＮＡ量を計算すると，表６・８のようになる。

検出限界を表中に太線で示した。計算値から推定すると，1.14pgのλ*Hin*dⅢＤＮＡフラグメントを検出していることになる。

トランスファーの効率は，必ずしも100％ではないので，ニトロセルロース上のＤＮＡ量は，もっと少ないはずであるが，総じて，Southernハイブリダイゼーションでも，１pgオーダーのＤＮＡが検出できることが示唆される。

2.2.4　ＱβＲＮＡレプリカーゼの利用（MidivariantＲＮＡの増幅）

蛍光分子とか，酵素のようなレポーター基を，増幅することができるレポーターで置換すれば，短時間できわめて多くのレポーターのコピーを集積することができるので，バイオアッセイで非常に感度を上げることができる。

Midivariant ＲＮＡは，221ヌクレオチドから成るＲＮＡで，*in vitro* で鋳型として機能し，ＱβＲＮＡレプリカーゼによって，自己触媒的に複製することができるので，レポーターとして優れていると考えられる。

このＲＮＡの倍加時間は，36秒間で，指数的に増幅されることから，12分間で20回の複製サイクルを繰り返し，10^6コピーのレポーター分子を得ることができる。

今のところ，この方法を核酸ハイブリダイゼーションによる検出系に応用した例は報告されていないが，将来的には，充分応用可能と思われるので，そのための基礎的な研究を２つ紹介しておく。

(1)　Midivariant ＲＮＡ(ＭＤＶ−１ ＲＮＡ）の５′末端にビオチンとアビジンを結合させる方法

Chu ら[62]は，ジスルフィドリンカーを介してmidivariant ＲＮＡの５′末端に化学的にビオチンを結合させている。ここでは，その具体的な方法について述べたいと思う。

ここで大切なことは，このビオチンの結合は，長いジスルフィドリンカーアームを介して行っていることから，アビジン分子がビオチンに結合しても，ＲＮＡの酵素的増幅が妨げられないことである。つまり，ビオチン付加物がアビジンと結合しても，ＱβＲＮＡレプリカーゼによって，正常に複製することができるのである。

得られたＲＮＡ−ビオチン−アビジン複合体は，アビジンを介して，ビオチン標識核酸プローブの検出に用いることができる。結合させたＲＮＡは，その後も，ＱβＲＮＡレプリカーゼによって増幅することができるからである。

理論的には，このシステムで，シングルコピーの標的分子を検出することができる。実際に得られる感度は，このディテクター複合体に由来するバックグラウンドの量によって決まる[62]。

①概略

表6・9　MDV−1 RNA(＋) 鎖の5′末端にビオチンとアビジンを結合させるステップ

(1)	脱炭酸と〔$\gamma-{}^{32}$P〕ATPによる置換
(2)	5′−phosphoroimidazole基の形成
(3)	cystamine 基によるimidazole 基の置換
(4)	cystamine 基へのビオチンの結合
(5)	biotin基へのアビジンの結合

酵素で合成して得たMDV−RNA(＋) 鎖の5 末端のリン酸基に，ビオチンとアビジンを結合させる方法は，次の5つのステップを介して行うことができる（表6・9）。

(1)　脱リン酸後の〔$\gamma-{}^{32}$P〕ATPによる置換

まず，MDV−1 RNA(＋) 鎖の5 末端のリン酸基を，calf intestinal alkaline phosphatase(仔牛腸管由来のアルカリホスファターゼ）で消化することによって取り除き，〔$\gamma-{}^{32}$P〕ATPの存在下でT4ポリヌクレオチドキナーゼ（T4 polynucleotide kinase)を作用させて，^{32}Pリン酸基と置換する。

(2)　5′−phosphoroimidazole基の形成

次に，1−ethyl−3,3−dimethylaminopropyl carbodiimideの存在下で，imidazole とインキュベートすることによって，5′−phosphoroimidazole基を形成させる。

(3) cystamine基によるimidazole 基の置換

cystamine dihydrochloride 基とインキュベートすることによって，imidazole 基をcystamine基に置換する。

(4)　cystamine 基へのビオチンの結合

N−hydroxysuccinimidobiotin（ビオチン化剤）とインキュベートすることによって，ビオチンをcystamine 基に結合させる。

(5)　ビオチン基へのアビジンの結合

ビオチン基にアビジンを作用させて，結合させる。

以上のステップをわかりやすいように図6・20に要約した。

さらに，DTT（dithiothreitol）で還元して，アビジン−ビオチンを結合したMDV−1 RNAを，MDV−1 RNAとビオチン−アビジン副産物に切断し(図6・20の(6))，その後，ビオチニル化アガロースとインキュベートし，遠心することによって，ビオチン−アビジン副産物を取り除くと，活性基（SH基）が結合したMDV−1RNAを得ることができる。

上清の放射能活性を測定することによって，90%以上のMDV−1 RNAが回収できる。RN

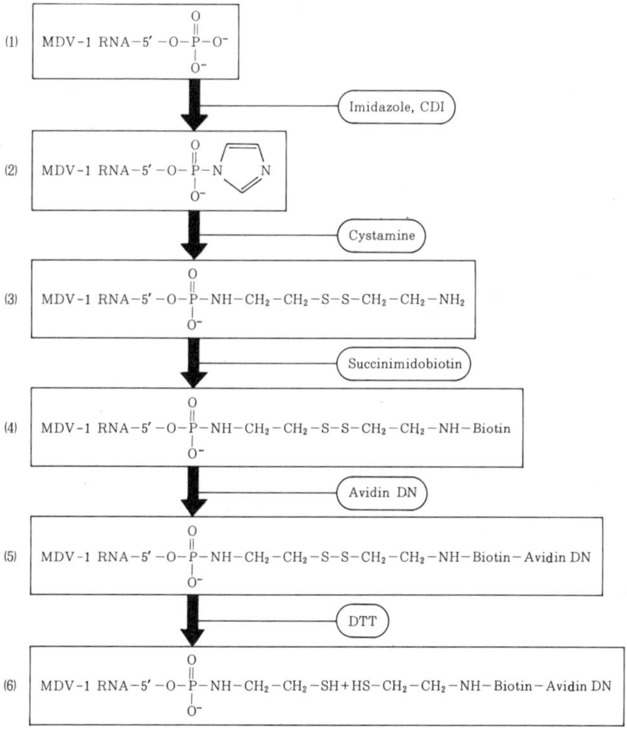

図6・20　5′-ビオチン化MDV-1 RNA-アビジン付加物の合成

RNA-ビオチン-アビジン付加物をDTTと共にインキュベートすると，ジスルフィド結合が開裂して，5′-チオ-エチルアミノ-MDV-1 RNAが遊離する。

Aの回収は，エタノール沈殿によって行う。100 μMのDTTの存在下で電気泳動を行って確認する。

このようにして得られる，5′-ビオチニル化MDV-1 RNA-アビジン付加物と，5′-thio-ethylamino MDV-1 RNAは，どちらもQβレプリカーゼの鋳型となり，MDV-RNAを *in vitro* で合成することができる。それぞれの反応速度は，未修飾のMDV-RNAを鋳型として，同様に合成させた場合と変わらない。

以下，具体的にRNA-ビオチン-アビジン付加物を作成する方法について少し詳しく述べたいと思う。

②MDV-1 RNA（+）鎖の調製

Chu ら[62]が使用したMidivariant RNA（MDV-1 RNA）は，3つのヌクレオチドが置換されている突然変異株で，天然に存在するRNAファージ（Midivariant RNA virus, MD

Ｖ−1）のもつ野生型のＭＤＶ−1（＋）ＲＮＡと容易に識別することができる（図６・21）。

この突然変異株のＭＤＶ−1　（＋）ＲＮＡを，鋳型として705ng 使用し，これに，69 μg のＱβレプリカーゼ（ＱβＲＮＡポリメラーゼ）を作用させる。この反応は，１mlの４ＮＴＰバッファー中で行う。

37℃で210 分間，インキュベートすることによって，758 μg のＭＤＶ−1 ＲＮＡを合成することができる（図６・22）。

次に，インキュベートした混液から，フェノールでタンパク質を抽出し[64)]，２Ｍの酢酸アンモニウム存在下，２倍容量のエタノールを加えて，−20℃でエタノール沈殿を行い，ＲＮＡを分離する。

得られたＲＮＡは，１mＭの$MgCl_2$ の存在下で，アクリルアミドゲル電気泳動を行い[65)]，ＭＤＶ−1（＋）ＲＮＡとＭＤＶ−1（−）ＲＮＡとに分離する（図６・23）。

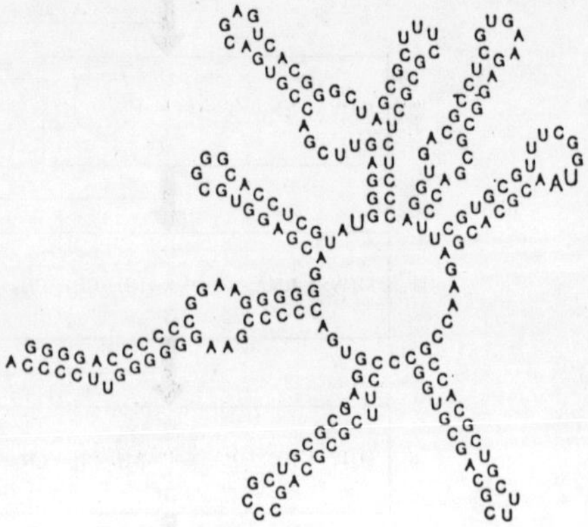

図６・21　突然変異株ＭＤＶ−1(＋) ＲＮＡの塩基配列

このＲＮＡはコンピューターで，最も安定していると予想される二次構造に折りたたまれている[63)]。大きな文字で示した３つのヌクレオチド（A.U.U.）は，野生型のＭＤＶ−1（＋）ＲＮＡと異なる置換体。

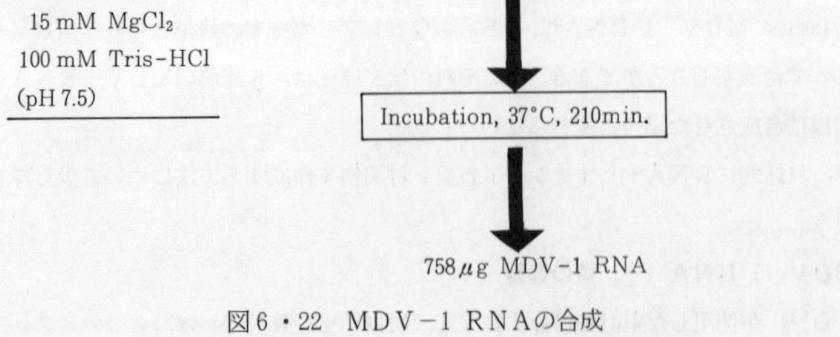

図６・22　ＭＤＶ−1 ＲＮＡの合成

705ng mutant ＭＤＶ−1(＋) ＲＮＡ template

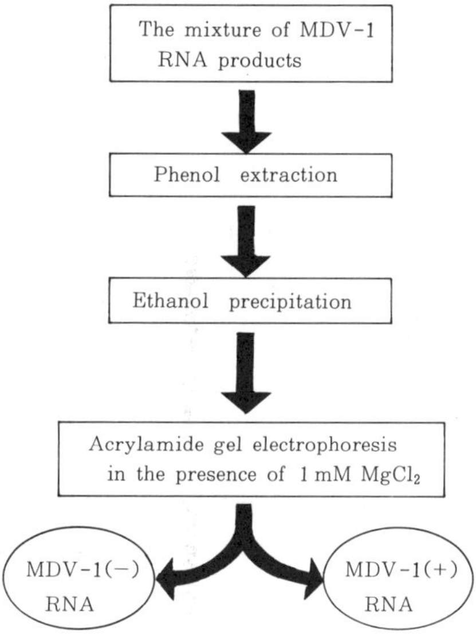

図6・23　ＲＮＡ合成混液からの除タンパクとＭＤＶ－１　（＋）ＲＮＡ鎖の分離

③5′−ppp ＭＤＶ−1(＋)ＲＮＡの脱リン酸化

2μgのＭＤＶ－1(＋) ＲＮＡを，50μlのTrisバッファー（50mM Tris－HCl，100μM　ＥＤＴＡ，pH 8.0）に溶解し，これに，0.7 ＥＵの仔牛腸管由来のアルカリホスファターゼを加え，30分間，50℃でインキュベートする。これによって，ＭＤＶ－1(＋) ＲＮＡの５′末端のリン酸基が除去される。

30分後，もう一度，0.7 ＥＵの仔牛腸管由来のアルカリホスファターゼを加え，そのまま，さらに30分間，インキュベーションを続ける。反応は，反応液に，NaCl，およびＳＤＳを加えて，最終濃度を 100mM　NaCl，0.5 %ＳＤＳとし，68℃で15分間，加熱することによって停止させる。

次に，フェノール：クロロホルム（１：１）およびクロロホルムで，それぞれ２回ずつ，反応液を抽出することによって，除タンパクを行う[66]。最終的には，エタノールで沈殿させることによって，脱リン酸したＭＤＶ－1(＋) ＲＮＡを分離精製する（図６・24）。

④ＭＤＶ−1 ＲＮＡの5′末端の^{32}Ｐリン酸化

2μgの脱リン酸化ＭＤＶ－1 ＲＮＡを，20μlのスペルミジン液（10mM Tris－HCl，pH7.5，1mM spermidine，100μM ＥＤＴＡ）に溶解させ，50℃で3分間インキュベートして，すぐに

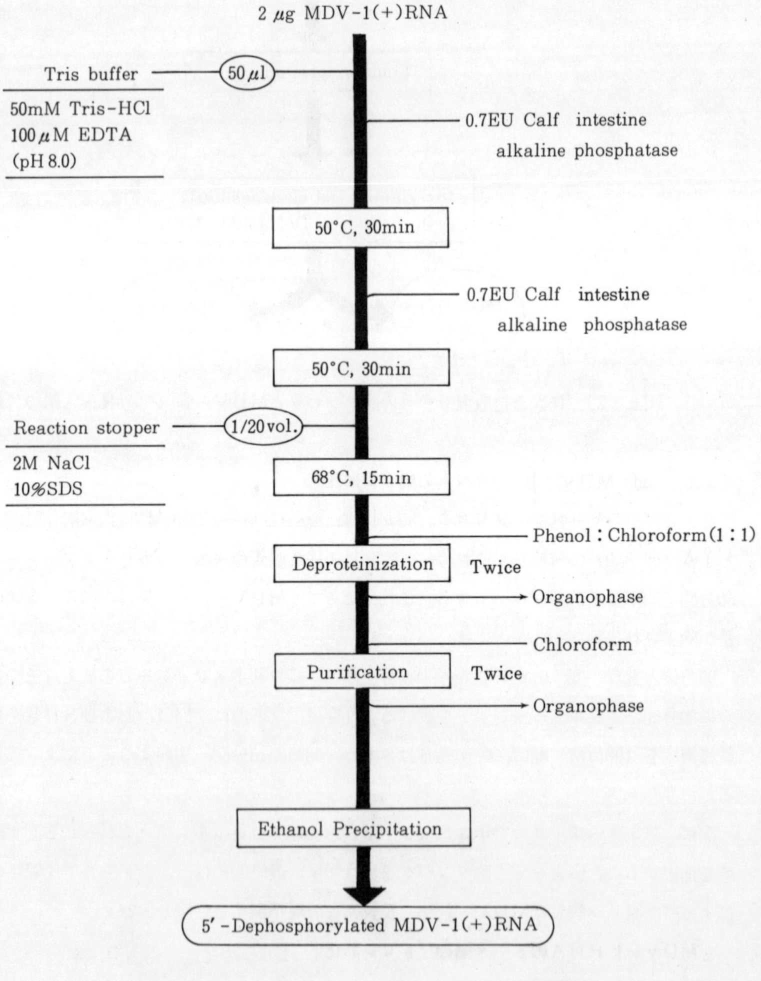

図6・24　5′-ppp MDV-1(+) RNAの脱リン酸化

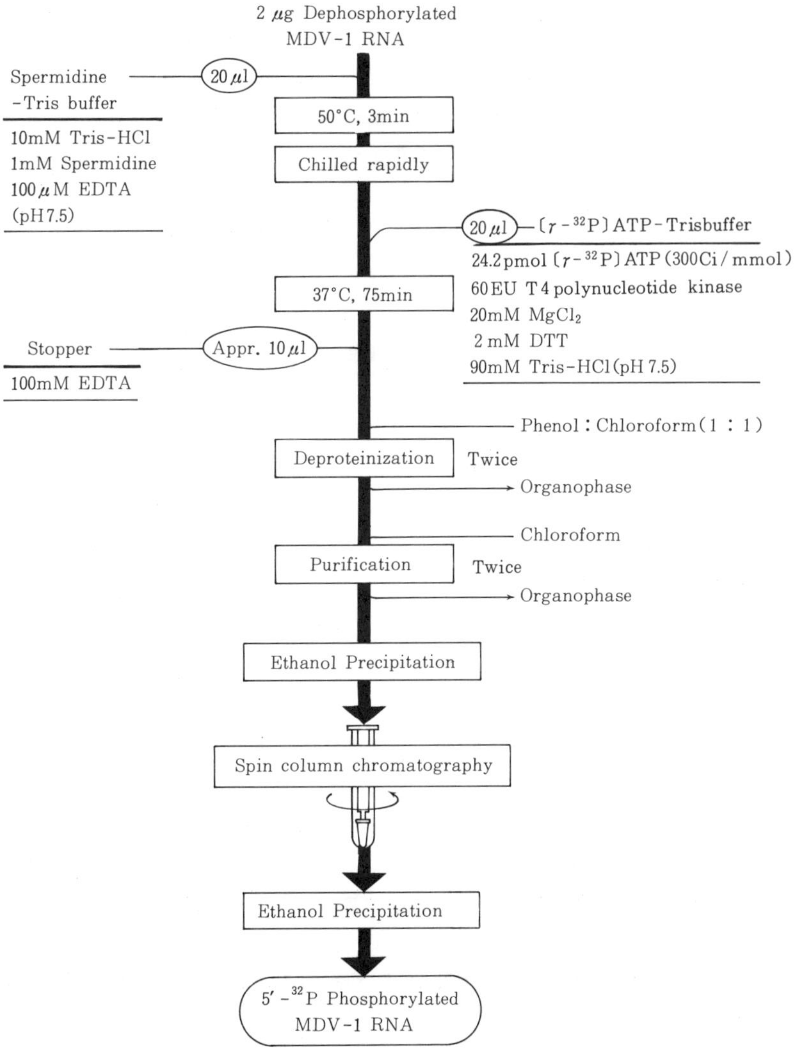
2 μg Dephosphorylated
MDV-1 RNA
Spermidine
-Tris buffer
10mM Tris-HCl
1mM Spermidine
100 μM EDTA
(pH 7.5)
20 μl
50°C, 3min
Chilled rapidly
20 μl
〔γ-32P〕ATP-Trisbuffer
24.2 pmol 〔γ-32P〕ATP (300Ci/mmol)
60 EU T4 polynucleotide kinase
20mM MgCl2
2 mM DTT
90mM Tris-HCl (pH 7.5)
37°C, 75min
Stopper
100mM EDTA
Appr. 10 μl
Phenol : Chloroform (1 : 1)
Deproteinization
Twice
Organophase
Chloroform
Purification
Twice
Organophase
Ethanol Precipitation
Spin column chromatography
Ethanol Precipitation
5′-32P Phosphorylated
MDV-1 RNA

図6・25　MDV－1 RNAの5′末端の^{32}Pリン酸化

冷却する。

次に,12.2pmolの〔$\gamma-{}^{32}$P〕ATP(300 Ci/mmol), 30 EU T4ポリヌクレオチドキナーゼ, およびバッファーを加えて, 容量を40μl にする。バッファーは, 最終濃度が10mM $MgCl_2$, 1 mM dithiothreitol, 50mM Tris－HCl, pH 7.5 になるように加える。

次に, この溶液を, 37℃で75分間インキュベートし, 最終的にEDTA濃度を20mMにすることによって, 反応を停止させる。キナーゼは, 等量のフェノール：クロロホルム（1：1）を反応液に加えることによって抽出する。リン酸化MDV－1 RNAは, エタノールで沈殿させることによって精製する。

得られたRNAは, さらに,Sephadex D－50を介して, スピンカラムクロマトグラフィーで精製し,エタノールによる沈殿化によって分離精製する。最終的に, 100μMのEDTA－NaOH, pH 8.0 に溶解させる（図6・25）。

⑤5′末端シスタミン－MDV－1 RNAへの変換

2μg の〔5′－^{32}P〕MDV－1 RNAを, 16μgのポリメライズした酵母RNA（キャリアー）と, 50℃で, 3分間インキュベートする(ポリメライズした酵母RNAは, 180μgの酵母RNAを, 50EUの仔牛腸管由来のアルカリホスファターゼで, 1時間, 50℃でインキュベートして, 既に脱リン酸化したものを使用する)。3分間のインキュベートは,20μlの1mM EDTA－NaOH(pH 8.0)の溶液中で行い, その後, すぐに冷却する。

1Mのimidazole(pH 6.0)を2.5μlと, 1.5 Mの1－ethyl－3,3－dimethyl－aminopropyl carbodiimide を 2.5μl 加え, この混液を, 23℃で1時間インキュベートする。

その後, Sephadex G－50を介して,スピンカラムクロマトグラフィーでRNAを分離する。そして, 5′末端をイミダゾール化した〔5′－^{32}P〕MDV－1 RNAを,未変換の〔5′－^{32}P〕MDV－1 RNAと共に, 100mM NaCl, 1mM EDTA, 10mM HEPES(pH 7.5)に回収する。

次に, 最終濃度が250mMになるように1Mの 2,2′－dithiobis(ethylamine)dihydrochloride (cystamine dihydrochloride)(pH 7.7)を加え, この溶液を50℃で1時間インキュベートする。次に, Sephadex G－50を介して, スピンカラムクロマトグラフィーでRNAを分離し,エタノールで沈殿させる（図6・26）。

⑥5′末端シスタミン－MDV－1 RNAの5′末端ビオチン化シスタミン－MDV－1 RNAへの変換

5′-cystamine-〔^{32}P〕MDV－1 RNA（未変換の〔5′－^{32}P〕MDV－1 RNAと共に）を, 40μl の*N*－hydroxysuccinimidobiotin－HEPESバッファー（200mM HEPES, pH 7.0, 1mM EDTA, 360 μgの*N*－hydroxysuccinimidobiotinを含む）に溶解し, 37℃で40

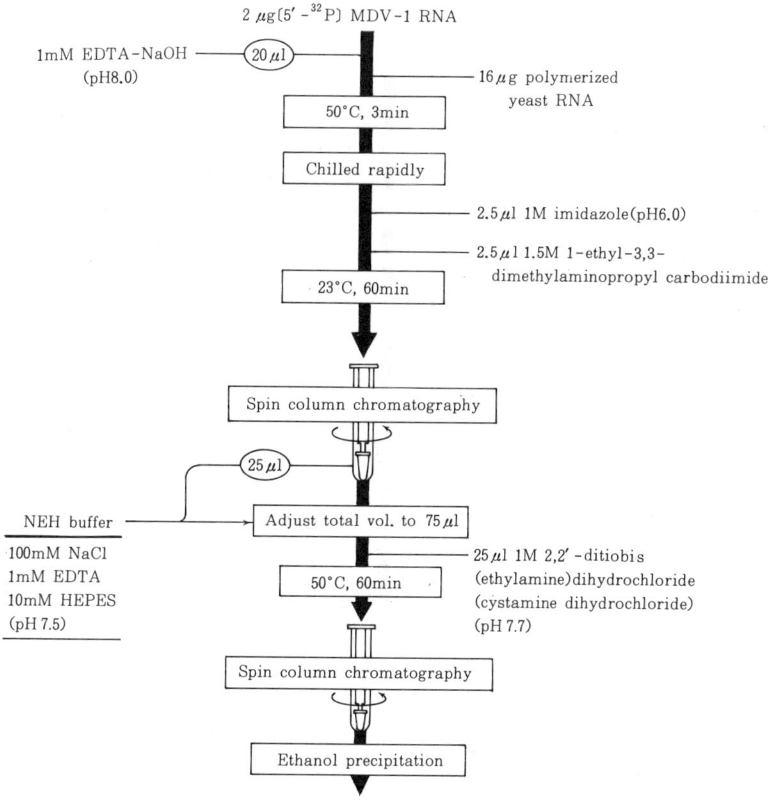

図6・26　5′末端シスタミン－MDV－1 RNAへの変換法

分間インキュベートする。

過剰の*N*－hydroxysuccinimidobiotinは，遠心によって取り除く。RNAは，エタノール沈殿によって沈殿させる。

次に，得られた5′－ビオチン化MDV－1 RNA(非ビオチン化RNAと共に）を，さらに変性ゲルで電気泳動し，過剰の*N*－hydroxysuccinimidobiotinを取り除く。

^{32}Pで標識されたバンドをゲルから溶出し，RNAとして，エタノールで数回，沈殿させ，精製する（図6・27）。

⑦非ビオチン化MDV－1 RNAからの5′－ビオチン化MDV－1 RNAの分離

部分的に5′－ビオチン化された〔^{32}P〕MDV－1 RNAを50～200ngとり，これに2～10μg

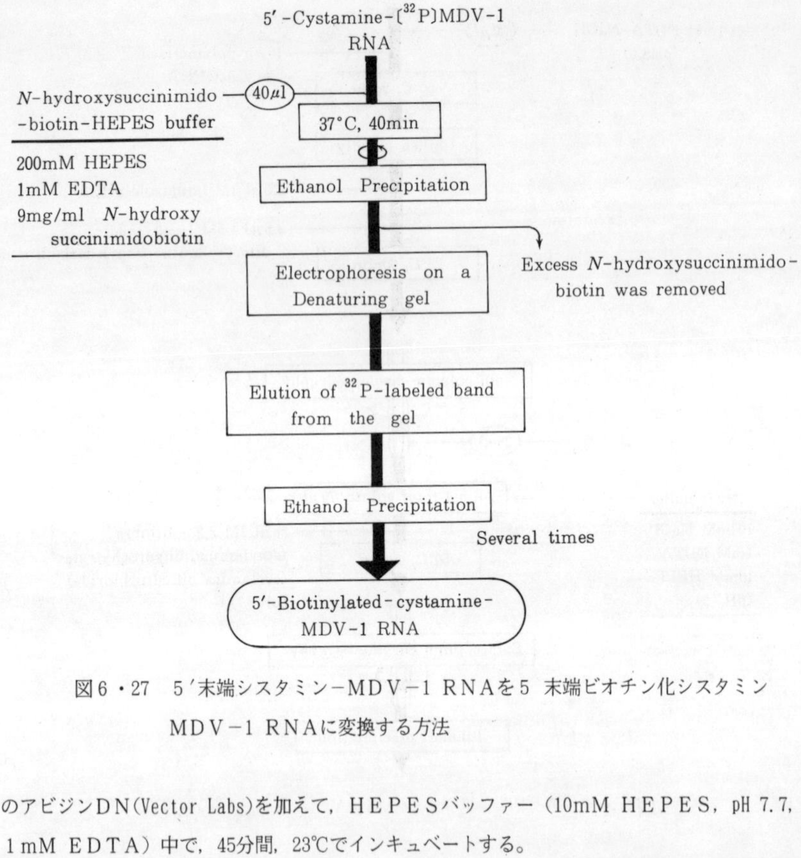

図６・27　５′末端シスタミン－ＭＤＶ－１ ＲＮＡを５ 末端ビオチン化シスタミン ＭＤＶ－１ ＲＮＡに変換する方法

のアビジンＤＮ(Vector Labs)を加えて，ＨＥＰＥＳバッファー（10mM ＨＥＰＥＳ，pH 7.7，１mM ＥＤＴＡ）中で，45分間，23℃でインキュベートする。

これで，５′－ビオチン化〔^{32}Ｐ〕ＭＤＶ－１ ＲＮＡにアビジンＤＮが結合するので，変性ゲル電気泳動を行うことによって，結合しなかったアビジンや，アビジンと結合しなかったビオチン化ＭＤＶ－１ ＲＮＡを取り除く。

次に，５′－ビオチン化ＭＤＶ－１ ＲＮＡ－アビジン付加物をゲルから溶出して，エタノールで沈殿させる。

⑧ＲＮＡ－ビオチン－アビジン付加物の同定

５′－ビオチン化〔^{32}Ｐ〕ＭＤＶ－１ ＲＮＡアビジン付加物と，５′－シスタミン－〔^{32}Ｐ〕ＭＤＶ－１ ＲＮＡ（コントロール）をゲルから溶出し，数回，エタノール沈殿を繰り返して，精製する。次に，それぞれの付加物を，それぞれ50μｌ のビオチン化アガロース(1mlあたり８mgのアビジンを結合する；Vector Labs)と共に，15分間，23℃において，ＨＥＰＥＳバッファー（10mM ＨＥＰＥＳ，pH 7.7，１mM ＥＤＴＡ）中で，インキュベートする。

次に，遠心によってアガロースを沈殿させ，バッファーで２回洗浄した後，ビオチン化アガロースによって沈殿させられた各々の放射性付加物の分画を，シンチレーションカウンターで測定する。

⑨ＲＮＡ－ビオチン－アビジン付加物からの５′－thio－ethylamino－ＭＤＶ－１ＲＮＡの回収

60ngの５′－ビオチン化〔^{32}P〕ＭＤＶ－１ ＲＮＡ－アビジン付加物を，30μl のＤＴＴ－ＨＥＰＥＳバッファー(100mM ＤＴＴ，１mM　ＥＤＴＡ，10mM ＨＥＰＥＳ，pH 7.7）の中で，23℃で１時間インキュベートし，リンカーアームのジスルフィド結合を開裂させる。次に，この反応液に，40μl のビオチン化アガロースを加え，23℃で１時間インキュベートし，遊離したビオチン－アビジン副産物に結合させる。

その後，遠心によって，ビオチン化アガロースを溶液から取り除く。５′－thio－ethylamino－ＭＤＶ－１ ＲＮＡは，上清をエタノール沈殿させることによって得ることができる。

(2)　プローブともＱβレプリカーゼの鋳型ともなりうる組換えＲＮＡの開発

最近，Lizardi らをはじめとするメキシコの国立Autonoma大学の研究者と，New Yorkの公衆衛生研究所（ＰＨＲＩ，Public Health Research Institute）のKramer[66] は，共同研究で新しい組み換えＲＮＡ増幅ベクターを開発した。

この組み換えＲＮＡには，バクテリオファージＱβのＲＮＡ依存性ＲＮＡポリメラーゼ（Ｑβレプリカーゼ）の鋳型として作用するＭＤＶ－１ ＲＮＡと，プローブとなる塩基配列が両方含まれている。

つまり，彼らは，ハイブリダイゼーションのプローブとして機能し，しかも，Ｑβレプリカーゼによる指数関数的増幅の鋳型にもなる組換えＲＮＡ分子を合成したのである。

この開発は，２つの発見に基づいている。一つは，Ｑβレプリカーゼの鋳型として自然界に存在しているＭＤＶ－１ ＲＮＡは[67]，小さなサイズのＲＮＡであるが，この塩基配列の中にオリゴヌクレオチドを挿入しても，その複製能力に支障をきたさないという発見である[68]。

もう一つは，ＭＤＶ－１（＋）ＲＮＡ合成の鋳型として使えるプラスミドの発見である。

このプラスミド（ｐＴ７－ＭＤＶ）は，*in vitro* でバクテリオファージのＴ７ＲＮＡポリメラーゼとインキュベートすると，ＭＤＶ－１（＋）ＲＮＡ鎖の鋳型となり，複製可能なＭＤＶ－１（＋）ＲＮＡ鎖を産生する。

彼らは，これら２つの発見に基づき，まず，このプラスミド（ｐＴ７－ＭＤＶ）のＭＤＶ－１ ｃＤＮＡ塩基配列の中に，合成ポリリンカーを挿入して，プラスミドｐＴ７－ＭＤＶ－poly（図６・28）を作成した。次に，ポリリンカーの制限部位の１つに，プローブ塩基配列を挿入することによって，Ｔ７ＲＮＡポリメラーゼによる転写の鋳型として利用することができるプラスミドを作成したのである。

今回の開発の一番のポイントは，プローブ塩基配列をＭＤＶ－１ ＲＮＡのどこに挿入するか，ということであった。

ＭＤＶ－１ ＲＮＡは，多くの安定な二次構造を含んでいる[69)~71)]が，これらの構造は，複製に必要であることが示唆されている[65),72),73)]。したがって，プローブの塩基配列をＭＤＶ－１ ＲＮＡの構造上のどの部分に挿入するかは，非常に大切である。

なお，Lizardiらは，ＭＤＶ－１ ＲＮＡ分子の外側部分に，マラリア原虫（*Plasmodium falciparum*）由来の繰り返し塩基配列[48),74),75)]を挿入し，モデルプローブとしている。

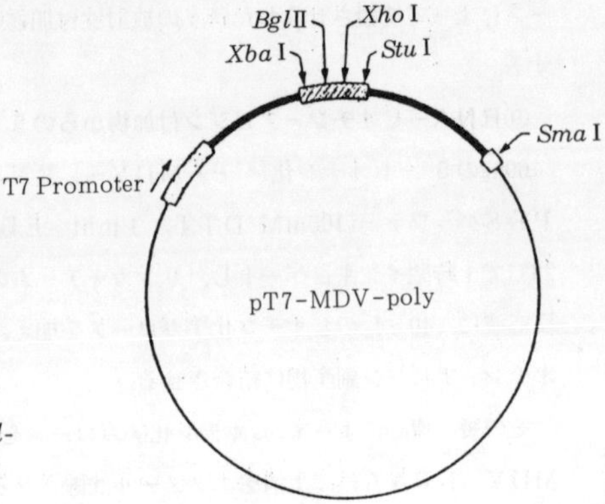

図６・28　プラスミドｐＴ７－ＭＤＶ－poly の構造

太線はMDVAI cDNA。斜線で示した部分は，ポリリンカー領域で，この中には，図に示した制限部位が存在する。これらの制限部位は，プラスミド塩基配列内には，それ以外に存在しない。
このプラスミドをエンドヌクレアーゼ *Sma* I で消化し，T7 RNAポリメラーゼと共に *in vitro* でインキュベートすると，MDV-1(＋)RNAの塩基配列内に挿入されたポリリンカーと共にRNA コピーとして，MDV-poly RNAを生じる。このプラスミドは組み換えRNA を作成するためのベクターとして使用することができる。

挿入塩基配列を選択する場合には，少なくとも２つの配慮が必要である。すなわち，その一つは，標的塩基配列にハイブリダイズするように，挿入塩基配列は，一本鎖構造をとる必要があることである。第二に，転写産物と鋳型が二本鎖を形成して，鋳型として作用することができるように，挿入塩基配列は，二次構造をとる必要があることである[73)]。

彼らは，これらのことを配慮して，それぞれ違う構造をとると推定される挿入体を使って２つの組み換え体を作成した。

最初の組み換え体は，ＭＤＶ－fal－unＲＮＡで，コンピューターで，その塩基配列を解析すると，非構造的な領域を有している。

第二の組み換え体は，ＭＤＶ－fal－stＲＮＡで，ＭＤＶ－fal－unＲＮＡとは，５′－ヌクレオチド領域が異なり，その結果，プローブを含んでいる領域は，より安定な二次構造を形成すると考えられた。

図６・29に，ＭＤＶ－fal－unＲＮＡとＭＤＶ－fal－stＲＮＡの塩基配列と，予想される二次構造を示した。

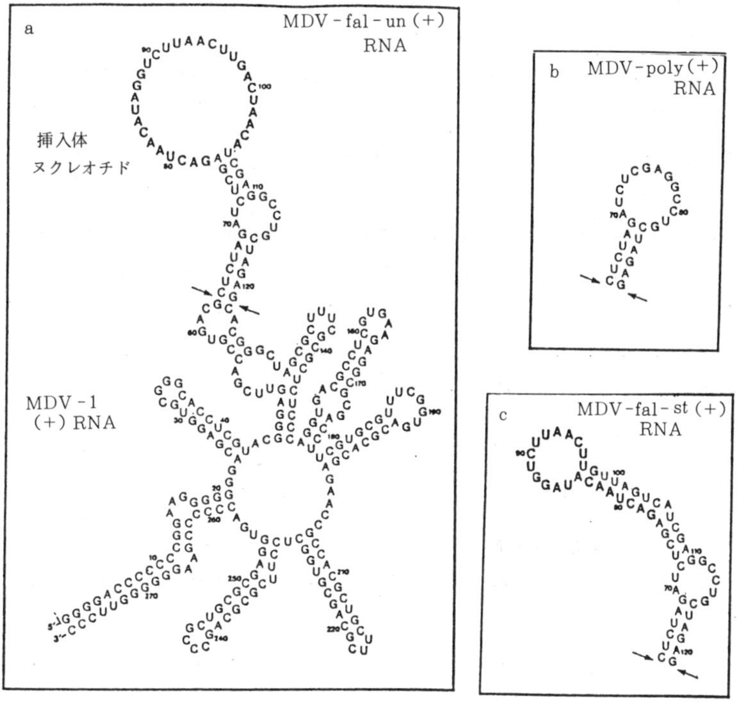

図6・29　組換え体転写産物の塩基配列と二次構造

コンピュータープログラムによって，最も安定になるように折りたたんだ構造を示した。
（a）　MDV－fal－un（＋）RNAは，野生型のMDV－1（＋）RNAにみられる3ヌクレオチドセグメント（AUG）の代わりに，58ヌクレオチド（矢印間の塩基配列）からなる挿入体を含んでいる。挿入体以外の構造をコンピュータープログラムで解析すると，実験的にMDV－1 RNAで同定された二次構造[70,71]と一致する。このことはプローブの塩基配列がMDV－1ドメインのトポロジーにほとんど影響していないことを示唆している。
太字は*P. falciparum*のDNAに相補的なヌクレオチド。
（b）（c）　そのほかの組換え体MDV－1 RNAにおける挿入体の塩基配列と，予想される二次構造。

(3) 応用の可能性

Qβレプリカーゼによる，プローブの指数関数的増幅法は，PCR法[51,76,77]による標的DNA塩基配列の対数的増幅法に代わるものである。

一般に，プローブ増幅法の欠点は，非特異的に結合したプローブでも，増幅のための鋳型として働いてしまうことであるが，サンドウィッチハイブリダイゼーションのように[3,4]，捕獲DNAを使用する方法は，非特異的に結合するプローブのレベルを劇的に下げる可能性を有している。

Ｑβ法をサンドウィッチハイブリダイゼーション法に応用することは充分に可能である。

Ｑβ法には，次のような利点がある。

①感度……10億倍にシグナルを増幅することができるので，極端に標的塩基配列が少なくても検出することができる。

②迅速性……１回のインキュベーションで増幅させることができ，それに要する時間は，30分以内である。

③便利さ……シグナルは，比較的多量のＲＮＡの形で示されるので，非放射性検出手段で定量が可能である。

④広範囲性……Ｑβレプリカーゼ反応のカイネティックスは，非常にユニークなので，少なくとも10^6 レベルにわたる範囲の感度で標的塩基配列を定量することが可能である。

⑤同時検出……それぞれ異なるプローブの混液を一回のアッセイに使用することができる。

3　新しい検出系

3.1　ハイブリッドのバイオアッセイ

Hartley ら[78] は，“プローブ／ベクター”を使用して，特異的に塩基配列を検出するシステムを報告している。

このシステムは，“プローブ／ベクター”に標的ＤＮＡをハイブリダイズさせて，二本鎖環状プラスミド分子を形成させる新しいシステムである。

形成された二本鎖環状プラスミドは，大腸菌のコンピテント細胞を非常に効率よく形質転換することができる。これに対して，ハイブリダイズしていない“プローブ／ベクター”は，形質転換することができない。

形質転換した細菌細胞は，寒天平板上で，着色したコロニーとして生じ，定量することができる。コロニーの数は，標的ＤＮＡの濃度に比例する。

血清中のＨＢＶ－ＤＮＡの検出に，この“プローブ／ベクター”法が利用されている。わずか0.1pg のＨＢＶ－ＤＮＡが，この方法を利用して検出されている。

図６・30に，このシステムの原理を示した。また，このシステムに特徴的な“プローブ／ベクター”の構成方法とサブクローニングの方法を図６・31に示した。

基本的には，ｐＨＢＶ4711とｐＢＲ322 で“プローブ／ベクター”を構成し，これに，クローン化したＨＢＶ－ＤＮＡを含むプラスミドｐＪＺ１を*Xho*I で切断しハイブリダイズさせたものを，大腸菌に形質転換実験で導入し，増幅させて使用する。

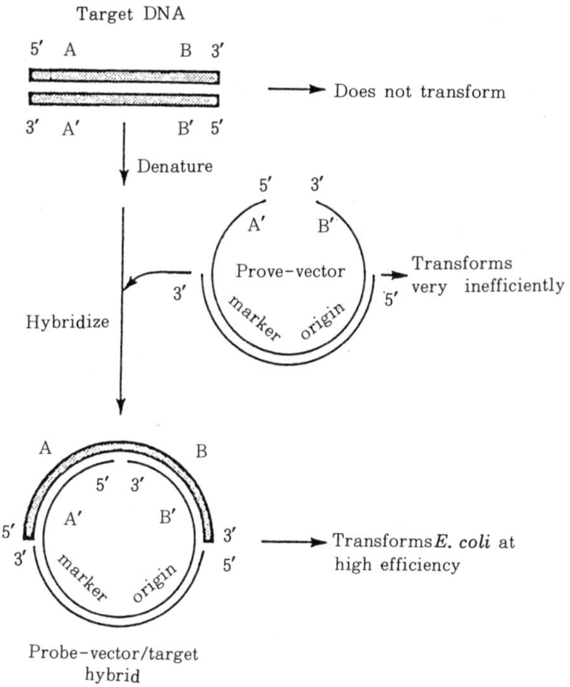

図6・30　プローブ・ベクター法によるDNA塩基配列検出の原理

プローブ・ベクター分子は，直鎖状の，部分的に一本鎖のDNA分子で，一部では，二本鎖になっている。この二本鎖領域は，表現型のマーカーと複製起点をコードしている。
プローブ・ベクター分子における一本鎖領域のA′とB′は，検出しようとする標的DNAのAとBの領域に相補的になっている。
標的としてのHBV－DNAが，適切なプローブ・ベクター分子にハイブリダイズすると，そのプローブ・ベクター分子の形質転換効率は，約10^5倍増加する。形質転換体の数は，サンプル中の標的HBV－DNAの量に，直接，比例する。

3.2　電気化学的な検出系

いままでに，核酸ハイブリダイゼーションによる診断の日常検査化をめざして，いろいろな検出方法について述べてきたが，それらは，一般的に，酵素によって基質を発色させて可視化し，検出するものであった。

ここでは，それとは別に，電気化学的に検出可能なグルコースオキシダーゼのような，電気的に活性な酵素を使って検出する方法と装置について述べたいと思う。

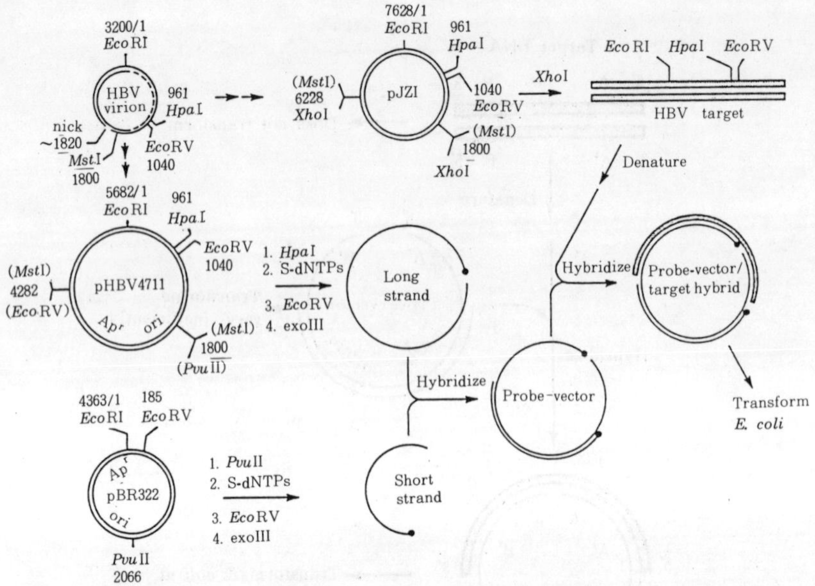

図６・31　プラスミド，ＤＮＡ鎖，およびクローン化した標的ＨＢＶ－ＤＮＡ鎖の起源と，ＨＢＶ－ＤＮＡに対するそれらのＤＮＡ塩基配列の関係

まず，プラスミドｐＡＭ12（図には示していない）から，ＨＢＶ－ＤＮＡ（サブタイプadw;全長3,200bp)を，*Eco* RIフラグメントとして精製し，環状化する。

次に，これを*Mst* Ｉで切断し，pBR322に由来する 2.4kbの*Eco* RV/*Pvu*IIフラグメントにライゲートさせて，pHBV4711を作成する。

一方，図の上部に示したように，まず，*Xho* Ｉで切断し，次に，Klenowのポリメラーゼで修復したプラスミドとして環状化し，pJZ Ｉを作成する。

この後者のライゲーション(*Mst* Ｉによる平滑末端と，修復した*Xho* Ｉ末端とのライゲーション）を行うと，その結果として，オリジナルのプラスミドに*Xho* Ｉ部位が生じる。したがって，*Xho* Ｉで切断した後に，pJZ ＩからＨＢＶの全長の塩基配列を回収することができる。

ＨＢＶのゲノム（サブタイプadw)の*Mst* Ｉ部位は，ウイルスの長鎖ＤＮＡに自然に見られるニックに，きわめて近接していることから[79),80)]，pJZ Ｉからクローン化した標的ＨＢＶ－ＤＮＡ鎖は，ＨＢＶから回収される全長ＤＮＡ鎖にきわめて近似している。

プローブ・ベクター分子の長鎖は，まず，ｐＨＢＶ4711を*Hpa* Ｉで切断し，次に，Ｔ４ＤＮＡポリメラーゼによって，^{35}Ｓ－ｄＮＴＰｓを取り込ませ（閉環状），さらに*Eco* ＲＶによって切断し，未修飾の３′両末端を露出させ，最終的には，エキソヌクレアーゼⅢでその未修飾のＤＮＡ鎖を分解することによって作成する。

同様の酵素的ステップをふむことによって，プローブ・ベクター分子の短鎖も，ｐＢＲ322 から調製することができる。ただし，この場合は，制限酵素として，*Pvu*IIと*Eco* ＲＶを使用する。

プローブ・ベクター分子の長鎖も，短鎖も，さらに，調製用低融点アガロースゲル電気泳動で精製する。

標的の検出は，まず，クローン化したＨＢＶ－ＤＮＡか，あるいは直接，ウイルスか抽出したＨＢＶ－ＤＮＡを変性させ，次に，変性させたＨＢＶ－ＤＮＡをプローブ・ベクター分子にハイブリダイズさせる。その後，得られたハイブリッドを，受容能力のある大腸菌細胞に導入して，形質転換実験を実施することによって行う。

現在の免疫アッセイ系において，酵素を利用することにより，通常の直接アッセイ法に比べて，かなり強いシグナルを発生する生化学的増幅系を作ることができる。というのは，サイクリックな反応系列のためのトリガー物質を産生させることができるからである。

しかし，このような酵素を利用する増幅系は，今までのところ，光学的に色の変化を測定する検出系のみに限定されている。

そこで，酸化還元反応を触媒する酵素を，直接，標識に用いるのではなく，典型的には加水分解だが，サイクリックな一連の化学反応のためのトリガー物質や，電極での電気化学的還元反応に関わる産物を産生しうる反応を触媒するような酵素を標識して，酵素免疫アッセイを行うと，実質的に感度の高い電気化学的免疫アッセイ法を行うことが可能なはずである。

(1)　原理と基本的な方法

通常，酸化還元系の反応サイクルでは，その反応産物の一つ（たとえば，NAD^+／NADHサイクルにおけるNADHや，カテコール／キノンサイクルにおけるキノン）を，電極自体で酸化あるいは還元させ，電気化学的に測定することが可能である。また，このようなサイクリックな反応系では，溶液中の適当な酵素の活性部位を介したり，あるいは中間体を介して，電気化学的に電極で測定することもできる。

図6・32は，その反応検出様式を模式的に示したものである。

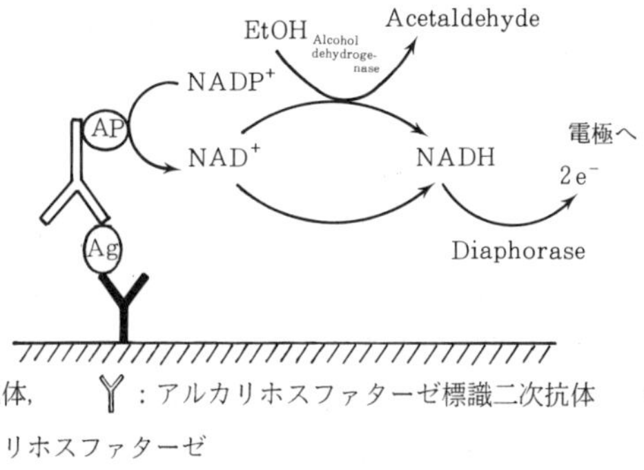

図6・32　電気化学的な検出系

一次抗体は，テストセルの表面に結合させておく。これは，マイクロタイタープレートの表面でもよいし，磁性粒子の表面を利用してもよい。あるいは，電極表面に結合させておくこともできる。

抗原は，ハイブリダイゼーションが終了した後の，ハイブリッドである。免疫学的に検出できるものなら何でも応用が可能である。ハプテンで標識したプローブなら，この原理を応用することができる。

また，一次抗体を使用せずに，プローブの方を，直接，表面に結合しておき，サンドウィッチハイブリダイゼーションで反応させてから，この検出系でハイブリダイズしたサンプルを検出することもできる。

二次抗体は，抗原と特異的に結合する抗体で，アルカリホスファターゼのような酵素で標識しておく。

このアルカリホスファターゼは，次のようにして電気的に測定することができる。

まず，反応後，よく洗浄し，次に，$NADP^+$ 溶液を加える。アルカリホスファターゼは，リン酸エステル結合を加水分解するが，この時，$NADP^+$ はNAD^+ となる。生じたNAD^+ が，引き金となって，サイクリック反応が進行する。

つまり，エタノールをアセトアルデヒドに変えるアルコールデヒドロゲナーゼのように，NAD^+ に特異的なデヒドロゲナーゼを作用させると，NAD^+ は再びＮＡＤＨになるのである。

このようにして産生されたＮＡＤＨは，電極面で電解酸化を受ける酵素ジアホラーゼの活性部位によって，再び酸化される。これによって，測定可能な電流が流れ，その大きさは，免疫アッセイにおける二次抗体の標識酵素によって産生されたNAD^+ の量に依存する。

なお，アルコールデヒドロゲナーゼとジアホラーゼ(diaphorase;dihydrolipoamide reductase)は，基質特異性が強く，このために，アルカリホスファターゼの基質($NADP^+$）は，還元系の中には入らない。

(2)　変法

図6・33の(a)は，図6・32の反応模式図と似ているが，サイクリック反応で生じたＮＡＤＨは，中間媒体（フェリシアニドイオン）をフェロシアニドに還元するのに使われ，このプロセスはジアホラーゼの活性部位によって触媒される。一方，フェロシアニドの電位は，＋450mV で，白金作動電極によって酸化され，電流を生じる。

この反応系で産生するフェロシアニドの量は，NAD^+ の量に依存的で，NAD^+ の量は，抗原に結合したアルカリホスファターゼの量に依存的であるから，電極において産生された電流は，免疫アッセイ系において結合した抗原，すなわちハイブリッドの量に直接依存するということになる。

図6・33(b)に，別の変法を示した。

この場合，中間媒体として，さらにフェロセンを加える。このフェロセンは，NAD^+ ／ＮＡＤＨサイクルと，フェリシアニド／フェロシアニドサイクルの間に挿入される。

この反応系では，NAD^+ のサイクリック反応で産生されたＮＡＤＨが，ジアホラーゼによって触媒作用を受け，フェリセンをフェロセンに還元し，次に，フェリシアニドをフェロシアニド

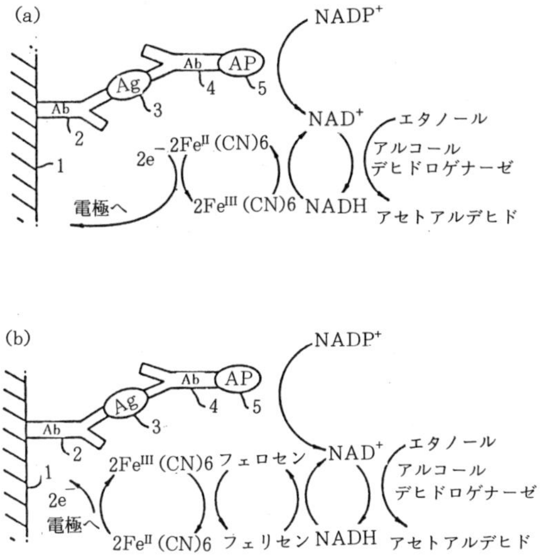

図6・33　図6・32の変法

(a)：フェリシアニドイオンを媒体として使用

(b)：(a)に加え，さらにフェロセンを使用

に還元する。フェロシアニドの電位は＋450mV で，白金作動電極で再び酸化され，測定しうる電流を生じる。

(3)　ＮＡＤ⁺ を産生させる他の方法

以上，生化学的な酸化還元増幅サイクルについて述べてきたが，他にも不活性な前駆体からＮＡＤ⁺ を産生させる方法は，たくさんある。

たとえば，アルカリホスファターゼ反応の変法の一つとして，ＮＡＤ⁺ glycohydraseを酵素標識に使用することができる。この酵素は，過剰のニコチンアミドの存在下で，ＮＡＤ⁺ dihydroxyacetoneからＮＡＤ⁺ を生じる。

図6・34(a)および(b)は，アルカリホスファターゼを用いた別の反応様式を模式化したものである。

図6・34の(a)の反応系では，アルカリホスファターゼがチオリン酸エステルを加水分解し，遊

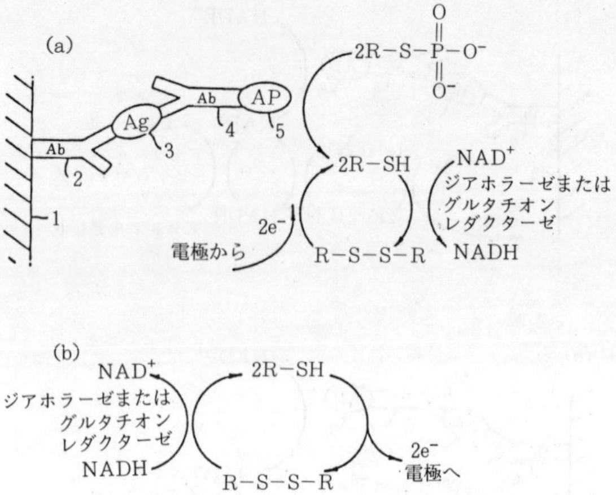

図6・34　NAD⁺ を再生させる他の電気化学的検出系

離のチオール基（SH基）を生じる。遊離したチオール基は，サイクリック反応の引き金となって，再びジスルフィド（RS－SR）となり，元に戻る。

この反応は，適当な酵素を使えば，過剰のNAD⁺ の存在下で行うことができる。チオール基（SH基）がリポ酸の場合は，酵素としてジアホラーゼを使うことができる。チオール基（SH基）がグルタチオンの場合は，グルタチオンレダクターゼ（glutathione reductase)を使用することができる。

チオール基（SH基）はNAD⁺／NADH系（$E_0{}^1$ ＝ －320mV）に影響を与えずに，白金作動電極（陰極）の電気化学的還元により，再びジスルフィド化合物になる。

図6・34の(b)は，やはりチオール化合物の電気化学的酸化を利用したもので，図6・34(a)とは別の酸化還元系を示したものである。

この反応系では，白金作動電極（陽極）が，チオール化合物（R－SH）から電子を受け取り，ジスルフィド化合物（R－S－S－R）は，ジアホラーゼまたはグルタチオンレダクターゼを介して，NADH過剰下で還元される。

(4)　β－ガラクトシダーゼを用いる方法

図6・35は，β－ガラクトシダーゼ（β－galactosidase)を利用した場合のアッセイ系を示し

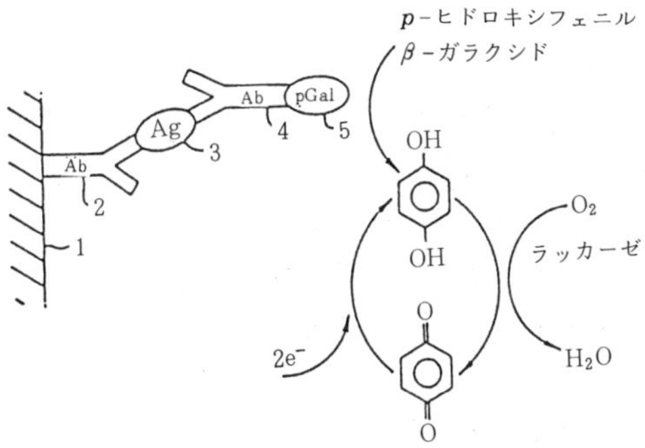

図6・35　β−ガラクトシダーゼを用いた電気化学的検出系

たものである。

この酵素は，パラヒドロキシフェニル−β−ガラクトシド(p−hydroxyphenyl−β−galactoside）を加水分解し，1,4 −ベンゾキノールまたはカテコールを産生する。これは，ラッカーゼ（laccase）を用いた場合の生化学的増幅反応の引き金分子となりうる。

カテコールは，酵素によって，1,4 −ベンゾキノンに酸化され，白金作動電極（陰極）がキノンをキノール（$E_0{}^1$ ＝ ＋280mＶ）に還元する。

この時生じる電流を測定することができる。

(5)　その他の系

他にも種々の酸化還元系を利用することができる。

たとえば，ＦＡＤ（flavin adenine dinucleotide)は，ジアホラーゼ活性部位の成分でもあるが，多くの酸化還元酵素系にも使われている（図6・36）。

グルコースオキシダーゼ(glucose oxidase）の場合は，電気化学的に不活性なアポ酵素(apoenzyme）が作られるが，ガラクトシドのような前駆体物質からＦＡＤが産生されると，活性化されて，過剰のグルコースと共に，生化学的増幅剤として作用する。

この場合，酸化還元反応のサイクルは，グルコースオキシダーゼの活性部位のＦＡＤ／ＦＡＤH_2 である。

可溶性の中間媒体としてフェロセンモノカルボン酸を使い，グラファイト電極でグルコ

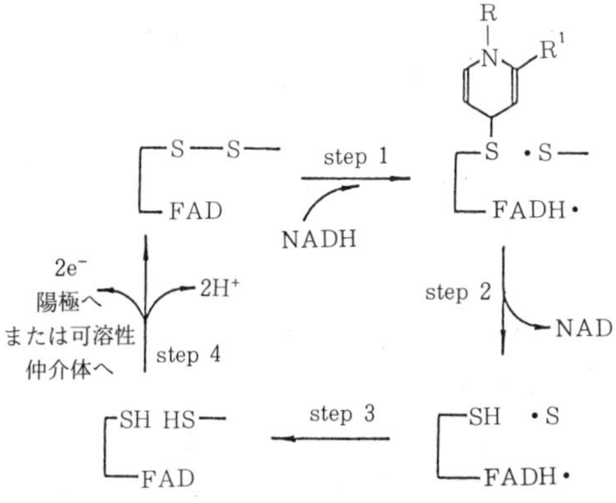

図6・36　ＦＡＤの関与する電気化学的検出系

ースオキシダーゼの活性を電気化学的に測定することもできる。

一方，ＰＱＱ(ピロキノリンキノン)とメタノールデヒドロゲナーゼ(methanol dehydrogenase)のような還元酵素を利用することもできる。

すなわち，リン酸塩のような前駆物質からＰＱＱが産生されると，メタノールデヒドロゲナーゼが活性化され，過剰のメタノールと共に酸化還元反応サイクル（ＰＱＱ／ＰＱＱH_2)が進行する。この時，適当な中間媒体を使えば，電極を還元することができる。

(6) 装置

図６・37は，この検出系の試作装置の模式図である。厚さが約10mmのポリスチレンブロック（同図の31）で，８個の穴（同図の32）がある。

このブロックは，回路板（同図の33）に接着してある。回路板は，表面に，８対の電極（同図　の34a，35a，36a,等および34b，35b，36b 等）を有しており，一方の電極（同図の34a,35a，36a等）は，共通の銅トラックによって，端末41に接合する。

他方の電極（同図の34b，35b，36b 等）は，それぞれ対応する銅トラック（同図の37，38，39等）に接続し，端末42，43，44等に接合する。

つまり，端末41～49は，普通の回路技術でよく用いられている周縁コネクターを構成する。

銅トラック39～40は，ブロックを回路板に接着する場合に障害にならないように内側に作成する。ブロックの一部は（同図の52),回路板の縁が周縁コネクターとして使えるように切り取っておく。

図には８個の穴を示したが，これは便宜的説明のために示したもので，実際には12×８（合計96穴）であってもかまわない。マイク

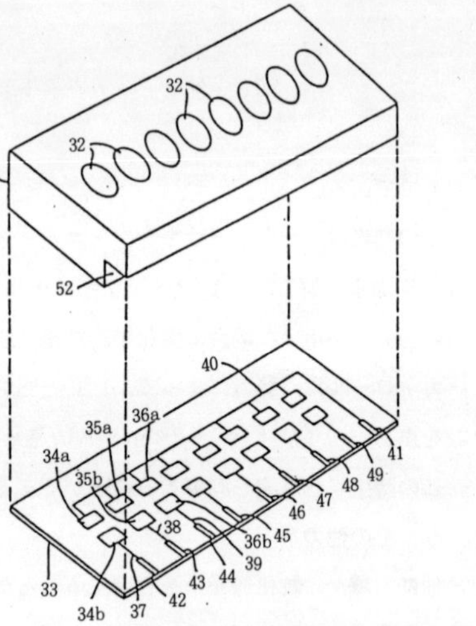

図６・37　電気化学的検出系の試作装置

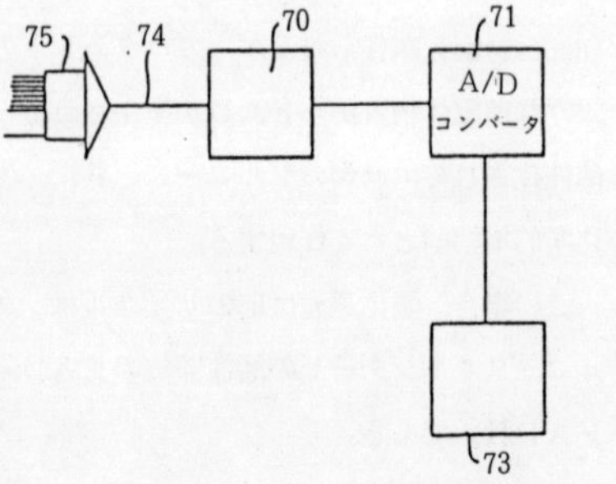

図６・38　電算システム

ロタイタープレートを利用して，電極の方を上からさしこむ形にすることもできる。

図6・38は，この装置を使用する場合の電算システムを簡易化して図示したものである。

図6・37で示した装置の端末41〜49を，コネクター（同図の75）を介してリボンケーブル（同図の74）に接続する。リボンケーブルは，ソフトウェア駆動連続スイッチ（同図の70）に接続する。つぎに，連続スイッチを34b，35b，36b 等のそれぞれの電極と共に，アナログ→デジタルコンバーター（同図の71）に接続し，最終的に，マイクロ電算機（同図の73）と接続する。

このマイクロ電算機は，ブロックの穴（同図の32）のそれぞれの反応を一定間隔（たとえば，毎秒ごとに）でキャッチし，その電流値を保存できるように設定する。すなわち，酵素アッセイの進行状態を動的に測定できるように設定するのである。

文　献

1） M. L. M. Anderson, B. D. Young : "Nucleic Acid Hybridization, A Practical Approach", (B. D. Hames, S. J. Higgins eds.), IRL Press, Oxford, p. 47 (1985)

2） M. L. Pardue : "Nucleic Acid Hybridization, A Pracfical Approach", (B. D. Hames, S. J. Higgins eds.), IRL Press, Oxford, p. 179-202 (1985)

3） M. Ranki, A. Palva, M. Virtanen, M. Laaksonen, H. Söderlund : *Gene*, **21**, 77-85 (1983)

4） A-C. Syvänen, M. Laaksonen, H. Söderlund : *Nucleic Acids Res.*, **14**, 5037－5048 (1986)

5） A. S. H. Dejong, M. VanKessel－VanVark, A. K. Raap : *Histochem. J.*, **17**, 1119－1130 (1985)

6） M. S. Blake, K. H. Johnston, G. J. Russel－Jones, E. C. Gotschlich : *Anal. Biochem.*, **136**, 175－179 (1984)

7） M. L. Dao : *J. Immunol. Methods*, **82**, 225－231 (1985)

8） H. Tonbin, T. Staehelin, J. Gordon : *Proc. Natl. Acad. Sci. USA*, **76**, 4350－4354 (1979)

9） C. G. O'connor, L. K. Ashman : *J. Immunol. Methods*, **54**, 267－271 (1982)

10） R. C. Mierendorf Jr., R. L. Diaond : *Anal. Biochem.*, **135**, 221－229 (1983)

11） D. A. Knecht, R. A. Dimond : *Anal. Biochem.*, **136**, 180－184 (1984)

12） J. McGady : *Histochemie*, **23**, 180－184 (1970)

13） J. P. Hormitz, J. Chua, R. J. Curdy, A. J. Tomson, M. A. DaRooge, B. E. Fisher, J. Mauricio, I. Klundt : *J. Med. Chem.*, **7**, 574 (1964)

14） R. C. Mierendorf : Promega Notes, No.3, Promega Biotec. (1985)

15） G. Bers, D. Garfin : *Bio Techniques*, **3**, 276－288 (1985)

16)　T. Takahashi, H. Arakawa, M. Maeda, A. Tsuji : *Proc. lst. Int. SAMPE Symposium*, **1**, 689−694 (1989)
17)　T. Takahashi, T. Mitsuda, K. Okuda : *Anal. Biochem.*, **179**, 77−85 (1989)
18)　L. Gardner : *Bio Techniques*, **1**, 8 (1983)
19)　J. J. Leary, D. J. Brigati, D. C. Ward : *Proc.Natl. Acad. Sci. USA*, **80**, 4045-4049 (1983)
20)　D. J. Brigati, D. Myerson, J. L. Leary, B. Spalholz, S. Z. Travis, C. K. Y. Fong, G. D. Hsiung, D. C. Ward : *Virology*, **126**, 32 (1983)
21)　A. C. Forster, J. L. McInnes, D. C. Skingle, R. H. Symons : *Nuclcic Acids Res.*, **13**, 745-761 (1985)
22)　R. P. Viscidi, G. J. Connelly, R. H. Yolken : *J. Clin. Microbiol.*, **23**, 311 (1986)
23)　A. C. Syvänen, M. Alanen, H. Söderlund : *Nucleic Acids Res.*, **13**, 2789 (1985)
24)　H. H. Al-Hakim, R. Hull : *Nucleic Acids Res.*, **14**, 9965 (1986)
25)　V. T. W. Chan, K. A. Fleming, J. O'D. McGee : *Nucleic Acids Res.*, **13**, 8083-8091 (1985)
26)　A. Murasugi, R. B. Wallace : *DNA*, **3**, 269 (1984)
27)　A. Chollet, E. H. Kawashima : *Nucleic Acids Res.*, **13**, 1529 (1985)
28)　B. C. F. Chu, L. E. Orgel : *DNA*, **4**, 327 (1985)
29)　P. Tchen, R. P. P. Fuchs, E. Sage, M. Leng : *Proc. Natl. Acad. Sci.USA*, **81**, 3466-3470 (1984)
30)　M. J. Heller, E. G. Jablonski, J. L. Ruth, E. C. Hennessy : *Fed. Proc.*, **45**, 1516 (1986)
31)　M. J. Heller, E. Hennessy, J. L. Ruth, E. Jablonski : *Fed. Proc.*, **46**, 1968 (1987)
32)　P. R. Langer−Safer, M. Levine, D. C. Ward : *Proc.Natl.Acad.Sci.USA*, **79**, 4381 (1982)
33)　P. R. Manuelidis, P. R. Langer−Safer, D. C. Ward : *J. Cell. Biol.*, **95**, 619 (1982)
34)　G. T. Rudkin, B. D. Stollar : *Nature*, **265**, 472 (1977)
35)　W. D. Stuart, D. L. Porter : *Exp. Cell. Res.*, **113**, 219 (1978)
36)　E. Ishikawa, K. Kato : "Quantitative Enzyme Immunoassay", (E. Engvall, A. J. Pesce eds.), Blackwell Scientific Publications, Oxford, p.43 (1978)
37)　Y. Nagata, H. Yokota, O. Kosuda, K. Yokoo, K. Takemura, T. Kikuchi : *FEBS. Lett.*, **183**, 379 (1985)
38)　H. P. Misra, P. M. Squatrito : *Arch. Biochem. Biophys.*, **215**, 59 (1982)
39)　J. E. Manning, N. D. Hershey, T. R. Broker, M. Pellegrini, H. K. Mitchell, N. Davidson: *Chromosoma*, **53**, 107 (1975)
40)　J. A. Matthews, A. Batki, C. Hynds, L. J. Kricka : *Anal. Biochem.*, **151**, 205−209 (1985)
41)　A-C. Syvanen, P. Tchen, M. Ranki, H. Soderlund : *Nucleic Acids Res.*, **14**, 1017-1028 (1986)
42)　M. Renz, C. Kurz : *Nucleic Acids Res.*, **12**, 3435-3444(1984)
43)　T. Takahashi, H. Arakawa, M. Naeda, A. Tsuji : *Nucleic Acids Res.*, **17**, 4899-4900
44)　P. A. Totten, K. K. Holmes, H. H. Handsfield, J. S. Knapp, P. L. Perine, S. Falkow : *J. Infect. Dis.*, **148**, 462-471 (1983)
45)　P. H. Edelstein : *J. Clin. Microbiol.*, **23**, 481-484 (1986)
46)　U. B. Gobel, E. J. Stanbridge : *Science*, **226**, 1211-1213 (1984)

47) H.W.Wilkinson, J.S.Sampson, B.B.Plikaytis : *J. Clin Microbiol.,* **23**, 217-220 (1986)

48) L.Franzén, G.Westin, R.Shabo, L.Åslund, H.Perlman, T.Persson, H.Wigzell, U.Petterson : *Lancet,* **1**, 525-528 (1984)

49) A.Gonzales, E.Prediger, M.E.Huecas, N.Nogueira, P.M.Lizardi : *Proc. Natl. Acad. Sci. USA,* **81**, 3356-3360 (1984)

50) G.L.McLaughlin, T.D.Edlind, G.H.Campbell, R.F.Eller, G.M.Ihler : *Am.J.Trop.Med. Hyg.,* **34**, 837-840 (1985)

51) R.K.Saiki, S.Scharf, F.Faloona, K.B.Mullis, G.T.Horn, H.A.Erlich, N.Arnheim : *Science,* **230** , 1350-1354 (1985)

52) M.L.Collins, W.R.Hunsaker : *Anal.Biochem.,* **151**, 211-224 (1985)

53) G.M.Wahl, M.Stern, G.R.Stark : *Proc.Natl.Acad.Sci. USA*, **76**, 3683-3687 (1979)

54) H.Yasue, T.Awata : *Anal.Biochem.,* **169** , 410-414 (1988)

55) C.H.Self : *J.Immunol.Meth.,* **76**, 389-393 (1985)

56) E.Soini, I.Hammilä : *Clin.Chem.,* **25**, 353-361 (1979)

57) E.Soini, H.Kojola : *Clin.Chem.,* **29**, 65-68 (1983)

58) 高橋豊三：BIO INDUSTRY, **6**, 223-230 (1989)

59) 高橋豊三, L.Proudfoot : BIO INDUSTRY, **6**, 300-307, 369-376 (1989)

60) 高橋豊三, L.Proudfoot : BIO INDUSTRY, **6**, 447-455 (1989)

61) T.P.Whitehead, G.H.G.Fhorpe, T.J.N.Carter, C.Groucutt, L.J.Kricka : *Nature,* **305**, 158-159 (1983)

62) B.C.F.Chu, F.R.Kramer, I.B.Orgel : *Nucleic Acids Res.,* **14**, 5591-5603 (1988)

63) M.Zuker, D.Stiegler : *Nucleic Acids Res.,* **9**, 133-148 (1981)

64) K.S.Kirby : "Methods in Enzymology", Vol. 12, (L.Grossman, K.Moldaveeds.), Part B, Academic Press, New York, p.87-100 (1986)

65) D.R.Mills, C.Dohkin, F.R.Kramer : *Cell,* **15**, 541-550 (1978)

66) P.M.Lizardi, C.B.Guerra, H.Ioneli, I.T.Luna, F.R.Kramer : *Bio/technology,* **6**, 1197-1202 (1988)

67) D.L.Kacian, D.R.Mills, F.R.Kramer, S.Spiegelman : *Proc. Natl. Acad. Sci. USA*, **69**, 3038-3042 (1972)

68) R.A.Miele, D.R.Mils, F.R.Kramer : *J.Mol.Biol.,* **171**, 281-295 (1983)

69) G.Klotz. F.R.Kramer, A.K.Kleinschmjdt : *Electron Microscopy,* **2**, 530-531 (1983)

70) D.R.Mills, F.R.Kramer, C.Dobkin, T.Nishihara, P.E.Cole : *Biochemistry,* **19**, 228－236 (1980)

71) F.R.Kramer, D.R.Mills : *Nucleic Acids Res.,* **19**, 5109－5124 (1981)

72) T.Nishihara, D.R.Mills, F.R.Kramer : *J.Biochem.,* **93**, 669－674 (1983)

73) C.Priano, F.R.Kramer, D.R.Mills : *Cold Spring Harbor Symp.Quant.Biol.,* **52**, 321－330 (1987)

74) L.Åslund, L.Franzen, G.Westin, T.Persson, H.Wigzell, U.Pettersson : *J.Mol.Biol.,* **185**, 509－516 (1985)

75) J.W.Zolg, L.E.Andrade, E.D.Scott : *Mol.Biochem.Parasitol.,* **22**, 145－151 (1987)

76)　R.K.Saiki, D.H.Gelfand, S.Stoffel, S.T.Scharf. R.Higuchi, G.T.Horn, K.B.Mullis, H.A.Erlich : *Science,* **239**, 487－491 (1988)

77)　H.A.Erlich, D.H.Gelfand, R.K.Saiki : *Nature,* **331**, 461－462 (1988)

78)　J.L.Hartley, M.Berninger, J.A.Jessee, F.R.Bloom, G.E.Temple : *Gene,* **49**, 295－302 (1986)

79)　Y.Ono, H.Onda, R.Sasada, K.Igarashi, Y.Sugino, K.Nishioka : *Nucleic Acids Res.,* **11**, 1747-1757 (1983)

80)　P.Tiollais, C.Pourcel, A.Dejean : *Nature,* **317**, 489-495 (1985)

第7章　新しいハイブリダイゼーションのストラテジー

1　はじめに

核酸ハイブリダイゼーション法は，ハイブリダイゼーション反応が，固相支持体の表面で行われるか，溶液中で行われるかによって，大きく2つに分けられる。

従来から用いられてきたのは，前者の方法（いわゆる固相法）のうち，ニトロセルロースフィルターとかナイロンフィルターといった固相支持体に核酸サンプル（標的核酸）を固定して，プローブだけを溶液中で自由な状態にして反応させる，いわゆるフィルターハイブリダイゼーション法で，第1章に示した，サザーンハイブリダイゼーション，ノーザンハイブリダイゼーション，スポットハイブリダイゼーション（ドットブロットハイブリダイゼーション，スロットブロットハイブリダイゼーション），コロニーハイブリダイゼーション，プラークハイブリダイゼーションなどの古典的な方法のほとんどは，この方法によっている。

しかし，これらの方法は，反応速度がきわめて遅い上，フィルターへのサンプルＤＮＡの固定，フィルターの洗浄など，多くの厄介な手順を必要とし，また，しばしば，プローブが非特異的に支持体にくっついてしまうという，バックグラウンドの汚染にも煩わされ，感度にも限界がある。

そこで，フィルター以外の支持体にサンプル核酸を固定する方法が考えられ，また，同じ固相法でも，プローブの方を固相支持体に固定して行う，サンドウィッチハイブリダイゼーション法とか，ＤＮＡ鎖置換検定法などが考案され，部分的にバックグラウンドの問題を解決している。

一方，溶液中でハイブリダイゼーション反応を行う後者の方法，いわゆる溶液ハイブリダイゼーション（solution hybridiation)法は，反応速度が速く，検出操作の迅速化が可能である。

溶液ハイブリダイゼーション法にも，いろいろな方法があるが，将来的には，形成されたハイブリッドの分離ステップがなく，溶液中で直接判定を行うことができる，均一系溶液ハイブリダイゼーション法が注目される。

以下，新しいハイブリダイゼーション法について，いくつか紹介する。

2　固相法

2.1　フィルターハイブリダイゼーションの改良

固相支持体上でＤＮＡプローブを使って検定を行う場合，これに必要な時間は，一般に，ハイブリダイゼーションのカイネティックスによって決定される。一般には，一昼夜のインキュベーションが必要である。

後で述べるように，溶液ハイブリダイゼーション法は，従来の固相支持体を用いたハイブリダイゼーション法よりも迅速であるが，固相でのハイブリダイゼーションカイネティックスも，さらに改善することが可能である。

たとえば，この目的で，ハイブリダイゼーション溶液には，dextran sulfate[1]や，あるいはpolyethylene glycol[2]のような容量排除（volume exclusion)剤が加えられているし，最近では，ハイブリダイゼーション溶液の中に，Rec Ａタンパク質や，一本鎖ＤＮＡ結合タンパク質を加えて，ＡＴＰの存在下で，反応速度を，かなり促進できることが報告されている[3]。

以下に，Zapolskiら[3]の行った，別のフィルターへ移しとらず，ゲルのままハイブリダイゼーションを行う方法を紹介する。

まず，λ*Hin*dⅢＤＮＡを，15×15cmのガラスプレート上に作成したアガロースゲル（0.6%，w／v）に，ウェルあたり，トータル１μg または 0.5μg ローディングして，電気泳動する。その後，アガロースゲルをガラスプレートごと乾燥する。

ＤＮＡプローブは，1.0μgのλＤＮＡを，50μCiのｄＣＴＰ-5′－〔α-^{32}Ｐ〕(Amersham)を使って，ニックトランスレーション法によって標識し，使用する。

次に，先に示した乾燥ゲルフィルムを，ガラスプレートごと，0.5M NaOH ／３M NaClの溶液に15分間浸漬し，次に，0.5 M　Tris－HCl(pH 8.0)/0.3 M　NaClの溶液中に15分間浸漬する。その後，このゲルを，５mlのハイブリダイゼーション液（表７・１）に浸漬し，37℃で１時間，インキュベートする。

表７・１　ハイブリダイゼーション液（１ml中）の成分

Rec Ａタンパク質(P-L Biochemicals, Pharmacia)	40μg
一本鎖ＤＮＡ結合タンパク質ＳＳＰ(Worthington Diagnostic Systems)	28μg
ＡＴＰ２ナトリウム塩（Sigma Chemical)	280μg
Pentax bovine albumin (Miles Laboratories)	100μg
Tris（pH 7.4)	6μmol
$MgCl_2$	4μmol
ＤＮＡプローブ	

1時間後，ゲルフィルムを，ガラスプレートごとゆっくりと，かきまぜることによって，5分間ずつ，合計6回，洗浄を行う。洗浄は，2×SSPE／1％SDS溶液（50ml）で4回行い，最終的には0.1×SSPE／1％SDS溶液（50ml）で行う。1×SSPEの組成は，表7・2に示した。

表7・2　1×SSPEの組成

NaCl	8.7 g
$NaH_2PO_4 \cdot H_2O$	1.38g
EDTA（2ナトリウム塩）	0.37g

（pH 7.4）
精製水で溶解し，1 ℓとする。

ハイブリダイズした^{32}P標識DNAは，−70℃で，X線フィルムに24時間感光させた後，現像して，ラジオオートグラフィーによって判定する。

この方法には，次のような利点がある。

(1)　検出目的とするDNA断片の処理に，従来の技術では，常に，12〜24時間を要していたが，この方法で行えば，わずか2時間に短縮することができる。

(2)　一般に，操作が簡略化されており，また，Southernブロットに伴う，DNAの拡散操作を行わないために，DNAの損失が，従来の技術に比べて少ない。

(3)　ハイブリダイズせずに残った放射性標識プローブを，再利用することができる。これは，DNAプローブの調達や製造を含めて，費用の点で大いに有利である。

(4)　ハイブリダイゼーションを温和な条件で行うことができる，という利点がある。37℃，1時間という条件は，迅速性に優れているばかりか，どの実験室にも一般的な温度条件である。

(5)　Rec Aタンパクなどの酵素的手法でハイブリダイゼーションを行うために，従来の熱力学的なアニーリング技術よりも，多くの場合において効果的であり，高い感度を示す。

(6)　この方法は，非常に作業工程が少なく，簡単である。

なお，アガロースゲルを乾燥させて使用する代わりに，従来のように，Southernブロッティング法によってニトロセルロース膜にDNAを移しとり，固定して行うこともできる。この場合は，DNAを固定したフィルムを，直接，ハイブリダイゼーション溶液に浸漬することから始める。

2.2　フィルター以外の固相支持体への固定

ニトロセルロースフィルター，ナイロンフィルター，DBMペーパーなどのフィルター以外の固相支持体，すなわち，マイクロタイタープレートやチューブのようなプラスチック，磁気セルロース，ラテックスのような粒子などを使用する検定法も，いくつか報告されている。表7・3に，それらの例を示した。

これらの方法は，検出系の簡略化や，未反応のプローブを洗い落とす手間の省力化，バックグラウンドの問題の解決，などを目的として考え出されたものであるが，反応速度，サンプルDNAの固定化操作の必要性，などの点は，まだ解決されていない。

表７・３　ハイブリダイゼーションアッセイのための固相支持体と固定化法

固相支持体	支持体への固定化法	文献
セファクリルＳ－500	ジアゾ化	13)
セルロース／磁性化ビーズ	ジアゾ化	5)
CNBr－セファロース４Ｂ	臭化シアンを介して	12)
ワットマン541 ペーパー	加　熱	63)
ポリスチレン（マイクロタイタープレート）	紫外線とマグネシウムイオン	4)
ポリプロピレン	非共有結合	12)
アクリル	エポキシド反応基を介して	16)
修飾ポリスチレン	導入されたＳＭ基を介して結合した水銀化ＤＮＡ	64)
ニトロセルロース	乾燥ブタン－２－オール（ブタノール）にメンブランを浸して	65)
ＯＨ基を有す固形支持体	ＯＨ基に結合した光化学的に活性な挿入剤を介して	23)
オリゴ（dT）セルロース	酵素的にポリアデニル化したＤＮＡをポリメラーゼのKlenowフラグメントを使ってオリゴ(dT)に共有結合させて	66)
ATP ペーパー	ジアゾ化	67)
ラテックス微粒子	ヒドラジドで機能化させた粒子	68)
セファデックスＧ－50	ジアゾ化	69)
磁性化dynospheres	ジアゾ化	69)

注）　標準的な方法（例えば，ニトロセルロース／ベーキング，ナイロン，ＤＭＢペーパー）はこの表に入れていない。

以下に，これらの固定化の例を２つ，簡単に紹介する。

(1)　マイクロタイターウェルへの固定

以下に，サンプルＤＮＡを，マグネシウムイオンの存在下で紫外線照射することによって，ポリスチレン製マイクロタイタープレートのウェルに固定化した例[4]を紹介する。

まず，ＰＢＳ(phosphate buffered saline；8 mM Na_2HPO_4，1.5mM KH_2PO_4，pH7.2，137mM NaCl，2.7mM KCl)に0.1Mの$MgCl_2$を含むバッファー(ＰＢＳＭ)を調製する。このＰＢＳＭバッファーに，熱変性させたＤＮＡを溶解し，100 μlずつウェルに注入する（Micro Fluor, Dynatech)。このウェルの中で，室温で一晩，ＤＮＡ溶液をインキュベートする。

次に，アスピレーションによって溶液を取り除き，プレートをＵＶランプ（Toshiba ＧＬ15）下に置き，1.6 kJ/m^2 （トータルインテンシティー）で紫外線照射する。

5 μgの〔^{3}H〕ＤＮＡ（サケ精子ＤＮＡ，10^3cpm／μg)を使用した例では，$MgCl_2$ の濃度は，0.1 Ｍでプラトーに達し，これ以上に濃度を上げても，マイクロタイターウェルに結合するＤＮＡの量は変わらず，ウェルあたり，約 3.3×10^2ng のＤＮＡが固定される。また，1 ngの^{32}Ｐ標識ＤＮＡ（ｐＢＲ322，10^5cpm/ng）を使用した例では，20℃で15分間，インキュベートすることによって，固定されたＤＮＡ量は，プラトーに達し，20分間あるいは30分間インキュベートしたものと変わらない。さらに，各種濃度のＤＮＡ溶液（^{32}Ｐ標識ｐＢＲ322 ＤＮＡ，10^5cpm/ng)をウェルに入れて，20℃で16時間インキュベートした例では，試みたＤＮＡ（1～10^3pg/well）の濃度で，加えたＤＮＡ量に比例して，ポリスチレンプレートにＤＮＡが固定される。

その後，このウェルの中に，標識プローブ（この実験の場合はビオチン化プローブ）を含んでいるハイブリダイゼーション溶液を加えて，ハイブリダイズさせ，次に，アビジン－β－ガラクトシダーゼ複合体でハイブリッドの検出を行ったところ，このプレートに固定されたＤＮＡは，ハイブリダイゼーション実験に充分に利用できることが，λＤＮＡについて示されている。

(2)　磁気化セルロースへの固定

磁気化セルロースは，いくつかの検定法で使われており，遠心をしないでも簡単に回収できる，という利点がある。

磁気化セルロースの調製法は[5]，次の通りである。

セルロース50ｇとFe_3O_4（ＢＤＨ）50ｇを，１時間，14Mの$ZnCl_2$ 溶液中で攪拌すると，きわめて粘性の高い懸濁液ができあがるので，この溶液を，シリンジを通して，0.2MのHCl溶液の中に噴射させる。できた産物を乾燥して，径800～1,000μmの粉末にし，0.2MのＥＤＴＡ溶液中で，一晩，攪拌する。最終的に，ビーズを洗浄して乾燥し，径10～15μm の粒子にする。

ウシの胸腺のＤＮＡを超音波で破砕して，約 500bpの長さにし，これと直鎖状にしたプラスミドｐＵＣ８を，Noyes and Stark[6] のジアゾ化反応によって，このビーズに結合させる。磁気化セルロース１ｇあたり，約 100μｇのＤＮＡを結合させることができる。

ちなみに，Langdale and Malcolm[5]は，これらのビーズを使ったハイブリダイゼーションを，0.6M NaCl を含むハイブリダイゼーションバッファー中で，65℃で18時間，という条件で行っている。

2.3　サンドウィッチハイブリダイゼーション法

上述の方法は，簡単な方法ではあるが，サンプルＤＮＡの精製や,. 支持体への固定化操作が必要で，またバックグラウンドの問題も大きい。

そこで，1983年，Virtanenらは，サンドウィッチハイブリダイゼーション法を開発した[7]。

(1)　原　　理

サンドウィッチハイブリダイゼーション法は，標的核酸に由来するＤＮＡフラグメントを少なくとも２つ使用する。一方のＤＮＡフラグメントは，固相に結合させて捕獲試薬として使用するが，もう一方のフラグメントは，標識プローブとして，可溶化したサンプルとともにハイブリダイゼーション溶液に加え，溶液中で標的核酸とハイブリダイズさせる。

サンドウィッチハイブリダイゼーション法の原理を図７・１に示す。

サンプル中に，捕獲試薬と標識プローブの両方に相補的な塩基配列のＤＮＡフラグメントが存在していれば，そのフラグメントは，両方の試薬とハイブリダイズし，固相への標識を介して，その存在を検出することができる[8),9]。

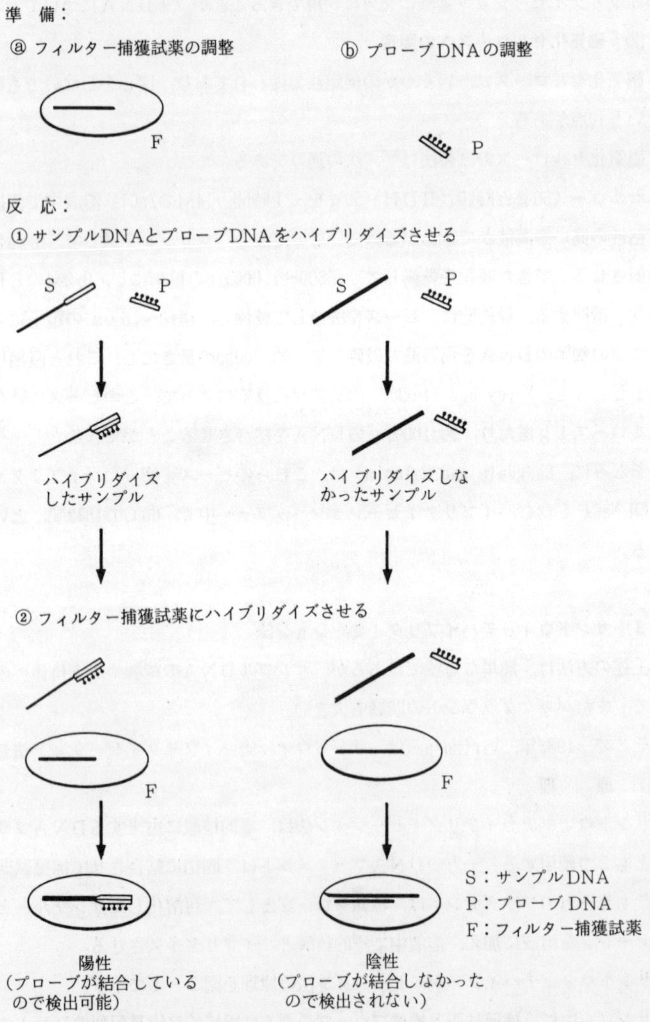

図７・１　サンドウィッチハイブリダイゼーションの原理

固相支持体としては，一般にニトロセルロースフィルターが用いられているが[7),8),10),11)]，ポリプロピレンやアガロース[12)]，あるいは Sephacryl[13)] のような担体も使われている。

プローブとしては，現在のところ，アイソトープで標識されたプローブが用いられているが，これは，非放射性の標識法に置き換えることも可能である。

なお，ハイブリダイゼーションの効率を制限してしまうことのないように，ターゲットに対しては，充分量の捕獲試薬と検出試薬を使うことが大切である。

(2)　利点と欠点

サンドウィッチハイブリダイゼーション法の利点の一つは，ドットブロットハイブリダイゼーションの変法なので，得られた結果から換算して，定量的な測定が可能なことである。サンプル中の核酸量が比較的広範囲にわたっても，定量的に判定することができる[14)]。

もう一つの利点は，バックグラウンドを低く抑えられることで，サンプルを特に精製しなくても，バックグラウンドの心配がなく，特に，不純な検体を検査するときに有用である。表7・4に，今までに研究されたいろいろなサンプルと，それぞれに使われた前処理法を示したが，いずれの場合も，このような最小限の前処理法でも，バックグラウンドの問題は報告されていない。

一方，この方法の欠点は，反応速度が遅いことである。条件設定により短縮することも可能であろうが，現在のところ，反応に一昼夜を要している。

また，検出感度も，まだ充分ではない。捕獲用と検出用のペアープローブの分子数を増やすことによって，^{32}P標識プローブでヒトのパピローマウイルスを検定し，10^5 分子のターゲットを検出できた例があるが，まだ限界がある。

表7・4　サンドウィッチハイブリダイゼーション法に使われた標本と前処理法

標　本	微生物	前処理法	文　献
培養細胞	Adenovirus	アルカリ性ＳＤＳ 100℃，5分間	9)
鼻腔粘膜	Adenovirus	超音波，アルカリ性ＳＤＳ 100℃，5分間	7)
尿	Cytomegalovirus	ザルコシル，ＥＤＴＡ アルカリ性ＳＤＳで 100℃，5分間 イソプロパノールで沈殿	7)
子宮頸部スクラッピング	Human papillomavirus	アルカリ性ＳＤＳ 100℃，5分間	
尿道および子宮頸部のスワブ	*C.trachomatis*	アルカリ性ＳＤＳ 100℃，5分間	11)
細菌コロニー	*N.gonorrhoeae*	アルカリ性ＳＤＳ 100℃，5分間	

(3) 病原微生物の検出例

サンドウィッチハイブリダイゼーション法は，生物材料から病原体を直接検出する際に，利用することができる。

以下に，その例をいくつか簡単に紹介する。

①アデノウイルスの検出

アデノウイルスＤＮＡの検出は，次のようにして行われた[9]。

まず，準備段階では，

a　メンブランフィルター上に，フィルター捕獲試薬として，クローン化したアデノウイルス２型のＤＮＡ断片（29～42% map position)を変性させ，１本鎖の状態で固定しておく。

b　次に，プローブとして，^{125}Ｉ標識の１本鎖アデノウイルス２型のＤＮＡ断片(42～43.5%map position）を作製する。

次に，反応段階として，

①　鼻咽腔吸引分泌物から抽出，変性処理したサンプルＤＮＡと，プローブＤＮＡとをハイブリダイズさせる。

②　上記①の過程でできたハイブリッドを，今度はフィルター捕獲試薬とハイブリダイズさせる。

検体中にアデノウイルス２型のＤＮＡが存在すれば，メンブランフィルター上にサンプルＤＮＡ＋プローブＤＮＡ＋フィルター捕獲試薬の３者のハイブリッドを形成し，結果として，オートラジオグラフィーにより，目的とするＤＮＡの検出が可能となる[8]。すなわち，鼻咽腔吸引物中のＤＮＡは，Adeno－2型のＤＮＡプローブとホモロジーがあり，フィルター上に固定したAdeno-２型のＤＮＡともアニールするので，結局，プローブがフィルター上の捕獲ＤＮＡ試薬と結合することになる。

この技術の感度は5×10^6 分子，すなわち0.2ng のアデノウイルスＤＮＡに相当し，ウイルスのヘキソンタンパクに対して行ったラジオイムノアッセイ法の場合とほぼ同じである[15]。また，時間的にも，一昼夜の検定で充分に検出することができる。

②サルモネラ菌の検出

同様に，ポリプロピレン表面，もしくはＣＮＢｒで活性化されたセファロース表面に，捕獲プローブ（試薬）を固定化し，サンドウィッチハイブリダイゼーション法で，^{32}Ｐで標識した第２のプローブを使って，サンプル中に，わずか1×10^7 個の細菌しか含まれていないような状態でも，サルモネラ菌が検出されている[12]。

プラスチックやアガロースに非可逆的にサルモネラ菌のクローン化ＤＮＡを固定して，single layer ハイブリダイゼーションおよびサンドウィッチハイブリダイゼーションを行うと，どちらでもハイブリッドを形成させることができる。

single layerハイブリダイゼーションでは，3 μg の固定化ＤＮＡで，少なくとも，30fmolの特異的なＤＮＡ塩基配列(800ヌクレオチド）が検出されている。結合した特異的塩基配列は，8.5 ngで，これは4×10^{10}個の菌体中に存在する塩基配列に相当する。

これに対して，4時間のサンドウィッチハイブリダイゼーションでは，わずか14amol（1×10^{7}個の菌体に存在する塩基配列に相当する)，すなわち8pgのＤＮＡ塩基配列(1,600ヌクレオチド）が検出できる。

③抗ＤＮＡ／ＲＮＡ抗体を用いた変法

厳密には，サンドウィッチハイブリダイゼーション法ではないが，同様に，細菌尿に対する検定法も報告されている[16]。

この場合は，標識プローブを用いず，捕獲プローブ（捕獲試薬）にＲＮＡを使い，これをエポキシド基を介してアクリルビーズ表面に固定し，ハイブリダイゼーション後，ＤＮＡ／ＲＮＡハイブリッドを，β－ガラクトシダーゼで標識した抗ＤＮＡ／ＲＮＡ抗体を使って定量している。

⑷　鎌状赤血球貧血症の診断例

サンドウィッチハイブリダイゼーション法は，核酸の断片を定量できるだけでなく，ＤＮＡ中の制限部位の変化を検出する場合にも，容易に適用することができる。すなわち，突然変異を正確に検出することができるのである。

応用例として，以下に，鎌状赤血球貧血症（sickle cell anemia）の診断例を紹介する。鎌状赤血球貧血症患者由来のＤＮＡを標的ＤＮＡとして，突然変異が生じているＤＮＡ（グロビン遺伝子）を検定する（図7・2）[13]。

図に示したように，まず，クローン化したグロビン遺伝子を消化して，2つのプローブを作成する。これらのプローブは，互いに交差反応してはならない。また，突然変異が生じている遺伝子の塩基配列をはさんで，近接していることが望ましい。

一方のプローブは，Sephacryl 500 に固定し，捕獲試薬として使用する。他方のプローブは，放射性標識する。

サンプルＤＮＡは，*Dde* Iで消化し，先に述べた2つのプローブにハイブリダイズさせる。野生型（正常）のＤＮＡと鎌状赤血球貧血症患者のＤＮＡとでは，消化性が異なることが知られており，正常なＤＮＡは，*Dde*Iによって切断されるが，グロビン遺伝子に突然変異をもつ鎌状赤血球貧血の患者由来の遺伝子は切断されない。

したがって，正常なヒト由来のＤＮＡは，2つのプローブの間でブリッジを形成することができないことから，標識したプローブは，溶液中でフリーな状態にあるが，鎌状赤血球貧血症患者由来のＤＮＡの方は，Sephacryl 樹脂と標識プローブの両方に，並行してハイブリダイズするので，同樹脂は，中等度に標識を結合することになる。

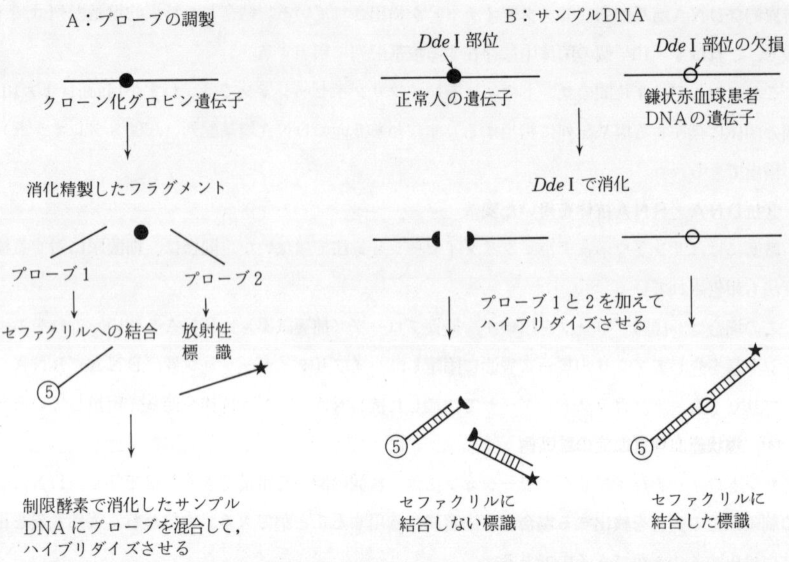

図7・2　サンドウィッチハイブリダイゼーションによる鎌状赤血球貧血患者のヘモグロビン突然変異の検出

原理的に，ハイブリダイゼーションに影響することなく，DNAを結合することができれば，どのようなものでも固相支持体として使用することができるが，Langdale and Malcolm[13] は，次の2つの理由から，SephadexG－50とか，cellulose,あるいは磁気化セルロース[5]よりも，Sephacryl 500 の方が，固相支持体として適していることを見出している。

① これら4種類の樹脂を使って，2つのカップリング操作でDNAの固定実験を行ったところ，Sephacryl S-500 の場合，ほとんどのDNAが，非共有結合で結合した。

② DNAが結合したたくさんの樹脂で，ハイブリダイゼーション実験を行ったところ，Sehpacryl S-500に結合したDNAが，最も効率よくハイブリダイズし，非特異的な結合も少なかった（S／N比が優れている）。

彼らは，このシステムの最適条件下で，5×10^{-8}mol(5amol)のβ－globin　DNAを検出している。

なお，患者の血液材料からDNAを単離し，試験試料とする方法は，Wilsonら[17] によって詳しく述べられている。

ここで述べた方法は，適当なプローブさえ調製できれば，他の，よく性状のわかった突然変異を検出する場合にも応用することができる。

2.4　ＤＮＡ鎖置換検定法

サンプルＤＮＡを固相に固定しない方法の一つとして，最近，Collins らが試みている，ＤＮＡ鎖の置換（ＤＮＡ strand displacement)に基づいた診断法（ＤＮＡ鎖置換検定法）がある[18]。

この方法は，感度もよく，フィルターハイブリダイゼーション法よりも容易に行うことができる。さらに，関連するＤＮＡ配列を認識する能力の点に関しても，従来のフィルターハイブリダイゼーション法より効果的であることが，実験的に証明されている。

(1)　原　　理

この方法では，まず，置換用ＤＮＡ複合体を調製して，支持体に固定する。

複合体は，図７・３に示したように，標的ＤＮＡ結合領域のＤＮＡ鎖と，その一部の領域にハイブリダイズした標識シグナル鎖から成る。標的ＤＮＡ結合領域は，これから検出しようとするＤＮＡ鎖にも相補的であるし，シグナル鎖にも相補的である。

このような置換用ＤＮＡ複合体を，支持体に固定して，これに，検出しようとする一本鎖のＤＮＡを加えると，加えられた分子は，まず，標的結合ＤＮＡ鎖領域の結合開始領域にハイブリダイズする。次に，検出目的とするＤＮＡ鎖とシグナル鎖との間に分枝遊走（branch migration）が生じ，最終的には，シグナル鎖と検出目的とするＤＮＡ鎖との間で置換が起きて，シグナル鎖が遊離する。

図７・３に示したように，置換複合体は支持体上に固定してあるので，遊離したシグナル鎖が溶液相で検出される。

遊離してきたシグナル鎖は，検出しようとした臨床サンプル中のＤＮＡ量と比例することが，すでに実証されている。したがって，適当な方法（たとえば電気泳動とかアフィニティークロマトグラフィー）で，置換複合体から遊離したシグナル鎖さえ分離できれば，この検出法を，完全に溶液中で行うことができるので，この方法は，日常検査法としても，充分に応用できる可能性が高いと考える。

(2)　ＤＮＡ鎖置換検定法の特性

Collins らは，27～800 ヌクレオチドの長さのシグナル鎖を使って，複合体をテストしている。さらに小さなオリゴヌクレオチドでも，シグナル鎖として使用することができるが，シグナル鎖は，長ければ長いほど，置換複合体が安定して，より厳しいハイブリダイゼーション条件でも対応できるし，分枝遊走ステップのカイネティックスにも顕著な有害作用を及ぼさない。

これは，ＤＮＡ鎖置換反応の律速段階が最初のハイブリダイゼーションステップにあるという，

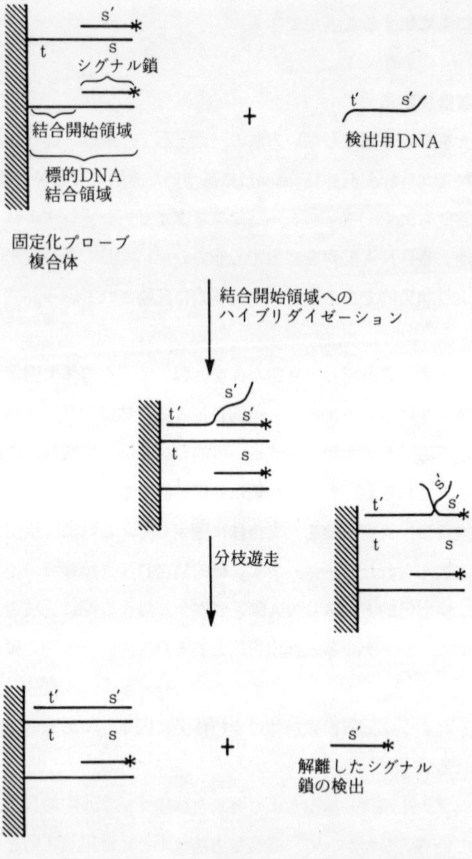

図７・３　固定化したプローブ複合体を用いて行うＤＮＡ鎖置換検定法

検定しようとするＤＮＡは，プローブ複合体の１本鎖結合開始領域にハイブリダイズする。次に，分枝が遊走して，標識されたシグナル鎖の置換が起こり，支持体から解離する。

Green and Tibbets の観察[19]と一致している。つまり，分枝遊走はきわめて速く，一塩基対あたりで見積ってみても，約20μsec.と推定される。

核酸は，変性させたものなら，ＤＮＡでもＲＮＡでも，この置換検定法の検出用核酸として使用することができる。ただし，ＲＮＡの二次構造を保つためには，変性剤を，よりたくさん必要とする。

たとえば，ＤＮＡを検出しようとする場合は，0.3M　NaCl，65℃の条件で，完全に500塩基のシグナル鎖を置換させることができるが，これに相当するＲＮＡを検出目的として使用した場合は，同条件で，複合体とハイブリダイズさせることはできるが，シグナル鎖を置換させることはできない。0.3M NaCl，50％ホルムアミド，42℃の条件では，どちらの核酸でも，完全にシグナル鎖を置換させることができる。

この置換検定法は，加えた試薬量に依存的な性状を示し，非特異的ＤＮＡが大量に存在していても，それらによって影響を受けない。

(3)　相補的な塩基配列に対する要求性

このＤＮＡ鎖置換検定法は，検出しようとするＤＮＡ鎖に，類似のＤＮＡ鎖が混じっていた場合，はたして正確に目的とするＤＮＡ鎖だけを識別することができるだろうか。また，検出しようとするＤＮＡ鎖と，置換複合体のシグナル鎖領域の塩基配列が違っていた場合に，どのような影響があるだろうか。

Collins らは，検出しようとするＤＮＡ鎖に挿入および欠失操作をして，それがＤＮＡ鎖置換検出法にどのような影響を及ぼすかについて検討している。

その結果，検出用ＤＮＡ鎖のシグナル鎖領域に相当する部分から30塩基を欠失させた場合をモデルにすると，全く欠失させていないＤＮＡ鎖では，完全にシグナル鎖が置換されたが，欠失させたＤＮＡ鎖では，置換させることができなかったことから，検出しようとするＤＮＡ鎖によって置換され得ないセグメントがシグナル鎖上にあると，標的鎖と安定な二重鎖を形成することはできても，この領域を介して分枝遊走が妨げられてしまい，シグナル鎖の解離も妨げられてしまうことがわかった。

逆に，検出用ＤＮＡのシグナル鎖領域に30塩基を挿入した場合では，コントロールのＤＮＡと比べて，置換されたシグナル鎖の量は10％にも満たなかった。検出しようとするＤＮＡ鎖に，上述のような塩基配列の挿入があると，当然，その部分でループが形成され，適当なヌクレオチドのところで，再び，分枝遊走が開始されるので，置換のステップが，かなりスローダウンするのである。

検出しようとするＤＮＡ鎖とシグナル鎖との間にミスマッチがあった場合に関しても，検討が行われている。

たとえば，163 ヌクレオチド中の隣接する３つのヌクレオチドのうち，ミスマッチが１～２個あっても，置換反応には影響がないし，また，隣接する７つのヌクレオチドのうち，ミスマッチが５つあっても，163 塩基のシグナル鎖を置換することができるので，少数のミスマッチがあっても，このアッセイに関しては，ほとんど影響されないと判断してさしつかえないと思われる。

ただし，85ヌクレオチドの塩基配列中に，分散したミスマッチが，全体を通じて23カ所あるような場合（73％のホモロジー）には，163 塩基のシグナル鎖を置換することができない。もちろん，コントロールとして，100 ％ホモロジーがあるＤＮＡ鎖は，複合体ＤＮＡと安定なハイブリッドを形成し，シグナル鎖を置換することができる。

これらの結果から，この置換検定法は，検出しようとするＤＮＡを識別する点において，従来のハイブリダイゼーションアッセイよりも識別能力があるように思われる。

(4) recAや反応効率促進剤を使った改良法

recAタンパク質は，その名のとおり，ＤＮＡの組み換えに関与しているタンパクで，分子量は約４万である。細胞内では四量体を形成しており，ＡＴＰの存在下で，一本鎖ＤＮＡと結合することによって活性化される。

recAは，機能的には，ＡＴPase の活性を有し，二本鎖ＤＮＡを部分的に巻き戻して，これと部分的に相補的な一本鎖ＤＮＡを水素結合させることによって，ＤＮＡの組み換えを誘発させることが知られているので，反応の促進に利用できる。

37℃でＤＮＡ鎖置換反応を行う場合は，recAとＡＴＰの両方を必要とし，その反応は，加えた検出用ＤＮＡの量に依存的である。

一方，さらに低い温度でＤＮＡ鎖置換検定法を行う場合は，特殊な酵素か，あるいは他の，低温で有効な物質を使う必要がある。たとえば，ポリエチレングリコールのような重合促進剤も，反応の効率を増加させることが知られている。

これらのポリマーは，容量排除(volume exclusion)機構により，ハイブリダイゼーションの速度を促進することが知られており[20]，このＤＮＡ鎖置換検定法の場合，最初のハイブリダイゼーションステップの速度が，促進されるように思われる。

(5) ＤＮＡ鎖置換検定法の利点

この検定法は，臨床材料から抽出したＤＮＡを固定化する必要がないので，比較的簡単で，また，従来のフィルターハイブリダイゼーション法で問題となっているバックグラウンドの問題を解決することができる。さらに，検出しようとするＤＮＡ鎖にかなり類似したＤＮＡ鎖が混在していたとしても，その中から，全くホモローガスな相補性ＤＮＡ鎖だけを特異的に識別することができる。

ただ，多くのサンプルを取り扱う場合には，特に，単純で信頼性のある分離法を考慮に入れることが大切である。

なお，ここでは^{32}Ｐによる標識が使用されているが，定量しうる標識なら，何でも応用が可能である。

3　溶液ハイブリダイゼーション法

反応速度の遅さをはじめとする固相法の欠点を克服するため，ハイブリダイゼーションを，固相上でなく，溶液中で行う方法が，いろいろ開発されるようになってきた。ここでは，このような方法を総称して，溶液ハイブリダイゼーション法と呼ぶことにする。

溶液ハイブリダイゼーション法の第一の利点は，固相法に比べて，反応速度が速く，ハイブリダイゼーションに要する時間が短くてすみ，迅速化が可能になるということである[21)～23)]。

以下，様々な方法を紹介する。

3.1　ハイブリッドを固相へ捕獲する方法

溶液ハイブリダイゼーションといっても，いろいろあるが，まず，溶液中で形成されたハイブリッドを固相支持体に捕獲し，固相上で検出を行う方法を紹介する。

固相への捕獲の方法としては，物理化学的な方法や，免疫反応などのアフィニティーを利用した方法など，いろいろな方法があるが，主なものを，いくつか紹介する。

3.1.1　ハイドロキシアパタイトの利用

溶液ハイブリダイゼーション法の中で最初に実用化されたのは，ハイドロキシアパタイトを利用する方法である[21)]。

ハイドロキシアパタイトは，好んで二本鎖の核酸（ＤＮＡ：ＤＮＡとかＤＮＡ：ＲＮＡ）に結合し，不溶性の複合体になることから，遠心によって，簡単に分離することができる。

その最初の商品とは，臨床用プローブとして初めて市販されたＤＮＡプローブキット（Gen-Probe Corp.，San Diego，Calif.）の一つ，*Legionella*菌検出のためのキットで，放射性標識したプローブを，標的ＤＮＡとハイブリダイズさせた後，ハイドロキシアパタイトを添加し，ハイブリッドをハイドロキシアパタイトに結合させることによって，ハイブリダイズしなかったＤＮＡから分離する，というものである。

このテストは，約 2.5時間で行うことができ，*Legionella*属の菌種と，*Legionella*属以外の菌種を識別するのに優れている。

3.1.2　溶液サンドウィッチハイブリダイゼーション法

従来のサイドウィッチハイブリダイゼーション法は，片方のＤＮＡフラグメント（捕獲試薬）とのハイブリダイゼーションを固相上で行うため，完全な溶液ハイブリダイゼーション法とはいえないが，最近，ハイブリダイゼーションを両方とも溶液中で行う方法が開発された。

この方法を用いると，速い反応速度が得られ，未精製の生物材料でも解析することができる。

(1) 原　　理

この方法は，親和性に基づいた核酸ハイブリッド回収法（affinity-based nucleic acid collection）の原理を利用したもので，標識プローブと分離プローブの両方を用意し，これらと標的核酸とのハイブリダイゼーションを溶液中で行ってから，分離プローブに導入された反応性残基と，固相支持体の反応性塩基との間で反応を行い，ハイブリッドを固相に捕獲する，というものである[22]（図７・４）。

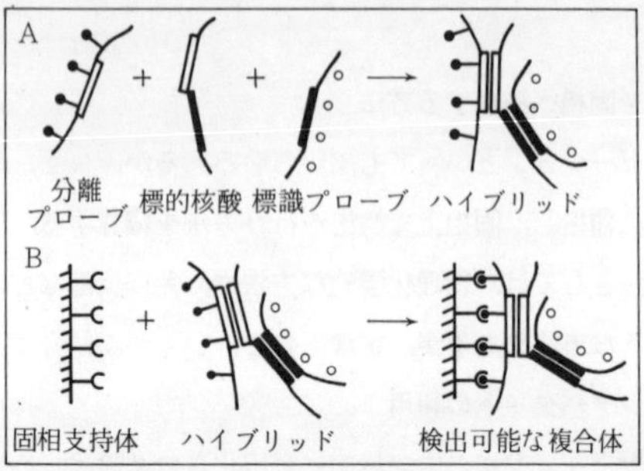

図７・４　サンドウィッチハイブリダイゼーションの変法

（２種類のプローブを両方とも溶液中でハイブリダイズさせる方法）
A　標的核酸は，溶液中で，捕獲ＤＮＡ（分離）プローブおよび標識プローブとハイブリッドを形成する。分離プローブは，親和性反応基で修飾してある。また，標識プローブは，検出できるように，^{125}Ｉアイソトープ等で標識してある。
B　反応後，形成された特異的ハイブリッドは，分離プローブ上の反応基の助けをかりて，固相親和性マトリックス上に回収される。そして，標識プローブで定量される。

分離プローブは，$-NH_2$基や，$-SH$基，$-COOH$基，$-PO_3H_2$基，$>C=O$基，$-OH$基などの反応性残基を有するように，既知の方法で修飾する。

たとえば，５－アリルアミノＵＴＰ，あるいは８－hexylaminoＡＴＰを使って，terminal deoxynucleotidyl transferase(ＴｄＴ)を作用させると，分離プローブの３′末端に$-NH_2$基を導入することができる。また，4-thioＵＴＰ，あるいは5-carboxymethyl ＵＴＰを使用して，ＴｄＴを作用させると，$-SH$基や$-COOH$残基を導入することが可能である。

また，ニックトランスレーション法によって，修飾された塩基を導入することもできる。

さらに，配位子をプローブに共有結合させることもできる。たとえば，$-NH_2$基をもつオランダヒユ(Psoralean) のアンゲリシン，または，アジドエチジウムを，光化学的にプローブに共有結合し，次に，配位子中の反応性部位を介して修飾することができる。

他にも，たとえば，制限酵素で消化した断片は，5′－phosphoryl末端を生じるし, カルボニル基は，末端リボース残基を酸化することによって作成することができる（ＴｄＴ反応を介して導入することができる)。

これらの残基を導入すれば，後は既知の反応を使って，これらの残基と固相支持体との間に共有結合を形成させることができる。固相支持体の反応性残基の例を，図7・5に示す。

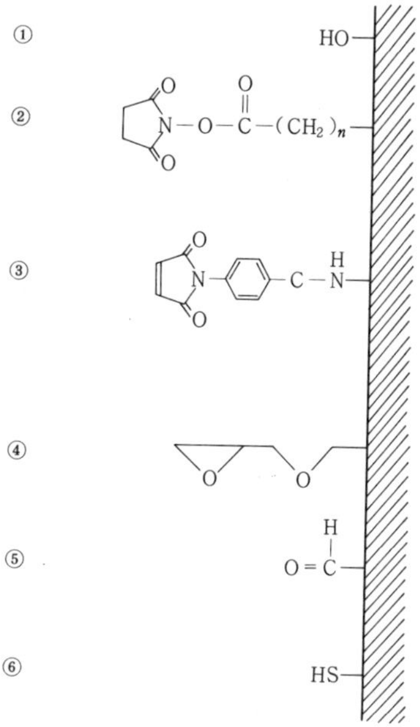

図7・5　固相支持体の反応性残基

(2)　病原微生物の検定例

この方法を用いて，尿路病原性大腸菌のコロニーから，プラスミド性のＡｐおよびＴｃ耐性遺伝子の存在に関しての検定が試みられている[24]。

検出用プローブとしては，^{125}Ｉ標識プラスミドＤＮＡを用い，親和性捕獲標識ＤＮＡフラグメントとしては，ビオチン化M13ＤＮＡが使われる。反応後のハイブリッドの回収は，アガロースビーズ上に固定したストレプトアビジンに対するビオチンの親和性に基づいて行っている。

(3) 鎌状赤血球貧血症の診断例

この方法は，サンドウィッチハイブリダイゼーション法と同様，突然変異の検出にも利用することができる。

以下に，鎌状赤血球貧血症の診断に用いた例[23]を紹介する。検出の原理は，サンドウィッチハイブリダイゼーション法のところで述べたので，参照されたい。

図7・6に，この検出法を模式化して示した。

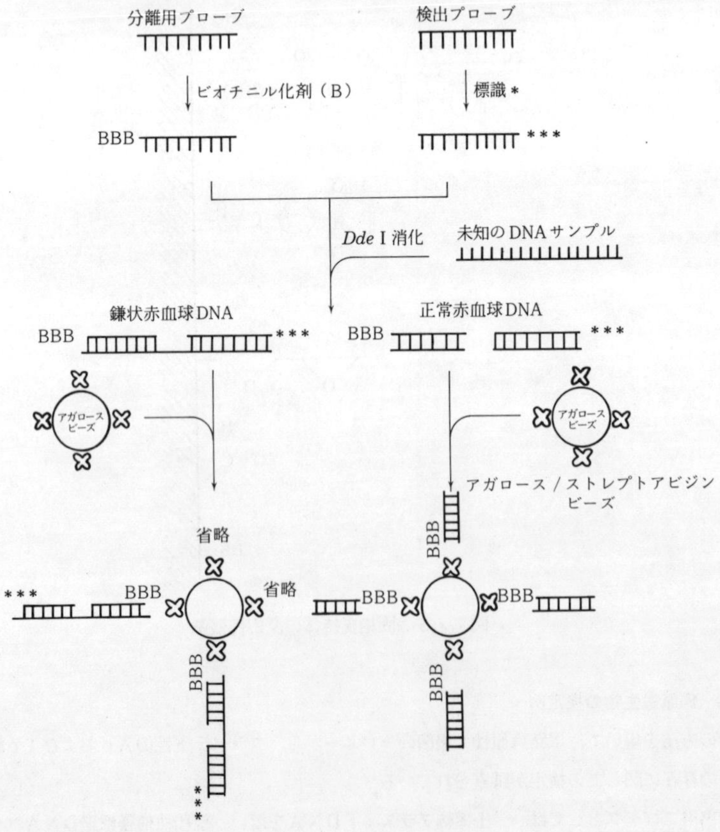

図7・6　溶液ハイブリダイゼーションによる鎌状赤血球貧血症患者の検出法

①プローブ配列の単離

実験に当っては，まず，1mgのｐＢＲ 322bPstを *Alu* Iで消化し，737bp の断片を，Wilsonらの方法[17] に基づいて単離する。次に，737bpの断片を，*Dde* Iでさらに消化し，201bp と175bpのフラグメントを分離し，4％のポリアクリルアミドゲルから単離する。

このうち，201bp のフラグメントを分離プローブとして使用し，175bp のフラグメントを検出用プローブとして使用する。

②反応性分離プローブの調製

まず，201bp のフラグメント10μg を，10mMホウ酸バッファー(pH 8.6)0.1ml に溶解する。これに，4′－aminomethyl－4,5′－dimethylangelisin（ 図7・7） 1mg/mlの水溶液を1μl 加えて，346nm の光を15分間照射し，光化学反応を起こさせる。

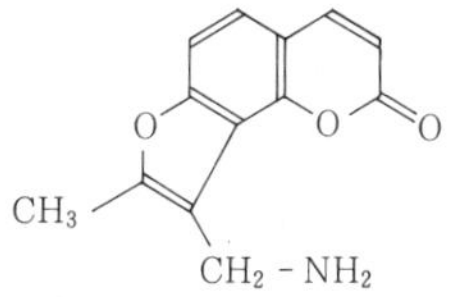

図7・7　4′－aminomethyl－4,5′－dimethylangelisin

光化学反応後のフラグメントは，第一アミン（－NH_2残基)を含有しているので，直接，*N*－hydroxysuccinimide残基を含有する固相支持体(図7・5の②)に結合させることができる（分離プローブA）。

次に，ビオチニル化剤として，*N*－hydroxysuccinimide biotin（1mg/ml，dimethylformamide中）を10μl 加え，室温に16時間，放置する。

反応混合物を，10mM Tris－HCl／1mM　ＥＤＴＡバッファー（pH 7.2）に対して透析し，さらに，エタノール沈殿により精製する。沈殿物を,100μl のTris／ＥＤＴＡバッファーに再溶解する。

ＢＲＬのキットを使用して，この溶液の1μl について，ビオチンを検定する。これを，ビオチニル化分離プローブ（分離プローブＢ）とする。

③検出プローブの標識

検出プローブには，前記 175bpのＤＮＡ断片を用いる。

この175bp の断片を，^{32}Ｐ－ｄＮＴＰでニックトランスレーションにより標識する[25]。

この175bpのフラグメントは，グロビン遺伝子ｂの突然変異を検出するためのプローブで，201bpの分離用プローブとは交差反応しない。

④支持体の調製

分離プローブＢを用いる場合，市販のストレプトアビジン（ＢＲＬ）を，既知の方法により，アガロースに固定化する[26]。

固定化後，１mM Tris－HCl／0.1mM ＥＤＴＡ(pH 約７）にニシン精子ＤＮＡを大過剰量溶解させた溶液中に浸漬して，保存する。

なお，分離プローブＡを用いる場合は，支持体として，ストレプトアビジン修飾アガロースの代わりに，*N*－hydroxysuccinimide活性化アガロースを使う。

⑤ハイブリダイゼーションおよびハイブリッドの分離・検出

ここでは，ビオチニル化分離プローブ（プローブＢ）を用いる方法を紹介する。

血液サンプル(10ml)から，既知の方法[17]によりＤＮＡを単離し，制限酵素（２単位の*Dde* I／μg のＤＮＡ）で消化する。消化されたＤＮＡを，フェノール抽出により精製し，次に，10mM Tris－HCl ／１mM　ＥＤＴＡバッファーに対して透析する。

ビオチニル化分離プローブ２μg，^{32}Ｐ標識検出プローブ 0.2μg，および血液から抽出したＤＮＡを，10mM Tris－HCl／１mM　ＥＤＴＡバッファーに混和して，最終的に２mlとする。この溶液を95℃に加熱し，次に65℃で15分間インキュベートする。

さらに，これを氷中で冷却し，20mlの精製水を加えてイオン強度を低下させる。

これによって，T_m 値を落とし，非特異的に結合したハイブリッドが30℃で解離するようにする。ビオチンとストレプトアビジンとの間の結合定数は高いので，この程度希釈しても問題にはならない。

希釈後，溶液を，30℃において15分間インキュベートし，膨潤しているアガロース／ストレプトアビジン溶液を１ml加え，よく攪拌してから，遠心する。次に，室温において，1mM Tris－HCl／0.1mM ＥＤＴＡバッファーで，支持体を５回洗浄する。

次に，支持体をバイアル中に取り，シンチレーションカウンターで，^{32}Ｐに対して測定する。もちろん，通常の方法で，オートラジオグラフィーによる検出に使用することもできる。

図７・６にも示したように，鎌状赤血球のＤＮＡは，*Dde* Iで消化されず，分離プローブおよび検出プローブは，並列して直鎖状にハイブリダイズするのに対して，正常なＤＮＡの場合は，*Dde* Iにより，さらにｂフラグメントが切断されるために，両プローブは，別々な断片とハイブリダイズすることになる。

したがって，測定の結果，ビーズの放射能がバックグラウンドよりも高い場合は，鎌状赤血球貧血症患者由来のＤＮＡと判断する。正常の血液由来のＤＮＡでは，放射能は検出されない。

固相の修飾基としては，ストレプトアビジンの代わりに，抗ビオチン抗体を使用してもよいし，分離プローブの修飾にも，ビオチンの代わりに他のハプテンを使用してもよい。もちろん，ビオチニル化分離プローブ（プローブB）の代わりに，前記のプローブAを用いれば，ハイブリッドは，分離プローブを介して，*N*－hydroxysuccinimide活性化アガロースに共有アミド結合し，捕獲することができる。

また，検出プローブの標識は，ＲＩではなく，蛍光物質や酵素であってもよい。

ハイブリダイゼーションの条件は，核酸の型や長さ，塩基配列，プローブの大きさ，などに支配されるので，必要に応じて，塩濃度，温度，バッファー等を変える。

また，以上の溶液ハイブリダイゼーションのカイネティックスも，デキストランポリマー[27]や，フェノール水溶液乳剤（ＰＥＲＴ技術）[28]を加えることによって改善することができる。

3.1.3　抗ハイブリッド抗体を用いる方法

次に，免疫反応を利用したハイブリッド捕獲法を紹介する。すなわち，二本鎖の核酸（ＤＮＡ／ＤＮＡあるいはＲＮＡ／ＤＮＡ）に対する抗体を結合したビーズに，ハイブリッドを捕獲し，さらに，このビーズを磁気的に回収する方法である。

ここでは，尿中のサイトメガロウイルス（ＣＭＶ）を検出する方法を，２例紹介する[29]。

(1)　抗ＲＮＡ／ＤＮＡモノクローナル抗体を用いる方法

このテストは，溶液中で，ＲＮＡプローブとウイルスＤＮＡとのハイブリダイゼーション反応を行い，ハイブリッドの生成量を，ＲＮＡ／ＤＮＡに対する固定化特異抗体，および蛍光色素標識抗体によって免疫化学的に測定するものである。検出系の模式図を図７・８に示す。

①サイトメガロウイルスのＲＮＡプローブの作製

Salmonella typhimurium ＬＴ２株に感染したバクテリオファージＳＰ６由来のプロモーターを含むベクターに，サイトメガロウイルス（ＣＭＶ）ゲノム由来のＤＮＡ断片をクローニングする。クローニングされた塩基配列は，ポリメラーゼによって転写され，ＲＮＡプローブを生成する。

<u>（ｉ）プローブ塩基配列のクローニング</u>

まず，ＣＭＶ－ＤＮＡを，*Eco* RIで消化し，断片を，プラスミドｐＡＣＹＣ184 にクローニングする[30]。大腸菌ＨＢ101株で増幅し，*Eco* RI断片（ｅ）をプローブ調製に使用する。すなわち，精製したプラスミドを*Eco* RIで消化し，インサート配列をアガロースゲル電気泳動によって単離する[31]。

次に，*Eco* RI断片を，ｐＳＰ65ベクター(Promega Biotec, Madison, Wisconsin)の*Eco* RI部位にクローニングし，この*Eco* ＲＩのインサート(ｅ)を含むｐＳＰ65ベクターを，*E.coli* ＪＭ103株に導入して，37℃で増殖させる。増殖後，菌体を溶解し，フェノール／クロロホルム抽出によ

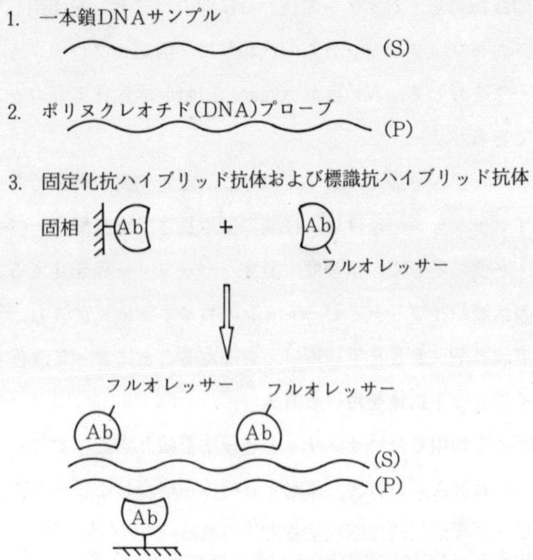

図７・８　抗ＲＮＡ／ＤＮＡ抗体を用いた溶液ハイブリダイゼーションの模式図

って，菌体ＤＮＡを単離する。プラスミドは，塩化セシウム／臭化エチジウム濃度勾配溶液で遠心分離することによって，染色体ＤＮＡから分離する[31)]。

次に，Sephadex Ｇ－50(Pharmacia Fine Chemicals, Piscataway, ＮＪ）を，50mM NaCl＋１mM ＥＤＴＡを含むTris－HCl バッファー(pH 7.5)で平衡化しておき，このカラムでゲル濾過することによって，塩化セシウムおよび臭化エチジウムをプラスミドから分離する。ＤＮＡを含む分画を集め，冷エタノールによってＤＮＡを沈殿させる。

この沈殿物を，50mM NaCl, 10mM $MgCl_2$および１mM　ＤＴＴを含む10mM Tris-HClバッファー(pH 7.5)に溶解し，ＤＮＡ１μg あたり１単位の*Hin* dⅢを加えて，37℃で１時間，消化する。混合物を，フェノール／クロロホルムで１回抽出し，冷エタノールでＤＮＡを沈殿させる。沈殿物を10mM Tris－HClバッファー（pH 7.4)に溶解し，0.5mg ／mlのＤＮＡ溶液を得る。

（ii）ＲＮＡポリメラーゼによる転写

ＳＰ６ＤＮＡ依存性ＲＮＡポリメラーゼによって，このＤＮＡを転写する。転写領域中の大部分のＤＮＡは，*Eco* RIインサートである。

転写反応混合物の組成は，表７・５に示した。反応は，室温で１時間行い，その後，さらにＲＮＡポリメラーゼ(50単位)を追加して，１時間反応させる。さらに，その後，RNaseフリーのDNase

表7・5　転写反応混合物(500μl)の組成

50μg	*Hin* dIII-digested DNA
40mM	Tris-HCl buffer (pH 7.5)
6mM	$MgCl_2$
2mM	Spermine
0.5mM	ATP
0.5mM	CTP
0.5mM	UTP
0.5mM	GTP
10mM	DTT
500単位	RNasin (Promega Biotec)
50単位	SP 6 RNAポリメラーゼ(Promega Biotec)

注：反応は室温，1時間。その後，さらにＲＮＡポリメラーゼを50単位追加し，1時間反応させる。

を10μg 加えて，37℃で10分間インキュベーションすることによって，混合物中のＤＮＡを消化する。

反応混合物をフェノール／クロロホルムによって抽出し，Tris－HCl(pH 7.4) ＋0.1M NaClで平衡化した Sephadex Ｇ－50によるクロマトグラフィーで精製する。

ＲＮＡを回収し，冷エタノールで沈殿させる。1mMのＥＤＴＡを含む50mM酢酸ナトリウムバッファー（pH 6.0）に，この沈殿物を溶解させる。

②ＲＮＡ／ＤＮＡハイブリッドに対するモノクローナル抗体の調製

（ｉ）ＲＮＡ／ＤＮＡハイブリッドの調製

ϕX174 ファージＤＮＡから，大腸菌由来のＤＮＡ依存性ＲＮＡポリメラーゼで転写することによって，ハイブリッドを調製する。手順は，Nakazatoの報告[32] を参考にするとよい。

（ii）メチル化サイログロブリンの調製

牛のサイログロブリン(Sigma Chemicals)100mgを，無水メタノール10mlおよび 2.5M塩酸メタノール溶液 400μl と合わせる。混合物を，室温で5日間，スターラーで回転しながら反応させる。

その後，遠心分離によって沈渣を回収し，メタノールおよびエタノールで，それぞれ2回ずつ洗浄し，一晩真空下に置いて乾燥させる。

（iii）マウスの免疫感作

ＲＮＡ／ＤＮＡハイブリッド 150μg を，Tris－ＥＤＴＡバッファー（20mM Tris－ HCl；pH 7.4 ＋1mM　ＥＤＴＡ)250μl に溶解し，一方，メチル化サイログロブリン 150μg を，250μl の精製水に溶解する。そして，このＲＮＡ／ＤＮＡハイブリッド液と，メチル化サイログロブリン液を混合する。

生成した沈殿に，上述のTris－ＥＤＴＡバッファー2.5ml を加える。全混合物に，等容量のFreundのアジュバントを加えて乳化する。

この乳化物 0.5mlを使って，ＢＡＬＢ／ｃマウスを免疫する。３週後から，１週間隔で，ブースター免疫を行う。

最初にブースター免疫を行ってから１週間後に，血液を採取する。以後，２週間おきに血液を採取し，血清中の抗体価を immunosolvent assay法で測定する。

（iv）ハイブリドーマの作成とモノクローナル抗体の精製

Immuron Ⅱマイクロタイタープレート(Dinatech, Alexandria, Vi)の各々のウェルに，ＲＮＡ／ＤＮＡ溶液（5 μg/ml）を50 μl ずつ入れることによって，これらのウェルをＲＮＡ／ＤＮＡによって被覆する。ＲＮＡ／ＤＮＡは，0.15M NaClを含む 0.015Mクエン酸ナトリウムバッファー(pH 6.8)に溶解する。

溶液を入れたまま室温に２時間放置し，その後，アスピレーションによって液を捨てる。そして，洗浄液〔0.02 Mリン酸ナトリウムバッファー（pH 7.4)，5 mg/ml ＢＳＡ，0.5%（ｖ／ｖ）Tween 20〕でウェルを洗浄する。

適宜希釈した抗血清をウェルに添加して，抗体を固定化したＲＮＡ／ＤＮＡに結合させる。次に，酵素標識した抗マウスＩｇＧを使って，ＲＮＡ／ＤＮＡに結合した抗体を検出する。

ＲＮＡ／ＤＮＡには高い抗体力価を示し，単一鎖ＤＮＡには低い力価しか示さないマウスから，脾臓細胞を分離し，ミエローマ細胞と融合させて，ハイブリドーマを作成する[33), 34)]。

クローン化したハイブリドーマを，マウスの腹腔内で培養し，研究に必要な量の抗体を生成させる。

Affigel －Blue™樹脂(Bio－Rad Laboratories, Ritchmond, California）を用意し，0.15M NaClを含む10mM Tris－HCl（pH 8.0)バッファーで平衡化しておく。このカラムに腹水液をのせて，カラムクロマトグラフィー処理を行うことにより，腹水液からアルブミンを除去する。

10mM Tris－HCl(pH 8.0）で，０Ｍから0.2MのNaClを含むバッファーを作成し，直線濃度勾配法を使って，さらにＤＥＡＥセファロース(Pharmacia Fine Chemicals, Piscataway, NJ)カラムで抗体分画を精製する。溶出タンパク質の主要ピークは，モノクローナル抗体を含み，トランスフェリンやアルブミンを含まない。

③抗ＲＮＡ／ＤＮＡモノクローナル抗体の固定

ＲＮＡ／ＤＮＡに対するモノクローナル抗体は，磁化可能な微小粒子である Act－Magnogel AcA44(ＬＫＢ instruments, Middlesex, ＵＳＡ）上に固定化することができる。

この粒子は，多孔質のポリアクリルアミド－アガロースビーズで，酸化鉄を７％含んでいる。また，この樹脂は，グルタールアルデヒドによって活性化され，抗体を結合させることができる。

抗体と Act－Magnogel AcA44との結合は，メーカーの指示に従って行うことを推める。

④ＲＮＡ／ＤＮＡに対する蛍光色素標識モノクローナル抗体の作製

0.1 Mホウ酸ナトリウムバッファー(pH 9.0)に対して，抗ＲＮＡ／ＤＮＡ抗体の精製分画を透析し，10mg/ml の抗体液を作成する。その 0.5mlを，ホウ酸バッファー中で，５－(4,6－ジクロロトリアジン－２－イル)－アミノフルオレッセイン(Molecular Probes Inc., Junction City, OL）0.5ml と混合する。混合物を，25℃で１時間反応させる。

その後，１×25cmのバイオゲルＰ-６ＤＧ(Bio－Rad Laboratories)カラムで，0.1M Tris－HCl バッファー(pH 8.0)を溶出液として用いて，クロマトグラフィー処理する。0.1ml のフラクションごとに，280nm の吸光度をモニターし，最初のピークを含むものをプールする。

蛍光色素とタンパク質の比を，The and Feltkampの方法[35] に従って測定する。

⑤ハイブリダイゼーションと検出

図７・９に，操作の過程を示す。

まず，検体尿から，細胞およびその破片を，3,000rpmで５分間，遠心分離(Sorvall　ＧＬＣ－３)することによって，除去する。上清10mlをポリアロマー遠心管に移し，超遠心機で25,000rpm，75分間（ベックマンTi50ローター）遠心して，沈渣を 0.1M NaOH 0.05mlに溶解させ，30分間，37℃でインキュベートする。

0.1Mリン酸ナトリウムバッファー（pH 6.0)，1.8M NaCl，0.1%(w／v）ＳＤＳおよび１mM ＥＤＴＡから成るＰＮＳＥ溶液を 150μl 添加し，さらにＲＮＡプローブを加え，混合物を65℃で10時間インキュベートする。反応液を室温まで冷却し，これに，ＰＭＢバッファーすなわち２mM　$MgCl_2$および5.0mg/mlの割合でＢＳＡを含有する0.1Mリン酸ナトリウムバッファー(pH 7.4)を 650μl添加する。

次に，Act－Magnogel AcA44に固定化した抗体液を50μl 添加し，混合物を30分間攪拌して，固相の抗体が懸濁状態を保つようにする。そして，さらに，蛍光色素標識抗体を50μl 加え，１時間攪拌を続ける。

固定化抗体および蛍光色素標識抗体試薬は，予め，予備実験で最適化しておき，被検体中に存在するＲＮＡ／ＤＮＡハイブリッドの全量と結合させるのに必要な抗体量よりも過剰量の抗体を加える。

反応後，固相支持体を磁石で吸引し，液を吸引除去する。固相に，２mM　$MgCl_2$および0.1%（ｖ／ｖ)Tween 20を含有する0.1Mリン酸ナトリウムバッファー(pH 7.4)を１mlずつ加えて，２回洗浄する。

0.1M　NaOHを0.1mlを加えて，固相に結合している蛍光色素標識抗体を解離する。懸濁液を５分間攪拌し，磁石により，固相を管底部に吸引する。

溶液の蛍光を，励起光に関しては 495nmで，また，放出光に関しては 520nmの波長の光で，そ

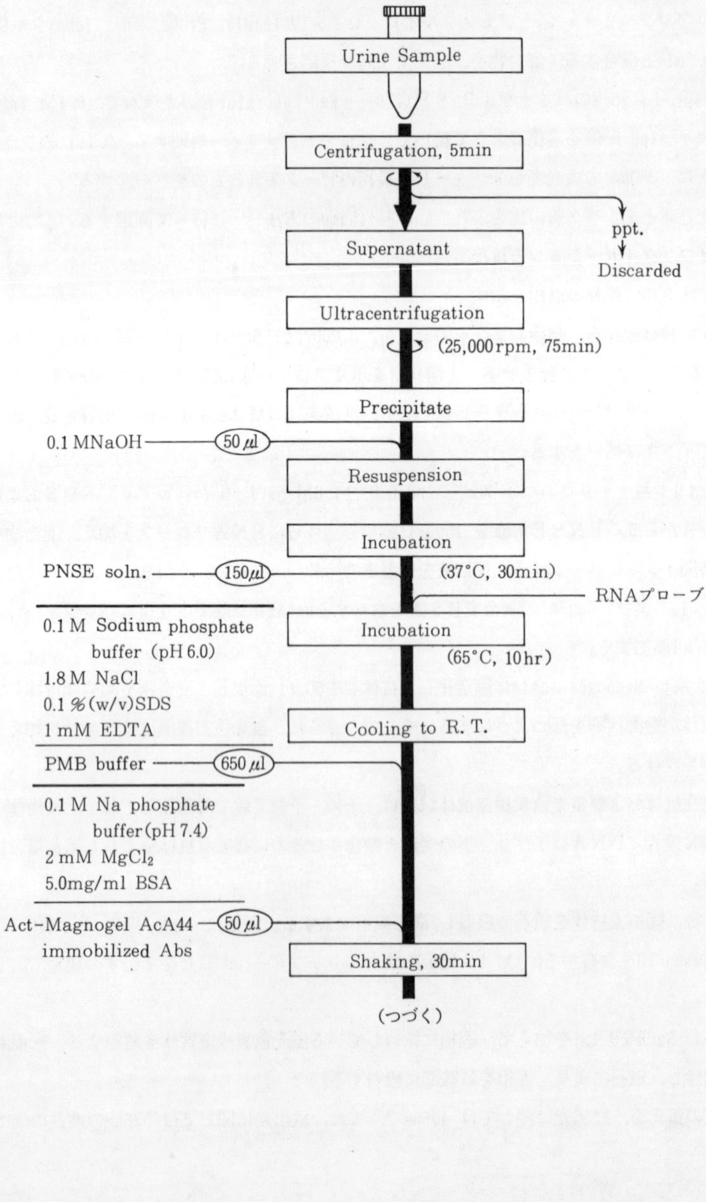
Urine Sample
Centrifugation, 5min
ppt.
Discarded
Supernatant
Ultracentrifugation
(25,000rpm, 75min)
Precipitate
0.1 MNaOH
50 μl
Resuspension
Incubation
PNSE soln.
150μl
(37°C, 30min)
RNAプローブ
0.1 M Sodium phosphate
buffer (pH 6.0)
1.8 M NaCl
0.1 %(w/v)SDS
1 mM EDTA
Incubation
(65°C, 10hr)
Cooling to R. T.
PMB buffer
650 μl
0.1 M Na phosphate
buffer(pH 7.4)
2 mM MgCl2
5.0mg/ml BSA
Act-Magnogel AcA44
immobilized Abs
50 μl
Shaking, 30min

（つづく）

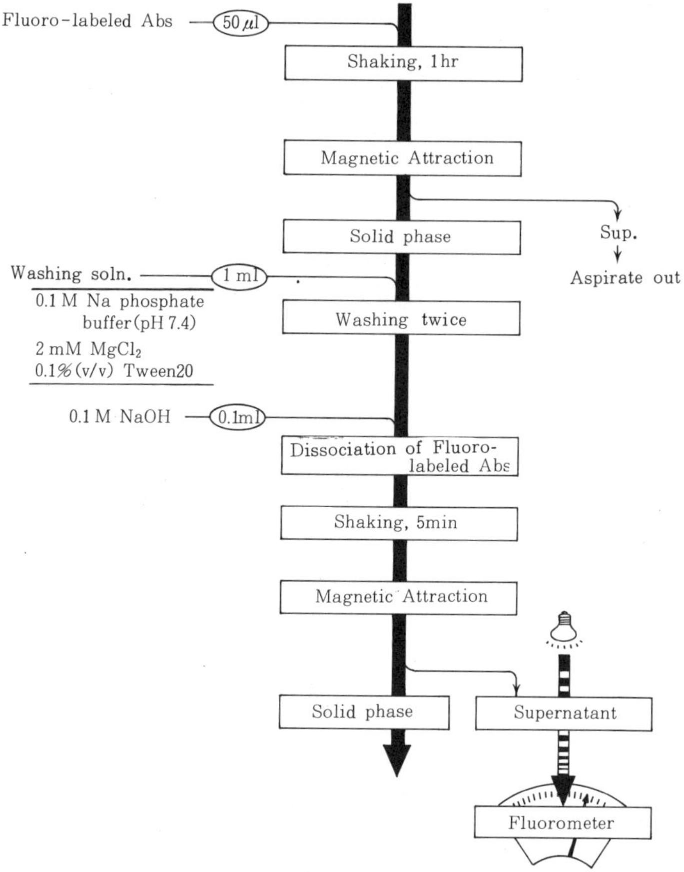
Fluoro-labeled Abs
50 μl
Shaking, 1hr
Magnetic Attraction
Solid phase
Sup.
Aspirate out
Washing soln.
1 ml
0.1 M Na phosphate
buffer (pH 7.4)
2 mM MgCl2
0.1% (v/v) Tween20
Washing twice
0.1 M NaOH
0.1ml
Dissociation of Fluoro-labeled Abs
Shaking, 5min
Magnetic Attraction
Solid phase
Supernatant
Fluorometer

図7・9　尿中のCMVのハイブリダイゼーションテスト

れぞれ測定する。

なお，ＣＭＶを含んでいないことがわかっている尿を並行してテストし，ネガティブコントロールとする。同様に，ＣＭＶを含んでいることがわかっている尿も並行してテストし，ポジティブコントロールとする。

⑵　抗エチジウム挿入ＤＮＡモノクローナル抗体を用いる方法

この方法は，上の方法とほとんど同じ原理であるが，ＲＮＡプローブの代わりに，エチジウムを挿入したビオチン標識ＤＮＡプローブを用い，エチジウム挿入ＤＮＡに対する固定化抗体と，β－ガラクトシダーゼで標識したストレプトアビジンによって測定するものである。検出方法の模式図を，図７・10に示す。

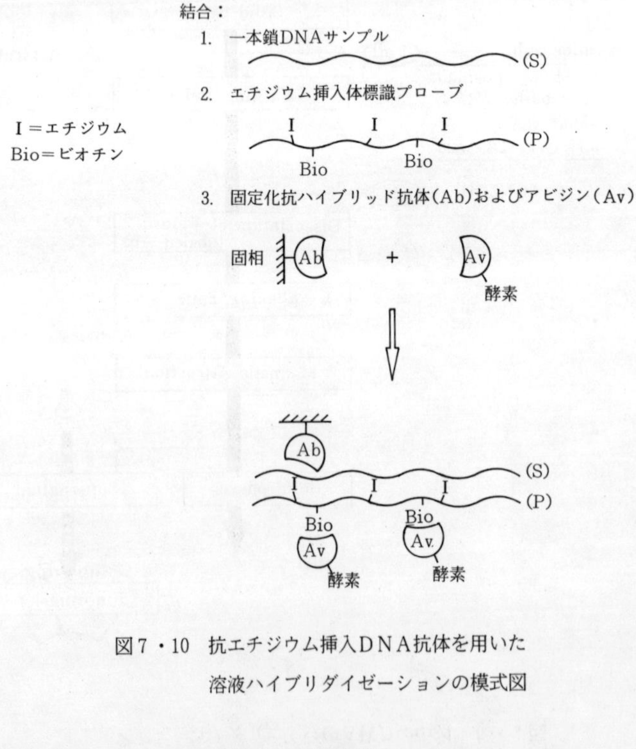

図７・10　抗エチジウム挿入ＤＮＡ抗体を用いた溶液ハイブリダイゼーションの模式図

①サイトメガロウイルスＤＮＡの標識プローブの調製

<u>（ｉ）ビオチン標識ＤＮＡプローブの作製</u>

先のＲＮＡプローブの作製の項で述べた*Eco* RIによるＣＭＶゲノムの断片（ｅ）を，M13mp 8

ベクター(New England Biolabs Inc., Beverly, MA) にクローニングし，組み換えウイルスを大腸菌K12ＪM101 宿主中で増殖させる。ポリエチレングリコールで沈殿させることにより，培養液からウイルスを分離し，ウイルスの一本鎖ＤＮＡをフェノール／クロロホルム抽出によって単離する。

17塩基のプライマー（GTAAAACGACGGCCACT)は，挿入した*Eco*RIの(ｅ）インサートの３′ＯＨ末端に近いM13mp８領域と相補的なので，大腸菌のＤＮＡポリメラーゼⅠのKlenowフラグメントを使って，このプライマーからＤＮＡを合成させることができる。この時に，反応混合物中に，通常使用するｄＴＴＰの代わりに，Bio－11－ｄＵＴＰ(Enzo Biochemical Inc., New York, NY)を加えることによって，ビオチンで標識したＤＮＡプローブを作成する。

すなわち，精製したM13mp８ＤＮＡを，10mM　$MgCl_2$ を含有する20mM　Tris－HCl バッファー(pH 8.0)中で，１モル過剰な17塩基のプライマー(New England Biolabs, Inc.,）と結合させ[36]，混合物を，55℃で45分間インキュベートし，M13mp８ＤＮＡにプライマーをアニーリングさせる。反応混合物を精製して，これにｄＡＴＰ，ｄＧＴＰ，ｄＣＴＰ，および Bio－11－ｄＵＴＰを加えて15mMとし，最終的にKlenowフラグメントを加え，25℃でインキュベートして反応させる。反応時間は，新しく合成されるＤＮＡ断片が*Eco*RIの（ｅ）インサートよりも少し大きくなるように最適化する。

最適時間を定めるためには，各時点で反応混合物から試料を取り出し，変性アルカリ性アガロースゲル内で電気泳動にかける[31]。この操作によって，ビオチンで標識されたＤＮＡに，多少の長さの変動が与えられる。

（ii）アジドエチジウムの調製と挿入

フェノール／クロロホルム抽出によってＤＮＡを精製し，エタノールで沈殿させる。これを，20mM　Tris－HClバッファー(pH 8.0)に溶解し，共有結合の挿入錯体として８－アジドエチジウムを導入する。

８－アジドエチジウムは，Gravesらの方法に従って調製する（図７・11)[37]。

M13テンプレートに複合化された，ビオチン標識ＤＮＡ溶液（約50μg ＤＮＡ／ml）を，８－アジドエチジウム溶液中において0.5mMにし，10～20cmの距離で，150ワットのスポットライトで１時間，光分解する。この間，ＤＮＡ溶液は，紫外線を吸収させるために，ガラス容器に入れ，水浴させながら攪拌する。反応温度は，20～30℃に保つ。

光分解反応後，水で飽和した *n*－ブタノールで10回連続して抽出することにより，共有結合しなかったエチジウム光分解産物を除去する。次に，エタノールでＤＮＡを沈殿させ，トリスバッファーに溶解させる。

共有結合しているＤＮＡの量は，260nmでの吸光度の値と，490nmでの吸光度の値から推定する。

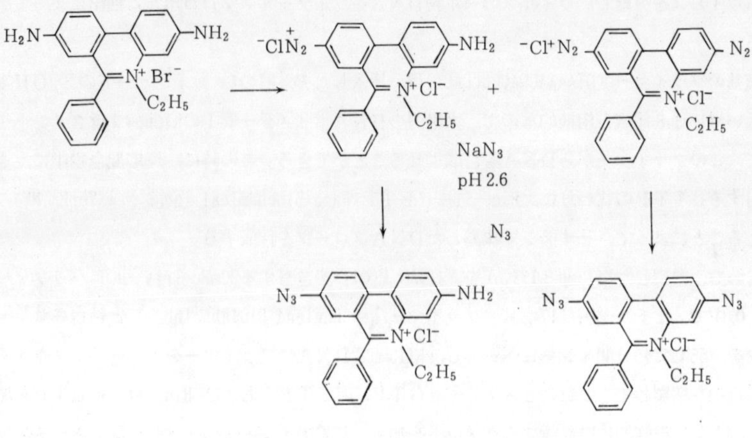

ethidium monoazideと ethidium diazide の生成過程
では，diazonium 塩とbis-diazonium 塩が形成されて，
次に，求核置換反応によってazide の付加が行われる。

図７・11　８－アジドエチジウムの調製

エチジウムは，二本鎖領域で挿入錯体を形成し，ほぼ排他的にＤＮＡに共有結合している。目標は，10〜50塩基に対して，１分子のエチジウム残基を導入することにある。

光分解反応は，１時間の反応で，ほぼ終了させることができる。エチジウムとＤＮＡとの複合体の形成は，光分解時間を少なくするか，あるいはエチジウム濃度を低くすることによって減少させることができ，また，新たに８－アジドエチジウムを使って，光分解反応を反復することによって，増大させることができる。

（iii）プローブの分離

最後のステップは，ビオチン標識され，挿入体で修飾されたプローブを，M13mp８テンプレートＤＮＡから分離することである。アルカリ性アガロースゲル内で電気泳動することによって，この分離を行うことができる[31)]。

エチジウムブロマイドの蛍光発色によって，ゲル内のＤＮＡのバンドを検出する。ビオチンで標識されたＤＮＡは，M13mp８テンプレート鎖よりも小さいため，比較的すみやかに移動する。

ビオチンで標識されたＤＮＡを含むゲル部分を切断し，これを透析膜の中に入れて電気的に抽出することによって，ＤＮＡを回収する[31),38)]。

②エチジウム挿入ＤＮＡに対するモノクローナル抗体の調製

（ｉ）共有結合エチジウム－ＤＮＡ錯体の調製

約250mg のサケ精子(Sigma Chemical, Saint Louis, Mo）を，40mlの50mM NaCl液に溶解し，23Ｇの針に５回通すことによって剪断する。

剪断化ＤＮＡを，250ml 容のフラスコに入れて，バッファーを 160ml加えて希釈する。このＤＮＡ液に，200,000 単位／mlのＳ$_1$ ヌクレアーゼ(Pharmacia P-L Biochemicals,Piscataway,. NJ）を 145μl 加えて，37℃で50分間，インキュベートする。

反応後，それぞれフェノール／クロロホルムで２回，クロロホルムで１回抽出し，ＤＮＡをエタノールで２回沈殿させる[31]。最終的に，沈殿物を20mM Tris－HCl バッファー(pH 8.0)に溶解する。

このＤＮＡを，次のように，８－アジドエチジウムと反応させる。

まず，表７・６に示したように反応混合物を調製し，この混液を，250ml容のビーカーに入れ，攪拌しながら，10cmの距離から，スポットライトによって60分間，光を照射する。この間，ビーカーは，水ジャケットの中に入れて，温度を22℃に保つ。同一の混液について，この光分解反応を反復する。

表７・６　ＤＮＡとエチジウムを反応させる場合の混合物の組成と作成の仕方

ＤＮＡ　2.7mg/ml	
4.95mM　8-アジドエチジウム	13.5ml
0.2M　Tris－HCl buffer（pH 8.0）	13.5ml
0.2M　NaCl	
精製水	76ml
	103ml

光分解反応混液を一緒にプールし，20mM Tris－HCl バッファー(pH 8.0)／0.2M NaCl 液で飽和させた***n***－ブタノール液を等量加えて，それぞれ10回抽出する。抽出したＤＮＡ溶液に，4.95 mMの８－アジドエチジウム23ml,20mM Tris－HCl バッファー(pH8.0)77ml,および NaCl を 0.2M になるように加える。この溶液を，前述のように，60分間，光分解する。

反応後，前述のように，バッファーで飽和したブタノールで10回抽出し，その後，エタノールでＤＮＡを抽出する。最終的に，ＴＥバッファー(10mM Tris－HCl, 1 mM　ＥＤＴＡ,pH 8.0)に溶解し，260nm および490nm で吸光度を測定する。

（ii）共有結合エチジウム－ＤＮＡ－メチル化サイログロブリン複合体の調製とマウスの免疫感作

先に述べたようにして作成したメチル化サイログロブリン５mgを，精製水１mlに溶解し，これに2.2mg/mlの共有結合エチジウムＤＮＡ溶液5.6mlを加える。ただちに沈殿が形成されるが，0.15 MのNaCl液を，62.5mlになるまで加えて希釈する。

この希釈懸濁液に，等量のFreundのアジュバントを加えて乳化し，この乳化物を，各々，0.5ml

ずつＢＡＬＢ／ｃマウスに皮下注射して，免疫する。

同じ乳化物で，２週間の間隔でブースター免疫を行う。１週間後に試験採血し，各々の免疫検出は，３回目のブーストの後に開始する。

ＥＬＩＳＡ法によって，抗体価を検定する。その方法は，先に述べた方法と全く同じである。

（iii）ハイブリドーマの作成とモノクローナル抗体の精製

共有結合エチジウム－ＤＮＡ複合体に対する抗体価も測定する。

そのため，二本鎖ＤＮＡでウェルを被覆し，100 μM の臭化エチジウムを，希釈した抗血清や，その他の洗浄液など，全ての溶液に加える。ただし，酵素活性を測定するために使用する基質溶液だけには，加えない。

共有結合エチジウム－ＤＮＡ複合体に対して，高い抗体力価を示すマウスを，ハイブリドーマの作成に使用する。

選択したマウスから脾臓細胞を分離し，ミエローマ細胞と融合させて，ハイブリドーマを作成する[35), 34)]。

作成したハイブリドーマの中から，共有結合エチジウム－ＤＮＡ複合体に対する抗体を産生するものをスクリーニングし，最終的に，マウスの腹腔内で抗体を産生させ，腹水液から抗体を精製する。

抗体の精製法は，前述と同じである。

③β－ガラクトシダーゼ／ストレプトアビジン複合体の調製

β－galactosidase 上のＳＨ基は，ＤＴＴで還元することによって出現する。

すなわち，β－galactosidase（30,000単位，grade Ⅷ，Sigma)を，0.1M *N*－２－hydroxyethyl －piperazine－*N'*-2-ethanesulfonate(ＨＥＰＥＳ）バッファー(pH 7.0)／0.09M NaCl ２mlに溶解し，これに 3.5 μM のＤＴＴ（dithiothreithol)を加える。この混合物を室温に４時間放置して，反応させる。

その後，Sepharose ６Ｂ(Pharmacia Fine Chemicals)のカラム(2.5×80cm）を通して，クロマトグラフィー処理を行うことによって，ＤＴＴを除去し，タンパク質含有フラクションをプールする。酵素１モル当たりのＳＨ基のモル数は，Ellmanの方法[39)] に従って測定することができる。

一方，5.3mg のsuccinimidyl-4-(*N*－maleimidemethyl)cyclohexane-1-carboxylate(ＳＭＣＣ；Pierce Chemical,Rockford，IL）を，250 μl の無水*N*,*N*－dimethylformamideに溶解させ，その40 μl を，0.1MのＨＥＰＥＳバッファー(pH 7.0)／0.15M NaCl ３mlと混合する。この水溶液25 μl を，ＨＥＰＥＳ／NaClバッファー825 μlに加える。この反応混液を，室温に15分間放置した後，エルマン法[39)] によって測定し，その結果から，ＳＭＣＣ濃度を測定する。

ストレプトアビジン(Bethesda Research Laboratories)を,Biogel P－6Dでクロマトグラフィー処理し,0.1M HEPESバッファー(pH 7.0)／0.15M NaClに交換する。交換後に，3.7mg/mlストレプトアビジン1.75mlを，17.6μl の61mM SMCCと混合し，30℃で1時間反応させ，活性化する。

この反応混合物を，HEPESバッファー中で,1×25cmのBiogel P－6Dカラムでクロマトグラフィー処理する。280nm で吸光度を測定し，タンパク質分画をプールする。前述のように，グルタチオンの逆滴定によって，マレイミド含量について検定する。

マレイミドは加水分解されるので，β－galactosidase への結合は，可及的速やかに開始する。

すなわち，3.3ml のHEPESバッファーに活性化ストレプトアビジン3.9mg を溶解させ，これに，還元されたβ－galactosidase 32mgを添加し，最終的反応容量を 9.3mlとする。25℃で4時間反応させた後，1mMグルタチオンを 800μl 加えることによって，反応を停止させ，さらに30分間インキュベートする。

次に，反応混合物を，Biogel A－1.5mM(Bio－Rad Laboratories)の1.5×110cm カラムを用いてクロマトグラフィー処理し，0.1M HEPESバッファー(pH 7.0)/0.15M NaClにより溶出させる。2mlずつフラクションを回収し，280nm の吸光度を記録する。

④抗エチジウム挿入DNA抗体の固定化

エチジウム挿入DNAに対するモノクローナル抗体は，前項と同じ方法で，Act-Magnogel AcA44表面に固定化する。

⑤ハイブリダイゼーションと検出

サンプルの前処理とハイブリダイゼーションは，RNAプローブの代わりにビオチン標識DNAプローブを使用する他は，先に述べた方法と全く同じように行う。

ハイブリダイゼーション反応後に，2mM $MgCl_2$，5.0mg BSA／ml,および固定化抗体液を含む，0.1 Mリン酸ナトリウムバッファー（pH 7.4）を 650μl を加える。抗体を結合させた固相が懸濁状態に保たれるように，混合物を，スターラーで30分間攪拌する。次に，β－galactosidase で標識したストレプトアビジン50μl を添加し，1時間攪拌する。

その後,固相を磁石で吸引固定し,液体をアスピレーターで除去する。そして,2.0mM $MgCl_2$および 0.1%(v/v)Tween20を含有する 0.1Mリン酸ナトリウムバッファー(pH 7.4)を1mlずつ使用して，固相を2回洗浄する。

800μMの7-β-galactosyl-3-(6-aminohexylcarboxyamide)coumarinを含有する 0.1Mリン酸ナトリウムバッファー(pH 7.4)を 1.0ml加えて，固相に結合した酵素の活性を測定する[40]。また，並行して，固相粒子を磁石によりキュベット底部に吸引し，400nmおよび450nmで，溶液の蛍光強度を記録する。

なお，ＣＭＶを含んでいないことがわかっている尿を並行して検定し，ネガティブコントロールとする。また，既知量のＣＭＶを含んでいる尿を並行して検定し，ポジティブコントロールとする。

(3)　この方法の利点

このシステムには，次のような多くの重要な利点がある。

第一に，典型的な固相ハイブリダイゼーションは，固体表面上に固定された核酸サンプルに標識プローブが拡散していくことによって行われるので，そのハイブリダイゼーション速度は，かなり制限されるが，このシステムでは，反応速度が最も速い条件である溶液中において，核酸サンプルと核酸プローブとのハイブリダイゼーションを行うので，固相ハイブリダイゼーションのような制約を回避することができる。

第二に，固相法の場合には，核酸サンプルを固定するために使用した固相に，標識したプローブが非特異的に結合してしまうおそれがある（核酸サンプルを固相に吸着させるために，固相は，核酸と高い親和性をもって結合する物質である必要があるが，この特性は，標識プローブの非特異的な吸着を招きやすい）が，このシステムでは，抗ハイブリッド抗体を固相に固定するので，核酸を吸着しない物質を固相支持体として選択することができる。

第三に，固相法では，ほとんどの場合，核酸サンプルを，吸着させるか，あるいは共有結合によって固体表面に固定化するが，サンプル中にタンパク質その他の物質が混在すると，この固定化が阻害されることが多いので，フェノール抽出のような方法によってサンプルを精製することが必要になるのに対して，このシステムでは，ハイブリッドに対して高い親和性と特異性を示す抗体を使用するために，サンプル中のタンパク質や炭水化物，脂質等による干渉を受け難い特徴がある。

最後に，吸着または共有結合によって核酸サンプルを固定化する場合には，再現性の高い，確実に核酸を固定化できる，都合のよい方法が見出されていない上に，その吸着過程は，ポリヌクレオチドの塩基配列の一部を，ハイブリダイゼーションに利用できないものにする（たとえば，ニトロセルロースメンブランに吸着されたＤＮＡは，その半分以下がハイブリダイゼーションに利用されるに過ぎない）ために，ハイブリッドの形成効率は悪く，検出限界は低くなるが，溶液ハイブリダイゼーションのシステムでは，核酸サンプルからハイブリッドを最適効率で生成させることができる。

3.1.4　電気泳動による分離を行う方法

ハイブリダイゼーションを溶液中で行い，反応後，電気泳動を行い，分子量の違いなどに基づいて，目的のハイブリッドを，遊離のプローブ等から分離して検出する方法が，いくつか考えられている。

これらの方法は，ハイブリダイゼーション反応を行った後に電気泳動をするという手順が，サザーンブロットハイブリダイゼーションと逆なことから，逆サザーン法(reverse Southern blot hybridization)とも呼ばれている。

(1)　架橋剤の使用

プローブと標識ＤＮＡのハイブリッドを強く架橋して安定化し，分離を容易にする方法が考えられている。

ほとんどのハイブリダイゼーション反応は，どのような場合でも，純粋に，プローブと標的核酸との間の水素結合に依存している。形成されたハイブリッドは，未反応の標識プローブや非特異的に結合したプローブから分離する場合でも，また検出の操作段階でも，この力に依存して維持されているのである。

Yabusakiら[41]は，プローブと標的核酸を共有結合で結合させるのに，二機能性の架橋剤（たとえばpsoralen誘導体（図７・12））を使用することができることを示唆した。

この試薬は，第一の原子団でプローブ核酸に結合させた後，ハイブリダイゼーション後の標的ＤＮＡとの反応に，第二の原子団を利用できるように考案されており，この第二の反応が，２つの核酸分子（標的ＤＮＡとプローブ）を互いに架橋する。この架橋反応は，化学的反応あるいは光化学的反応によって行われる。

その結果，形成されたハイブリッドは，共有結合で結合していることから，きわめて安定で，さまざまな物理化学的方法によって，遊離のプローブと分けることができる。当然，プローブは，架橋剤以外の標識もされているので，検出は容易である。非常に広範囲な標識物質を，この方法に適用することができる。

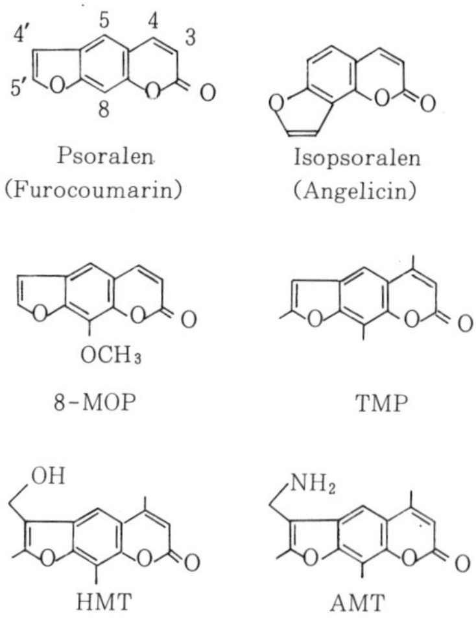

図７・12　各種psoralenの化学構造

8-MOP;8-methoxypsoralen
TMP;4,5′,8-trimethylpsoralen
HMT;4′-hydroxymethyl-4,5′,8-trimethylpsoralen
AMT;4′aminomethyl-4,5′,8-trimethylpsoralen

たとえば，Gamperらは，^{32}Ｐと二機能性の架橋剤ＨＭＴ mono-adduct(単体付加物)を使ってオリゴヌクレオチドプローブを標識し，紫外線を使って，プローブを標的ＤＮＡにクロスリンクさせている[42]。

この場合，ハイブリダイゼーションと光固定は，溶液中で，ハイブリッドの融解温度に近い条件下で，同時に行う。近紫外光を照射すると，ハイブリッド複合体中に存在する架橋剤によってハイブリッドが架橋されるのである。

光固定を効率よく行うと，平衡分布状態からハイブリッドを取り除いた後，さらにハイブリダイゼーションが行える。

過剰のプローブを，半透膜(Centricon−30）を介した遠心より除去し，最終的に，アルカリ性アガロースゲルによる電気泳動で分離し，オートラジオグラフィーによって解析する。

(2)オリゴマーレストリクション法

溶液ハイブリダイゼーション後の電気泳動を利用して，迅速に特異的な突然変異をテストする方法が考えられている。

その一つとして，鎌状赤血球貧血症の検出例を紹介する。図７・13に，この方法の概略を図解した[43]。

まず，正常な遺伝子に相補的な短鎖オリゴヌクレオチドプローブを調製し，^{32}Pで標識してから，サンプルＤＮＡと溶液中でハイブリダイズさせる。次に，結合部位を切断する制限酵素を加えると，プローブは，正常遺伝子にハイブリダイズした場合は，制限酵素によって標識部位が切断されるが，突然変異を起こしている遺伝子にハイブリダイズした場合は，ミスマッチした塩基対があるために，切断が妨げられる。なお，残っている遊離の標識プローブは，突然変異部位をもつオリゴヌクレオチドを添加することによってカバーされる。

したがって，適当な制限酵素を添加すると，正常の遺伝子のみが切断されて，溶液中に，その遺伝子と結合したオリゴヌクレオチドプローブの標識部分の小断片を放出することになる。突然変異体と結合したプロ

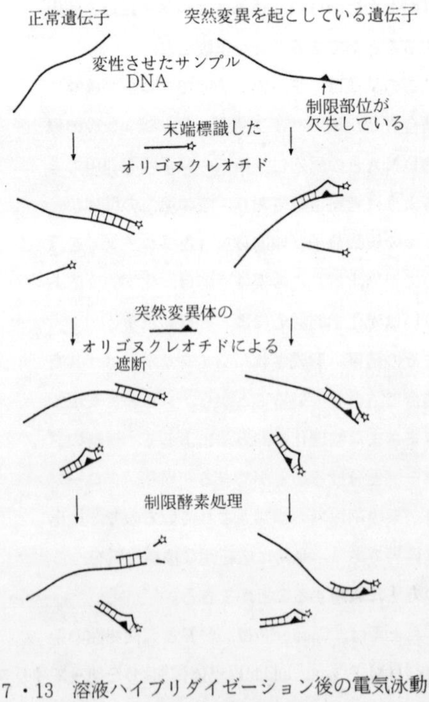

図７・13　溶液ハイブリダイゼーション後の電気泳動を利用した点突然変異の検出[43]

ゲル電気泳動を使用することにより，正常遺伝子の場合のみ，標識された小断片が検出される。

ーブの標識は，そのままである。

そこで，電気泳動とオートラジオグラフィーを行うことによって，その標識が小断片上にあるのか，あるいは突然変異体の対立遺伝子の場合のように，まだ遺伝子に結合しているかどうかを，解析し，突然変異の検出を行うことができる。もちろん非放射性標識を応用することも可能である。

(3)　RNase 切断法

溶液ハイブリダイゼーション後の電気泳動を利用して突然変異の検出を行う方法として，標識ＲＮＡをプローブとして用いる方法もある[44]。

これは，RNase Ａの有する，一本鎖ＲＮＡは切断するが，二本鎖ＲＮＡやＤＮＡ／ＲＮＡハイブリッドは切断しない性質を利用したもので，ＲＮＡプローブをサンプル核酸とハイブリダイズさせた後，RNase で消化すると，完全に二本鎖を形成したＲＮＡは切断されないが，突然変異が起きていてミスマッチがあると，その部分でＲＮＡが切断されて，小断片になるので，これを変性アクリルアミドゲル電気泳動で分離して検出する，という方法である（図７・14）。

この方法で，非常にたくさんの突然変異株のフラグメントが検査されている。たとえば，全部で12種類のミスマッチをＲＮＡ：ＤＮＡのハイブリッドで調べた結果，ある種のミスマッチは，テストしたどの塩基配列でも全て切断され，あるものは，テストした塩基配列の一部でしか切断されないことがわかった。さらに，どの塩基配列でも全く切断されないミスマッチがあることもわかった。

１つのＲＮＡプローブで検出できる，フラグメント中の塩基変化は，全体の約35％であることが，これらの結果から示されている。しかし，分離操作で，反対鎖のＲＮＡプローブを使えば，さらに，フラグメント中に生じた全体の塩基変化のうち，約35％を検出することができる。

この方法の欠点は，ある種のミスマッチは切断されるが，必ずしもそれは完全ではないということである。つまり，切断開裂が完璧ではないので，場合によっては，解析する時に混同の原因になる可能性があることに留意しておかなければならない。

ＲＮＡ／ＤＮＡのハイブリッドは，ある条件ではＤＮＡ／ＤＮＡハイブリッドよりも安定なので，ＤＮＡ／ＤＮＡハイブリッドが形成しにくいような条件下でハイブリダイゼーションを行えば，アニーリングの問題や繰り返し塩基配列間での相互作用の問題をかなり防げる。

3.2　均一系溶液ハイブリダイゼーション法

ここでは，溶液中でハイブリダイゼーションを行った後，ハイブリッドと未反応のプローブ等とを分離せずに，そのままハイブリッドの検出までを溶液中で行う方法(homogeneous検定法）を紹介する。

この均一系(homogeneous）検定法は，まだ実用化されていないが，反応から測定まで，すべて

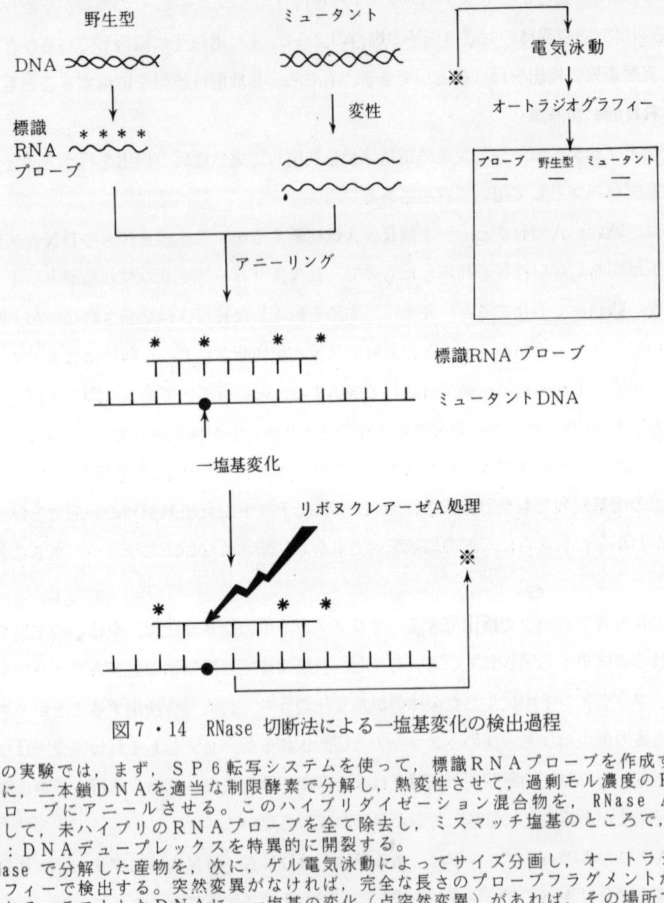

図７・14　RNase 切断法による一塩基変化の検出過程

この実験では，まず，ＳＰ６転写システムを使って，標識ＲＮＡプローブを作成する。次に，二本鎖ＤＮＡを適当な制限酵素で分解し，熱変性させて，過剰モル濃度のＲＮＡプローブにアニールさせる。このハイブリダイゼーション混合物を，RNase Ａで分解して，未ハイブリのＲＮＡプローブを全て除去し，ミスマッチ塩基のところで，ＲＮＡ：ＤＮＡデュープレックスを特異的に開裂する。

RNase で分解した産物を，次に，ゲル電気泳動によってサイズ分画し，オートラジオグラフィーで検出する。突然変異がなければ，完全な長さのプローブフラグメントが観察される。テストしたＤＮＡに，一塩基の変化（点突然変異）があれば，その場所でミスマッチが生じ，その結果として，その部位で開裂がみられる。

結局，２つあわせると元のプローブの長さと等しい２つのＲＮＡフラグメントができる。

が迅速に行えるので，将来的に期待されている。

3.2.1　２つのプローブを使用するシステム

均一系(homogeneous) 検定法では，一般に，標識プローブを２つ使うことが多い。

すなわち，２つの標識プローブをハイブリダイズさせたときに，互いに相互作用する２つの標識が近接するように工夫し，一方の標識だけではシグナルを生じないが，２つの標識が近接すると，はじめてシグナルが生じるように考えられている。

(1) エネルギートランスファーを利用した方法

近接した２つの標識の間でエネルギーのトランスファーを行い，それによって生じた光を検出する方法が考案されている。

このようなシステム（図７・15）は，HellerとMorrison[45]によって報告されている。

たとえば，第一のプローブの３′末端を chemiluminesser すなわち蛍光供与体（たとえばluminol）で標識し，第二のプローブの５′末端を，absorber／emitter すなわち蛍光発光体（たとえばrhodamine）で標識し，これらのプローブを標的ＤＮＡ（それぞれのプローブと相同な配列を隣り合わせに含む）にハイブリダイズすると，第１のプローブの３′末端と第２のプローブの５′末端が近接するために，エネルギーのトランスファーが行われ，その結果，光が放出される。

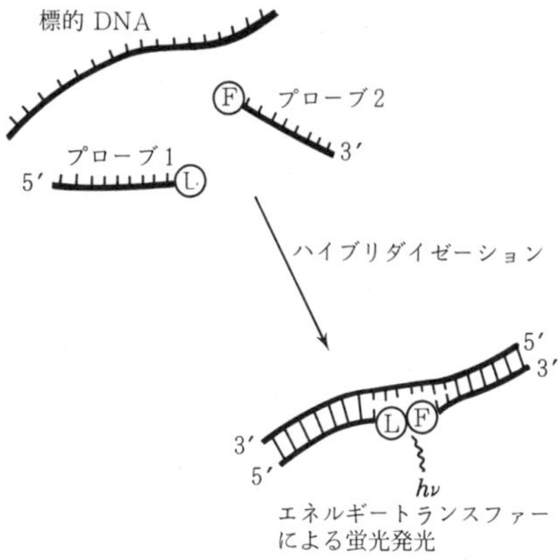

図７・15 エネルギートランスファーに基づいた均一系ハイブリダイゼーション法[47]

したがって，ハイブリッドの分離操作を行わずに，プローブと結合した標的ＤＮＡを溶液中で検出することができる。

すでに，エネルギートランスファーを利用した迅速な検定法のプロトコールが，いくつかつくられている。

この方法は，たくさんの標本を扱い，迅速かつ簡単に検査を行うには，適しているが，いくつかの欠点もある。

まず第一に，２つの相異なる標識プローブを注意深く選択する必要がある。つまり，両者のプローブがハイブリダイズした時に，互いに近接して，それらの標識が相互作用するように配慮する必要があることである。

また，２番目の欠点として，この方法は，おそらく，いくつかの酵素標識を使うことによって，感度を上げることができるとは思うが，シグナルの増幅に関しては，ほとんど展望がないことがあげられる。

なお，シグナルの増幅に関する問題は，免疫検定法に関して新しく述べられている検出法をＤＮＡプローブに応用すれば，おそらく克服することができるものと思われる。

(2)　**酵素チャンネリングを利用した方法**

酵素チャンネリング(enzyme channeling）の原理を利用した均質プローブ検出法も報告されている[46]。

たとえば，表７・７のように試薬を調製して，発色試薬〔*O*－phenylenediamine（ＯＰＤ）1 mg/ml，sodium acetate 50 mM（pH 5.1)，4％ glucose〕を加えて反応させると，試験管Ａでは，ハイブリッドが形成されて，グルコースオキシダーゼとペルオキシダーゼが近接することによって，強い発色がみられる。また，試験管Ｃでも，複合体を予備調製してあるので，15～60分間で発色がみられるが，試験管Ｂでは，わずかな発色が反応初期に見られるものの，その程度は，きわめて弱く，試験管Ａや試験管Ｃのそれとは比較にならない。

表７・７　酵素チャンネリングの原理に基づいた検出系の例

試験管	複合体１（20 μℓ）	複合体２（20 μℓ）	予想される相互作用
A	PIP	PCG	Poly I と Poly C はハイブリッドを形成し，ペルオキシダーゼがグルコースオキシダーゼの近くに配位する。
B	PIP	PUG	Poly I と Poly U はハイブリッドを作らない。酵素は，互いに無関係に作用する。
C	PUPG		予備調製したこの複合体では，グルコース・オキシダーゼとペルオキシダーゼは互いに近い位置にある。

各試験管は，37℃で45分間インキュベート（＋0.1 mol Na，pH 6.5）して，ハイブリッドを形成後，非特異的付着をさけるため，poly A（0.6 mg/mℓ）を添加する。そして，グルコースと発色基質を加える。

P：Peroxidase，G：Glucose oxidase
PIP　：Poly I －Peroxidase 複合体
PCG　：Poly C－Glucose oxidase 複合体
PUG　：Poly U－Glucose oxidase 複合体
PUPG：Poly U－Peroxidase ＼Glucose oxidase 複合体

さらに，一晩反応させると，試験管ＡやＣでは，ペルオキシダーゼとグルコースオキシダーゼの相互作用の結果，結晶が析出するが，試験管Ｂ，およびコントロールの試験管（複合酵素を含んでいない）では，この結晶は見られない。結晶は，透過光もしくは反射光によって褐色となり，偏光内では橙赤色の複屈折を示す。

この反応は，グルコースオキシダーゼがグルコースに作用してH_2O_2を産生し，ペルオキシダーゼがそのH_2O_2を利用して基質ＯＰＤを発色産物に変えることによる。

したがって，発色を効率よく起こすためには，2つの酵素ができるだけ近くにある必要がある。すなわち，この一対の酵素反応は，検出結果からもわかるように，溶液中の効率（試験管Bの場合）と，ハイブリダイズして複合体を形成したときの効率（試験管Aの場合）では，大きな違いがある。

そこで，前述のエネルギートランスファー法と同様に，第1のプローブの3′末端と第2のプローブの5′末端を，それぞれグルコースオキシダーゼとペルオキシダーゼで酵素標識し，標的プローブとハイブリダイズさせると，発色反応を起こすようにする。こうすると，ハイブリッドの分離を行わなくても，定量測定が可能となる（図7・16）。

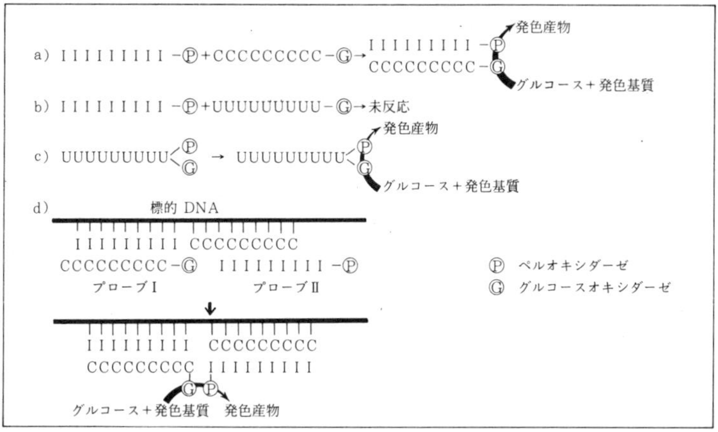

図7・16　酵素チャンネリングの原理に基づいた均一系溶液ハイブリダイゼーション法

a）表7・7の試験管Aの反応，　b）表7・7の試験管Bの反応
c）表7・7の試験管Cの反応，　d）この検出系を用いた均一系検定法

(3) 用　途

この種のhomogeneous システムは，明らかに，特異的な塩基配列を定量する場合に有用であると思われる。

一方，Taub[47] は，これを突然変異の検出に使用する方法について示唆している。これは溶液サンドウィッチハイブリダイゼーションの項で述べた方法と同じ原理に基づくものである。

すなわち，調べたいヌクレオチド部位の両側の塩基配列に特異的になるように2つのプローブを組み立て，また，これら2つのプローブを，前述のように，正確に近接した場合には，相互作用してシグナルを発すような分子で標識しておく。突然変異が生じていれば，制限部位が新たに作られているか，あるいは失われているに違いないので，サンプルＤＮＡを，標的の部位に特異的な制限酵素で消化しても，突然変異によって，その部位が失われていて消化できない場合は，ハイブリダイゼーションによって２つのプローブの標識が互いに近接して，シグナルを発する，というものである。もちろん，正常な場合は，消化され，ＤＮＡが切断されることから，ハイブリダイゼーション後，２つのプローブの標識は互いに近接することができず，シグナルを発することができない。

このように，homogeneous なシステムは，塩基配列の定量の他に，多形態性制限部位の検出にも有用である。

さらに，もう一つの用途は，多剤耐性遺伝子のような，ある特定の塩基配列を増幅して，細胞内においてＤＮＡを測定できることである。

たとえば，Robinsonら[48] は，ある種の多剤耐性腫瘍細胞株では，1.1kb のフラグメントが強く増幅されることを報告しているが，この場合，Taub[47] の方法によって生成されたシグナルが，増幅度の指標になるのである。また，この方法に簡単な修飾を加えると，遺伝子ＤＮＡの代わりに，その遺伝子から転写されたｍＲＮＡを測定することもでき，これは，特定遺伝子の発現度の指標にすることができる。

このような特定塩基配列として，多剤耐性以外にも，細胞性またはウイルス性の腫瘍遺伝子や，その他の腫瘍マーカーを検出することもできる。

また，正常な場合には染色体上に既知のコピー数しか存在しないような塩基配列を検定することによって，数の異常を検出することもできる。ターナー症候群や，クラインフェルト症候群，ダウン症候群，その他，染色体異常に随伴して起こる各種疾患の診断に価値があるものと思われる。さらに，その他のマーカー遺伝子を測定することによって，二人の対象者の家族関係を決定付けることにも利用することができる。

3.2.2　単独プローブシステム

上述の２つのプローブを使用するシステムの変法として，プローブを一つしか使わないシステムも，いくつか考案されている。

(1)　酵素チャンネリングを利用した方法

これは前述の方法の変法で，標識していないＲＮＡプローブを用いてハイブリダイゼーションを行い，ＲＮＡ：ＤＮＡハイブリッドに対して特異的な抗体をそれぞれ酵素で標識して同時に加え，これら２つの酵素の反応で発色させ，検出を行うものである。

図７・17は，この方法の例で，グルコースオキシダーゼや西洋ワサビペルオキシダーゼで標識した抗ＲＮＡ：ＤＮＡハイブリッド抗体を使用している。

この例でも，ペルオキシダーゼで標識した抗体が過酸化水素(H_2O_2)を効率よく利用するためには，グルコースオキシダーゼで標識した抗体ができる限り近くにある必要があり，２つの抗体が同じＲＮＡ：ＤＮＡハイブリッドに結合した場合と，溶液中でバラバラに存在する場合とでは，反応の効率は大きく異なることから，結合した標識抗体と未結合の標識抗体をいちいち分離しなくても，直接，ハイブリッドの定量測定を行うことができる。

(2)　エネルギートランスファーを利用した方法

これも前述の方法の変法で，単独の核酸プローブと，エネルギートランスファーする標識をつけた抗体を用いるものである。

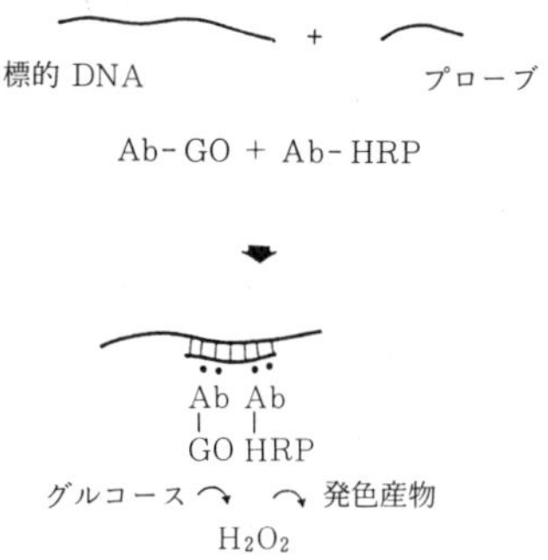

図７・17　酵素チャンネリングに基づいた均一系（分離しない）ハイブリダイゼーション法

Ab ；抗RNA:DNA ハイブリッド抗体
HRP；西洋ワサビペルオキシダーゼ
GO ；グルコースオキシダーゼ

さまざまな方法が開発されているが，たとえば，図７・15の方法の変法として，抗ＲＮＡ：ＤＮＡハイブリッド抗体を用いる方法（図７・17の抗体標識をchemiluminesser とabsorber/emitterに変えたものと思えばよい）が考えられている。また，ビオチン化プローブに対して特異的に結合する抗体も使われている。さらに，quenching(消光)[注)] 現象を利用した方法も考え出されている[46)]。

これは，ビオチンで標識したプローブ，quencher（たとえば4′,5′－dimethoxy－６－carboxy fluorescein)をつけたアビジン，そしてfluorophore(発蛍光団，たとえばfluorescein)で標識したquencher特異抗体を用いるものである。

まず，標的ＤＮＡにビオチニル化プローブが結合すると，そのビオチンにquencher標識アビジンが結合し，さらにそのquencherにfluorophore 標識抗体が結合し，複合体を形成する。このfluorophore 標識抗体は，溶液中で蛍光を発するが，複合体では，fluorophore とquencherの２つの標識が近接するために，蛍光のquenching が生じる。そこで，そのquenching の程度によっ

注：Quenching(消光)
　光を吸収して励起した分子は，一般に蛍光を発生するが，他の分子との作用によって，その量子収量が低下する。この時，蛍光が消えるために，この現象を消光という。
　消光には，種々の型のものがあるが，大別して化学消光と物理消光に分けることができる。化学消光は，励起分子が他分子との衝突によって，それにエネルギーを与え，化学変化を起こさせるか，または蛍光（増感蛍光）を出させることによって，脱活性化されるものである。後者は，単に蛍光を発して脱活性化されるか，衝突が起こっても相手分子に化学反応を起こさせることなく，熱エネルギーとなってエネルギーが失われてしまうものである。

て，ハイブリダイズしなかったプローブの分離をいちいち行わなくても，そのままの状態でハイブリッドの測定を行うことができる。

(3)　エチジウムブロマイドを利用した方法

これも，エネルギートランスファーの一種といえるが，エチジウムブロマイドの蛍光放出を利用した方法も報告されている。

エチジウムブロマイド分子は，二本鎖DNAの中に挿入されると，蛍光放出が非常に亢進されるので，この性質を利用して，標的DNAにプローブ（DNA）が結合して2本鎖になったハイブリッドを，分離操作を行わずに検出することができる。

たとえば，ルミノールで標識したプローブを，エチジウムブロマイドの存在下で標的核酸にハイブリダイズさせると，ルノミールからの化学発光放出のスペクトラムが，エチジウムブロマイドの吸収スペクトラムとオーバーラップして，強い蛍光シグナルを生じることになる。標識していないプローブを用いてハイブリダイゼーションを行い，DNA－エチジウム複合体に特異的な抗体をルミノールで標識して加えた場合も，同様である。

4　新しい *in situ* ハイブリダイゼーション法

第1章でも触れたので，重複になるが，*in situ* ハイブリダイゼーション法は，生物材料からDNAを抽出せずに，そのままの状態で核酸プローブをハイブリダイズさせる方法で，操作法が簡単であり，迅速性に優れている。

ここでは，新しい手法として，電顕レベルでの *in situ* ハイブリダイゼーション法を紹介し，また，著者らが開発した，*in situ* ハイブリダイゼーションのための自動化装置についても触れたい。

4.1　電顕レベルでの *in situ* ハイブリダイゼーション法

従来の *in situ* ハイブリダイゼーションは，アイソトープで標識したプローブを用いて，オートラジオグラフィーによって銀粒子として検出するか，ビオチンなどの非放射性標識したプローブを用いて，蛍光などを検出する方法であったが，これらは，いずれも，比較的分解能の低い光学顕微鏡レベルで行われているため，解析能力には限界があった。

しかし，最近は，電子顕微鏡レベルで行う *in situ* ハイブリダイゼーション法が開発され[49]，優れた解像力によって，塩基配列の位置を，より明確に決定することができるようになった。

これは，電顕用グリッドの上においたサンプルに，非放射性標識（ここではビオチン）したプローブをハイブリダイズさせ，各種の抗体や金粒子などを使った免疫学的な染色法によってハイブリッドを検出する方法である[49]。

ここでは，この方法の実験操作について述べるが，この技術を用いて染色体分画を電顕レベルで観察する方法については，前著[50]で述べたので，今回は，超薄切片レベルで *in situ* ハイブリダイゼーションを行い，電顕レベルで検出する方法について，具体的に紹介したい。

なお，参考程度に，光顕レベルでの観察，および，放射性標識プローブを用いた方法についてもふれた。

(1)　組織超薄切片の作成

①固　定

図7・18に示した固定液Ⅰもしくは固定液Ⅱを，ショウジョウバエ（*Drosophila melanogaster*）に滴下して，15分間，固定する。目的とする組織が充分に固定されるように，必要な場合には，組織を断片化するとよい。

②洗　浄

次に，組織をリンゲル液の中に入れ，4℃で一昼夜保存する。

③脱水と樹脂への置換

脱水操作，および Lowicryl K４M樹脂* への置換[51]は，すべてRothら[52]の方法に従う。ただし，目的とする組織に，よく樹脂が浸透するように，各ステップの時間を少し長くして調節するとよい。

参考として，Rothら[52]が使用した各ステップの所要時間を，図7・18に示した。

脱水溶液は，メタノールもしくはジメチルホルムアミド(dimethyformamide, DMFA）の水溶液希釈系列を使用する。見やすいように，表にして図7・18にまとめた。

温度は徐々に下げていく。脱水後の樹脂への置換操作も，図7・18の表にまとめたように行う。

④樹脂の重合

Lowicryl　K４Mに，樹脂の重合のイニシエーターとして，0.6% benzoin methylester（v／v）を加える。すなわち，－30℃で一昼夜，100% Lowicryl K４Mを浸潤させた組織を，上述のイニシエーターを入れた樹脂に入れ換える。

その後，Philips TLAD15W／05蛍光灯（波長360nm)で，約一昼夜，光を照射して，－30～－50℃で樹脂を重合させる。

次に，冷凍室からブロックを取り出して，室温でさらに２～３日間，光を照射する。こうする

注）＊Lowicryl K4M樹脂は商品名で，以下に入手先を示す。Balzers Union AG, Postfach75, FL-9496 Balzers, Fürshentum Liechtenstein and Polaron München, Dr.Walter Hert Mikrotechnik GmbH, Kunigundenstr.66, D-8000 München 40, FRG.

固定液Ⅰ		固定液Ⅱ
4％ formaldehyde 0.1％ glutaraldehyde in Ringer液 （pH 7.4）	or	4％ formaldehyde in Ringer液 （pH 7.4）

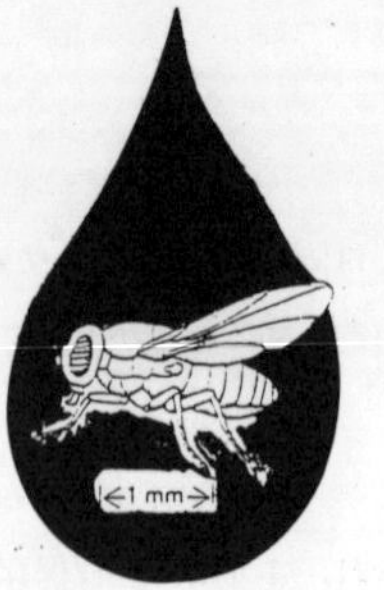

↓

固定，15分間

↓

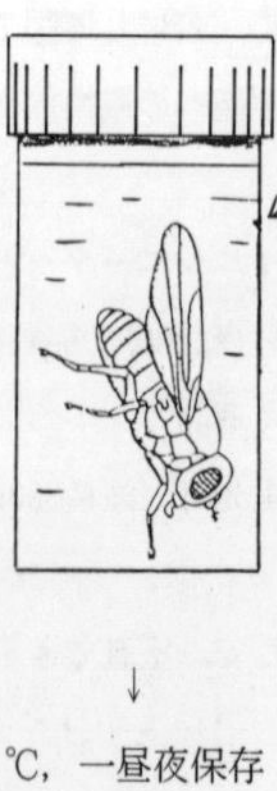

↓

4℃，一昼夜保存

↓

脱水〔メタノール，もしくはdimethylformamide（DMFA）で行う〕

（つづく）

脱水液	温　度	所要時間
50％水溶液	0 ℃	10～15分
80％　〃	－18℃	30～60分
90％　〃	－30℃	30～60分

↓

Lowicryl　K 4 M樹脂への置換

脱水液(MeOH or DMFA)と樹脂の比率（容量）	温　度	所要時間
脱水溶液：Lowicryl　K 4 M（1：1）	－30℃	30分
脱水溶液：Lowicryl　K 4 M（1：2）	－30℃	60分
100 ％Lowicryl　K 4 M	－30℃	60分
100 ％Lowicryl　K 4 M	－30℃	60分
100 ％Lowicryl　K 4 M	－30℃	一昼夜

↓

包　埋

↓

重　合

↓

薄　切

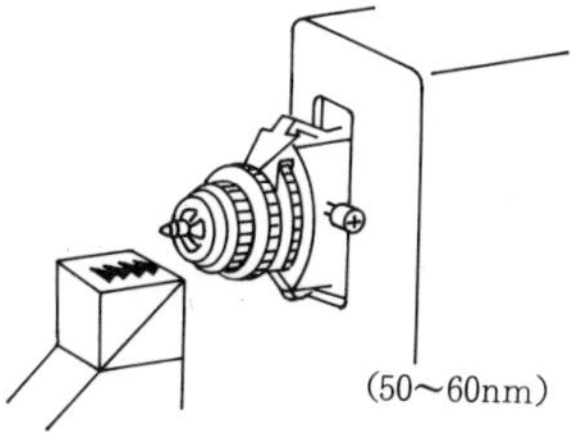

↓

＊

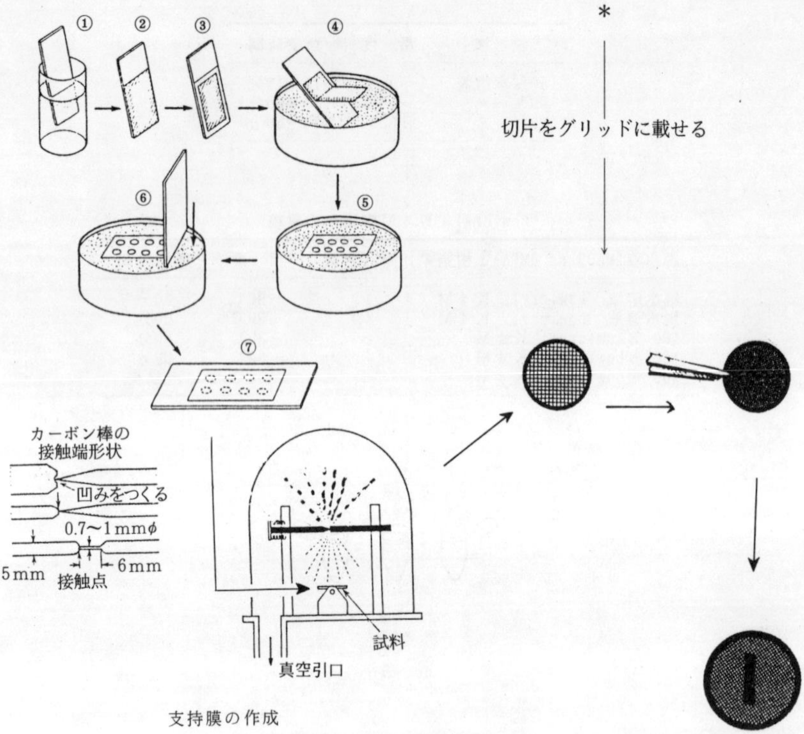

図7・18　超薄切片の作成

と，薄切が非常にやりやすくなる。

重合させたブロックは，室温で保存することができる。

⑤薄　切

ウルトラミクロトームで超薄切片を作成し（50〜60nm)，カーボン・パラジオンでコーティングしたニッケル製グリッド(150メッシュ）の上に載せる。グリッドには，試薬支持膜を張っておく。

(2)　支持膜の作成

支持膜としては，ホルムバール膜を用いる。

ホルムバール膜は，電子線照射に対して強く，機械的な強さも，コロジオン膜より優れている。

(a) 支持膜の作成法

ホルムバール（ポリビニルフォルマル）は，ジオキサン，クロロホルム，あるいは塩化エチレンなどの溶媒に溶解する。一般に，支持膜を作る時は，0.2〜0.5%のホルムバール塩化エチレン溶液を使用する。支持膜は，次の順序で作成する。

① きれいに清拭した上質のスライドグラスを，0.2〜0.5％（w／v）のホルムバール塩化エチレン溶液の中に垂直に入れて，その後，ゆっくりと引き上げる。

② 埃がかからないようにして，上述のスライドグラスを垂直に立てて自然乾燥させる。

③ ホルムバール膜は，スライドグラスの両面に付着しているが，その一方の面のホルムバール膜の周辺部を，鋭利な安全カミソリで切り取って捨てる。

④ このスライドを，図7・18に示したように，一端から，水面に対して斜めに，蒸留水の中に静かに入れていく。すると，乾燥したホルムバール膜がガラス面から離れて，水面に浮かぶ。

⑤ 遊離して水面に浮かんだ膜面に，グリッドを静かに並べる。

⑥ この膜の一端に，きれいに洗ったスライドグラスをあてて，水中に垂直に入れていくと，スライドグラス面に，ホルムバール膜で被われたグリッドが付着することになる。

⑦ 自然乾燥させる。

(b) カーボン・パラジオン蒸着法

上述の支持膜は，電子線照射によって伸縮したり，破れたりすることが多いが，支持膜上にカーボンを蒸着すると，電子線照射に対して著しい補強効果が得られ，これらを防ぐことができる。

カーボン蒸着は，２本のカーボン棒を用意し，これに電流を通し，２本のカーボン棒の接触点での局部的な加熱を利用して，カーボンを蒸発させる。図7・18に示したように，太さ約５mmのカーボン棒の一端を細くとがらせ，試料を，ちょうど２本のカーボン棒の接触点の真下に置くようにする。

適当な厚さの蒸着膜を得るための条件は，最終電圧や電流値などによって決まる。もちろん，カーボン棒の材質や，接触部の太さなども非常に重要である。

一例をあげると，20V・30Aで，カーボンの蒸発時間を５〜10秒，蒸発源と試料との距離を約７cmにすると，よい蒸着膜が得られる。一般に，電子顕微鏡用試料をつくるためのカーボン蒸着膜の望ましい厚さは，50〜150Åである。詳細は，電子顕微鏡用試料作成に関する本なら，どのような本にでも出ているので，ここではこれくらいにとどめたいと思う。

(3) プロテインＡ－金粒子複合体の調製

$HAuCl_4$(tetrachloroauric acid）の沸騰液をクエン酸三ナトリウムで還元することによって，粒子サイズ14nmの単一分散性金コロイド粒子を作成する[53]。

すなわち，$HAuCl_4$（10^{-2}％，重量パーセント）を溶液Ⅰとし，１％（w／v）Na_3－citrateを溶液Ⅱとして，まず，50mlの溶液Ⅰを加熱して沸騰させ，次に，これに溶液Ⅱを0.5ml 加える。

約25秒間経過すると，上述の沸騰液は，わずかに青色を帯びてくる。約70秒間経過すると，この青色が，突然，消失して，鮮やかな赤色に変化する。これは，単一分散性の球状粒子が形成されたことを示している。

塩化金の還元は，実際上，沸騰してから5分後に終了する。それ以降は，さらに加熱しても，あるいは，さらにクエン酸塩を加えても，懸濁液に実質的な変化はみられない。粒子の大きさは，加えるクエン酸ナトリウム水溶液の量を変えることによって，大きいものにも小さいものにも変えることができる（表7・8）。

表7・8　単一分散金粒子溶液作成にあたっての実験データ

溶液	溶液Ⅱの量 (ml)	直径（Å）	色	青色時間（秒）	赤色時間（秒）
A	1.00	160	橙色	25	145
B	0.75	245	赤色	25	120
C	0.50	410	赤色	25	70
D	0.30	715	暗赤色*	40	140
E	0.21	975	紫色*	60	435
F	0.16	1470	紫色*	80	850

＊　分散光をあてると黄色のチンダル効果を認める。

次に，0.2M K_2CO_3溶液を使って，このコロイド金粒子液のpHを 6.9に調整してから，プロテインAと複合体を形成させる[54)]。

まず，コロイド金粒子を安定化させるためのプロテインAの最少量を求める。

簡単に説明すると，コロイド金粒子の量を一定にしておいて（0.5ml），これにプロテインAの希釈系列を作成して，その 0.1mlを混和し，5分後，10% NaCl 溶液を 0.5ml加えて，フロキュレーションを観察する。赤色から，紫色もしくは青色に変わる点が，フロキュレーションが起きたことを示すので，容易に判定することができる。

プロテインA－金粒子複合体の作成には，プロテインAを20%過剰で使用し，コロイド金粒子を安定化させる。

まず，1mgのプロテインA(Pharmacia Fine Chemicals, Uppsala, Sweden) を0.1～0.2mlの精製水に溶解する(これは，シリコン処理したフラスコ内で行うとよい)。次に，10mlの金粒子懸濁液を振盪しながら加え，2～3分経ってから，1mlのポリエチレングリコール（分子量 20,000）を加える。その混液を，100,000 × *g*，4℃で1時間，遠心する。

遊離のプロテインAは上清に，プロテインA－金粒子複合体は沈渣に分画されるので，上清の方は捨てて，暗赤色の沈渣の方を，PBS(0.2mg/ml の割合でポリエチレングリコールを含む) 6mlに再浮遊させ，4℃に保存する。このプロテインA－金粒子複合体の懸濁液は，15日間おいてから使用する。

市販の関連商品を，表7・9に紹介しておく。

表7・9　金コロイド染色液およびその関連商品

製造会社	製　品　名	カタログ番号	国内入手先
BioRad社	金コロイド染色液	170-6527	日本バイオラッドラボラトリーズ
EY Laboratories社	光学顕微鏡用ゴールドコロイド染色キット	IGS-01	コスモ・バイオ
EY Laboratories社	電子顕微鏡用ゴールドコロイド染色キット	IGS-02	コスモ・バイオ
Jansen Biotech N.V.社	Auro Dye forte kit（金コロイド溶液）	535-17291	和光純薬工業
EY Laboratories社	プロテインA・ゴールド染色キット	IGB-10	コスモ・バイオ
Jansen Biotech N.V. 社	Auro Probe BL plus Protein A	537-20681	和光純薬工業
BioRad社	プロテインAゴールド	170-6510	日本バイオラッドラボラトリーズ
ザイメット社	ゴールドコロイド標識－リコンビナントプロテインA	10-1149	コスモ・バイオ
EY Laboratories社	ゴールドコロイドプロテインA	GP-01-05	〃
	〃	GP-01-15	〃
	〃	GP-01-20	〃
Serva Feinbiochemica GMBH & Co.	Gold-Protein A	280809	生化学工業
Fermentech社	プロテインA	FMT-1	ダイアヤトロン
EY Laboratories 社	プロテインA	P-01	コスモ・バイオ
ポートンプロダクツ社	リコンビナントプロテインA	10-1215	コスモ・バイオ
レプリジェン社	リコンビナントプロテインA	RPA-002	〃
〃	〃	RPA-005	〃
〃	〃	RPA-010	〃
〃	〃	RPA-200	〃
ゼンザイム社	Ultrapure Protein A	IPA-1	〃
ザイメット社	Protein A	10-1001	〃
ザイメット社	リコンビナントプロテインA	10-1100	〃
ICN Immuno Biologicals（USA）	Protein A, Purified	280801	生化学工業
化　血　研	Protein A	280803	〃
EY Laboratories社	ゴールドコロイド粒子（5nm）	G－5	コスモ・バイオ
	〃（10nm）	G－10	〃
	〃（15nm）	G－15	〃
	〃（20nm）	G－20	〃
	〃（30nm）	G－30	〃
	〃（40nm）	G－40	〃
＜シルバーエンハンスメントキット＞			
EY Laboratories社	ゴールドコロイド染色用銀増感キット	SET-01	コスモ・バイオ
Jansen Biotech N.V. 社	Inten SEⅡ kit	538-20591	和光純薬工業
ザイメット社	ヤギ抗ビオチン　2ml	62-4000	コスモ・バイオ
Enzo	IgG-fraction rabbit anti-biotin　0.4ml	DS-861-2	〃
〃	〃　0.2ml	DS-861-1	〃
イムーンシステム社	ニワトリ抗プロテインA　1ml (*S.aureus*) アフィニティー精製	02-008	〃
〃	ニワトリ抗プロテインA　1ml (*S.aureus*)	01-008	〃

(4)　参考Ⅰ（セミ薄切切片のアクリジンオレンジ染色と前処理）

Hafenら[55]によって報告された方法によって，セミ薄切切片をアクリジンオレンジで染色する。その前処理は，以下の順に行う。

①セミ薄切した切片を，膵RNase 液（表7・10）でインキュベートする。

②次に，0.2N HCl で，室温で20分間，処理する。

③Pronase 液（表７・11）で切片を処理する。

④その後，室温で30秒間，グリシン（２mg／ml PBS中）で洗浄し，さらに，30秒間ずつ２回，ＰＢＳで洗う。

あるいは，0.5 % Triton Ｘ－100 水溶液で30秒間，洗浄してから，それぞれ５分間ずつ，ＰＢＳで２回，洗浄する。

もちろん，上述の処理をいろいろと組み合わせてもよい。

表７・10　膵RNase 液

5mM $MgCl_2$
50mM Tris-HCl
2mg/ml膵RNase
(Böehringer Manheim Biochemicals. Indianapolis, IN)
pH 7.5

表７・11　Pronase 液

50mM Tris-HCl〔pH 7.5〕
3mM EDTA
0.25 μg/ml Pronase
(Calbiochem-Behring Corp., La Jolla, CA)

(5)　ニックトランスレーションによる ^{3}H標識プローブとビオチン標識プローブの作成

Binderら[56]は，*Drosophila*由来の２つのＤＮＡプローブを使用している。一つは，ミトコンドリアの大きなｒＲＮＡ遺伝子の1.05kbの*Eco*RIフラグメントを，プラスミドｐＢＲ322にクローン化したもので（M. Renaud and F. Berthier, 未発表），もう一つは，Ｕ１snＲＮＡ遺伝子由来の131 ヌクレオチドを，ｐＵＣ８の*Hin*cII切断部位にクローン化したものである[57]。

ニックトランスレーションには，組換えｐＢＲ322 プラスミドは，分離精製せずに，そのまま用い，組換えｐＵＣ８プラスミドの方は，Ｕ１領域を包含している432bp のフラグメントを*Pvu* IIで切断して，アガロース電気泳動で分離し，電気的に溶出して使用している。

ニックトランスレーション反応による ^{3}H標識は，既に述べて来たように，ごく一般的な方法である[55]。

また，ニックトランスレーション反応による，ビオチン標識も，特に変わったところはない。ごく標準的なやり方で，^{3}H標識ヌクレオチドの代わりに，ｄＡＴＰ，ｄＣＴＰ，ｄＧＴＰ（各0.5mM ヌクレオチド水溶液）から成る混合水溶液３μl と，2.5μlのビオチン化ｄＵＴＰ(Bio－11－ｄＵＴＰもしくは Bio－16－ｄＵＴＰ；0.3mM ；Enzo Biochem, Inc., New York, ＮＹ；Cat# ＥＢＰ－806)を混合し，さらに，^{32}Ｐ－ｄＣＴＰ（１mCi/mlの保存液２μl を３μl の精製水で希釈した）１μl を反応液に加えて，最終容量を50μl にして行う。詳しくは，本書の非放射性標識法の項を読んで頂きたい。

各々，作成した標識プローブは，アクリルアミドゲル電気泳動（５%）で，プローブの長さをチェックし，トリクロロ酢酸で沈殿させて，取り込まれた標識物を測定する。彼らが使用したプローブの長さは，35～120 ヌクレオチドの範囲にある。

(6)　参考III（セミ薄切切片のハイブリダイゼーションと光顕観察）

①放射性標識プローブを用いた場合

（i）アセチル化

バックグラウンドを減らすために，^{3}H標識プローブでハイブリダイゼーションを行う前に，セミ薄切切片を，以下のようにアセチル化する。

表7・12　アセチル化用溶液

1M	Triethanolamine	50ml
	無水酢酸	0.7ml
	HCl でpHを8.0 に調整	
	精製水で総量を 500mlにする	

このアセチル化に使用する溶液は，表7・12に示したように，作成する。トリエタノールアミンの最終濃度は，0.1Mである。

① スライドグラスを表7・12に示したアセチル化用溶液で，室温10分間，インキュベートする。

② 次に，3×PBSで1分間，1回洗浄する（10×PBS＝3.4M NaCl，0.07M KCl，0.037M KH_2PO_4，0.19M Na_2HPO_4）。

③ さらに，1×PBSで1分間ずつ，2回洗浄する。

④ 最後に，希釈エタノールシリーズで切片を脱水する（30%，60%で各々2分間，80%で5分間，94%および 100%エタノールで各々2分間）。その後，風乾させる。

（ii）ハイブリダイゼーションと光顕観察

ハイブリダイゼーションの方法や，ホルムアミドバッファー（50%ホルムアミド，0.6M NaCl，10mM Tris－HCl，pH 7.5；表7・13）での洗浄，スライドグラスの乳剤（Kodak NTB－2）への浸漬感光，現像等の諸方法に関しては，既に詳しく述べてきたので，ここでは省略する。

表7・13　ホルムアミドバッファー

50 %	ホルムアミド
0.6 M	NaCl
10mM	Tris－HCl
	pH 7.5

②ビオチン標識プローブを用いた場合

（i）ハイブリダイゼーション

ビオチン化プローブは，100℃で5分間加熱して，変性させる。

切片を，まず，20μl のハイブリダイゼーション液で被い，カバーグラスをかぶせ，周囲をラバーセメント(Sanford Corporation, Bellwood, IL）でシールする。ハイブリダイゼーションは，37℃で5～10時間，保湿チャンバーの中で行う。

次に，鋭利なピンセットの先で周囲のラバーセメントに傷を入れ，スライドグラスごとPBSの中にそっと入れることによって，カバーグラスを静かにスライドグラスからはがす。スライドグラスを，PBSで，それぞれ10分間ずつ，5回洗浄する。

（ii）免疫染色

上述のスライドグラス上の切片に，ウサギ抗ビオチン抗体(Enzo Biochem., Inc., NY)を加えて，室温で2時間，インキュベートする。ウサギ抗ビオチン抗体は，表7・14に示した希釈液で，

1：150 に希釈して使用する。

インキュベーションした後，ＰＢＳで，それぞれ２分間ずつ，２回洗浄する。

表７・14　抗体希釈液

1×	ＰＢＳ
1％	ＢＳＡ
0.1％	TritonＸ－100
0.1％	Tween 20
0.02％	NaN_3

次に，スライドグラスを，プロテインＡ－金粒子複合体と，室温で１時間インキュベートする。この複合体は，前述の抗体希釈液で，ＯＤ値が0.44になるように希釈して使う。

次に，ＰＢＳで２回，２分間ずつ洗浄した後，スライドグラスを，抗 Protein Ａ抗体（Sigma Chemical Co.,St.Louis，Mo）と，室温で２時間，インキュベートする[58]。

再び，スライドグラスを，ＰＢＳでそれぞれ２分間ずつ，２回，洗浄し，さらに，上述のように，プロテインＡ－金粒子複合体で処理する。最後に，ＰＢＳで２分間ずつ，２回洗浄し，蒸留水で５分間，１回洗浄して，スライドグラスを風乾させる。

以上を，簡単に，表７・15にまとめた。

表７・15　ハイブリッドのビオチンの検出

試　薬	温度	時間	回数
(1) Rabbit anti-biotin antibody	室温	2 h	
(2) PBS で洗浄	〃	2分	2回
(3) Protein A-gold conjugate	〃	1 h	
(4) PBS で洗浄	〃	2分	2回
(5) Anti-protein A antibody	〃	2 h	
(6) PBS で洗浄	〃	2分	2回
(7) Anti-protein A antibody	〃	2 h	
(8) PBS で洗浄	〃	2分	2回
(9) Protein A-gold conjugate	〃	2 h	
(10) PBS で洗浄	〃	2分	2回
(11) 蒸留水で洗浄	〃	5分	1回
(12) 風乾	〃	適当	

（iii）銀増感

金粒子のシグナルを銀で増感する場合は[59]，次のようにする。

まず，スライドグラスを乳剤（Kodak ＮＴＢ２）に浸漬して，予め冷却しておいた金属プレート（０℃）の上に，10分間放置する。その後，現像液(Kodak D)で５分間現像し，30秒間水でリンスしてから，20％チオ硫酸ナトリウムに４分間浸して定着する。定着後，水で15分間洗浄し，風乾させる。

（iv）検出

スライドグラスは，最終的に，0.1％トルイジンブルー液（表７・16）で12秒間染色し，水で15

分間洗ってから風乾させる。

その後，ＤＰＸでマウントして，光顕で観察する。写真撮影は，Agfapan 25フィルムを使って行う。

表7・16　0.1 %トルイジンブルー液

0.1%	toluidine blue
0.1%	boric acid

(7)超薄切片のハイブリダイゼーションと電顕観察

①放射性標識プローブを使用した場合

まず，^{3}H標識ＤＮＡプローブは，２分間，100℃に加熱して，すぐに０℃に冷却し，使用するまで０℃に保存する。

ハイブリダイゼーションは，ハイブリダイゼーション液（１μg ＤＮＡ／500ml ハイブリダイゼーションバッファー）を保湿チャンバー内に滴下し（15μl），その上にグリッドをフローティングさせて，37℃で24時間インキュベートして行う（図７・19）。

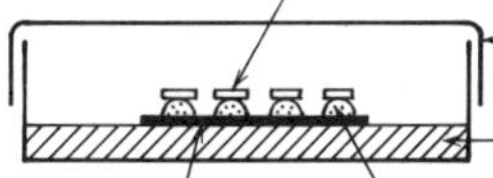

図７・19　電顕用グリッド上でのハイブリダイゼーション

ハイブリダイゼーション反応後，滴下したホルムアミドバッファー（表７・13）の上に，グリッドを置き，37℃で約20時間放置する。この間，４回バッファーを交換する。

次に，グリッドをＰＢＳで洗い，さらに精製水で洗ってから，風乾させる。

その後，ループ法で，乳剤（Ｌ4 Ilford）をグリッドに適用する。感光は，４℃で，遮光のできる暗箱の中に乾燥剤を入れて行う。オートラジオグラムは，Kodak Ｄ-19 現像液で５分間現像し，１%酢酸液で15秒間リンスし，５%チオ硫酸ナトリウム液で定着して作成する。

次に，精製水で５分間リンスしてから，風乾させ，電子染色を行う。

この電子染色は，３%酢酸ウラニル水溶液で５分間染色し，次にMillonig[60]の方法で，30秒間，酢酸鉛液で後染色をする。最終的に，電子顕微鏡（たとえば，ZeissＥＭ10）で観察する。写真は，電顕フィルム（たとえば，ＨＤＵＩＰフィルム；Agfa－Gevaert)を使って撮影する。

②ビオチン標識プローブを使用した場合

検出系を図７・20に示す。

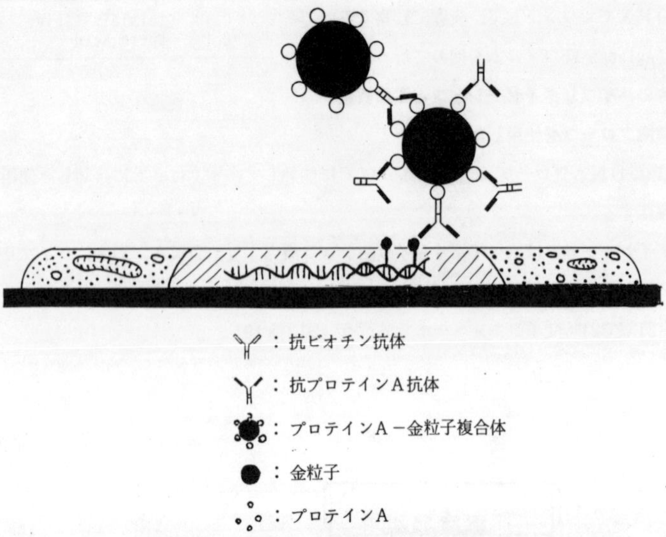

図７・20　ハイブリッドのビオチンを検出する模式図

ビオチン化プローブは，変性させた後，37℃で１～24時間ハイブリダイズさせる。やり方は，前述の方法と同じである。

ハイブリダイゼーション後，それぞれ10分間ずつ，グリッドを５回，ＰＢＳのドロップの上にフローティングさせてリンスする。

次に，切片を，ウサギ抗ビオチン抗体（前述の希釈液で１：150 に希釈）と，室温で２時間インキュベートする。抗体でインキュベートした後，ＰＢＳの中にグリッドを２分間浸して，２回洗浄する。

次に，このグリッドを，プロテインＡ－金粒子複合体と，上述と同じ方法で，室温で１時間インキュベートする。最後に，上述のように，ＰＢＳで２回グリッドを洗浄し，精製水で１回洗浄する。

その後，風乾させたあと，酢酸ウラニルおよび酢酸鉛で，上述のように染色する。

非放射性のプローブを Lowicryl Ｋ４Ｍ包埋組織切片に適用して，検出する場合には，少なくとも次の利点がある。

① シグナルを迅速に検出することができる。

② 操作が簡単で安全である。

③　形態維持と空間的解析に優れている。

④　シグナルとノイズの比率は，放射性プローブを使用した場合と，ほぼ同等である。

(8)　参考Ⅲ（電顕レベルのドットブロット）

まず，パラジオンフィルムでスロットグリッドをコーティングし，予めビオチン化ｒＤＮＡプローブ濃度（トレーサーとしてフリー〔^{32}Ｐ〕ｄＣＴＰが入っている）がわかっているハイブリダイゼーションバッファーを，様々な量でパラジオンフィルムの上にディスペンスして，風乾させる。その後，80℃で１時間ベークしたあと，グリッドを，Cerenkovのカウントで測定し[61]，適用した正確な容量あたりの測定値を求める。

次に，グリッドを，抗ビオチン抗体でインキュベートし，ビオチン化プローブのハイブリダイゼーションの項で述べたように，抗ビオチン抗体とプロテインＡ－金粒子複合体でインキュベートする。最終的に，電顕でグリッドを観察して，粒子密度を測定する。

(9)　注　　意

図７・18には，Binderらの方法[56)]に従って，150 メッシュのグリッドを示したが，一般に，電顕レベルでオートラジオグラフィーを行う場合には，グリッドのバーが研究目的とする組織の一部を隠してしまって邪魔になることが多い。100 メッシュ，200メッシュ，300メッシュのグリッドでは，それぞれ組織の36%，54%，71%がグリッドのバーによってかくされてしまう。

したがって，電顕レベルで定量的な測定を行う場合は，メッシュグリッドの代わりに，スロットグリッドを使用することを推める。スロットグリッドにも，いろいろあるが（図７・21），丸穴（直径 1.0㎜）の開いたグリッドや，卵形穴（1,000× 2,000μm）の開いたスロットグリッドがよく使われる。後者の方が望ましい。

これらのグリッドを使用する場合，特にホルムバール支持膜を作成して，切片がちょうどグリッドの開口部にフィットするように載せることが大切である[62]。

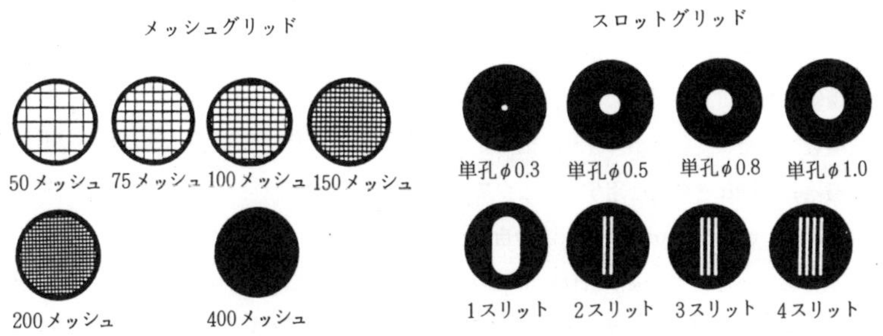

図７・21　いろいろな種類のグリッド

4.2　*In situ* ハイブリダイゼーションのための自動化装置[70),71)]

in situ ハイブリダイゼーション法の中でも，細胞レベルで行う方法は，特に *in situ* cytohybridization 法と呼ばれ，モノクローナル抗体を使用する免疫組織化学染色技術と共に，臨床病理診断に非常に有用な武器となることが期待される。

したがって，臨床病理検査領域に，この *in situ* cytohybridization 法の技術を普及させることは，これらの領域の学問的発展の促進はもとより，日常診断における正確さと迅速性という観点からも，きわめて重要である。

著者は，この *in situ* cytohybridization 法の自動化に着手し，世界で初めて，その自動化装置の開発に成功したので，ここで紹介する。

(1)　*In situ* cytohybridization 法の利点

既に述べたように，*in situ* cytohybridization 法は，標的とするＤＮＡを，細胞や組織から抽出せずに，そのままの状態で行うことから，操作法が簡単であり，迅速性に優れているが，他にもたくさんの利点がある。

その最大の特徴は，形態学的に詳細な診断情報が得られることに加えて，より特異的な情報を得ることができることである。

感染細胞に比べて未感染細胞がきわめて多い場合は，抽出法では，検出目的とする核酸配列が希釈されてしまい，陽性の結果が得られないことが多いが，*in situ* cytohybridization 法では，組織とか細胞を背景として結果が得られるので，この問題を排除することができる。また，形態学的な背景があると，バックグラウンドや，非特異的なパターンから，より容易にシグナルのパターンを識別することができるので，感度や特異性においても優れた成績が得られ，結果の解釈が促進される。

また，この手法は，検出目的とする遺伝子配列がふくまれている細胞を決定したり，目的とする遺伝子の転写産物が発現されている細胞を決定したりすることができる利点を有している。たくさんの細胞の中でわずかな細胞が感染していたり，あるいは病理組織学的所見における病変分布像がウイルスゲノムの分布と相関している場合などに，*in situ* cytohybridization 法は，きわめて価値がある。

日常検査で使用しているホルマリン固定化組織のパラフィン包埋切片や，凍結組織切片，あるいは組織培養細胞などにも応用することができる。

(2)　*In situ* cytohybridization 法の自動化装置

写真７・１に，この *in situ* cytohybridization 法の自動化装置の外観を示した。この装置は，まだ試作の段階で，部品の関係で大きな形になっているが，実際は Table-top styleでコンパクトな形にする予定であり，充分にそれが可能であることも研究調査ずみである。

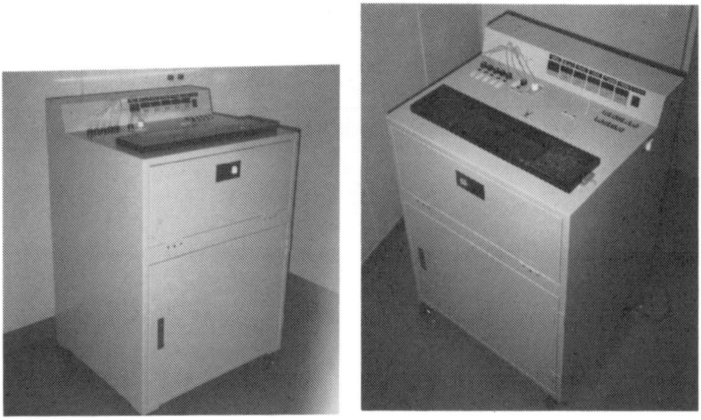

写真７・１　自動装置の外観

①ハイブリダイゼーションの操作法

操作の手順を，以下に示す。

(1)メインスイッチを入れて，装置自身に作動準備をさせる。

(2)作動準備が終了したら，試薬ストッカーに各試薬をセットする。装置にセットする各試薬の種類と位置を表７・17に示した。

表７・17　装置にセットする各試薬の種類と位置

装置上のパネル番号	1	2	3	4	5	6	7
試薬	PBS	プロテアーゼ	プローブ	SA-AP	BCIP	NBT	－
必要量(ml)/20 スライド	70	5	5	5	2.5	2.5	－
装置との関連性	ws	pt	dn	pc	cl	cl	mx

略語；ws:washing, pt:pretreatment, dn:denaturation, pc:precolorization, cl:cololization, mx:mixing.

(3)反応チャンバーのスライドホルダーに，スライド標本を，試料面を下にしてセットする。セット終了後，反応チャンバーのフタを閉めて，セットしたスライドグラス標本の枚数を処理数カウンターにセットする。

(4)マニュアルに従って，各反応ステップの反応時間と変性温度を設定する。

表7・18に，一例として，著者が使用した各反応ステップの反応時間と変性温度を要約した。

表7・18　各反応ステップの反応時間と変性温度

各反応ステップ	パネル番号	設定タイマー／設定温度	
Pretreatment	24	10分	37℃
Washing	25／23	3分	95℃
Denaturation			
Prehybridization			
Hybridization	26	1晩	37℃
Washing			
Precolorization	27	10分	37℃
Washing			
Colorization	28	5分	37℃
Washing			
Counter stain	28	5分	37℃
Washing			

(5)各設定値を確認した後，“ＳＴＡＲＴ”ボタンを押して始動する。反応の進行状態は，装置上の各ステップのパネルランプの点灯により知ることができる。洗浄ステップに関しても“ＷＡＳＨＩＮＧ”パネルの点灯により，知ることができる。

(6)全工程の終了は，“ＦＩＮＩＳＨ”パネルの点灯と，ブザーで知ることができる。

“ＦＩＮＩＳＨ”パネルランプが点灯した後，スライドグラス標本を取り出し，封入後，光学顕微鏡で観察し，写真を撮影する。

②自動装置の保守管理

(1)全工程終了後，微量送液回収孔をよく洗うために，ダミーのスライドグラスを20枚，スライドホルダーにセットする。

(2)試薬ボルトの接続チューブをまとめて，精製水（DW_2)のボトルに入れ，“ＣＬＥＡＮＩＮＧ”のボタンを押すことによって，装置およびチューブをDW_2 で洗浄する。

長時間使用しない場合には，クリーニング後，ペリスタポンプの締め付けを緩める。

③免疫組織化学的染色

組織の免疫染色を行う場合は，免疫組織化学用ストッカーに，ビオチン標識二次抗体液を入れる（表7・19)。

Denaturation（変性）の必要はないので，設定温度は37℃にする。また，反応時間は10～15分とし，一次抗体の反応用に使用する。

表7・20に，一例として，著者が使用した各反応ステップの反応時間と変性温度を要約した。

なお，脱パラフィン操作は手動で行っているが，この操作も，自動的にこの装置で行えるようにする予定である。

表7・19　装置にセットする各試薬の種類と位置

装置上のパネル番号	1	2	3	3'	4	5	6	7
試薬	PBS	ﾌﾟﾛﾃｱｰｾﾞ	一次抗体	二次抗体	AV-POD	C-AEC	H_2O_2※	−
必要量(ml)/20 スライド	70	5	5	5	5	3.7	1.3	−
装置との関連性	ws	pt	pr	sr	pc	cl	cl	mx

略語；ws:washing, pt:pretreatment, pr:primary reaction, sr:secondary reaction, pc:precolorization, cl:colorlization, mx:mixing, H_2O_2 ※:0.1% H_2O_2.

表7・20　各反応ステップの反応時間と変性温度

各反応ステップ	パネル番号	設定タイマー／設定温度	
Pretreatment	24	10分	37℃
Washing			
Primary reaction	25／23	10分	37℃
Washing			
Secondary reaction	26	10分	37℃
Washing			
Precolorization	27	10分	37℃
Washing			
Colorization	28	5分	37℃
Washing			
Counter stain	28	5分	37℃
Washing			

(3)　応用例

in situ ハイブリダイゼーション法の自動化は，ハイブリダイゼーション技術を基礎研究室から病理診断検査室への移行する場合に，非常に大きな貢献をするに違いない。

ＡＩＤＳ(acquired immune deficiency syndrome) 患者や，免疫抑制剤の投与を受けている臓器移植患者に，よく見られるウイルス感染の特異的診断や，癌患者の診断は，臨床的に，今後，ますます重要になりつつある。このような臨床的見地から，最も重要と思われるウイルスには，サイトメガロウイルス（ＣＭＶ）やアデノウイルス（ＡＤＶ），単純疱疹ウイルス（ＨＳＶ）などがある。

全自動化 *in situ* ハイブリダイゼーション装置を使用した発色反応で，これらのウイルスの遺伝子を証明した例を，写真７・２～７・４に示した。また，パラフィン包埋組織切片において，この自動化装置を使ってＨＢウイルスＤＮＡの検出を行った例を，写真７・５に示した。クラミジア感染細胞では，コンベンショナルなペルオキシダーゼ染色法と，我々が開発したアルカリホ

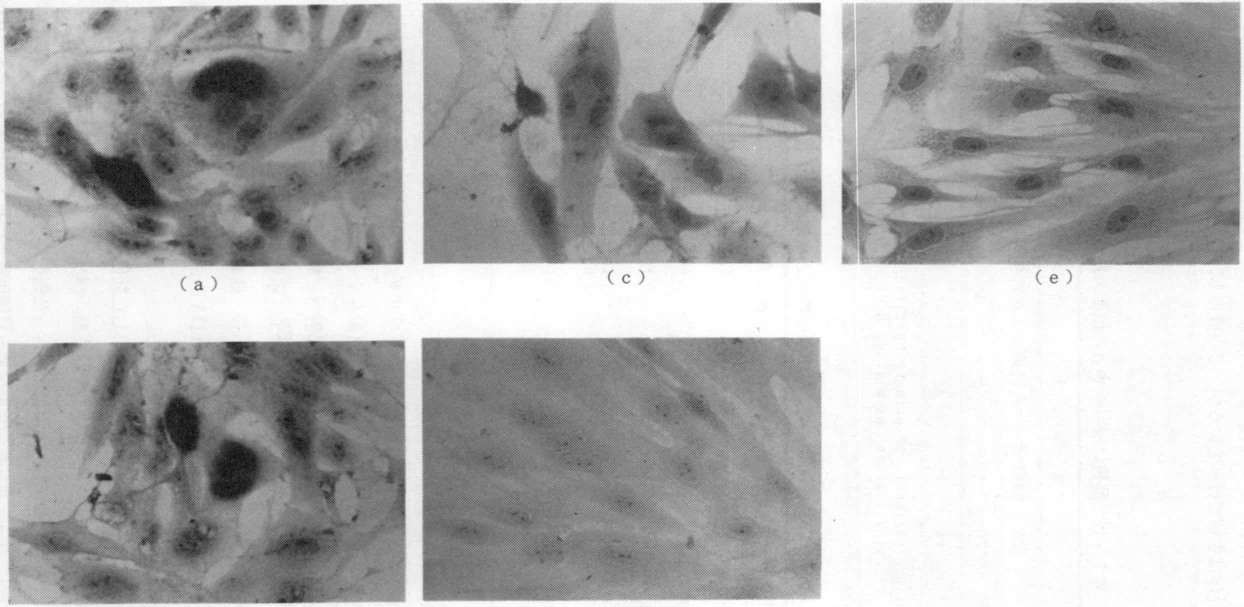

（a）　（b）　（c）　（d）　（e）

写真7・2　ＭＲＣ－５細胞におけるＣＭＶ感染の検出（×200）

（a）　自動装置，ＤＮＡ probe（＋），ＣＭＶ感染（＋），Counter stain(Eosin 染色)
（b）　手　動，　〃　，　〃　，　〃
（c）　自動装置，ＤＮＡ probe（－），　〃　，Counter stain(ＨＥ染色)
（d）　〃　，ＤＮＡ probe（＋），ＣＭＶ感染（－），　〃
（e）　〃　，ＤＮＡ probe（－），　〃　，　〃

ＨＥ：Hematoxylin-Eosin

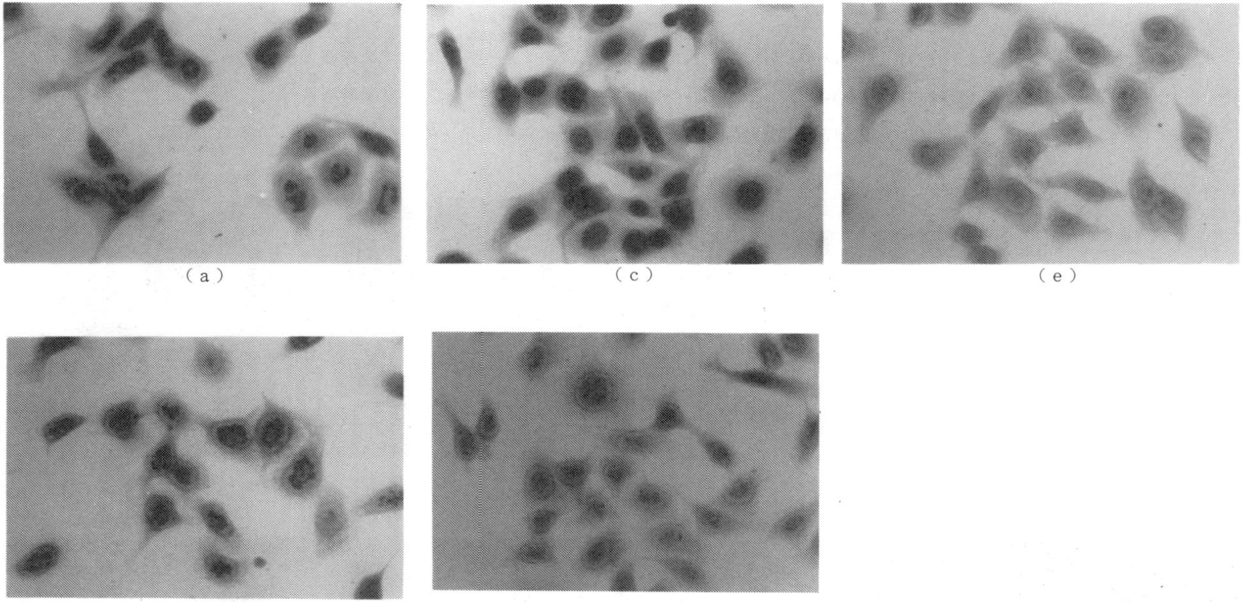

写真7・3　HELA細胞におけるADV感染の検出（×200）

（a）	自動装置，	DNA probe（＋），	ADV感染（＋），	Counter stain(Eosin 染色)
（b）	手　動，	〃	〃	〃
（c）	自動装置，	DNA probe（－），	〃	Counter stain(HE染色)
（d）	〃	DNA probe（＋），	ADV感染（－），	Counter stain(Eosin 染色)
（e）	〃	DNA probe（－），	〃	Counter stain(HE染色)

HE：Hematoxylin-Eosin

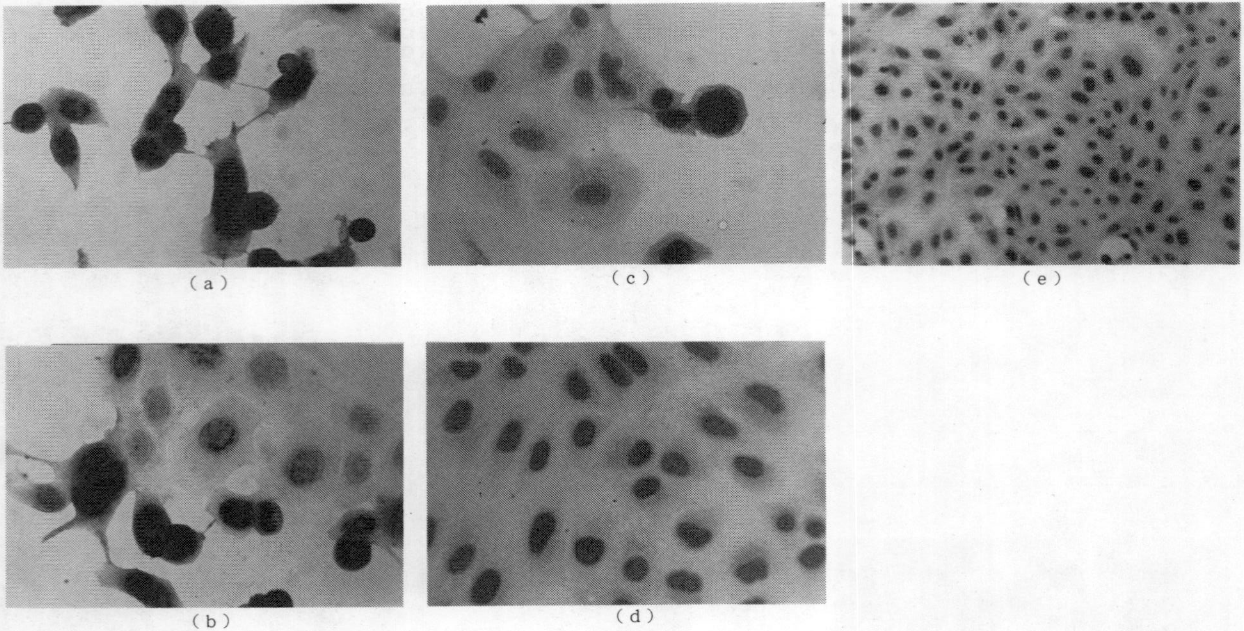

写真７・４　Vero 細胞におけるＨＳＶtypeⅡ感染の検出

（ａ）　自動装置，ＤＮＡ probe（＋），ＨＳＶtypeⅡ（＋），Counter stain(Eosin 染色)
（ｂ）　手　　動，　〃　，　〃　，　〃
（ｃ）　自動装置，ＤＮＡ probe（－），　〃　，Counter stain(ＨＥ染色)
（ｄ）　　〃　，ＤＮＡ probe（＋），ＨＳＶtypeⅡ（－），　〃
（ｅ）　　〃　，ＤＮＡ probe（－），　〃　，　〃

（ａ）～（ｄ）は×200，（ｅ）は×100

スファターゼによる染色法[72]とを比較した（写真7・6）。

紙面の都合で，今回は，材料と方法，結果の解釈などについての詳しい説明は省略する。

(4)　おわりに

核酸ハイブリダイゼーション技術を利用した診断的可能性が，広く認められている中で，*in situ* ハイブリダイゼーション技術を自動化することは，実践的な実施方向への最初の重要なステップである。

著者らは，*In situ* ハイブリダイゼーション技術を自動化し，ホルマリン固定化組織のパラフィン包埋切片でも，発色反応で検出できるように努力した。著者らは，この自動化技術が，ドットハイブリダイゼーションやサンドウイッチハイブリダイゼーションのような，他の手法を自動化する場合にも，役に立つと考えている。

特に，発色反応によって検出できるように，この装置を開発したが，この装置は，一台ですべて必要なものが備わっているので，必要な場合には，安全フード内に設置して，放射性プローブを使っても，安全に使うことができる。

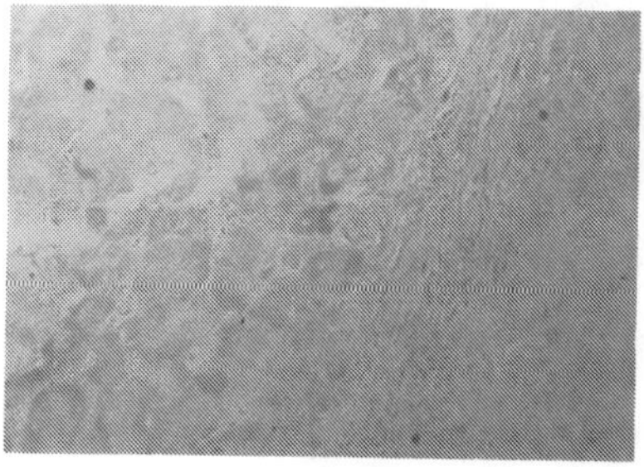

（a）

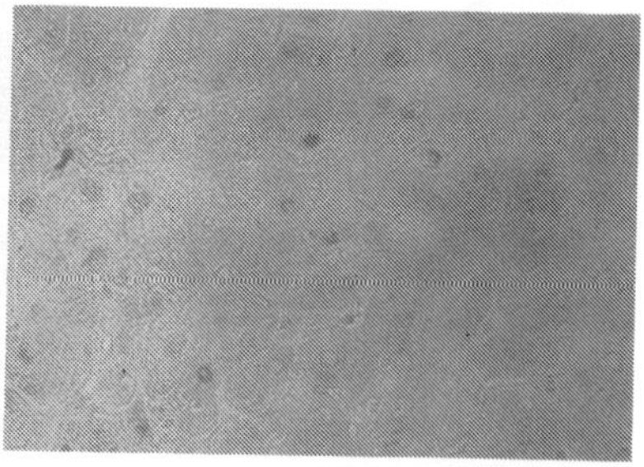

（b）

写真7・5　自動装置で行った肝炎患者（HBV感染+）剖検例パラフィン包埋組織切片の *In situ* ハイブリダイゼーション

（a）DNA probe（−），×100
（b）DNA probe（+），×200
プローブの検出系は，Peroxidase／DAB／H_2O_2. 対比染色は，Methylgreen stain

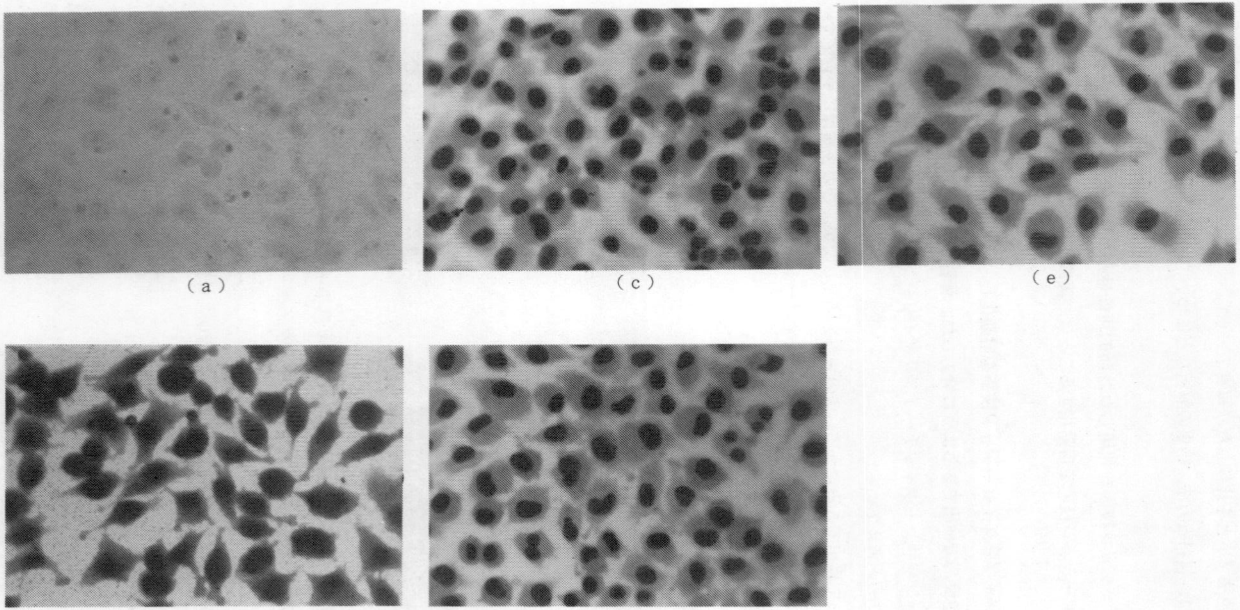

写真７・６　McCoy 細胞におけるクラミジア感染の自動装置による検出（×200）

（ａ）　*Chlamydia* 感染（＋），ＤＮＡ probe（＋），Counter stain(Eosin 染色)
（ｂ）　〃　，〃　，〃
（ｃ）　〃　，ＤＮＡ probe（－），Counter stain(ＨＥ染色)
（ｄ）　*Chlamydia* 感染（－），ＤＮＡ probe（＋），〃
（ｅ）　〃　，ＤＮＡ probe（－），〃
プローブの検出系は，（ａ）がPeroxidase／ＤＡＢ／H_2O_2，（ｂ）～（ｅ）はAlkaline phosphatase／ＮＢＴ／ＢＣＩＰ

5　逆ハイブリダイゼーション

Dattaguptaら[73)]は,光化学的にmono-adductを形成して,核酸を標識することができるfurocoumalin(psoralen)誘導体（前述）を使って，迅速に微生物を同定する新しい方法を開発した。

すなわち，ニトロセルロースのような固相支持体上に，未標識のプローブＤＮＡを，ドットとして固定してパネルを作製し，これに，非放射性標識した核酸サンプルをハイブリダイズさせるのである。

この方法は，従来のハイブリダイゼーション技術と違って，いくつかの利点がある。すなわち，サンプル核酸は，特に調製しなくても光化学的に標識することができるし，また，同定も，迅速で，ハイブリダイゼーション反応を１回行うだけでできるのである。

従来のハイブリダイゼーション法は，サンプル核酸を固定し，これに過剰の標識プローブを加えて，アニーリングさせるものであるが，この方法で特定の微生物を同定する場合は，いろいろなプローブを使って，何回もハイブリダイゼーションを行わざるを得ない。

これに対して，この“逆ハイブリダイゼーション（reversed hybridization)”法は，一回のハイブリダイゼーション反応で特定の微生物を同定することができる点で優れている。

操作を簡単に述べると，まず，サンプル中の菌を溶菌させて，ＤＮＡを露出させる。次に，この溶菌液と光反応標識試薬を混合して，紫外線を照射する。そして，この標識したサンプルを，プローブＤＮＡを固定したパネルにハイブリダイズさせるのである。検出は，蛍光測定もしくは，発色反応によって行うことができる。

以下，これらの方法について，やや詳細に述べる。

(1)　Biotin PEG angelicin (BPA)の合成

ＢＰＡは，光で活性化することができるＤＮＡ標識試薬で，Sheldon ら[74)] によって報告されたものとよく似ているが，furocoumarinの誘導体であるangelicin を使っているところに，主な違いがある。

このangelicin は，Sheldon らが使った直線的なpsoralen誘導体と違って，ＤＮＡと構造的にmono-adductsを形成することができる。図７・22に，ＢＰＡの化学構造を示した。

この化合物は，次の方法によって合成することができる。

760mg(1.5mmol)の1-amino-17-*N*-(biotinylamido)-3,6,9,12,15-pentaoxaheptadecane〔amino-PEG-biotin〕[75)]を２mlのＤＭＦに溶解させる。この溶液に，292mg(1.8mmol)の*N*,*N*-carbonyl-diimidazole を加えて，アルゴンガス下に，室温で４時間，スターラーで攪拌する。次に，この溶液を243mg(１mmol）の４′-aminomethyl-4,5′-dimethylangelicin[76)] および1.39mlのdiisopropylethylamine と，アルゴンガス下に，50℃で一昼夜反応させる。

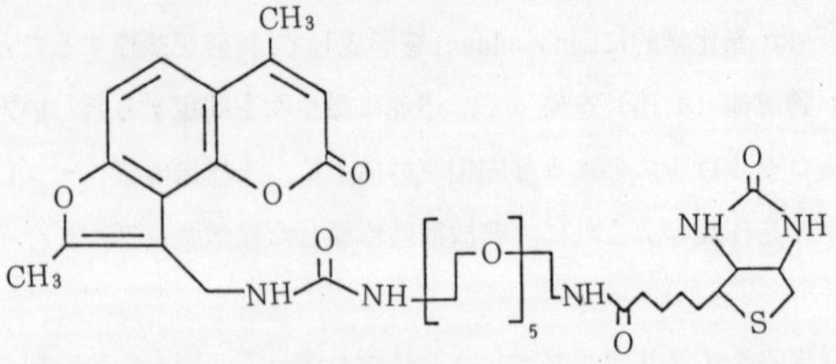

図７・22　Biotin-PEG-Angelicin（BPA）の構造
PEG: polyethylene glycol

その後，真空下で溶媒をエバポレートし，残渣を100-g SiO_2-60 カラムでクロロホルム／メタノール（９：１）の溶媒混液を使ってクロマトグラフィーを行う。生成物を含んでいる分画をプールして，エバポレートし，油性物質を得る。次に，これを，微量のメタノールを加えたアセトンで溶かし，エーテルで沈殿させる。50℃，0.1mmHg 下で生成物を乾燥し，450mg の固体を得る。

この物質の融点は，80～83℃である。元素分析，および ^{1}Ｈと^{13}ＣのＮＭＲは，化学構造と一致する。

(2)　核酸の光標識

菌体に，1.2 ＮのNaOHを加え，５～10分間，煮沸する。その後，HCl で，これを中和する。

次に，この溶菌液を，ice bathの中で50ml容のビーカーの中に移し，150μg の光反応性ＢＰＡ試薬（２mg/ml の割合で95％エタノールに溶解させた原液）を加える。その後，長波紫外線トランスイルミネーター（TL-33, UV Products, San Gabriel, CA）で，約10cmの距離で60分間，サンプルを照射する。

これらの操作を，それぞれの菌に対して行う。

(3)　ＤＮＡプローブパネルの作成

0.5 ＮのNaOHで飽和させた濾紙の上に，５×２㎝の大きさのニトロセルロースメンブランを置いて湿めらせておく。このニトロセルロースメンブランの上に，各菌体由来のゲノムＤＮＡを，0.5 μgずつスポットして，*in situ* でＤＮＡを変性させる。

その後，ニトロセルロースメンブランを，1.5M　NaCl/0.5M Tris-HCl(pH 7.5)でリンスし，真空下，80℃でベークして，ＤＮＡを固定する。

プレハイブリダイゼーションは，68℃で30分間，３×SSC，0.02M Na-pyrophosphate，５％ non

-fat dry milk[77]，10% polyethylene glycol[78] および1mg/ml herring sperm DNAから成る溶液にニトロセルロースメンブランを浸して行う。

(4) 逆ハイブリダイゼーション

あらかじめ，1.1ml のプレハイブリダイゼーション混液を68℃に加温しておき，これに，上述の標識したテストサンプルを 300μl 加える。次に，この混液を，プローブパネルと共に68℃で2時間，インキュベートする。

ハイブリダイゼーション後，0.1×SSC/0.1%SDSで洗浄し，さらに0.1×SSCのみで洗う。それぞれ，洗浄は，68℃で30分間行う。

(5) 核酸ハイブリッドの検出

プローブパネルにハイブリダイズさせた光標識サンプルDNAは，Matthewsら[79] の方法を修飾した化学発光法で検出する。

すなわち，ストレプトアビジンに結合した酵素を使用する代わりに，抗ビオチン抗体に結合した西洋ワサビペルオキシダーゼを用いる。H_2O_2とluminol の代わりにisoluminolを用い，さらに，エンハンサーとしてiodophenolを加えて，ペルオキシダーゼの活性を測定する。

放出された光は，ポラロイドのフィルムを使って，写真技術によって検出する。

別の方法として，Tomlinson ら[80] によって報告されたimmunogold検出法を使って発色させて，検出することもできる。

文　献

1） G.H.Wahl, M.Stern, G.R.Stark : *Proc.Natl,Acad.Sci.USA*, **76**, 3683-3687 (1979)

2） R.M.Amasino : *Anal Biochem.*, **152**, 304-307 (1986)

3） E.J.Zapolski, D.M.Gersten, R.S.Ledley : World Patent Application 85/05685 (1985)

4） Y.Nagata, M.Yokata, O.Kosuda, K.Yokoo, K.Takemura, T.Kikuchi : *FEBS Lett.*, **183**, 379-382 (1985)

5） J.A.Langdale, A.D.B.Malcolm : *Biochem.Soc.Trans.*, **12**, 693-694 (1984)

6） B.E.Noyes, G.R.Stark : *Cell*, **5**, 301-310 (1975)

7） M.Virtanen, M.Laaksonen, H.Söderlund, A.Palva, P.Halonem, M.Ranki : *Lancet*, i, 381-383 (1983)

8） M.Ranki, A.Palva, M.Virtanen, M.Laaksonen, H.Söderlund : *Gene*, **21**, 77-85 (1983)

9） M.Ranki, M.Virtanen, A.Palva, M.Laaksonen, R.Pettersson, L.Kääriainen, P.Halonen, H.Söderlund : *Curr.Top. Microbiol. Immunol.*, **104**, 307-318 (1983)

10） M.Virtanen, A.-C.Syvänen. J.Oram, H.Söderlund, M.Ranki : *J.Clin. Microbiol.*, **20**, 1083 (1984)

11） A.Palva, H.Jousimies-Somer, P.Saikku, P.Väänänen, H.Söderlund, M.Ranki : *FEMS Microbiol. Lett.*, **23**, 83-89 (1984)

12） R.Pulsky-Cynkin, G.H.Parsons, L.Allerdt, G.Landes, G.Daines, A.Rashtchian : *Clin. Chem.*, **31**, 1438-1443 (1985)

13） J.A.Langdal, A.D.B.Malcom : *Gene*, **36**, 201-210 (1985)

14） A.Palva, M.Ranki : *Clin.Lab.Med.*, **5**, 475-490 (1985)

15） P.A.Bachmann(ed.): "New Developments in Diagnostic Virology", *Curr.Top.Microbiol. Immun.*, Vol.104 (1983)

16） R.J.Carrico : European Patent Application 0163220 (1985)

17） L.B.Wilson, T.Tohn : U.S.Patent 4395486 (1981)

18） M.S.Ellwood, M.M.Collins, E.F.Fritsch. J.I.Williams, S.E.Diamond, J.G.Brewen : *Clin. Chem.*, **32**, 1631-1636 (1986)

19） C.Green, C.Tibbets : *Nucleic Acids Res.*, **9**, 1905-1918 (1981)

20） C.T.Chang, T.C.Hain, J.R.Hutton, J.G.Wetmur : *Biopolymers*, **13**, 1847-1858 (1974)

21） P.H.Edelstein : *J.Clin. Microbiol.*, **23**, 481-484 (1986)

22） A.-C.Syvänen, P.Tchen, M.Laaksonen, H.Söderlund : *Nucleic Acid Res.*, **14**, 5037-5048 (1986)

23） N.Dattagupta : European Patent Application 0192 168 (1986)

24） A.C.Syvänen, K.Korpela : *FEMS Microbiol.Letters*, **36**, 225-229 (1986)

25） P.W.J.Rigby, M.Dieckmann, C.Rhodes, P.Berg : *J.Mol.Biol.*, **113**, 237-251 (1977)

26） P.Cuatrecasas, I.Parikh : *Biochemistry*, **11**, 2291-2299 (1972)

27） J.G.Wetmur : *Biopolymers*, **14**, 2517-2524 (1975)

28） D.E.Kohne, S.A.Levison, M.J.Byers : *Biochemistry*, **16**, 5329-5341 (1977)

29） 特開昭60-201257 (1985)

30) J.C.Tamashiro, L.J.Hock, D.H.Spector : *J.Virology,* **42**, 547-557 (1982)
31) D.Maniatis, E.Fritsch, J.Sambrook : "Molecular Cloning", Cold Spring Harbor Laboratory (1982)
32) H.Nakazato : *Biochemystry,* **19**, 2835-2840 (1980)
33) W.D.Stuart, J.G.Bishop, H.L.Carson, M.B.Frank : *Proc.Natl.Acad.Sci.USA,* **78**, 3751-3754 (1981)
34) G.Galfrè, C.Milstein : *Methods in Enzymol.,* **73**, 3-46 (1981)
35) T.H.The, D.Feltkamp : *Immunology,* **18**, 865-873 (1970)
36) A.T.Bankier : "Techniques in nucleic acid biochemistry", Elsevier, p.34 (1983)
37) D.E.Graves, L.W.Yielding, C.L.Watkins, K.L.Yielding : *Biochem.Biophys. Acta.* **479**, 98-104 (1977)
38) 高橋豊三ほか：臨床検査, **29**, 686-687 (1985)
39) G.L.Ellman : *Arch.Biochem. Biophys.,* **82**, 70-77 (1959)
40) P.Worah, K.K.Yeung, F.E.Ward, R.J.Carrico : *Clin. Chem.,* **27**, 673-677 (1981)
41) K.K.Yabusaki, S.T.Isaacs, H.B.Gamper, Jr.: World Patent Application 02628 (1985)
42) H.B.Gamper, G.D.Gimino, S.T.Isaacs, M.Ferguson, J.E.Hearst : *Nucleic Acids Res.,* **14** 9943-9954 (1986)
43) R.K.Saiki, N.Arnheim, H.A.Erlich : *Biotechnology,* **3**, 1008-1012 (1985)
44) E.Winter, F.Yamamoto, C.Almoguera, M.Perucho : *Proc.Natl.Acad.Sci.USA,* **82**, 7575-7579 (1985)
45) H.J.Heller, L.E.Morrison : "Rapid Detection and Identification of Infectious Agents" (D.T.Kingsbury, S.Falkow eds.), p.245～256, Academic Press, New York (1985)
46) J.P.Albarella, L.H.Anderson-DeRiemer, R.J.Carrico : European Patent Application 146039 (1985)
47) F.Taub : World Patent Application 03227 (1986)
48) I.B.Robinson, H.T.Abelson, D.E.Housman, N.Howll, A.Varshavsky : *Nature,* **309**, 626－628 (1984)
49) S.Narayanswami, B.A.Hamkalo : *Focus,* **8**, 3-6 (1986)
50) 高橋豊三："DNAプローブ－技術と応用－," シーエムシー, p.300-307 (1988)
51) E.Carlemalm, R.M.Garavito, W.Villiger : *J.Microsc.,* **126**, 123-143 (1982)
52) J.Roth, M.Bendayan, E.Carlemalm, W.Villinger, M.Garavito : *J.Histochem.Cytochem.,* **29**, 663-667 (1981)
53) G.Frens : *Nature Phys.Sci.,* **241**, 20-22 (1973)
54) J.Roth, M.Bandayan, L.Orci : *J.Histochem.Cytochem.,* **26**, 1074-1081 (1978)
55) E.Hafen, H.Levine, R.L.Garber, W.J.Gehring : *EMBO J.,* **2**, 617-623 (1983)
56) M.Binder, S.Tourmente, J.Roth, M.Renand, W.J.Gehring : *J.Cell Viol.,* **102**, 1646-1653 (1986)
57) A.Alonso, J.L.Jorcano, E.Beck, B.Hovemann, T.Schmidt : *J.Mol.Biol.,* **180**, 825-836 (1984)
58) M.Bendayan, M.A.Duhr : Proceedings of the 36th Annual Meeting of the Histochemistry Society, Washington D.C .(1985)

59） G. Danscher, J. O. Rytter Nφrgaard : *J.Histochem.Cytochem.*, **33**, 706-710 (1985)
60） G. Millonig : *Biophys.Biochem., Cytol.*, **11**, 736-739 (1961)
61） K. H. Goulding : "A Biologists Guide to Principles and Techniques of Practical Biochemistry", (B. L. Williams, K. Wilson eds.), Edward Arnold Ltd., London, p. 170-198 (1976)
62） B. M. Kopriwa : *Stain Technol.*, **62**, 227-229 (1987)
63） O. Sethabutr, S. Hanchalay, P. Echeverria, D. N. Taylor U. Leksomboom : *Lancet*, **2**, 1095-1097 (1985)
64） M. E. Jolley, S. J. Ekenberg : European Patent Application 200113 (1986)
65） S. Groet, J. Ostman, R. Wydro : European Patent Application 111340 (1984)
66） T. Goldkorn, D. J. Prockop : *Nucleic Acids Res.*, **14**, 9171-9191 (1986)
67） P. F. Searle, J. R. Tata : *Cell*, **23**, 741-746 (1981)
68） S. F. Wolf, L. Haines, J. Fisch, J. N. Kremsky, J. P. Dougherty, K. Jacobo : *Nuleic Acids Res.*, **15**, 2911-2926 (1987)
69） P. J. Nicholls, J. A. Langdale, A. D. B. Malcolm : *Biochem.Soc.Trans.*, **15**, 140 (1987)
70） 高橋豊三，佐藤大輔：「*in situ* ハイブリダイゼーションのための全国自動化装置の開発」，臨床病理研究奨励会誌，印刷中（1990）
71） T. Takahashi : The Development of An Automatic Machine for *in situ* hybridization, in preparation.
72） T. Takahashi, T. Mitsuda, K. Okuda : *Anal.Biochem.*, **179**, 77-85 (1989)
73） N. Dattagupta, P. M. M. Rae, E. D. Huguenel, E. Carlson, A. Lyga, J. A. Shapiro, J. P. Alberella : *Anal. Biochem.*, **177**, 85-89 (1989)
74） E. L. Sheldon, D. E. Kellog, R. Watson, C. H. Levenson, H. A. Hhrlich : *Proc. Natl. Acad. Sci.USA*, **83**, 9085-9089 (1986)
75） C. O. Yehle, W. L. Patterson, S. J. Boguslawski, J. P. Albarella, K. F. Yip, R. J. Carrico : *Mol. Cell. Probes*, 1, 177-193 (1987)
76） F. Dall'Acqua, D. Vedaldi, S. Caffieri, A. Guiotto, P. Rodighiero, R. Baccichetti, F. Carlassare, F. Bordin : *J.Med.Chem.*, **24**, 178-184 (1981)
77） D. A. Johnson J. A. Gautsch, J. R. Sportsman, J. H. Elder : *Gene Anal.Tech.*, 1, 3-8 (1984)
78） R. M. Amasino: *Anal.Biochem.*, **152**, 304-307 (1986)
79） J. A. Matthews., B. Armaiti, C. Hynds, L. K. Krika : *Anal.Biochem.*, **151**, 205-209 (1985)
80） S. Tomlinson, A. Lyga, E. Huguenel, N. Dattagupta : *Anal.Biochem.*, **171**, 217-222 (1988)

第Ⅲ編　感染症診断の動向

第8章　診断用ＤＮＡプローブと臨床微生物検査

1　はじめに

スイスおよびアメリカから日本に帰って，もう７～８年になる。帰国当時は，ＤＮＡハイブリダイゼーションによる診断法を提唱しても，あまり関心が寄せられなかったが，最近では，日本でも，ようやく脚光を浴びるようになり，たいへん嬉しく思っている。

ＤＮＡプローブは，すでに述べてきているように[1]，感染症の診断だけにとどまらず，遺伝性疾患やがんの診断にも，さらには個人の識別や法医学鑑定にも利用することができるが，ここでは，特に，感染症領域におけるＤＮＡプローブの診断利用の可能性について述べてみたいと思う。

周知のごとく，従来の検査法は，生きた微生物を分離・培養して，検出同定することから，非常に手間ひまがかかり，迅速診断性に欠けている。その解決策として，ＤＮＡプローブを利用した核酸ハイブリダイゼーションによる診断法は，たいへん有効と考えられる。

ここでは，臨床微生物検査室の任務を把握，かつ再認識し，理想的なＤＮＡプローブキットの開発と，診断用ＤＮＡプローブキットの現状について触れてみたいと思う。

2　臨床微生物検査室の任務[2)～4)]

臨床微生物検査室の任務は，感染症が疑われる患者の試料から，所定の検査様式に従って，迅速かつ正確な検査成績を臨床医に提供し，患者の診断および治療が適確に行われるように協力することである。したがって，大学や特殊な研究機関の微生物研究室とは，必然的に機能が異なる。

さて，臨床的に役に立つ検査成績を正確に出すためには，まず，はじめに，標本採取の方法が大切である。誤った方法で採取した標本からは，本質的に，臨床上，役に立つ成績は得られないからである。

具体的に言うと，臨床微生物検査室は，第一の任務として，標本採取の技術に関する情報を常に提供すべきである。時には，標本採取の手助けも行う必要がある。

臨床微生物検査室の第二の任務は，臨床材料から，病原体の検出や同定を行うことである。光学顕微鏡観察や，抗原抗体反応テスト，生化学的性状試験，培養技術などを駆使して，分離・同定を行う必要がある。

第三の任務として，患者標本から検出された病原体に対して，薬剤感受性テストを実施し，その検査成績を臨床医に提供することが挙げられる。

最後に，検査室は，院内感染の原因菌の追求や，追跡調査を行うことによって，地域の開業医や保健所に対して，疫学的資料提供の面でも貢献しなければならない。

3　臨床微生物検査室とＤＮＡプローブ

ここで，臨床微生物検査室の任務を遂行する上において，ＤＮＡプローブの利用には，どのような意味があるのか，考えてみたい。

まず，標本中の病原体を直接検出することができる光顕技術にも，いくつかあるが，これらの技術の代わりに，ＤＮＡプローブを利用することができる。また，ＤＮＡプローブは，最近，細菌やウイルスの同定のために開発された，いくつかの方法の代わりにも利用することができる。さらに，院内感染が発生した場合に，特異的に菌株を同定する手段としても利用できるし，分離株の感受性テストも，ＤＮＡプローブで行うことができる[5)~7)]。

つまり，微生物検査室が現在果たしている役割を，すべて，ＤＮＡプローブ法で行うことができるのである。

しかも，このＤＮＡプローブを利用する検査法は，迅速性と正確さに優れている。臨床検査において，迅速性と正確さは，二大柱である。

さらに，ＤＮＡプローブは，次の項でも述べるが，微生物検査室が現在行っている役割以上のことも，充分に果たせる可能性を含んでいる。

したがって，ＤＮＡプローブを利用することは，将来，検査室にとって，いろいろな意味において，かなりの改善の可能性を秘めていると言えよう。

4　理想的なＤＮＡプローブキットの開発

最近，大学や研究所はもとより，各企業から，感染症のＤＮＡプローブキットの開発に関して，遠方より訪ねて来られることが多いので，ここでは，理想的なＤＮＡプローブキットの開発について，簡単に述べたいと思う。

臨床検査用にＤＮＡプローブキットを開発するためには，まず，迅速性や，感度，特異性などに留意する必要がある。

たとえば，そのキットを使用して検査を行った場合，操作時間は，トータルで３時間以内である必要がある。操作は，できる限り簡単で，操作に要する時間は，短ければ短いほどよい。最近では，ハイブリダイゼーションを10〜15分間で終了させる方法も工夫されている。

また，感度や特異性に関しても，培養法と比べて，それぞれ，高い感度（≧95%）と，高い特異性（≧99%）が得られなければならない。

一方，価格は，既存の方法で行った場合にかかる費用と同程度である必要がある。高価な器具や装置を使うものであってはならない。

次に，常々述べてきていることではあるが，これらのテストは，非放射性検出システムである必要がある。また，エンドポイントは，はっきりと識別できる必要がある。さらに，できる限り簡便な操作方法で，検査室の技術員がトラブルを起こしても，充分に解決できるようなものが望ましい。

このように，さまざまな条件があるが，新しいプローブキットが開発されて，市販されるようになった場合に，ユーザーが抱く最大の関心事は，価格にあると思う。臨床材料から直接，微生物を検出できることは魅力的であるが，多くの検査室は，予算面において，常日頃から悩んでおり，従来の伝統的な方法を犠牲にしてまで，さらに高価な技術を導入しようとは思わないのが，現状のようである。

現時点では，この技術を検査室でも充分に利用できる程度の値段にまで下げられるかどうかはわからない。日本では，まだ，アメリカの製品に頼っている段階で，ようやく一部の製品に関して，診断用試薬として厚生省の認可が降りたところである。今後，日本独自の製品が開発されることによって，あるいはまた，この技術が普及していくことと相まって，どの検査室でも気軽に利用できる価格に落ちついていくものと考えられる。

なんといっても，この技術は，非常に迅速診断性に優れている。この点を生かさねばならない。

迅速診断は，患者の治療においてはもちろんのこと，病院の経営においても重要なことである。たとえば，非定型抗酸菌感染症が迅速に診断できれば，薬局を通じて，治療に用いている抗生物質を廉価な薬剤に変えることができる。また，高価な隔離室から患者を移すことも可能であるし，おそらく，より早期に退院させることも可能である。

ＤＮＡプローブによる診断技術は，確かに新しい技術ではあるが，その重要性はきわめて大きい。関係者は，この点をよく考えて，この技術を検査室に導入できるよう努力してほしいと思う次第である。

表8・1　市販の臨床検査用ＤＮＡプローブ

対象微生物	標識	標的	方式	製造社
Legionella pneumophila	^{125}I	rRNA	S	Gen–Probe
Mycoplasma pneumoniae	^{125}I	rRNA	S	Gen–Probe
Mycobacterium tuberculosis	^{125}I	rRNA	S	Gen–Probe
Mycobacterium avium	^{125}I	rRNA	S	Gen–Probe
M. intracellulare	^{125}I	rRNA	S	Gen–Probe
Chlamydia trachomatis	Acr	rRNA	S	Gen–Probe
Neisseria gonorrhoeae	Acr	rRNA	S	Gen–Probe
Human papilloma virus	Acr	gDNA	S	Gen–Probe
Escherichia coli				
LT toxin	AP	gDNA/mRNA	F	Dupont/MBI
ST toxin	AP	gDNA/mRNA	F	Dupont/MBI
Campylobacter jejuni	AP	gDNA/rRNA	F	Dupont/MBI
Herpes simplex virus Ⅰ & Ⅱ	AP	gDNA	F	Dupont/MBI
Hepatitis B virus (HBs & HBc)	AP	gDNA	F	Dupont/MBI
Plasmodium falciparum	AP	kDNA	F	Dupont/MBI
Rotavirus type A	AP	gRNA/gDNA	F	Dupont/MBI
Human immunodeficiency virus	^{35}S/AP	gRNA/iDNA	F/I	Dupont/MBI
Human papilloma virus	^{32}P	gDNA	F	Life Tech.
Herpes simplex virus	AP	gDNA	T	Ortho
Neisseria gonorrhoeae	POD？	rRNA	C	Ortho
Campylobacter jejuni	AP	rRNA	M	Gene Trak
Hepatitis B virus	AP	gDNA	F	Abbott
Herpes simplex virus	Bio	gDNA	I	Enzo
Cytomegalovirus	Bio	gDNA	I	Enzo
Cytomegalovirus	Fluo	gDNA	I	Enzo

Acr：Acrinidium ester
AP：Alkaline phosphatase
Bio：Biotin
Fluo：Fluorescein
rRNA：Ribosomal RNA
mRNA：Messenger RNA
gDNA：Genomic DNA
gRNA：Genomic RNA
iDNA：Integrated DNA
kDNA：Kinetoplast DNA
S：Solution hybridization
F：Filter hybridization
I：*In situ* hybridization
T：Tissue culture
M：Microtiter/tube–based test
C：Colony hybridization (Select a suspect colony from the priming culture plate)

Gen–Probe：Gen–Probe Inc., San Diego, Calif.
Dupont：E. I. du Pont de Nemours & Co., Wilmington, Del.
MBI：Molecular Biosystems Inc., San Diego, Calif.
Life Tech.：Life Technologies Inc., Maryland
Ortho：Ortho Diagnostic Systems, Raritan, N. J.
Gene Trak：Gene Trak Inc., Framingham, Mass.
Abbott：Abbott Diagnostics., North Chicago, Ill.
Enzo：Enzo Diagnostics Inc., New York

5　診断用ＤＮＡプローブキット

日本では，まだ遅れているが，すでに，アメリカでは，病原微生物を同定するための診断キットが，いろいろと市販されている（表８・１）。

主な製造会社は，Gen－Probe社(Gen－Probe Inc.，San Diego, Calif.)，Dupont社(E. I. du Pont de Nemours & Co.，Wilmington, Del.)および MBI社(Molecular Biosystems Inc.，San Diego, Calif.)の３社である。

その他，Ortho 社(Ortho Diagnostic Systems, Raritan, N. J.) や Gene Trak社(Gene Trak Inc.，Framingham, Mass.)，Abbott社(Abbott Diagnostics, North Chicago, Ill.) からも市販されている。さらに，Enzo社(Enzo Biochemicals Inc.，New York)も，たくさんの研究用試薬を出している。

これらの会社の診断用キットの様式は，主として，溶液ハイブリダイゼーションで行うか，あるいはフィルターハイブリダイゼーションで行うかの，どちらかである。

5.1　溶液ハイブリダイゼーション方式

溶液ハイブリダイゼーション方式を採用しているキットの場合は，臨床標本が検査室に届いてから，４時間以内に検査成績を出すことができる。

これらのキットには，*Legionella pneumophila*の同定キット[8)~10)]や，数種の*Mycobacterium* spp. に対する同定キット[11),12)]，および*Mycoplasma pneumoniae* のための同定キットがある。どれも，リボソームＲＮＡに対するＤＮＡプローブを使用している。

最近，さらに，ＳＴＤ（sexually transmitted diseases ; 性行為感染症)である,*Chlamydia trachomatis* と*Neisseria gonorrhoeae* のプローブが開発され，溶液ハイブリダイゼーション方式の診断用キットとして，Gen－Probe社から発売されている。

前者の呼吸器感染系のキットは，アイソトープ ^{125}I で標識したプローブを使って検出するのに対して，後者のＳＴＤ診断用キットの場合は，アクリニジウムエステルでＤＮＡプローブを標識し，ルミノメーターで読み取って検出するのが特徴である。

日本では，現在，これら呼吸器感染症および性行為感染症の診断キットに関して，中外製薬が，厚生省に申請を出しており，年内（1990年）に，肺炎マイコプラズマ（直接検定），結核菌（同定用），非定型抗酸菌（同定用）のＤＮＡプローブキットが発売される予定になっている。

5.2　フィルターハイブリダイゼーション方式

フィルターハイブリダイゼーション方式を採用しているキットの場合は，アルカリホスファターゼで標識されたオリゴヌクレオチドプローブを使って，発色反応によりエンドポイントを可視化させ，検出している。これらは，キット内の試薬として，あらかじめ標識されている。

この方式としては，現在，９種類のプローブが用意されている。

それらの中には，*Campylobacter jejuni* や，大腸菌の易熱性（ＬＴ）や耐熱性（ＳＴ）のエンテロトキシン遺伝子を検出するプローブがある[13),14)]。Herpes simplex virus（ＨＳＶ）type ＩとtypeⅡの両方を一緒に検出するプローブや，それらを個々に検出できるプローブも利用することができる[15)]。また，Ｂ型肝炎ウイルス（Hepatitis B virus)のHBs 抗原やcore抗原をコードしている遺伝子を検出するためのプローブもある。

なお，糞便検査用のプローブは，予想する微生物をフィルター上に一晩，成育させてから，菌の確認をするために考案されたもので，検査室に標本が到着してから結果を出すまでに，寒天培地上で菌を発育させるのに必要な18～24時間を含めて，最少30時間を必要とする。

さらに，ウイルス性胃腸炎の原因である Rotavirus type Ａのプローブや，マラリアの原因となる*Plasmodium falciparum* のプローブも開発されている。

そのほかに利用できるプローブには，Human immunodeficiency virus（ＨＩＶ）に対するアルカリホスファターゼ(ＡＰ)標識ＤＮＡプローブと^{35}Ｓ標識ＲＮＡプローブがある。Human papilloma virusに対する^{32}Ｐ標識ＤＮＡプローブも開発されている。

5.3　その他

第三番目のタイプのＤＮＡプローブキットは，ハイブリダイゼーション時に形成されたＤＮＡ：ＲＮＡハイブリッドを，抗ＤＮＡ：ＲＮＡハイブリッド抗体に結合させて検出するものである。このキットは，*C.jejuni* を同定するためのもので，抗ＤＮＡ：ＲＮＡハイブリッド抗体は，チューブにコーティングされており，形成されたＤＮＡ：ＲＮＡハイブリッドを捕獲しやすいように考案されている。

最後になったが，組織培養標本に使用して，Herpes simplex virus（ＨＳＶ）の培養を確認できるように考案されたキットも，アメリカでは，すでに診断用キットとして市販されている。

なお，Dupont社の製品は，日本では第一化学薬品㈱が契約して，古くから研究用試薬として販売しているが，診断用には使用することができない。しかし，最近，東洋紡㈱が，Dupont社と契約し，診断用試薬として扱えるよう準備を進めている。

6　ＤＮＡプローブの利点

臨床微生物学者が，ＤＮＡプローブに特に期待するものは，次の二つである。

一つは，病原体の同定にかかる時間を短縮できることである。もう一つは，研究室や検査室で，臨床材料から検出しうる微生物の範囲を拡張できることである。

また，その結果，従来，大学や研究所，検査センターなどに送って調べてもらわなければならなかった手間や輸送費用を削減することができることも重要である。

6.1　分離同定にかかる時間の短縮

すでに述べてきたが，ＤＮＡプローブテストは，１～30時間以内に検査成績を出すことができる。

従来の分離・同定技術は，完全に終了するまでに，４～６週間はかかる。たとえば，結核菌は，培養に４～８週間はかかる。肺炎マイコプラズマ（*Mycoplasma pneumoniae*）やレジオネラ菌（*Legionella*　spp.）は，特別な培地を必要とするし，また，培養も難しい。

ましてや，ウイルスやクラミジアは，人工培養ができないことから，さらに分離同定が困難である。適当な培養細胞に接種しても，サイトメガロウイルスなどは，発育がなかなか難しい。

したがって，30時間かかるテストでも，従来の分離同定法と比較すると，まだ速い方である。

たとえば，ＤＮＡプローブテストは，検査標本を受け取ってから４時間以内に，肺炎マイコプラズマやレジオネラ菌を同定することができる。これは，すでに市販されている蛍光抗体法のキットを使って行った場合と，ほぼ同じ時間である[16]。

わずか15分間で，ハイブリダイゼーションを終了させ，１時間以内に検査成績を出せるようにしようとする研究開発も行われている。実際，溶液ハイブリダイゼーションを利用したアッセイ系では，一般に，その日のうちに結果を報告することができる可能性を充分にもっている。

6.2　同定しうる微生物スペクトラムの拡張

先にも述べたように，マイコプラズマやクラミジア，ウイルスなどは，それぞれ，一般細菌と培養法が異なるので，これらの微生物感染が疑われる検体に関しては，ほとんどの検査室が外部に検査を依頼しているのが現状である。そして，これには，かなりの時間と費用がかかっている。

しかし，ＤＮＡプローブで検査すれば，多くの検査室，特に小規模な検査室でも，いくつかの培養が難しい細菌や，一般的なウイルス病原体を，自分のところで同定することができる。

7　ＤＮＡプローブの問題点

ＤＮＡプローブによる臨床微生物診断は，大いなる可能性を秘めているが，現時点でＤＮＡプローブを日常検査に使用するには，いくつかの問題がある。主な問題点を表８・２に要約した。

表８・２　ＤＮＡプローブキットの問題点

①　利用できるキットの種類
②　広域スペクトラムのプローブ開発
③　薬剤感受性テストの確立
④　検出感度と特異性
⑤　経済性

7.1　キットの種類

まず第一に，現時点では，まだ利用しうるＤＮＡプローブキットの種類が少なすぎる。

わずかな特例のために，スペースや特定の技術員を充当するわけにはいかないのである。

7.2　スペクトラム

現時点のプローブでは，一度にごく限られた種類の病原体しか検出することができない。

たとえば，皮膚病巣から採取した標本に，ＨＳＶ検出用のＤＮＡプローブを使用した場合，その標本中に存在しているかもしれないＣＭＶとかＶＺＶその他のウイルスは検出することができない。

将来は，属特異的なプローブとか，血清学的検査の多価血清のような手法も，ＤＮＡプローブに取り入れられるようにすべきであろう。

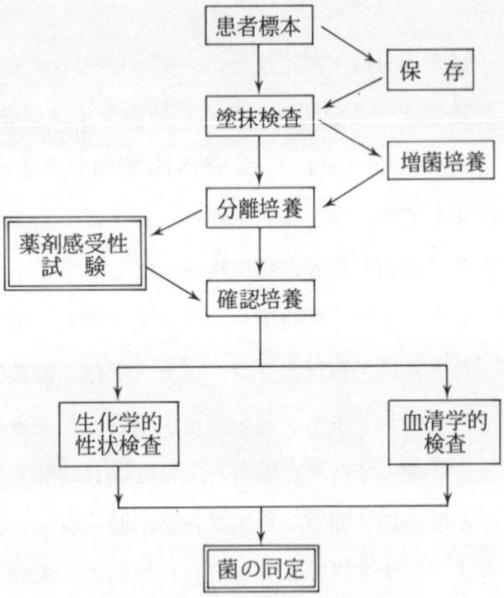

図８・１　臨床微生物検査室の主要な作業工程

7.3　薬剤感受性テスト

第三の問題点として，薬剤感受性テストの確立を挙げることができる。

薬剤感受性試験は，菌の同定と共に，検査室の重要な任務の一つである。

一般に，微生物検査室は，細菌検査が主流で，その手法は，ほとんどが培養法に基づいたものである（図８・１）。たとえ，菌の同定が，ＤＮＡプローブによって簡単にできたとしても，感受性試験は，やはり培養しなくてはできないとなると，ＤＮＡプローブによる菌の同定試験の簡便さも，その効力が半減してしまう。

薬剤感受性試験のためのＤＮＡプローブも開発されているが，まだ市販の域には達していない。

7.4　検出感度と特異性

第四番目の問題点は，ＤＮＡプローブの検出感度と，特異性である。

Fungら[17]も強調しているように，ＩＦＡ（Immuno-fluorescence assay)やプローブの技術を培養法と比較すると，必ずしも全ての標本が，これらの技術で解決できるわけではない。たとえば，培養法で陽性を示した標本でも，彼らが行ったＩＦＡ*1やＤＮＡプローブによる解析では，77％しか検出することができない。

他の研究者達の結果を総合すると，これほど悪いとも思えないが，少なくとも，ＤＮＡプローブアッセイの場合，適切に標本を採取し，標本に適した操作手順で行うことが大切である。特に，検査目的とする微生物が，標本中にわずかしか存在しない場合には，注意を必要とする。

Corey[18]も，培養法以外のテストの品質管理や経費について心配している。たとえば，アシクロビール（acyclovir)療法*2が可能と考えられる新生児ＨＳＶ感染症のスクリーニングを行った場合，疑陰性な検査成績が及ぼす問題はもちろん，疑陽性の検査成績が出た場合も，ＨＳＶやＨＩＶが生息している可能性があるという，患者の心理的な負担の問題がある。

培養法自体，100 ％の感度ではないが，その培養法の代わりに，このような新しいテストを自信をもって使用するには，きわめて高い感度と特異性が要求されるわけである。

7.5　経済性

経費に関しては，まだ，米国でも，二，三の検査室しか，伝統的な培養法と，それ以外の方法による検査との選択に直面していないような状況なので，推定するのも難しい状態である。

日本でも，厚生省から，ようやく診断薬としての認可が降りた段階で，保険の点数は何点になるのか，まだわからない状況である。

しかし，このＤＮＡプローブ技術には，インパクトがあり，非常に多くの魅力がある。今後の

＊1　ここでは，ＨＳＶに対するマウスのモノクローナル抗体を一次抗体として使用し（IgMクラス），ヤギの抗マウス免疫グロブリンを蛍光色素で標識したものを２次抗体として反応させて検出している。

＊2

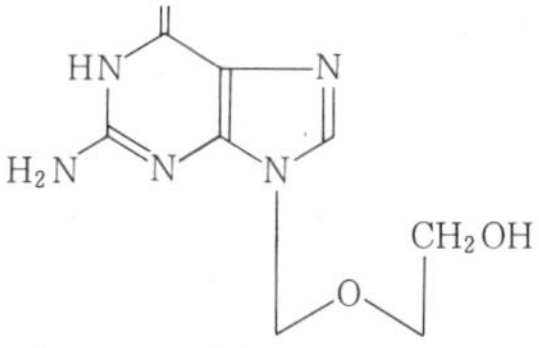

acyclovir の化学構造

acyclovir は，以前，acycloguanosineとして知られていた物質で，実験的にヘルペスウイルスに有効な抗ウイルス薬である。ヘルペスウイルスに特異的なチミジンキナーゼによってリン酸化され，ウイルスに特異的なＤＮＡポリメラーゼのインヒビターになる。比較的毒性が少なく，ウイルス由来のチミジンキナーゼも強く阻害することが知られている。

開発や普及に伴って，どこの検査室でも，あたりまえのように使う日がやってくると思っている。

8　非放射性標識プローブの開発

核酸ハイブリダイゼーションは，法医学領域や食品衛生領域においても利用することができる[19]。

そこで，筆者らは，以前から，遺伝病やがんの診断も含めて，ＤＮＡ診断を日常臨床検査として導入できるように，各種ＤＮＡプローブの開発や非放射性標識法を検討してきた[20)~41]。

その結果，標準的な放射性標識プローブとほぼ同等の感度で標的塩基配列を検出することができる，非放射性標識システムを，いくつか開発することができた[42)~49]。また，核酸ハイブリダイゼーションや，その後の検出を簡単にできるように，各種実験器具も考案してきた[50),51]。

先にも述べたように，核酸ハイブリダイゼーションには，いろいろなフォーマットがあるが，筆者らは，*in situ* ハイブリダイゼーション用に，全自動装置も開発したので[52),53]，今後は，より簡単に核酸ハイブリダイゼーションによる検査ができるものと思う。

9　ＤＮＡプローブ法のルーチン化

ＤＮＡプローブは，一般に，患者標本から分離培養した病原体の同定確認に用いる。

たとえば，*M.tuberculosis* や *C.jejuni*，enterotoxigenic *E.coli*（ETEC）などは，すべて，固型培地に成育させ，市販のプローブキットを使用することによって，同定することができる。

このアプローチは，３時間以内で行うことができ，*Legionella* spp. のような菌に関しては，伝統的な生化学的方法によって同定するよりも経費がかかるかもしれないが，*M.tuberculosis* のような菌に関しては，おそらく，ＤＮＡプローブ法の方が，安い経費で同定できるものと思われる。

また，ＤＮＡプローブは，培養せずに，患者標本から直接，病原体を検出する場合にも，利用することができる。

このようなテストの例としては，*M.pneumoniae* を咽頭スワブ標本から直接スクリーニングする場合や，*Legionella* spp. に関する肺バイオプシー標本のスクリーニングを挙げることができる。

これらのテストは，サンプルを受け取って，その日のうちに成績を出すことができる。あるいは，週ごとに数回，まとめて受け取って検査することもできる。いずれにしても，伝統的な培養法によるよりも，ずっと早く検査成績を出すことができる。

一方，外来診療部門においては，迅速に応答することが非常に大切であるが，現時点において，

ＤＮＡプローブがその役に立つかどうかを論じることは，なかなか難しい。

というのは，現在の日本においては，まだ，プローブキットが普及しておらず，実際に調査することが不可能だからである。また，米国においても，まだ報告例が少ない状況だからである。

少なくとも，臨床検査室では，今後，ＳＴＡＴプローブ*3やモノクローナル抗体に基づいたテストを行うための技術員を必要とすると思う。さらに，今後，おそらく，臨床微生物検査室内にも，迅速部門を設け，徐々に対応策をとっていく移行の形態が見られるようになると思う。

10　ＤＮＡプローブテストとモノクローナル抗体テストの比較

現在，米国では，感染症診断薬の市場で，モノクローナル抗体を使用するキットと，ＤＮＡプローブを使用するキットとは，直接的な競合相手となっている。

現在，市場に出まわっているポリクローナル抗体試薬は，ほとんどが，すぐにモノクローナル抗体で置き換えられると考えられる。モノクローナル抗体の方が，特異性や再現性が高いから，1990年までには，米国では10億ドルの市場を占めることが予想されている[54]。

一方，ＤＮＡプローブの方は，まだ市場に出まわったばかりであるが，1995年には，同じくらいの市場を占めることが予想されている[54]。

これら二つの試薬は，患者標本から直接，病原体を検出する試薬として，市場で競合すると思われるが，ウイルスの潜伏感染のような場合には，ＤＮＡプローブの方が有利である。また，糞便のような複雑なサンプルの場合にも，ＤＮＡプローブの方が適しているように思われる。

さらに，モノクローナル抗体を利用するテストは（ＤＮＡプローブを使う場合でも言えないこともないが），蛍光標識を観察するための特殊な装置（蛍光顕微鏡）を必要とし，その操作には，熟練を必要とする。

しかしながら，モノクローナル抗体を使用するキットは，より簡単にセットアップすることができ，おそらくＤＮＡプローブキットよりも廉価に用意できるものと思われる。

直接，二つの技術を比較している研究は稀であるが，最近，報告された論文では，ＨＳＶに対しては，モノクローナル抗体の方が優れていると言っている例もある[17]。

しかし，ＤＮＡプローブキットは，まだ出まわったばかりである。もっと使われるようになれば，多くの問題点が克服されていくはずである。技術的な開発も，目まぐるしいほどの速さで進んでおり，事実，プローブキットが米国市場に出てから１年になるが，疑いもなく変化し，簡便

＊3　ＳＴＡＴとは，アメリカ医学用語で，“できる限り早く”の意である。語源は不詳であるが，アメリカの病院では，よく用いられている言葉である。

で迅速に診断できる製品として姿を現わしている。

このために，従来のモノクローナル抗体の“使いやすさ”の利点は消滅するかもしれないと思われるほどである。感度や特異性，正確さ，迅速性等の点で優れていない限り，ＤＮＡプローブキットの代わりに，モノクローナル抗体を選択することは，今後，難しくなるものと思う[55),56)]。

11　ＤＮＡプローブテストの市場展望

先にも述べたように，ＤＮＡプローブを利用したハイブリダイゼーション技術は，原理的にも技術的にも非常に優れたものを含んでいるが，ＤＮＡプローブの今後の市場に関しては，現在のところ，まだ推測の域を出ていない。

米国では，1988年のＤＮＡプローブ市場が，2,500 万ドルの規模だったというが，過去10年間の経過を眺めてみると，企業的には，今一つ，その普及が伸び悩んでいるのも事実である。

その問題点は，主として，分析方法の標準化や規制の遅れ，高い生産コスト，免疫系を利用した検出システムとの競合，などにあったといえる（表８・３）。

表８・３　ＤＮＡプローブ市場の発展遅滞の主な原因

(1)	Regulatory delays
(2)	High production costs
(3)	Problems in standardizing assay formats
(4)	Competition from immuno-based detection systems

昨年（1989年），米国では，ＤＮＡプローブ会議が，Communitech Market Intelligence 社（Yorktown Heights, NY）とAmerican Association of Clinical Chemistry（AACC, Washington, DC）の後援で，２回，開催された。Richard Taylor（Manager of Applied Biotechnology, Arthour D.Little社, Cambridge, MA）は，その会議で，ＤＮＡプローブの売上高が，1995年までに１億ドルに達するだろうと言っている。

また，会議の参加者は，ＤＮＡプローブを使用した最初の自動分析装置が，２～５年以内に市販されると予測している。すでに，著者らは，サクラ精器㈱の協力を得て，世界に先駆けて *in situ* ハイブリダイゼーションのための全自動装置の開発に成功している[52),53)]。

一方，Charles Cantor（Director of the Human Genome Center, Lawrence Berkeley研究所, Berkeley, CA）は，ヒトのゲノムの塩基配列を決定するという観点からも，新しい市場が生まれる可能性を指摘している。彼は，15年以内にそれが起こることを推測している。

ヒトのゲノムの塩基配列を決定するために，既に，国際的なプロジェクトが組まれているが，その戦略は，現在のところ，ＰＣＲ（polymerase chain reaction)法を基礎とするものである。ところが，これを実行するにはプローブのコストが大いに問題になる。

すなわち，ＤＮＡから最大の情報を得るには，従来のＰＣＲ法，もしくは逆ＰＣＲ（inverse ＰＣＲ）法[57)~59)] を使って染色体歩行（chromosome walking）を行う必要があるが，いずれの方法でこれを行うにしても，ＤＮＡ上を進んでいくごとに，新しいプローブを合成することが必須条件となる。つまり，計算によると，結局，30億の塩基対からなるヒトのゲノムの約10%を合成することが必要となり，一塩基あたり10ドルかかるとしても，プローブだけで30億ドルも費用がかかることになる。いかにプローブのコストを下げて，安く売るかが，今後の企業の課題であると思う。

このように，ヒトのゲノムの塩基配列を決定することは，医学的にも生物学的にも非常に重要であると，誰もが認めていることではあるが，「治療を伴わない診断テストは，商売につながらない」というのが，Edward Chait（DuPont社，Wilmington，DE）の考えである。この意味から，ＤＮＡプローブの市場ターゲットとしては，当面，感染症診断用のプローブが中心になることは間違いなかろう。実際，日本国内でも，現在，各企業は，感染症診断用のプローブの開発および商業化に必死である。

著者らも，非放射性の標識法および検出法を研究開発し[46),47),49)]，世界中から，おおいに注目を浴びている。既に300 通を越えたリプリント請求の葉書の束が，この分野に関する世界的関心の深さを物語っている。

文　献

1） 高橋豊三：“ＤＮＡプローブ ― 技術と応用 ― ”，pp.407，シーエムシー(1988)

2） H.D.Isenberg，J.A.Washington，Ⅱ，A.Balows，A.C.Sonnenwirth：“Manual of Clinical Microbiology”，3rd Ed.，（E.H.Lennette，A.Balows，W.J.Hausler，Jr.，H.J.Shadomy eds.），American Society for Microbiology，Washington，D.C.，p.52-82 (1985)

3） A.L.Barry：“The Antimicrobial Susceptibility Test;Principles and Practices”，Lea & Febiger，Philadelphia (1976)

4） J.A.Washington，Ⅱ：*Am.J.Med.*，**78**(6B)，8-16 (1985)

5） O.L.Perine，P.A.Totten，K.K.Holmes，E.H.Sng，A.V.Ratnam，R.Widy-Wersky，H.Nsanze，E.Habet-Gabr，W.G.Westbrook：*J.Infect.Dis.*，**152**，59-63 (1985)

6） J.W.Ogle，J.M.Janda，D.E.Woods，M.L.Vasi：*J.Infect.Dis.*，**155**，119-126 (1987)

7）F. C. Tenover, T. D. Gootz, K. P. Gordon, L. S. Tompkins, S. A. Young, J. J. Plorde : *J.Infect. Dis.*, **150**, 678-687 (1984)
8）P. H. Edelstein : *J.Clin.Microbiol.*, **23**, 481-484 (1986)
9）H. W. Wilkinson, J. S. Sampson, B. B. Plikaytis : *J.Clin.Microbiol.*, **23**, 217-220(1986)
10）P. H. Edelstein, R. N. Bryan, R. K. Enns, D. E. Kohne, D. L. Kacian : *J.Clin.Microbiol.*, **25**, 1022-1026(1987)
11）T. A. Drake, J. A. Hindler, C. G. W. Berling, D. A. Bruckner : *J.Clin.Microbiol.*, **25**, 1442-1445 (1987)
12）T. E. Kiehn, F. F. Edwards : *J.Clin..Microbiol.*, **25**, 1551-1552 (1987)
13）P. Echeverria, D. N. Taylor, J. Seriwatana, C. Moe : *J.Clin.Microbiol.*, **25**, 106-109 (1987)
14）J. P. Seriwatana, P. Echeverria, D. N. Taylor, T. Sakuldaipeara, S. Changchawalit, O. Chivoratanond : *J.Clin.Microbiol.*, **25**, 1438-1441 (1987)
15）E. M. Peterson, S. L. Aarnaes, R. N. Bryan, J. L. Ruth, L. M. de la Maza : *J.Infect.Dis.*, **153**, 757-762 (1986)
16）P. H. Edelstein, K. B. Beer, J. C. Sturge, A. J. Watson, L. C. Goldstein : *J.Clin.Microbiol.*, **22**, 419 (1985)
17）J. C. Fung, J. Shanley, R. C. Tilton : *J.Clin.Microbiol.*, **22**, 748-753 (1985)
18）L. Corey : *Diagn.Microbiol.Infect.Dis.*, **4**, 111S (1986)
19）高橋豊三：食の科学, **128**, 65-76 (1988)
20）高橋豊三, 奥田研爾：BIO INDUSTRY, 2, 928-935 (1985)
21）高橋豊三, 奥田研爾 : *ibid.*, **2**, 1013-1015 (1985)
22）高橋豊三, 重松貴 : *ibid.*, **3**, 416-426 (1986)
23）高橋豊三, 重松貴 : *ibid.*, **3**, 497-504 (1986)
24）高橋豊三, 奥田研爾 : *ibid.*, **4**, 131-144 (1987)
25）高橋豊三, 満田年宏 : *ibid.*, **4**, 219-238 (1987)
26）高橋豊三, 満田年宏 : *ibid.*, **4**, 312-320 (1987)
27）高橋豊三, 満田年宏 : *ibid.*, **4**, 388-398 (1987)
28）高橋豊三 : *ibid.*, **5**, 130-136 (1988)
29）高橋豊三 : *ibid.*, **5**, 215-220 (1988)
30）高橋豊三 : *ibid.*, **5**, 284-289 (1988)
31）高橋豊三 : *ibid.*, **5**, 433-443 (1988)
32）高橋豊三 : *ibid.*, **5**, 833-844 (1988)
33）高橋豊三 : *ibid.*, **5**, 910-916 (1988)
34）高橋豊三, 福島淳, 重松貴, 秋本一郎, 奥田研爾 : 臨床検査, **30**, 510-511 (1986)
35）高橋豊三 : 医学のあゆみ, **145**, 194-197 (1988)
36）佐藤大輔, 佐藤松男, 橋本文康, 高橋豊三 : 医学のあゆみ, **146**, 597-598 (1988)
37）高橋豊三：新技術開発事業団プロジェクト部, 昭和63年供覧, 第13号(1988)
38）高橋豊三：日本臨床, **47**, 2-4 (1988)
39）高橋豊三：衛生検査, **38**, 1-9 (1989)
40）高橋豊三：日本臨床, 「ＤＮＡ診断－分子生物学の臨床応用 —」, **47** (増), 737-754 (1989)

41)　高橋豊三：日本臨床，「ＤＮＡ診断－分子生物学の臨床応用 ―」，**47**（増），890-915 (1989)

42)　高橋豊三：BIO INDUSTRY, **6**, 223-230 (1989)

43)　高橋豊三：*ibid.*, **6**, 300-307 (1989)

44)　高橋豊三, Linda Proudfoot : *ibid.*, **6**, 369-376 (1989)

45)　高橋豊三, Linda Proudfoot : *ibid.*, **6**, 447-455 (1989)

46)　T. Takahashi, T. Mitsuda, K. Okuda : *Anal.Biochem.*, **179**, 77-85 (1989)

47)　T. Takahashi, H. Arakawa, M. Maeda, A. Tsuji : *Nucleic Acids Res.*, **17**, 4899-4900 (1989)

48)　H. Arakawa, M. Maeda, A. Tsuji, T. Takahashi : *Chem.Pharm.Bull.*, **37**, 1831-1833 (1989)

49)　T. Takahashi, H. Arakawa, M. Maeda, A. Tsuji: *Proc.J.Int.SAMPE Symp.*, **1**, 689-694 (1989)

50)　T. Takahashi, N. Ishii, I. Aoki, K. Okuda : *Can.J.Med.Tech.*, **48**, 161-163 (1986)

51)　T. Takahashi, T. Mitsuda, N. Hikawa, N. Ishii, K. Okuda: *Can.J.Med.Tech.*, **48**, 216-218 (1986)

52)　高橋豊三, 佐藤大輔：「*in situ* ハイブリダイゼーションのための全自動化装置の開発」，臨床病理研究奨励会誌，印刷中 (1990)

53)　T. Takahashi : An automatic machine for *in situ* hybridization, in preparation.

54)　J. K. Noel : *Am.Clin.Prod.Rev.*, **5**, 10 (1986)

55)　J. Schachter : *Diagn.Microbiol.Infect.Dis.*, **4**, 185-189 (1986)

56)　R. S. Galen, S. R. Gambino : "Beyond Normality;The Predictive Value and Efficiency of Medical Diagnosis", John Wiley & Sons, New York (1975)

57)　H. Ochman, A. S. Gerber, D. L. Hartl : *Genetics*, **120**, 621-625 (1988)

58)　J. Silver, V. Keerikatte : *J. Virology*, **63**, 1924-1928 (1989)

59)　T. Triglia, M. G. Peterson, D. J. Kemp : *Nucleic Acids Res.*, **16**, 8186 (1988)

≪著者紹介≫

高橋豊三（たかはし　とよぞう）

経歴　1948年　神奈川県に生まれる
1972年　横浜市立大学医学部助手
1974年　横浜中央病院付属高等看護学校非常勤講師
1982年　医学博士号取得（横浜市立大学300号）
1982年　スイス国バーゼル免疫学研究所に留学
1982年　米国カルフォルニア大学バークレー校に留学
1984年　横浜市立大学医学部付属高等看護学校非常勤講師
1984年　横浜市立大学医学部助教授（細菌学教室）
1987年　横浜市立大学医学部付属高等看護学校運営役員

著書
- 「細菌のL型菌と臨床医学との関連性」最新医学, **35**, 1855-1861（1980）
- 「ファージベクターによるクローニング　I.ベクター両腕の調整法」,“免疫実験操作法 XIII”,（日本免疫学会編）（1984）
- 「ファージベクターによるクローニング　II. Packaging mixture の調整法」,“免疫実験操作法 XIII”,（日本免疫学会編）（1984）
- 「ファージベクターによるクローニング　III. Ligation 反応と*In vitro* Packaging」,“免疫実験操作法 XIII”,（日本免疫学会編）（1984）
- 「感染－体液性免疫の役割」,“細菌学はここまで進んだ”,（日本細菌学会編）, 菜根出版（1986）
- “DNA プローブ ―技術と応用 ―”, シーエムシー（1988）

DNAプローブの開発技術　(B567)

1990年4月27日　初版第1刷発行
2000年5月31日　普及版第1刷発行

著　者　高橋豊三　　Printed in Japan
発行者　島　健太郎
発行所　株式会社　シーエムシー
東京都千代田区内神田1－4－2（コジマビル）
電話03(3293)2061

〔印　刷　　桂印刷有限会社〕

定価は表紙に表示してあります。
落丁・乱丁本はお取替えいたします。

ISBN4-88231-070-8 C3047

CMC Books 普及版シリーズのご案内

エレクトロニクス用機能メッキ技術 著者／英　一太 ISBN4-88231-058-9　B555 A5 判・242 頁　本体 2,800 円＋税（〒 380 円） 初版 1989 年 5 月　普及版 2000 年 2 月	◆構成および内容：連続ストリップメッキラインと選択メッキ技術／高スローイングパワーはんだメッキ／酸性硫酸銅浴の有機添加剤のコント／無電解金メッキ〈応用〉プリント配線板／コネクター／電子部品および材料／電磁波シールド／磁気記録材料／使用済み無電解メッキ浴の廃水・排水処理他
機能性化粧品の開発 監修／髙橋　雅夫 ISBN4-88231-057-0　B554 A5 判・342 頁　本体 3,800 円＋税（〒 380 円） 初版 1990 年 8 月　普及版 2000 年 2 月	◆構成および内容：Ⅱアイテム別機能の評価・測定／Ⅲ機能性化粧品の効果を高める研究／Ⅳ生体の新しい評価と技術／Ⅴ新しい原料、微生物代謝産物、角質細胞間脂質、ナイロンパウダー、シリコーン誘導体他 ◆執筆者：尾沢達也／高野勝弘／大郷保治／福田英憲／赤堀敏之／萬秀憲／梅田達也／吉田酵他 35 名
フッ素系生理活性物質の開発と応用 監修／石川　延男 ISBN4-88231-054-6　B552 A5 判・191 頁　本体 2,600 円＋税（〒 380 円） 初版 1990 年 7 月　普及版 1999 年 12 月	◆構成および内容：〈合成〉ビルディングブロック／フッ素化／〈フッ素系医薬〉合成抗菌薬／降圧薬／高脂血症薬／中枢神経系用薬／〈フッ素系農薬〉除草剤／殺虫剤／殺菌剤／他 ◆執筆者：田口武夫／梅本照雄／米田徳彦／熊井清作／沢田英夫／中山雅陽／大高博／塚本悟郎／芳賀隆弘
マイクロマシンと材料技術 監修／林　輝 ISBN4-88231-053-8　B551 A5 判・228 頁　本体 2,800 円＋税（〒 380 円） 初版 1991 年 3 月　普及版 1999 年 12 月	◆構成および内容：マイクロ圧力センサー／細胞およびDNA のマニュピュレーション／ Si-Si 接合技術と応用製品／セラミックアクチュエーター／ ph 変化形アクチュエーター／ STM・応用加工他 ◆執筆者：佐藤洋一／生田幸士／杉山進／鷲津正夫／中村哲郎／高橋貞行／川崎修／大西一正他 16 名
UV・EB 硬化技術の展開 監修／田畑　米穂 編集／ラドテック研究会 ISBN4-88231-052-X　B549 A5 判・335 頁　本体 3,400 円＋税（〒 380 円） 初版 1989 年 9 月　普及版 1999 年 12 月	◆構成および内容：〈材料開発の動向〉〈硬化装置の最近の進歩〉紫外線硬化装置／電子硬化装置／エキシマレーザー照射装置〈最近の応用開発の動向〉自動車部品／電気・電子部品／光学／印刷／建材／歯科材料他 ◆執筆者：大井吉晴／実松徹司／柴田譲治／中村茂／大庭敏夫／西久保忠臣／滝本靖之／伊達宏和他 22 名
特殊機能インキの実際技術 ISBN4-88231-051-1　B548 A5 判・194 頁　本体 2,300 円＋税（〒 380 円） 初版 1990 年 8 月　普及版 1999 年 11 月	◆構成および内容：ジェットインキ／静電トナー／転写インキ／表示機能性インキ／装飾機能インキ／熱転写／導電性／磁性／蛍光・蓄光／減感／フォトクロミック／スクラッチ／ポリマー厚膜材料他 ◆執筆者：木下晃男／岩田靖久／小林邦昌／寺山道男／相原次郎／笠置一彦／小浜信行／高尾道生他13名
プリンター材料の開発 監修／髙橋　恭介・入江　正浩 ISBN4-88231-050-3　B547 A5 判・257 頁　本体 3,000 円＋税（〒 380 円） 初版 1995 年 8 月　普及版 1999 年 11 月	◆構成および内容：〈プリンター編〉感熱転写／バブルジェット／ピエゾインクジェット／ソリッドインクジェット／静電プリンター・プロッター／マグネトグラフィ〈記録材料・ケミカルス編〉他 ◆執筆者：坂本康治／大西勝／橋本憲一郎／碓井稔／福田隆／小鍛治徳雄／中沢亨／杉崎裕他 11 名
機能性脂質の開発 監修／佐藤　清隆・山根　恒夫 　　　岩橋　槇夫・森　弘之 ISBN4-88231-049-X　B546 A5 判・357 頁　本体 3,600 円＋税（〒 380 円） 初版 1992 年 3 月　普及版 1999 年 11 月	◆構成および内容工業的バイオテクノロジーによる機能性油脂の生産／微生物反応・酵素反応／脂肪酸と高級アルコール／混酸型油脂／機能性食用油／改質油／リポソーム用リン脂質／界面活性剤／記録材料／分子認識場としての脂質膜／バイオセンサ構成素子他 ◆執筆者：菅野道廣／原健次／山口道広他 30 名